LINCHUANG CHANGJIAN BUHELI YONGYAO SHILI FENXI

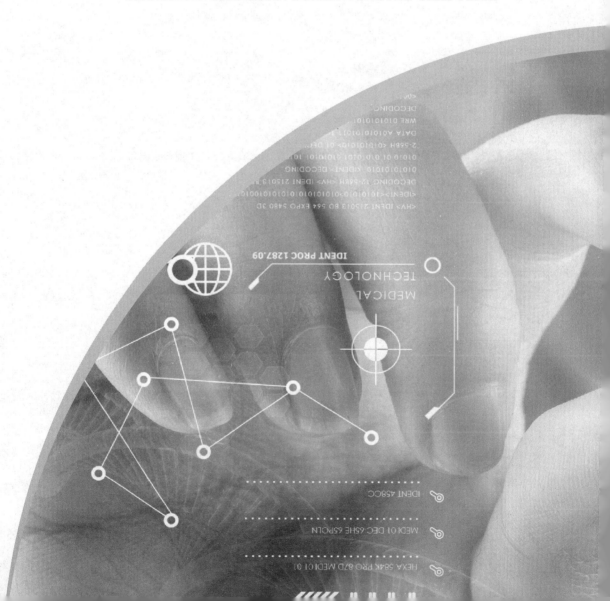

临床常见不合理用药
实例分析

郭永福 ◎ 主编

甘肃科学技术出版社

图书在版编目（CIP）数据

临床常见不合理用药实例分析 / 郭永福主编．-- 兰州：甘肃科学技术出版社，2021.9（2023.9重印）

ISBN 978-7-5424-2863-9

Ⅰ．①临… Ⅱ．①郭… Ⅲ．①药物滥用-研究 Ⅳ.①R969.3

中国版本图书馆CIP数据核字(2021)第181682号

临床常见不合理用药实例分析

郭永福　主编

责任编辑　陈学祥
封面设计　麦朵设计

出　版　甘肃科学技术出版社
社　址　兰州市城关区曹家巷1号　730030
电　话　0931-2131572（编辑部）　0931-8773237（发行部）

发　行　甘肃科学技术出版社　印　刷　三河市铭诚印务有限公司
开　本　787毫米×1092毫米　1/16　印　张　25　插　页　2　字　数　603千
版　次　2021年9月第1版
印　次　2023年9月第2次印刷
印　数　1001~2050
书　号　ISBN 978-7-5424-2863-9　　定　价　158.00元

编　委　会

前 言

  不合理用药现象一直存在，在合理用药的发展史上，人们根据各阶段的特点采取有针对性的措施来促进合理用药，取得了一些有价值的成果。但迄今为止，在全球范围内仍然广泛存在着不合理用药的现象。在我国，不合理用药现象十分严重，主要表现为不恰当选用药品、超适应证用药、多药并用、用法用量不当、给药途径不合理等。不合理用药不仅会延误疾病治疗、浪费医药资源、产生药物不良反应甚至药源性疾病，同时也加重了患者的经济负担，易酿成药疗事故，激化医患矛盾，进而影响社会稳定。因此，减少乃至杜绝不合理用药就显得十分必要。

  编者及其团队一直从事医院处方医嘱调剂、审核及点评工作，并积极参与指导其他二级医疗机构处方、医嘱点评工作。在工作中发现了大量的不合理用药案例，并就发现的不合理用药及时与处方医师进行沟通，探讨不合理用药的主要原因。在医院领导的大力支持下，组织编写了《临床常见不合理用药实例分析》，旨在减少医院不合理用药问题。

  该书共分为三个部分。第一部分为合理用药相关知识，主要从合理用药的基本概念、处方、用药指导、特殊人群、药源性疾病及药品不良反应与合理用药的关系、不合理用药现状分析等方面讲解了合理用药的重要性及怎样才能合理用药或减少不合理用药。第二部分为抗菌药物合理使用的相关知识，由于不合理用药中抗菌药物不合理使用占主要内容，所以这部分重点讲述了抗菌药物合理应用的相关知识，梳理了国家为促进抗菌药物合理使用发布的相关文件，以及抗菌药物的组织管理等，分别从各类抗菌药物和各类细菌性感染性疾病的角度详细叙述了各类抗菌药物的应用原则，以便指导临床合理使用抗菌药物。第三部分为不合理用药实例分析，主要列举了常见的

450例不合理用药的实例,分析了具体的不合理用药原因并给出了合理的用药建议。

本书主编由郭永福担任,编写了其中第一章、第九章、第十章、第十六章、第二十章及前言等共计12.1万字。副主编由康继红和任晓琴担任,其中康继红负责编写第四章、第七章、第八章及第十三章共计12万字,任晓琴负责编写第三章、第十四章及第二十一章共计12万字,金彩丽编写第五章、第十一章、第十二章及第十七章共计8万字,李雅丽负责编写第二章、第六章、第十八章及第二十三章共计8万字,王秦清负责编写第十五章、第十九章、第二十二章、第二十四章及第二十五章共计8万字。

衷心希望本书的出版可以纠正广大医师的用药习惯,提高基层医疗机构合理用药水平。由于编者水平有限,书中难免存在错误及不足之处,希望各位同仁批评指正。

最后,衷心感谢为本书编写、审稿等做出贡献的刘汉斌、昝军民、张莉和韩芳等老师,对本书出版付出辛勤工作的编委会成员及相关人员致以崇高的敬意。

编者

2021年6月

目　录

第三部分 不合理用药实例分析

第一部分　合理用药

第一章　合理用药概述

一、合理用药的概念

"用药"的含义十分丰富，可以具体到个人使用药物防治疾病、调理身心状态，也可以宏观到一个国家整体意义上的药物利用情况。用药的主体依赖于描述的对象，临床上主要为单个的病人或医药卫生人员，有时则会把医疗机构、社区甚至国家作为用药主体，讨论普遍性的用药问题。

用药首先必须合法，人类的合法用药主要为达到一定的医学目的，包括：①用于预防、诊断和治疗疾病；②有目的地调节机体的生理机能；③增强体质，增进身体和心理健康；④有计划地繁衍后代。药物还在非医学的领域得到广泛应用，有些国家甚至用药物作为执行死刑的合法工具。

由于药物的特殊属性，药物被非法使用的现象越来越多，集中表现在竞技性体育活动中滥用兴奋剂、糖皮质激素等药品，少数人吸食麻醉药品和精神药品导致成瘾等。这些违法行为是必须禁止和严惩的。

对于合法的药物使用，人们曾追求最佳、最理想等境界，但这些要求既不现实，也不科学。在长期的用药实践中，人们逐渐总结出"合理用药"的概念。从词义上讲，合理是一种以客观实际或科学知识为基础的、与经验论相对立的更高层次的思维过程。

世界卫生组织（WHO）1985年在内罗毕国际合理用药专家研讨会曾提出，"合理用药要求：对症开药，供药适时，价格低廉，配药准确，以及剂量、用药间隔和时间均正确无误，药品必须有效，质量合格，安全无害。"20世纪90年代以来，国际上药学界的同仁已就合理用药问题达成共识，给合理用药赋予了更科学、完整的定义：以当代药物和疾病的系统知识和理论为基础，安全、有效、经济、适当地使用药物，这就是合理用药。

WHO与美国卫生管理科学中心共同制定了合理用药的生物医学标准：即药物正确无误；用药指征适宜；疗效、安全性、使用途径、价格对患者适宜；用药对象适宜；调配无误；剂量、用法、疗程妥当；患者依从性良好。

还有学者从管理的角度对合理用药提出新的解释：大家一起合作来管理用药的问题。

二、合理用药的基本要素

从用药的过程和结果考虑，合理用药应当包括安全性、有效性、经济性和适当性四大要素。

（一）安全性

安全性是合理用药的首要条件，直接体现了对病人和公众切身利益的保护。安全性不是药物的毒副作用最小，或者无不良反应这类绝对的概念，而是强调让用药者承受最小的治疗风险获得最大的治疗效果，即获得单位效果所承受的风险（风险／效果）应尽可能小。

用药难免要承受一定风险，从用药者的感受和人身安全的角度出发，用药风险的表现形式和程度千差万别，轻者稍微不适，严重者致残、致命。从用药效果出发，用药者对风险的承受能力差别很大：对于挽救生命的药物治疗（如抗肿瘤化疗），病人能够耐受比较严重的药物不良反应；而对于调节正常生理机能的用药（如药物避孕），人们往往拒绝任何轻微的不适。

（二）有效性

药物的有效性，并不是我们所想的药到病除，而是要通过药物的作用达到预定的目的。不同的药物用于不同的场合，其有效性的外在表现明显不同。对于医学用途的药物治疗，要求的有效性在程度上也有很大差别，分别为：①根除致病原，治愈疾病，如感冒、各种细菌引起的感染性疾病及消化性溃疡等；②延缓疾病进程，如高血压、糖尿病、高脂血症及慢性阻塞性肺病等；③缓解临床症状，如风湿性关节炎及哮喘等；④预防疾病发生，如小剂量阿司匹林预防血栓形成及各种疫苗等；⑤避免某种不良反应的发生，如使用头孢哌酮时加维生素K预防出血，长期使用非甾体抗炎药时服用抑酸药预防药物性溃疡等；⑥调节人的生理功能，如激素等。至于非医学目的的用药，要求的有效性更是千差万别，如避孕、减肥、美容、强壮肌肉等。

判断药物有效性的指标有多种，临床常见的有治愈率、显效率、好转率、无效率等，预防用药有疾病发生率、降低死亡率等。

（三）经济性

经济性并不是指尽量少用药或使用廉价药品，其正确含义应当是获得单位用药效果所投入的成本（成本／效果）应尽可能低，获得最满意的治疗效果。

药物在来源上和人均占有量上，一直属于稀缺的物质资源。随着社会的发展、卫生保健水平的不断提高，人们对药物的需求急增，无论品种、数量、质量还是用药水平，社会的总需求都远远超过社会的总供给能力。国民生产总值的增加速度赶不上药品费用的增长速度，支付高额的药费开支已经成为国家、社会组织（企业、医疗保险机构等第三付费方）和个人沉重的经济负担。

用药的需求和供给矛盾的突出，必然导致药品资源在全社会分配不平衡，久而久之，必然引发更大的社会矛盾。世界各国普遍十分重视这种药品的供需矛盾，采取各项改革措施，力图遏制药费上涨，合理配置药品资源，争取满足全体国民的基本用药需求。世界卫生组织制定的"2000年人人享有卫生保健"的主要目标之一也是公平分配卫生资源。

造成药品供需矛盾的主要原因，不是药品产量不足，而是社会支付能力有限。不合理用药造成严重的药品浪费，加重了国家和社会组织的经济负担，使已经存在的药品分配不公更加突出。解决这种特殊的药品供需矛盾，关键在于合理控制药品的使用，因此，经济地使用药物就成为合理用药的主要内容。

经济地使用药物，强调以尽可能低的治疗成本取得较高的治疗效果，合理使用有限的医疗卫生资源，减轻病人及社会的经济负担。

（四）适当性

合理用药最基本的要求是将适当的药品，以适当的剂量，在适当的时间，经适当的途径，给适当的病人，使用适当的疗程，达到适当的治疗目标。适当性的原则强调尊重客观现实，立足当前医药科学技术和社会的发展水平，避免不切实际地追求高水平的药物治疗。

1.适当的用药对象：必须考虑用药对象的生理状况和疾病情况。首先应遵循对症用药的原则，其次强调老年人、儿童、妊娠期和哺乳期妇女、肝肾功能不良者、过敏体质者和遗传缺陷者等特殊病人的用药禁忌。

2.适当的药物。指在众多同类供选药物中，根据疾病与患者机体条件，权衡多种因素的利弊，选择最为适当的药物，使药物的药理效应与药物动力学特点都能满足治疗需要；并注意药物与机体之间的相互关系和药物之间的相互作用，使药物的药理作用能转变为治疗作用。在需要多种药物联合使用的情况下，还必须注意适当的合并用药。

3.适当的剂量。作用强、治疗指数小的心血管药物如地高辛等，以适当的剂量给药极为重要，必须强调因人而异的个体化给药原则。所谓个体化给药指以医药典籍推荐的给药剂量为基础，按照病人的体重或体表面积以及病情轻重，确定适宜的用药剂量。对于儿童、肝肾功能不全者，应当按实际体重和肝肾功能计算出合适的给药剂量。有些药物还应精心设计适当的初始剂量和维持剂量，密切观察病人的用药反应，及时调整给药剂量。有些药品必须经过血药浓度监测或基因检测才能计算出适当的用药剂量。

4.适当的时间。要求遵循具体药物的药物动力学和时辰药理学的原理，依据药物在体内作用的规律，设计给药时间和间隔。药物动力学是研究机体对药物作用的科学，内容包括药物的吸收、分布、代谢和排泄，主要是动态地探讨药物进入体内后的"时—效"或"时—量"关系。经过长期的药动学研究，得出一级动力学和单房室模型的药物在体内的规律：①一次用药后，不论剂量大小，经过5个半衰期（$t_{1/2}$），可认为体内药物消除完了（接近于零）。②多次连续用药，只要剂量和用药间隔时间不变，经过5个$t_{1/2}$后，体内药物浓度接近坪值，即使无限期连用下去，体内总药量也不可能再增加。③达坪时间与用药间隔的长短无关，都是5个$t_{1/2}$，但间隔时间长短影响达坪时间的大小，短则大，长则小。④多次连续给药，如果某一定时间内总剂量不变，则分割给药次数越多，坪值波动范围越小。⑤多次连续给药时，如按设定的给药方案预先算出坪值上限，并首剂给予坪值上限量，则可立即达到坪值。由此可见，最合理的给药方案，是设计出适当的剂量和间隔时间，以保证血药浓度的坪值上限不高于出现毒性的浓度水平，下限不低于有效浓度水平。

5.适当的途径。必须综合考虑用药目的、药物性质、病人身体状况以及安全、经济、方便等因素，选择适当的给药途径。一般而言，口服给药既方便，又经济，而且病人少受痛苦。静脉滴注给药应当掌握好适应证，不宜轻易采用。

6.适当的病人。用药必须考虑用药对象的生理状况和疾病情况，区别对待。首先要遵循对症用药的原则，对于需要用药的病人，即使经济条件较差，也应当从人道主义的立场出发尽量满足其基本医疗用药。对于不需要药物治疗或者可以采用其他更经济的替代疗法的病人，则应当避免安慰用药或保险用药。其次强调老年人、儿童、妊娠期和哺乳期妇女、肝肾功能不良者、过敏体质者和遗传缺陷者等特殊病人的用药禁忌。即使一般病人，对同一药物的反应也存在很大的个体差异，不宜按一种药物治疗方案实施。

7.适当的疗程。指按照治疗学原则，规定药物治疗的周期。单纯为增加治疗保险系数而延长给药时间，不仅浪费，且容易产生蓄积中毒、细菌耐药性、药物依赖性等不良反应。仅仅为了节省药费开支，症状一得到控制就停药，往往不能彻底治愈疾病，反而为疾病复发、耗费更多的医药资源留下隐患。及时合理地停药和适时换用更为适合的药物，对于维持治疗效果、避免撤药反应尤为重要。

8.适当的治疗目标。药物治疗的目标需要在实施者和接受者之间达成共识。受到现阶段医疗和药物发展水平的限制，有些药物治疗只起到减轻症状或者延缓病情发展的作用。而病人遭受病痛折磨，往往希望药到病除，根治疾病，或者不切实际地要求使用没有毒副作用的药物。因此，医患双方都应采取积极、客观和科学的态度，正视现状，不懈努力，确定双方都可以接受的、现实条件下可以达到的用药目标。

三、合理用药概念的特征

合理用药的概念具有两个鲜明的特点：一是动态发展的，二是相对的。

从合理用药概念的前提可以看出，评价药物选用和药物治疗过程是否合理，主要依据当代的药物与疾病知识和理论。因此，不同时期的合理用药评价标准具有不同的内涵，随着人类对疾病和药物认识的深化，医学和药学理论的不断丰富，合理用药的标准也会逐渐趋于完善。例如，以往用药敏试验结合药物半衰期、消除速率及组织分布等评价抗生素使用的合理性，随着对抗生素后效应研究的深入，根据各种抗生素对不同病原菌的后效应，确定适当的给药时间和间隔，可以减少抗生素给药次数，减轻病人痛苦，降低毒性作用，提高抗菌效果，节省药费开支。

认为某种药物治疗方案合理，一般是与其他供选的药物治疗方案以及非药物治疗方案比较得出的结论。事实上，并不存在绝对有效、完全没有不良反应的药物，药费的不断上升也是客观事实。某种药物的安全性、有效性、经济性乃至使用的适当性都是在目前条件下，相对于其他药物或疗法而言的。另外，如上所述，就安全性和经济性而言，也不是单纯"量"和"度"的概念，而是比值的概念。

四、合理用药的原则

（一）优先使用基本药物

基本药物（essential drugs or medicines）是由世界卫生组织在1977年提出的一个概念。一开始，基本药物基本上就是价格较为便宜的常用药。但是，WHO的定义也是与时共进的。根据其较新的定义："基本药物是那些满足人群卫生保健优先需要的药品。挑选基本药物的主要根据包括：与公共卫生的相干性、有效性与安全的保证、相对优越的成本-效益性。在一个正常运转的医疗卫生体系中，基本药物在任何时候都应有足够数量的可获得性，其质量是有保障，其信息是充分的，其价格是个人和社区能够承受的。"

2009年8月18日，卫生部等9部门发布《关于建立国家基本药物制度的实施意见》指出，制定和发布《国家基本药物目录》，按照防治必须、安全有效、使用方便、中西药并重、基本保障、临床首选的原则，结合中国用药特点和基层医疗卫生机构配备的要求，参照国际经验，合理确定中国基本药物品种剂型和数量，在保持数量相对稳定的基础上，国家基本药物目录实行动态调整管理，原则上每三年调整一次。

我国最新国家基本药物目录是2018年版的。其定义是：基本药物是适应基本医疗卫生需求，剂型适宜，价格合理，能够保障供应，公众可公平获得的药品。国家基本药物目录是各级医疗卫生机构配备使用药品的依据。

因此，优先使用基本药物是合理用药的重要措施。

（二）能不用就不用

任何药物都有不同程度的毒副作用，而有些疾病不需要服用药物即可自愈。例如流感，只要注意休息、戒烟、多饮白开水、保持口腔和鼻腔清洁、进食易消化食物，同时经常开窗，保持室内空气清新，一般5~7d即可自愈。

（三）能少用就不多用

服药时应避免同时服用多种药物。药物的各种成分之间会发生相互作用，可表现为效果的"相加"或"相减"，即疗效增强或无效。相应地，副作用也可能相加，危害身体健康。

（四）能口服不肌注

口服用药比注射给药简便安全，易于被患者接受；缺点在于起效相对较慢，可能会引起胃肠道不适等症状。

打针输液的优点在于用药剂量准确，吸收迅速，见效快，可以避免消化液对药物成分的破坏；缺点在于将药物直接输入血液，越过了人体的天然防护屏障，容易引起很多副作用。

（五）能肌注不输液

静脉输液可给病人造成一定的创伤及并发症；侵入性操作能增加病人感染的机会；输液治疗在一定程度上限制了病人的行动；穿刺时或治疗中可引起病人的疼痛或不适；相对费用较高。静脉输液要注意以下问题：

1.静脉输注药品的一般原则

（1）由于静脉注射给药起效迅速、作用强并难以逆转，可能会给患者带来较大风险，因此，应该遵循能够口服给药就不要注射给药的原则。

（2）只有当患者的疾病状况不宜口服药品，或者疾病的治疗需要持续、恒定的血药浓度时，才可以采用静脉输注的方式给药。

（3）一般而言，静脉输液中只能加入一种药品，溶液必须稳定，无物理和化学的配伍禁忌。如果需要加入两种药品，应该先加浓度较高者到输液中，充分混匀后，检查有无可见的配伍禁忌，再加入浓度较低的药品。

（4）不应该将药品加入到血液制品、甘露醇或碳酸氢钠溶液中。只有特殊组分的药品（如脂溶性维生素注射液）方可加入脂肪乳或氨基酸溶液中使用。

（5）应用输液前应充分振摇混匀，并检查有无不溶性颗粒。

（6）给药期间应严格保证药液无菌，配置好的药液通常应在24h内使用。

（7）输液瓶上应注明患者姓名、药品名称与剂量、给药日期与给药时间以及停药日期与停药时间。以上内容不应影响患者阅读输液瓶上的标签内容。尽可能将使用过的输液器材保存一段时间备查。

（8）在给药过程中应经常检查药液的状态，当出现浑浊、结晶、颜色改变或观测到其他发生相互作用或污染的迹象时，应及时停药。

2.静脉输液容易产生的问题

（1）病原微生物污染

静脉输液有可能被偶然进入或后期滋生的微生物污染，尤其是念珠菌属、肠杆菌属及克雷佰杆菌属等而引起的发热、寒战等全身性反应，严重者可发生昏迷、血压下降、休克和呼吸衰竭等症状而致死亡。静脉输液应该严格执行配置过程的无菌操作。

（2）物理和化学配伍禁忌

物理配伍禁忌是指药物混合后，由于溶解度的变化，溶液pH的改变等；或者药物与容器间发生反应等原因引起的沉淀、浑浊、黏度变化、液体分层等现象，又称为外观配伍禁忌。化学配伍禁忌是指药物之间水解、光解、氧化还原等化学反应导致药物分子结构发生了变化，因而导致药物有可能发生药物相互作用，并且当含有一种以上药物时发生配伍禁忌的可能性增大。物理或化学的配伍禁忌会使药效降低、毒性增加或由于微粒的形成产生严重不良反应事件，因而必须避免。

（3）微粒污染

微粒污染是输液中普遍存在的问题。静脉输液的配置过程中，多次加药和穿刺会带入微粒，输液环境中的细小微粒也可能进入药液。当微粒进入肺微血管，可引起巨噬细胞增生而导致肉芽肿、肺栓塞，也可引起热源样反应。威力较大者，可直接导致血管闭塞，局部组织缺血和水肿；红细胞聚集在异物上可形成血栓；某些微粒还可引起变态反应。生物制品，尤其是血液制品，即使是正常配置操作也可能不完全溶解；输液配置过程稍有不慎，如振摇、消毒、温度等均可导致药物不能完全溶解，产生肉眼可见或难以观察的不溶性物质。因此，从配置到输液必须严格遵守操作规程。

3.静脉输液相关的不良反应

（1）静脉炎

某些晶体溶液，可导致血栓性静脉炎。另外，静脉滴注红霉素乳糖酸盐、万古霉素、依替米星等药物，如果输液配制浓度或输液速度不当也可刺激血管而导致静脉炎。

（2）胃肠道反应

静脉滴注某些抗感染药物，如喹诺酮类、青霉素、红霉素等会不同程度地引起恶心、呕吐等胃肠道反应。

（3）神经系统反应

青霉素类药物静滴给药时，由于剂量过大和（或）滴速过快时，对大脑皮质产生直接刺激作用，出现"青霉素脑病"，主要表现为肌阵挛、惊厥、癫痫、昏迷等严重反应。

氨基糖苷类、多黏菌素类静脉滴注速度过快对神经肌肉接头可产生阻滞作用。亚胺培南滴注速度过快使脑内血药浓度过高可出现惊厥、癫痫发作等。喹诺酮类药物脂溶性高，易透过血脑屏障进入脑组织，诱发惊厥、抽搐和癫痫样发作。

（4）心血管系统反应

青霉素大剂量快速静滴偶可引起一过性心电图变化。咪康唑注射过快可发生心律失常，严重者心跳、呼吸停止。万古霉素静脉滴注速度过快也可引起心血管系统反应，曾有报道静滴万古霉素过快，引起心搏骤停、呼吸衰竭死亡。氨基糖苷类抗生素也可引起心肌抑制、外周血管扩张、血压下降和呼吸衰竭等。两性霉素B滴速过快有引起心室颤动或心搏骤停的可能。林可霉素滴速过快可引起血压下降和心电图变化，甚至可导致神经肌肉接头传导阻滞而引起呼吸、心搏骤停。

（5）肾功能损害

低分子和小分子量右旋糖酐有导致急性肾衰竭的危险。氨基糖苷类抗生素和万古霉素等药物，如果静脉输注过快，使单位时间内经肾脏排泄的药物浓度过高，可致药物性肾损害。大多数头孢菌素类药物主要通过肾脏排泄，可抑制、干扰肾小管细胞酶活性，引起急性肾小管坏死。而这类现象在小儿、老年人及肾功能不全的患者身上尤易发生。抗病毒药物阿昔洛韦、更昔洛韦、利巴韦林、阿糖腺苷、膦甲酸钠等静脉滴注也宜缓慢。阿昔洛韦静脉滴注过快可发生肾小管内药物结晶沉积，引起肾功能的损害。在使用两性霉素B疗程中几乎所有患者均可出现不同程度的肾功能损害，故应注意选择适当剂量，缓慢静滴，必要时监测肾功能和血药浓度。

（6）其他不良应及对策

所有药物静脉输液滴注过快均可引起血容量过高，致心脏负荷过重，发生肺水肿。静脉滴注含钾、钙、镁等离子的抗菌药物时，滴速过快可引起患者不适或病情变化。右旋糖酐、明胶制剂和羟乙基淀粉等胶体溶液的常见不良反应有凝血功能障碍、肾功能障碍、过敏和类过敏反应等。

①局部封闭

化疗药物外渗，应用局部封闭，可阻止化疗药物扩散并起到止痛、消炎的作用。临床上多用普鲁卡因、地塞米松局部封闭，因普鲁卡因有麻醉止痛、减少炎症渗出和促进组织修复的作用；地塞米松有稳定生物膜，减少炎性物质释放，提高组织耐受性和特异性抗炎作用。

②局部使用血管扩张药物

在输入刺激性大、浓度高的药物时，使用2%的山莨菪碱外敷局部静脉，扩张局部浅表血管后再给药，减轻药物对血管的刺激。

③静脉渗漏性损伤及其处理

A.静脉渗漏性损伤

静脉渗漏性损伤的诸多因素中主要的是药物本身的理化性质。有效地预防措施可积极消除引起渗漏的危险因素，如提高静脉穿刺技术、避免机械性损伤、根据不同药物掌握好其浓度和静脉输注浓度、加强护理观察、尽量避免药物外漏。对已发生渗漏损伤者，应及时根据药物理化性质，渗漏损伤程度及个体差异，适当选择热敷、冷敷、药敷或拮抗药注射等处理，若能早期治疗完全可以避免严重并发症的发生。

B.静脉输液外渗的处理

a.一旦发生静脉注射液外渗，应立即停止注射或更换注射部位，并且采取治疗措施，消除组织水肿，消除药物对细胞的毒性作用。

b.热敷：主要用于血管收缩药、阳离子溶液、高渗液及化疗药物外渗的治疗。如肾上腺素、间羟胺、葡萄糖酸钙、甘露醇等溶液的外渗治疗。但是，部分高渗溶液，如20%甘露醇、10%葡萄糖酸钙外渗超过24h，此时局部皮肤由白转为暗红，产生局部充血，若局部进行热敷使温度增高、代谢加快、耗氧增加，会加速组织坏死。因此，必须根据具体情况采取相应措施，不应该不加思考地只要是药物外渗就给病人热敷。

c.冷敷：冷敷可使局部血管收缩，减少药物的吸收，减轻局部水肿和药物的扩散，从而减轻局部组织的损害，如化疗药物外渗用20%~40%碳酸氢钠冷敷治疗，取得较好的效果。

d.药物湿敷：采用50%的硫酸镁溶液湿敷，一日2次，一次20min。

e.中药湿敷：主要用于长期静脉注射的药物，如氯化钾、红霉素、10%葡萄糖酸钙等致注射部位的静脉壁炎性渗出而引起的炎症症状，可以采取活血通络、舒筋利脉、温经散寒、清热利湿的中药进行湿敷。

（六）中药注射剂合理使用

1.加强中药注射剂生产管理、不良反应监测和召回工作

（1）药品生产企业应严格按照《药品生产质量管理规范》组织生产，加强中药注射剂生产全过程的质量管理和检验，确保中药注射剂生产质量；应加强中药注射剂销售管理，必要时应能及时全部召回售出药品。

（2）药品生产企业要建立健全药品不良反应报告、调查、分析、评价和处理的规章制度。指定专门机构或人员负责中药注射剂不良反应报告和监测工作；对药品质量投诉和药品不良反应应详细记录，并按照有关规定及时向当地药品监督管理部门报告；对收集的信息及时进行分析、组织调查，发现存在安全隐患的，主动召回。

（3）药品生产企业应制定药品退货和召回程序。因质量原因退货和召回的中药注射剂，应按照有关规定销毁，并有记录。

2.加强中药注射剂临床使用管理

（1）中药注射剂应当在医疗机构内凭医师处方使用，医疗机构应当制定对过敏性休克等紧急情况进行抢救的规程。

（2）医疗机构要加强对中药注射剂采购、验收、储存、调剂的管理。药学部门要严格执行药品进货检查验收制度，建立真实完整的购进记录，保证药品来源可追溯，坚决杜绝不合格药品进入临床；要严格按照药品说明书中规定的药品储存条件储存药品；在发放药品时严格按照《药品管理法》《处方管理办法》进行审核。

（3）医疗机构要加强对中药注射剂临床使用的管理。要求医护人员按照《中药注射剂临床使用基本原则》，严格按照药品说明书使用，严格掌握功能主治和禁忌证；加强用药监测，医护人员使用中药注射剂前，应严格执行用药查对制度，发现异常，立即停止使用，并按规定报告；临床药师要加强中药注射剂临床使用的指导，确保用药安全。

（4）医疗机构要加强中药注射剂不良反应（事件）的监测和报告工作。要准确掌握使用中药注射剂患者的情况，做好临床观察和病历记录，发现可疑不良事件要及时采取应对措施，对出现损害的患者及时救治，并按照规定报告；妥善保留相关药品、患者使用后的残存药液及输液器等，以备检验。

（5）各级卫生行政部门要加强对医疗机构用药安全的监管，指导医疗机构做好中药注射剂相关不良事件的监测和报告工作；各级药监部门、卫生部门、中医药部门要密切配合，及时通报和沟通相关信息，发现不良事件果断采取措施进行处理；组织有关部门对医疗机构留存的相关样品进行必要的检验。

（6）各级药品监管部门要加强对中药注射剂的质量监督检查；组织对医疗机构留存疑似不良反应/事件相关样品进行必要的检验；加强对中药注射剂不良反应监测工作，对监测信息及时进行研究分析，强化监测系统的应急反应功能，提高药品安全性突发事件的预警和应急处理能力，切实保障患者用药安全。

3.中药注射剂临床使用基本原则

（1）选用中药注射剂应严格掌握适应证，合理选择给药途径。能口服给药的，不选用注射给药；能肌内注射给药的，不选用静脉注射或滴注给药。必须选用静脉注射或滴注给药的应加强监测。

（2）辨证施药，严格掌握功能主治。临床使用应辨证用药，严格按照药品说明书规定的功能主治使用，禁止超功能主治用药。

（3）严格掌握用法用量及疗程。按照药品说明书推荐剂量、调配要求、给药速度、疗程使用药品。严禁超剂量、过快滴注和长期连续用药。

（4）严禁混合配伍，谨慎联合用药。中药注射剂应单独使用，禁忌与其他药品混合配伍使用。谨慎联合用药，如确需联合使用其他药品时，应谨慎考虑与中药注射剂的间隔时间以及药物相互作用等问题。

（5）用药前应仔细询问过敏史，对过敏体质者应慎用。

（6）对老人、儿童、肝肾功能异常患者等特殊人群和初次使用中药注射剂的患者应慎重使用，加强监测。对长期使用的在每疗程间要有一定的时间间隔。

（7）加强用药监护。用药过程中，应密切观察用药反应，特别是开始30min。发现异常，立即停药，采用积极救治措施，救治患者。

五、合理用药的意义

药物的作用具有两面性，其防治疾病、保障健康的有益作用是主要的，但其对人体造成的不良反应往往难以避免，对社会的危害更不容忽视。迄今为止，人类还不能达到研制出的药物完全有益无害，只有加强对药物使用权限、过程和结果的监管，力求应用得当，趋利避害。药物是社会发展必不可少的宝贵资源，其实药物种类数量十分有限，远远不能满足人类日益增长的卫生保健需求，必须在药物资源的配置和使用方面精打细算，通过正确选用、合理配伍，发掘现有药品的作用潜力，提高使用效率。

六、合理用药与药学发展过程

合理用药思想是人类在接受惨痛教训，认真反思之后，为控制自己创制的"魔鬼"而做出的正确反应，体现了人类新的医学和药学观念。从药师的角度，对合理用药的理解和做法经历了三个发展阶段。

（一）临床用药管理阶段

自20世纪60年代起，随着几起严重的药物不良反应事件的爆发，药师开始认识到，仅仅调配制备出质量合格的药品，并不能保证发挥预期的药物作用，药师必须将临床用药管理作为药房业务工作的主流。用药管理是一个集知识、理解、判断、过程、技术、管理和伦理为一体的系统，旨在保证药物使用具有理想的安全性。药师主要通过对药品的获得（采购、制备）、开方、配发和用药监测进行有效地控制，实现临床用药管理。

在临床用药管理阶段，药师开始突破单纯供应药品制剂的传统职能限制，积极参与到临床用药过程之中，药师关注的焦点是用药过程的合理化。判断用药是否合理的标准是安全、有效，而且明确了安全性是首要的。

（二）临床药学阶段

药师固守自身的职责，在用药过程之外开展合理用药，所能发挥的作用极其有限。即便药师对医护人员用药进行监测，第三方的位置也不利于药师实施必要的干预。

到了20世纪70年代，随着临床药学的兴起和发展，药师逐渐涉足临床用药领域。临床药师的主要任务包括参加查房和会诊，对病人的药物治疗方案提出合理建议；对一些药物进行治疗药物监测，确保这些药物的有效性和安全性；向医护人员和其他药学人员提供药物信息咨询服务；直接对病人进行用药指导，提高病人对药物治疗的依从性；监测和报告药物不良反应和药物相互作用；培训药房在职人员和实习学生等。

临床药师的常规工作是直接接触病人，监测药物使用过程和结果。由于药物动力学理论和技术的成熟，可以采用先进的方法和手段监测用药过程，以实际检测到的血药浓度等数据作为评价用药合理与否的指标，进而调整和控制药物治疗的实施。这一阶段，合理用药由监测用药过程进化到优化用药过程。

（三）药学保健阶段

20世纪80年代末萌芽，90年代开始崭露头角的"药学保健"（Pharmaceutical care）使药师的工作模式发生根本性转变，由以供应药品、治疗疾病为主的传统模式转变为完全以病人为中心的模式。

实施药学保健的工作模式，药师必须直接接触病人，与病人建立一对一的"契约"关系。药师直接向病人提供各种药学技术服务，参与用药全过程，并对实现药物治疗的既定结果和改善病人的生存质量负责。

药师向病人提供药学保健的主要任务是发现、防止和解决用药过程中出现的问题，而传统的供应药品只是作为向病人提供药学保健的物质基础。实施药学保健，药师不仅对所提供的药品质量负责，而且要对药品使用的结果负责。在这种未来的药师职能模式中，强化了药师在用药中的地位和作用。无论医院药师还是社区药房药师，药师群体对合理用药的贡献正逐步由监测和优化用药过程提高到确保用药结果。

七、合理用药的现状

2004年3月30日，世界卫生组织在曼谷召开"全球合理用药大会"之际发表报告说，世界卫生组织调查指出，全球的病人有1/3是死于不合理用药，而不是疾病本身。中国医院的不合理用药情况也相当严重，不合理用药占用药者的12%~32%。按照美国药物不良反应致死占社会人口的1/2200计算，我国每年药物不良反应致死人数达50余万人。我国有残疾人6000万，听力残疾占1/3，其中60%~80%为链霉素、卡那霉素、庆大霉素等中毒所致。据卫生部门统计，我国病死患者70%为脑血管病、癌症、心脏病和呼吸疾病。心脑血管病首害为高血压，但高血压治疗符合规范、血压控制良好的仅有5%，绝大部分高血压病人未能得到长期有效地治疗。癌症符合治疗规范者仅为20%，完全不符合者占20%，早期诊断还很难实现。

而在合理用药的发展史上，人们根据各阶段的特点采取有针对性地措施来促进合理用药，取得了一些有价值的成果。但迄今为止，在全球范围内仍然广泛存在着不合理用药的现象，主要包括如下几种。①不恰当选用药品：即首选药品不当。没有依据疾病和患者的情况有针对性地选用药物，而是盲目听信广告宣传选药，盲目选用新药、贵药。②超适应证用药：英国在20世纪90年代对医师进行过一项调查，66%的受调查者反映医药代表曾向他们介绍过未经批准的药物适应证资料，甚至用广告向家庭主妇、学生推荐用地西泮类药物解除焦虑，成为苯二氮䓬类药物滥用的原因之一。③多药并用：临床上常利用药物的联合应用来减少每种药物的不良反应，同时利用协同作用来提高疗效。但是多药并用在许多情况下弊大于利，因各药之间药效学和药物动力学的相互影响而增加药物毒性。④用法用量不当：如超剂量、超疗程长期用药导致的药物中毒，非个体化用药导致的治疗失败或严重不良反应，剂量偏小、用药间隔时间偏长导致治疗失败等。⑤不合理的给药操作：如给药时间是影响药效的必要因素，是根据药物在体内的药物动力学参数而确定的。但在临床护理工作中，不按准确剂量、时间间隔给药的现象时有发生，这样会大大地影响药物在体内的有效浓度，影响临床用药的安全性和有效性。

2001年，国家药品监督管理局药品评价中心依据WHO国家药品状况监测和评估实施方法．采用WH/RUD部分调研指标，对北京、武汉、重庆、广州等多个城市的用药情况进行了调研。调研发现26家医院平均每张处方药品数为2.74，抗生素的使用率为49.82%，注射剂的使用率为35.13%，基本药物使用率为82.83%。患者了解用药的平均百分率为77.78%，药品标示完整率为96.94%。还有一份对定西市医疗机构2006—2008年门诊处方、病历的调查结果显示，定西市34家乡级医疗机构2006—2008年门诊平均处方费用为18.57、21.31、23.32元，平均处方用药种数分别为3.88、3.92、3.95，抗生素使用率为67.25%、67.57%、71.74%，处方书写不规范为95%，用药不合理分别占抽查处方的40.22%、40.79%、38.98%。病历中抗生素使用率分别为92.24%、91.91%、92.09%，用药不合理分别占抽查病历的68.14%、67.55%、63.04%。整个结果显示我国不合理用药的现象比较普遍，患者对用药知识的了解也不充分。原国家食品药品监督管理局（SFDA）药品评价中心曾在北京、武汉、重庆、广州等地26家医院对儿童临床用药情况进行了调查，发现对儿童水样腹泻的治疗，用药合理的仅占5.4%；对儿童非肺炎-急性呼吸道感染的药物治疗,处理适当率仅为16.5%;对儿童肺炎的药物治疗,处理适当的仅占12.3%。其中,用药品种最多、最不合理的首推抗菌药物。我国呼吸疾病患者主要死于肺部感染,但治疗肺部感染的抗菌药物应用合理率不足50%。

第二章　处方与合理用药

一、处方的定义及性质

（一）处方的定义

广义地讲，凡制备任何药剂的书面文件均可称为处方。狭义处方是指由注册的执业医师和执业助理医师（以下简称医师）在诊疗活动中为患者开具的、由取得药学专业技术职务任职资格的药学专业技术人员（以下简称药师）审核、调配、核对，并作为患者用药凭证的医疗文书。包括医疗机构病区用药医嘱单。

（二）处方的性质

主要具有法律性、技术性和经济性。

1.法律性。因开具处方或调配处方所造成的医疗差错或事故，医师和药师分别负有相应的法律责任。医师具有诊断权和开具处方权，但无调配处方权；药师具有审核、调配处方权，但无诊断权和开具处方权。

2.技术性。开具或调配处方者都必须由经过医药院校系统专业学习，并经资格认定的医药卫生专业技术人员担任。医师对患者做出明确的诊断后，在安全、有效、经济的原则下，开具处方。药学专业技术人员应对处方进行适宜性审核，并按医师处方准确、快捷地调配，将药品发给患者应用。表现出开具或调配处方的技术性。

3.经济性。处方是药品消耗及药品经济收入结账的凭证和原始依据，也是患者在治疗疾病，包括门诊、急诊、住院全过程中用药报销的真实凭证。

二、处方的分类

按性质可将处方分为三种。

1.法定处方：指《中华人民共和国药典》、国家药品监督管理局颁布标准收载的处方，具有法律的约束力。

2.医师处方：是医师为患者诊断、治疗和预防用药所开具的处方。

3.协定处方：是医院药剂科与临床医师根据医院日常医疗用药的需要，共同协商制定的处方。该类处方适合大量配制和储备，仅限于在本单位使用。

三、处方的组成及颜色

（一）处方的组成

1.处方前记：也叫自然项目，包括医疗机构名称、费别、患者姓名、性别、年龄、门诊或住院病历号、科别或病区和床位号、临床诊断、开具日期等。可添列特殊要求的项目。

麻醉药品和第一类精神药品处方还应当包括患者身份证明编号，代办人姓名、身份证明编号。

2.处方正文：以Rp或R（拉丁文Recipe"请取"的缩写）标示，分列药品名称、剂型、规格、数量、用法用量等。

3.处方后记：医师签名或者加盖专用签章，药品金额以及审核、调配、核对、发药药师签名或者加盖专用签章。

利用计算机开具、传递普通处方时，应当同时打印出纸质处方，其格式与手写处方一致；由于处方有法律意义，所以打印的纸质处方经签名或者加盖签章后有效，药师在调剂药品前，对处方进行审核，审核无误后，进行调剂、核对及发药。并将打印的纸质处方与计算机传递处方同时收存备查。

（二）处方颜色

1.普通处方的印刷用纸为白色。

2.急诊处方印刷用纸为淡黄色，右上角标注"急诊"。

3.儿科处方印刷用纸为淡绿色，右上角标注"儿科"。

4.麻醉药品和第一类精神药品处方印刷用纸为淡红色，右上角标注"麻、精一"。

5.第二类精神药品处方印刷用纸为白色，右上角标注"精二"。

四、处方书写

（一）处方书写的基本要求

1.医师开具处方和药师调剂处方应当遵循安全、有效、经济的原则。

2.每张处方限于一名患者的用药。

3.患者一般情况、临床诊断填写清晰、完整，并与病历记载相一致。也就是说，处方前记要填写完整。处方前记包括日期、科别、姓名、年龄、性别、门诊号/住院号、住址、临床诊断等。其中，在年龄项婴幼儿应写日、月龄，住址应填写详细完整，应写为通讯地址，而不应写为××县、××乡（镇）、党校、幼儿园等。

4.字迹清楚，不得涂改；如需修改，应当在修改处签名并注明修改日期。

5.《处方管理办法》规定："药品名称应当使用规范的中文名称书写，没有中文名称的可以使用规范的英文名称书写；医疗机构或者医师、药师不得自行编制药品缩写名称或者使用代号。"按这个标准书写药品名称可能有一定的难度，但笔者认为只要按药品说明书或药盒（瓶）上的名称书写就可以了。另外，在书写药品名称的时候，把剂型一并写出，胶囊剂写为××胶囊，片剂写为××片，注射剂如果是粉针剂就写为注射用××、如果是注射液就写为××注射液，丸剂写为××丸，冲剂（颗粒剂）写为××冲剂（颗粒），软膏和霜剂写为××软膏和××霜等。

书写药品名称、剂量、规格、用法、用量要准确规范，药品用法可用规范的中文、英文、拉丁文或者缩写体书写，但不得使用"遵医嘱"、"自用"等含糊不清字句。特殊用法要写清楚。

6.患者年龄应当填写实足年龄，新生儿、婴幼儿写日、月龄，必要时要注明体重。

7.西药和中成药可以分别开具处方，也可以开具一张处方，中药饮片应当单独开具处方。

8.开具西药、中成药处方，每一种药品应当另起一行，每张处方不得超过5种药品。

9.中药饮片处方的书写，一般应当按照"君、臣、佐、使"的顺序排列；调剂、煎煮的特殊要求注明在药品右上方，并加括号，如布包、先煎、后下等；对饮片的产地、炮制有特殊要求的，应当在药品名称之前写明。

10.药品用法用量应当按照药品说明书规定的常规用法用量使用，特殊情况需要超剂量使用时，应当注明原因并再次签名。

11.除特殊情况外，应当注明临床诊断。

12.开具处方后的空白处画一斜线以示处方完毕。

13.处方医师的签名式样和专用签章应当与院内药学部门留样备查的式样相一致，不得任意改动，否则应当重新登记留样备案。

14.药品剂量与数量用阿拉伯数字书写。剂量应当使用法定剂量单位：重量以克（g）、毫克（mg）、微克（μg）、纳克（ng）为单位；容量以升（L）、毫升（ml）为单位；国际单位（IU）、单位（U）；中药饮片以克（g）为单位。

片剂、丸剂、胶囊剂、颗粒剂分别以片、丸、粒、袋为单位；溶液剂以支、瓶为单位；软膏及乳膏剂以支、盒为单位；注射剂以支、瓶为单位，应当注明含量；中药饮片以剂为单位。

15.医师开具处方应当使用经药品监督管理部门批准并公布的药品通用名称、新活性化合物的专利药品名称和复方制剂药品名称。

医师开具院内制剂处方时应当使用经省级卫生行政部门审核、药品监督管理部门批准的名称。

医师可以使用由卫生部门公布的药品习惯名称开具处方。

16.处方开具当日有效。特殊情况下需延长有效期的，由开具处方的医师注明有效期限，但有效期最长不得超过3d。

17.处方一般不得超过7d用量；急诊处方一般不得超过3d用量；对于某些慢性病、老年病或特殊情况，处方用量可适当延长，但医师应当注明理由。

18.医疗用毒性药品、放射性药品的处方用量应当严格按照国家有关规定执行。

举例：

例一、阿奇霉素分散片　0.25×6 片

　　　用法（sig）：0.5　口服（po）　1/日（qd 或 q24h）

解析：阿奇霉素分散片把药名和剂型已书写清楚，0.25×6片包含的内容是剂量、单位和数量，0.25表示阿奇霉素分散片每片含量为0.25克（g），单位为克（g）时可以不写。6为数量，片为单位。书写为瓶、盒等单位都是不对的。另起一行，以"用法"或"sig"开头，0.5表明每次服用0.5克，也就是2片，"口服"或"po"表明使用方法，不是肌注，也不是静滴，这一项广大医师经常没写。1/日（qd 或 q24h）表明每日用药次数是1次，q24h说法更为科学，表明每天在固定的时间点服药，服药间隔为24h 1次。

例二、胶体果胶铋胶囊　50mg×24粒

用法：150mg　po　3/日（tid或q8h）　饭前半小时服

解析：胶体果胶铋胶囊把药名和剂型已书写清楚，50mg×24粒包含的内容是剂量、数量和单位，50mg表示胶体果胶铋胶囊每粒的含量，24粒把数量和单位已书写清楚。用法和用量项大多与例一相同，只有"饭前半小时服"是例一没有的，这说明同样是口服给药，但对特殊用法一定要在处方中写明，如必须饭前服或饭后服药，或逐渐减量的药等等。

（二）处方中常见的外文缩写

见表1-2-1。

表1-2-1　处方中常见的外文缩写

a.a.	ana	各；各等份
a.c.	ante cibos	餐前
ad	ad	至
aeq	aequalis	等量的
add	adde	加
a.m.	ante meridiem	午前；上午
aur.dext.	auris dextre	右耳
aur.lave.	auris leava	左耳
aurist.	airistillae	滴耳剂
bid；b.i.d.	bis in die	一日2次
cito	cito	立即
cap.	capsulae	胶囊剂
collut.	collutorium	漱口剂
collyr.	collyrium	洗眼剂
D.S	Da，sigan	给予，标明用法
d.t.d	da tales doses	给予等量
dil.	dilutus	稀释的
enem.	enema	灌汤剂
ext.	extractum	浸膏
grag.	gragarisam	含漱剂
gtt.	gruttae	滴，滴剂
h.s.	hora cibos	临睡时
i.c.	inter cibos	饭中，餐间
I.hyp.	injectio hypodermica	皮下注射
I.C.；IC	injectio intradermica	皮内注射
IM；I.M.	injectio muscularis	肌内注射
IV；I.V.	injectio venosa	静脉注射
inhal.	inhalatio	吸入剂

inj.	injectio	注射剂
lin	lnimentum	搽剂
lot.	Lotio	洗剂
M.D.S.；MDS	Misce，da，signa	混合，给予，标明用法
M.f.	Misce，fiat	混合，制成
mist.	mistura	合剂
nar.	Naris	鼻孔
neb.	nebula	喷雾剂
ocul.	oculus	眼
no.；n	numero	数量
O.D.	oculus dexter	右眼
O.L.；O.S.	Oculus laevus；oculus sinistes	左眼
O.U.	oculi uterque	双眼
past	Pasta	糊剂
p.c	post cibos	餐后
pig.	pigmentum	涂剂
pil.	pillulae	丸剂
pulv.	pulvis	散剂
p.m.	post meridiem	午后，下午
p.r.n.；prn	pro re nata	必要时
pro.rect.	pro recto	肛内用
qd；q.d.	quaque die	每日
q.d.alt.；qod	quaque die alterno	隔日
q.h.；qh	quaque hora	每小时
q.4h.；q4h	quaque 4 hora	每4h
q.i.d.；qid	quaque in die	一日4次
q.s.	quantum sufficiat	适量
S.；Sig.	Signa	标明用法
s.o.s.；sos	si opus sit	需要时（限用1次）
ss.	Semis	一半
stat.；st	Statim	立即
Suppos	suppositorium	栓剂
tab.	tabellae	片剂
ti.d.；tid	ter in die	一日3次
tinct.	tinctura	酊剂
ung.	unguentum	软膏剂
u.	Usus	应用
u.ext.	usus externus	外用

（三）处方中易混淆的中文药名

药品的品种很多，名称各异；有些药品的名称极为相似，如消炎痛和消心痛，但药理作用却完全不同，医师和药师在处方书写及审核时，要注意识别。

五、各种药品处方的限量及要求

（一）普通药品

处方一般不得超过7d用量；急诊处方一般不得超过3d用量；对于某些慢性病、老年病或特殊情况，处方用量可适当延长，但医师应当注明理由。

（二）医疗用毒性药品及放射性药品

医疗用毒性药品、放射性药品的处方用量，应当严格按照国家有关规定执行。开具医疗用毒性药品，每张处方剂量不得超过2d极量（西药只限开制剂，不得开原料）。

（三）麻醉药品及精神药品

1.医师应当按照卫生部门制定的麻醉药品和精神药品临床应用指导原则，开具麻醉药品、第一类精神药品和第二类精神药品处方。

2.门（急）诊癌症疼痛患者和中、重度慢性疼痛患者需长期使用麻醉药品和第一类精神药品的，首诊医师应当亲自诊查患者，建立相应的病历，要求其签署《知情同意书》。病历中应当留存下列材料复印件：二级以上医院开具的诊断证明；患者户籍簿、身份证或者其他相关有效身份证明文件、为患者代办人员身份证明文件。

3.除需长期使用麻醉药品和第一类精神药品的门（急）诊癌症疼痛患者和中、重度慢性疼痛患者外，麻醉药品注射剂仅限于医疗机构内使用。

4.为门（急）诊患者开具的麻醉药品注射剂，每张处方为一次常用量；控、缓释制剂，每张处方不得超过7d常用量；其他剂型，每张处方不得超过3d常用量。

第一类精神药品注射剂，每张处方为一次常用量；控、缓释制剂，每张处方不得超过7d常用量；其他剂型，每张处方不得超过3d常用量。哌甲酯用于治疗儿童多动症时，每张处方不得超过15d常用量。

第二类精神药品，一般每张处方不得超过7d常用量；对于慢性病或某些特殊情况的患者，处方用量可以适当延长，医师应当注明理由。

5.为门（急）诊癌症疼痛患者和中、重度慢性疼痛患者开具的麻醉药品、第一类精神药品注射剂，每张处方不得超过3d常用量；控、缓释制剂，每张处方不得超过15d常用量，其他剂型，每张处方不得超过7d常用量。

6.为住院患者开具的麻醉药品和第一类精神药品，处方应当逐日开具，每张处方为1d常用量。

7.对于需要特别加强管制的麻醉药品，盐酸二氢埃托啡处方为一次常用量，仅限于二级以上医院内使用；盐酸哌替啶院处方为一次常用量，仅限于医疗机构内使用。

8.医疗机构应当要求长期使用麻醉药品和第一类精神药品的门（急）诊癌症患者和中、重度慢性疼痛患者，每3个月复诊或者随诊1次。

六、处方调剂的基本要求

（一）处方审核

1.处方的形式审核

（1）处方审核的资格：取得药学专业技术职务任职资格的人员方可从事处方审核、评估、核对、发药及安全用药指导工作。

（2）处方审核的内容。

药学专业技术人员应该认真逐项检查处方前记、正文和后记书写是否清晰、完整。确认处方的合法性。包括处方类型（麻醉药品处方、急诊处方、儿科处方、普通处方）、处方开具时间、有效性、医师签字的规范性等。

药师应当对处方用药适宜性进行审核，审核内容包括：

①规定必须做皮试的药品，处方医师是否注明过敏试验及结果的判定。

皮试药物主要是指一类在应用前应做皮肤过敏试验的药物，有些诊断用品（如旧结核菌素、布氏菌素）的使用方法类似皮肤过敏试验，也一并予以说明。皮肤过敏试验方法通常有划痕、斑贴、皮内、点（挑）刺等法，以斑贴试验最安全，但观察时间长，结果不如皮内试验法及点（挑）刺等法可靠。划痕试验法也较安全，但可靠性较差，每次皮试抗原的品种亦有限；临床上以皮内试验法（皮试）为最多见，它不但准确性较大，而且灵敏度亦较高，但试验时也可能发生危险，应特别谨慎，最好是在划痕试验阴性后再进行本试验。以上各种试验在进行药物（抗原）皮试的同时，均应用生理盐水或其他抗原溶媒作空白对照，以消除非特异性的皮肤反应。必须强调指出不能单独依靠皮肤过敏试验而下诊断，皮肤试验不是诊断性，而仅是证实性的，试验结果的解释必须与病史、临床表现以及其他的试验结果相结合才能做最后判定。

临床皮试最多的药品是青霉素类和头孢菌素类。

青霉素本身的分子量小，为半抗原，其代谢、降解产物与蛋白质或多肽结合形成可引发过敏反应的完全抗原。青霉素的β内酰胺环开环形成的青霉噻唑基，占其分解产物大多数，被称为主要抗原决定簇，其相应的批准上市皮试试剂由青霉噻唑基与多聚赖氨酸共价结合制备而成，称为青霉噻唑酰多聚赖氨酸（penicilloyl-poly-lysine，PPL）。青霉素还可形成其他降解物、重排物或降解中间体，例如青霉酸、青霉噻唑酸、脱羧青霉噻唑酸、青霉烯酸、青霉胺等。这些分解产物量少，构成次要抗原决定簇，其批准上市皮试试剂包括青霉酸、脱羧青霉噻唑酸等次要抗原决定簇混合物（minor determinant mixture，MDM）。青霉素G本身亦可归为次要抗原决定簇。所谓的"主要"和"次要"是指两类分解产物量上的差异，两者免疫学及临床重要性等同。国内目前暂无已批准上市的PPL及MDM试剂。此外，半合成青霉素侧链结构也可成为抗原决定簇，诱发过敏反应。

青霉素皮试是目前预测青霉素速发型过敏反应最快速、灵敏、有效的检测方法。完整的青霉素皮试，其检测试剂应包含青霉素G、MDM、PPL、半合成青霉素，并做阴性对照（生理盐水）及阳性对照（组胺）。研究表明，通过完整、规范的皮试诊断方法，青霉素皮试的阳性预测值为50%，阴性预测值为70%~97%。

头孢菌素分解产物尚未完全明确，但现有的证据表明头孢菌素类的抗原决定簇主要由其侧链结构所构成。头孢菌素之间的交叉过敏性可能主要是由于具有相同或相似的C7位的R1侧链。迄今尚无批准上市的头孢菌素皮试试剂，且皮试的灵敏度、特异度、阳性预测值及阴性预测值亦未确定。

青霉素与第一代头孢菌素之间的交叉过敏性较多见，可达10%。但第二代头孢菌素与青霉素之间的交叉过敏反应率仅为2%~3%，第三、四代头孢菌素与青霉素之间的交叉过敏反应率更低至0.17%~0.7%。目前研究认为头孢菌素C7位的R1侧链与青霉素C6位的侧链结构相同或相似是导致交叉过敏反应的主要因素。

目前我国青霉素类抗菌药物说明书、《抗菌药物临床应用指导原则》和《中华人民共和国药典临床用药须知》均要求在使用青霉素类抗菌药物之前需常规做青霉素皮试。

头孢菌素给药前常规皮试对过敏反应的临床预测价值无充分循证医学证据支持，大多数头孢菌素类抗菌药物的说明书、《抗菌药物临床应用指导原则》和《中华人民共和国药典临床用药须知》均未要求头孢菌素用药前常规进行皮试。

不推荐在使用头孢菌素前常规进行皮试，仅以下情况需要皮试：

A.既往有明确的青霉素或头孢菌素Ⅰ型（速发型）过敏史患者。此类患者如临床确有必要使用头孢菌素，并具有专业人员、急救条件，在获得患者知情同意后，选用与过敏药物侧链不同的头孢菌素进行皮试，其结果具有一定的参考价值。

B.药品说明书中规定需进行皮试的。应当向药品提供者进一步了解药品引发过敏反应的机理，皮试的灵敏度、特异度、阳性预测值和阴性预测值，并要求提供相应皮试试剂。

有过敏性疾病病史，如过敏性鼻炎、过敏性哮喘、特应性皮炎、食物过敏和其他药物（非β内酰胺类抗菌药物）过敏，发生头孢菌素过敏的概率并不高于普通人群，应用头孢菌素前也无须常规进行皮试。但上述患者用药后一旦出现过敏反应，症状可能会更重，应加强用药后观察。

青霉素类、头孢菌素类的β内酰胺酶抑制剂复方制剂，皮试适应证和方法可分别参照青霉素类、头孢菌素类药物。

单环类、头霉素类、氧头孢烯类、碳青霉烯类、青霉烯类等其他β内酰胺类抗菌药物均无循证医学证据支持皮试预测作用，给药前无须常规进行皮试。若这些类别药物的说明书要求使用前皮试，参照头孢菌素类处理。氨曲南侧链结构与头孢他啶C7位侧链结构相同，研究报道二者之间存在交叉过敏，有明确头孢他啶过敏史患者应避免使用氨曲南。

其他需要做皮试的药品还有硫酸链霉素、精致破伤风抗毒素、旧结核菌素、细胞色素C、左旋门冬酰胺酶、有机碘造影剂、盐酸普鲁卡因等。

②处方用药与临床诊断的相符性。

药师在处方点评中发现，绝大多数处方存在处方用药与临床诊断不符的情况，如：临床诊断为凝血功能障碍、营养性贫血，开具药品为硝苯地平缓释片（伲福达）；临床诊断为慢性胃炎，开具药品为酒石酸托特罗定片；临床诊断为乳腺纤维囊性增生，开具药品为头孢克洛分散片、奥硝唑片；临床诊断为胫骨结节幼年型骨软骨病，开具药品为阿莫西林胶囊等。主要是临床诊断书写不全所致。

③剂量、用法的正确性。

剂量、用法用量书写错误在不合理处方中占比最大，如：枸橼酸喷托维林片25mg×100片/瓶，sig：50mg，bid，口服（应改为：25mg，tid，口服）；鼻渊丸200丸×1瓶，sig：10丸，qd，口服（应改为：12丸，tid，口服）；雷贝拉唑肠溶胶囊10mg×7粒，sig：10mg，tid，口服（应改为：10mg，qd，口服）；等等。主要是处方医师太忙或粗心大意所致。

④选用剂型与给药途径的合理性。如：祖师麻片，0.3g×54粒×4盒，sig：0.9g，tid，外用（应改为：0.9g，tid，口服）；杀菌止痒洗剂，120ml×2瓶，sig：20ml，q12h，口服（应改为：20ml，q12h，外用）；等等。

⑤是否有重复给药现象。如：临床诊断为颊间隙感染，用药：奥硝唑氯化钠0.25g/瓶×2瓶。注射用克林霉素磷酸酯0.3g/支×8支属于重复用药，克林霉素磷酸酯对厌氧菌拟杆菌属和梭状芽孢杆菌、梭状杆菌、消化球菌属、厌氧球菌皆可覆盖，治疗颊间隙感染时，选用注射用克林霉素磷酸酯一种药物即可。

⑥是否有潜在临床意义的药物相互作用和配伍禁忌。如：5%葡糖糖250ml+注射用红花黄色素100mg，qd，静滴。根据注射用红花黄色素药品说明书及《中药注射剂临床使用基本原则》，选用中药注射剂应严格按照药品说明书规定的推荐剂量、调配要求、给药速度、疗程使用药品。禁止超说明书、超功能主治用药，因此注射用红花黄色素只能用0.9%氯化钠注射液作为溶媒。

⑦其他用药不适宜情况，如处方前记书写不全、未使用规范的药品名称、处方修改后处方医师没有再次签名、开具药品过多，有的患者同时服用10种以上的药品等等。

2.处方的用药适宜性审核

（1）处方用药与临床诊断的相符性：药师应审核处方用药与临床诊断的相符性，加强对合理用药的监控。

处方用药与临床诊断不相符的典型情况如下：

①非适应证用药：流感的病原体是流感病毒A型、B型、C型及变异型等（也称甲、乙、丙型及变异型），并非细菌；咳嗽的病因，可能由于寒冷刺激、花粉过敏、空气污染和气道阻塞所致，也属非细菌感染。但在临床上却常被给予抗菌药物。

②超适应证用药：口服黄连素用于降低血糖；罗非昔布用于预防结肠、直肠癌；二甲双胍用于非糖尿病患者的减肥等。如必须超适应证用药，一定要患者知情同意。

③撒网式用药：表现之一是轻度感染就立即使用抗菌谱广或最新的抗菌药物；其二是无依据的用药、单凭经验用药，或不作抗菌药物敏感试验便应用广谱抗菌药，2~3种抗菌药物同时使用，或超剂量、超抗菌范围应用。

④非规范用药：在不了解抗菌药物的药动学参数、血浆半衰期、作用维持时间、不良反应、特殊人群提示的情况下用药，或在用药后不认真观察患者的反应，如血常规、便常规、尿常规、肝肾功能、精神活动和神经系统等的改变。

⑤盲目联合用药：联合应用药物而无明确的指征，主要表现在：病因未明；单一抗菌药已能控制的感染；大处方，盲目而无效果应用肿瘤药辅助治疗药；一药多名，即一

种通用名的药物活性成分有多种不同的商名而导致重复用药；联合应用毒性较大药物，而药量未减，增加了不良反应的发生概率。

⑥过度治疗用药：表现在滥用抗菌药物、糖皮质激素、白蛋白、二磷酸果糖及肿瘤辅助药；无治疗指征盲目补钙，过多钙剂可引起胃肠道的不适、便秘、泌尿道结石等反应。

（2）药物剂量、用法的正确性：剂量即药物治疗疾病的用量。

①剂量基本以国际单位制（SI）表示。重量常以kg（千克）、g（克）、mg（毫克）、μg（微克）、ng（纳克）5级计量单位表示；容量常以L（升）、ml（毫升）、μl（微升）3级计量单位表示。

②对效价不恒定的部分抗菌药物、性激素、维生素、凝血酶及抗毒素，只能靠生物检定与标准品比较的方法来测定，采用特定的IU（国际单位）或U（单位）表示剂量。如青霉素钠，每1IU等于0.598 8μg，或1mg相当于1676IU。肝素每1mg不少于150U。

③处方中药品的用法应注意血浆半衰期的影响。血浆半衰期长的药品一般每日1~2次，血浆半衰期短的药品一般每日3~4次。

④根据病情和药物作用机制的特点，每种药品服用时应选择适宜的时间。

（3）选用剂型与给药途径的合理性：药物为适应治疗或预防需要而制成的药物应用形式，称为药物剂型。适宜的药物剂型能完全改变某些药物的作用；能调节药物作用的快慢、强度和持续时间；能降低药物的副作用和毒性。

①剂型与疗效。

A.同一药物，剂型不同，药物的作用不同。如甘露醇注射液静脉滴注时可用于各种原因引起的脑水肿、颅内高压和青光眼，但作为冲洗剂，则应用于经尿道做前列腺切除术；醋酸氯己定（洗必泰）的水溶液或醇溶液为外用杀菌剂，而制成栓剂用于治疗阴道炎或宫颈糜烂有较好的治疗效果。

B.同一药物，剂型不同，应用的效果不同。如皮肤病，一般急性期局部有红肿、水疱、糜烂时，多选用溶液剂湿敷，可起到消炎作用；有渗液者，先用溶液剂湿敷，后用油剂。皮损处于亚急性期时，可酌情选用糊剂、粉剂和洗剂，以发挥其消炎、止痒、收敛、保护作用。慢性期皮损增厚，呈苔藓样变时，多用软膏剂和乳膏剂。其穿透力强，作用持久，具有润滑及护肤作用。

C.同一药物，剂型不同，其作用的快慢、强度、持续时间不同。如氨茶碱为支气管扩张药，它可以做成注射剂、片剂、栓剂、缓释制剂等，药理作用相同，但注射剂是速效的，适宜于哮喘发作时应用；栓剂是直肠给药，避免了氨茶碱对胃肠道的刺激，减少了副作用，且吸收较快，维持药效时间长；片剂的作用时间中等，而便于生产、携带；缓释片剂可维持药效达8~12h，可减少服药次数，使哮喘患者免于夜间服药。

D.同一药物，剂型不同，其副作用、毒性不同。如吲哚美辛：片剂消炎镇痛作用较好，但副作用较大，如头痛、失眠、呕吐、耳鸣、胃出血等，其副作用与服用剂量成正比；制成胶囊剂就能得到较好的治疗效果，副作用很少；制成栓剂，可避免药物直接作用于胃肠黏膜引起一系列胃肠反应，特别是对于长期使用者更为安全。

E.同一药物，同一剂型，表现不同。由于处方组成及制备工艺不同，同一药物的同一剂型作用快慢、强度甚至疗效及副作用都有可能不同。如曾发生的苯妥英钠中毒，其原因是在生产胶囊时用乳糖替代了原处方中的硫酸钙作为稀释剂而增加了苯妥英钠的吸收；有人测定 7 种地高辛片，都符合规定的崩解时限，但由于粒径、处方、工艺等变化，溶出速率有很大差异。

②给药途径：正确给药途径是保证药品发挥作用的关键之一，也是药师审核处方的重点。同一种药品，给药途径不同，可直接影响药物作用的快慢和强弱，药物作用也会发生变化。如硫酸镁溶液，外敷可消除水肿，口服可导泻或解除胆管痉挛，注射可降压可抗惊厥；又如尿素静滴可降低颅脑内压，外用可软化指（趾）甲甲板，用于甲癣的治疗。

临床最常见的给药途径为口服、舌下含服、直肠给药、吸入给药、静脉注射（或静脉滴注）以及肌内、皮下、皮内、椎管内、关节腔、胸膜、腹腔内注射。还有灌肠、植入、离子透入、阴道给药等给药途径。

药品的服用方法与剂型有关，如肠溶衣片（胶囊）、缓控释片制剂应整片（粒）吞服。肠溶衣片（胶囊）可使制剂在胃液中 2h 不会发生崩解或溶解，其目的为满足药物性质及临床需要。如：减少药品对胃黏膜的刺激性；提高部分药品在小肠中的吸收速率和利用度；掩盖药品的不良气味和味道；提高药物的稳定性，避免部分药品在胃液酸性条件下不稳定，分解失效。如嚼碎后服用，将失去上述作用。而缓控释制剂具有特殊的渗透膜、骨架、渗透泵等结构，若咀嚼后服用，将破坏上述特殊结构，失去控制或延缓药品释放的价值。

（4）是否有重复给药现象。重复给药的原因主要有以下几点：

①一药多名。我国药品一药多名的现象比较严重，在临床用药上存在较大的安全隐患，易致重复用药、用药过量或中毒。

②中成药含有化学成分。中药、化学药联合用药和复方制剂合并使用两种或多种药物的现象很多，若两者配合不当，可引起不良反应；在不明确中成药中所含化学成分时，可造成累加用药，出现用药重叠、过量。如含甘草的某些制剂与阿司匹林同用，可导致和加重胃、十二指肠溃疡。含朱砂的某些中成药同还原性化学药，如溴化物、碘化物、硫酸亚铁、亚硝酸盐等同服，可产生溴化汞、碘化汞、氧化汞，引起赤痢样大便。

常用的中成药中常含有非甾体解热镇痛药（对乙酰氨基酚、安乃近、吲哚美辛、阿司匹林）、降糖药（格列本脲）、抗组胺药（氯苯那敏、苯海拉明）、中枢兴奋药（咖啡因）、中枢镇静药（异戊巴比妥、苯巴比妥）、抗病毒药（金刚烷胺）、平喘药（麻黄碱）、利尿药（氢氯噻嗪）等。

（5）处方医师是否对规定必须做皮试的药物注明过敏试验及结果的判定。

①抗生素中 β 内酰胺类的青霉素等，氨基糖苷类的链霉素，以及碘造影剂、局麻药、生物制品（酶、抗生素、类毒素、血清、菌苗、疫苗）等药品在给药后极易引起过敏反应，甚至出现过敏性休克。需根据情况在注射给药前进行皮肤敏感试验，皮试后观察 15~20min，以确定阳性或阴性反应。

②对青霉素、破伤风抗毒素等易致过敏反应的药品，注意提示患者在用药前（或本次治疗结束后再次应用时）进行皮肤敏感试验，在明确药品敏感试验结果为阴性后，再

调配药品；对尚未进行皮试者、结果阳性或结果尚未明确者拒绝调配药品。同时注意提示有家族过敏史或既往有药品过敏史者在应用时提高警惕性，于注射后休息、观察30min，或采用脱敏方法给药。

③药物是否需要做药物皮肤敏感试验，应参照药品说明书和官方的药物治疗指南。例如：青霉素钾注射剂、青霉素钠注射剂、青霉素 V 钾片均须以 500U/ml 的药液浓度进行皮试。

④所有抗毒素、血清、半合成青霉素、青霉素或头孢菌素类、β 内酰胺类酶抑制剂的复方制剂均应按说明书要求做皮肤试验。

除上述药品外，药师应根据各单位具体要求，对皮试做具体规定。

3.药物相互作用与配伍禁忌

药物相互作用与配伍禁忌也属于用药适宜性内容。

药物相互作用是指两种或两种以上药物合并或先后序贯使用时，所引起的药物相互作用和效应的变化。即一种药物受另一种药物的影响，或由于使用期间与人体的作用，改变了药品原有的性质、体内过程和组织对药品的敏感性，改变了药品的效应和毒性。药物相互作用是双相的，既可产生对患者有益的结果，使疗效协同或增加；也可产生对患者有害的结果，使疗效降低和毒性加强，有时会带来严重后果，甚至会危及生命。药物相互作用有发生在体内的药动学、药效学方面的作用；亦有发生在体外的相互作用如引起理化反应出现变浑浊、沉淀、变色和活性降低，即为药物的相互作用。

（1）药物相互作用对药效学的影响。

①作用相加或增加疗效。

A.作用不同的靶位：磺胺甲基异噁唑（SMZ）与甲氧苄啶（TMP）联用，可使细菌的叶酸代谢受到双重阻断，有协同作用或杀菌作用。

硫酸阿托品与胆碱酯酶复活剂（解磷定、氯磷定）联用，产生互补作用，可减少阿托品用量和不良反应，提高治疗有机磷中毒的疗效。

B.保护药品免受破坏：西司他丁钠可保护亚胺培南在肾脏中不受肾肽酶破坏，保证药物的有效性；在 β 内酰胺酶抑制剂与 β 内酰胺类抗生素的联合制剂中，如阿莫西林/克拉维酸钾、替卡西林/克拉维酸甲、氨苄西林钠/舒巴坦钠、头孢哌酮钠/舒巴坦钠，β 内酰胺酶抑制剂可使青霉素、头孢菌素免受破坏。

C.促进机体的利用：苄丝肼或卡比多巴与左旋多巴合用时，可提高后者的血药浓度，并可减少左旋多巴的用量，且降低外周性心血管系统的不良反应；铁剂与维生素 C 联合应用，促使铁被人体吸收。

D.延缓或降低耐药性：青蒿素与乙胺嘧啶、磺胺多辛联合应用可延缓耐药性的产生；磷霉素与 β 内酰胺类、氨基糖苷类、大环内酯类、氟喹诺酮类抗菌药物联合应用具有相加或协同作用，并减少耐药菌株的产生，此外，先使用磷霉素有利于其他药物进入细菌体内，达到协同杀菌的作用。

②协同作用和减少药品不良反应。

A.如甲氧氯普胺与硫酸镁有协同利胆作用；与中枢抑制药合用使两者的镇静作用均增加。

B.普萘洛尔与美西律联用，对室性早搏及室性心动过速有协同作用，但联合应用应酌减用量。

C.阿托品与吗啡合用，可减轻后者所引起的平滑肌痉挛而加强镇痛作用。

D.普萘洛尔与硝酸酯类产生抗心绞痛的协同作用，并抵消或减少各自的不良反应。普萘洛尔与硝苯地平联用，可提高抗高血压疗效，并对劳力型和不稳定型心绞痛有较好疗效。与阿托品合用，可消除普萘洛尔所致的心动过缓；普萘洛尔也可消除阿托品所致的心动过速。

③敏感化作用：一种药物可使组织或受体对另外一些药物的敏感性增强，即敏感化现象。

A.排钾利尿药可使血浆钾离子浓度降低，从而使心脏对强心苷产生敏感化，容易发生心律失常。

B.利血平或胍乙啶能使具有直接作用于拟肾上腺素药的升压作用增强。

C.拮抗作用：两种药物在同一或不同作用部位或受体上发生拮抗即为拮抗作用，可分为竞争性、非竞争性拮抗作用。

④作用于同一部位或受体产生拮抗作用：如甲苯磺丁脲的降糖作用可被氢氯噻嗪类药的作用所拮抗；吗啡拮抗药纳洛酮、纳曲酮可拮抗阿片类药的作用；非竞争性拮抗发生在不同作用部位或受体，且拮抗现象不被药物的剂量加大所影响。

⑤增加毒性或药品不良反应。

A.肝素钙与阿司匹林、非甾体抗炎药、右旋糖酐、双嘧达莫合用，有增加出血的危险。

B.氢溴酸山莨菪碱与盐酸哌替啶配伍用时可增加毒性。

C.甲氧氯普胺与吩噻嗪类抗精神病药合用可加重锥体外系反应。

D.氨基糖苷类抗生素与依他尼酸、呋塞米及万古霉素合用，可增加耳毒性和肾毒性，可能发生听力损害，且停药后仍可发展至耳聋。

（2）药物相互作用对药动学的影响。

①影响吸收：抗酸药复方制剂组分中有 Ca^{2+}、Mg^{2+}、Al^{3+}、Bi^{3+}，与四环素同服，可形成难溶性的配位化合物（络合物）而不利于吸收，影响疗效；阿托品、颠茄、丙胺太林等可延缓胃排空，增加药物的吸收，而甲氧氯普胺（胃复安）、多潘立酮（吗丁啉）、西沙必利等药物可增强肠蠕动，从而减少了药物在肠道中滞留时间，影响药物吸收。如以上药物同时在处方中应用会影响疗效，应建议医师修改处方。

②影响分布：阿司匹林、依他尼酸、水合氯醛等均具有较强的血浆蛋白结合能力，与口服磺酰脲类降糖药、抗凝血药、抗肿瘤药等合用，可使后三者的游离型药物增加，血浆药物浓度升高。

③影响代谢：药物相互作用主要包括酶诱导相互作用和酶抑制相互作用。

药酶的活性可被部分药品所增强或灭活，凡能增强肝药酶活性的药物，称为肝药酶诱导剂或酶促剂，如苯巴比妥、苯妥英钠、利福平等。肝药酶主要指细胞色素 P_{450} 酶系（CYP）。由肝药酶代谢的药物与肝药酶诱导剂合用时，前者代谢加快，因此剂量应适当增加。凡能抑制或减弱肝药酶活性的药物称药酶抑制剂，如咪唑类抗真菌药、大环内酯类抗生素、异烟肼、西咪替丁等。被肝药酶代谢的药物与肝药酶抑制剂合用时，剂量应酌减。

普伐他汀、辛伐他汀等羟甲基戊二酰辅酶 A（HMG-CoA）还原酶抑制剂在治疗剂量下与环孢素、伊曲康唑、酮康唑、大环内酯类抗生素等合用时血药浓度能显著增高，不宜合用。

④影响排泄：丙磺舒、阿司匹林、吲哚美辛、保泰松、磺胺药可使青霉素的血药浓度增高，毒性可能增加。

（3）药物的体外配伍禁忌。

药物配伍禁忌主要表现在静注、静滴及肠外营养液等溶液的配伍，包括药液的浑浊、沉淀、变色和活性降低等变化。

①如青霉素与苯妥英钠、苯巴比妥钠、戊巴比妥钠、异戊巴比妥钠、硫喷妥钠、阿托品、氨力农、普鲁卡因胺、拉贝洛尔、缩宫素、酚妥拉明、罂粟碱、精氨酸、麦角新碱、鱼精蛋白、促皮质素、氢化可的松、甲泼尼龙琥珀酸钠、苯海拉明、麻黄素、氨茶碱、维生素 B_1、维生素 B_6、维生素 K_1、维生素 C、异丙嗪、阿糖胞苷、辅酶 A、博莱霉素等药品配伍可出现浑浊、沉淀、变色和活性降低，与碳酸氢钠、氢化可的松混合可发生透明度不改变而效价降低的潜在性变化。

②甘露醇与磺苄西林钠、头孢匹林、拉氧头孢、头孢吡肟、胞磷胆碱、氨力农、硝普钠、维拉帕米、尿激酶、普萘洛尔、氯化钠、复方氯化钠、氯化钾、氯化钙、葡萄糖酸钙、乳酸钠、复方乳酸钠、长春新碱、丝裂霉素、阿霉素、门冬酰胺酶、非格司亭、顺铂等配伍可出现混浊、沉淀、变色和活性降低。

药师在审查处方时应严格审查药品的相互作用和配伍禁忌，对有害的药物相互作用，应对处方医师提出修改建议或拒绝调配；对目前尚有争议的相互作用，宜提示医师注意，或在监护条件下用药。

（4）化学药与中成药的联合应用。

①化学药与中成药联合应用的优势：中成药和化学药虽属于不同体系，但其治病的目的是相同的。中成药、化学药联合应用，具有协同作用增强疗效、降低药品的毒副作用和不良反应、减少剂量缩短疗程、减少禁忌证、扩大适应证范围等优势。

A.协同作用增强疗效：许多中药、化学药联用后，能使疗效提高，有时呈现很显著的协同作用，如黄连、黄柏与四环素、痢特灵、磺胺甲噁唑合用治疗痢疾、细菌性腹泻有协同作用，常使疗效成倍提高。金银花能加强青霉素对耐药性金葡菌的杀菌作用。丙谷胺与甘草、白芍、冰片一起治疗消化性溃疡有协同作用，并已制成复方胃谷胺。从仙鹤草根芽中提纯的鹤草酚对日本血吸虫有抑杀作用。大蒜素与链霉素联用，可提高后者效价。甘草与氢化可的松在抗炎、抗变态反应方面有协同作用。黄芩、砂仁、木香、陈皮可提高地高辛、维生素 B_{12}、灰黄霉素等疗效。丹参注射液与间羟胺、多巴胺等升压药联用时，不但能加强升压作用，还能延长升压药的作用时间。

B.降低药品的毒副作用和不良反应：某些化学药或提取的纯品成分单一，治疗作用明显但毒副作用较大，与中药配伍既可以提高疗效还能够减轻毒副作用。氟尿嘧啶与环磷酰胺是抗肿瘤药，加用海螵蛸粉和白及粉能保护胃黏膜，防止出现严重的消化道反应；甘草酸可降低链霉素对第Ⅷ对脑神经的毒害；用甘草与痢特灵合用治疗肾盂肾炎，既可防止其胃肠道反应又可保存痢特灵的杀菌作用；氯氮平最常见的副作用之一是流涎，应用石麦汤（生石膏、炒麦芽）流涎消失总有效率达93.6%。

C.减少剂量，缩短疗程：珍菊降压片（珍珠层粉、野菊花、槐花米、可乐定、氢氯噻嗪）有较好的降压及改善症状的作用，若以常用量每次1片，每日3次计，可乐定的剂量比单用减少60%；地西泮有嗜睡等副作用，若与苓桂术甘汤合用，用量只需常规用量的1/3，嗜睡等副作用也可消除。

D.减少禁忌证，扩大适应证范围：碳酸锂同时用白及、姜半夏、茯苓等复方中药，可减少胃肠反应。氯丙嗪肝功能不全者忌用，而珍氯片（氯丙嗪、珍珠层粉、三硅酸镁）用于肝功能轻度不全、精神异常的患者，不仅对肝功能无损，且有一定的协同作用。舒心散冲剂治疗冠心病，心绞痛缓解有效率为87%，心可定扩冠作用时间短，与上述活血化瘀、行气止痛药物配伍，可使作用时间延长。生脉散、丹参注射液与山莨菪碱合用，治疗病窦综合征，既可适度加速心率，又能改善血液循环，从而改善缺血缺氧的状况，达到标本兼治的目的。

②避免和预防药物配伍禁忌。

任何事物均有双重性，中药、化学药同服也可能会发生相互作用而引起不良反应，导致严重后果，应权衡利弊，避免盲目同服。

A.舒肝丸不宜与甲氧氯普胺合用，两者合用作用相反，会相互降低药效。

B.中成药止咳定喘膏、麻杏石甘片、防风通圣丸与化学药复方利血平片、帕吉林不能同服。因前三种中成药均含有麻黄素，会影响降压效果。

C.中成药蛇胆川贝液与吗啡、哌替啶、可待因不能同服。同服易致呼吸衰竭。

D.中成药益心丹、麝香保心丸、六神丸不宜与化学药普罗帕酮、奎尼丁同服，因可导致心搏骤停。

E.中成药人参酒、舒筋活络酒与苯巴比妥等镇静药不宜同服，因可加强对中枢神经的抑制作用而发生危险。

F.复方氢氧化铝与丹参片不宜同用，否则会降低疗效。

G.抗结核药异烟肼不宜与昆布合用，合用将失去抗结核菌的功能。

H.阿托品、咖啡因、氨茶碱不宜与小活络丹、香连片、贝母枇杷糖浆合用，同服易增加毒性，出现药物中毒。

I.强心药地高辛不宜与麻杏止咳片、通宣理肺丸、消咳宁片合用。因后三者均含有麻黄碱，能增强地高辛对心脏的毒性，引起心律失常。

J.阿司匹林不宜与风湿酒、国公酒、壮骨酒、骨刺消痛液同服。因为中药酒中含乙醇（酒精），合用会增加对消化道的刺激性，引起食欲缺乏、恶心，严重时可致消化道出血。

K.乳酶生不宜与黄连上清丸联合应用，因为黄连中的黄连素明显抑制乳酶生的活性，使其失去消化能力。

L.碳酸氢钠、氢氧化铝、胃舒平、氨茶碱等不宜与山楂丸、保和丸、乌梅丸、五味子丸合用，因为后4种中成药含有酸性成分，与碱性化学药同服可发生中和反应，降低疗效。

M.助消化药胰酶、胃蛋白酶、多酶片不宜与麻仁丸、解暑丸、牛黄解毒片同服，因为这些中成药中含大黄和大黄粉，可抑制胰酶、蛋白酶的助消化的作用。

（二）处方调配、核对与发药

1.具有药师以上专业技术职务任职资格的人员负责处方核对、发药以及安全用药指导；药士从事处方调配工作。

2.药师应当凭医师处方调剂处方药品，非经医师处方不得调剂。

药师应当按照操作规程调剂处方药品：认真审核处方，准确调配药品，正确书写药袋或粘贴标签，注明患者姓名和药品名称、用法、用量，包装；向患者交付药品时，按照药品说明书或者处方用法，进行用药交代与指导，包括每种药品的用法、用量、注意事项等。

3.药师应当认真逐项检查处方前记、正文和后记书写是否清晰、完整，并确认处方的合法性。

4.药师经处方审核后，认为存在用药不适宜时，应当告知处方医师，请其确认或者重新开具处方。

药师发现严重不合理用药或者用药错误，应当拒绝调剂，及时告知处方医师，并应当记录，按照有关规定报告。

5.药师调剂处方时必须做到"四查十对"：查处方，对科别、姓名、年龄；查药品，对药名、剂型、规格、数量；查配伍禁忌，对药品性状、用法用量；查用药合理性，对临床诊断。

6.药师在完成处方调剂后，应当在处方上签名或者加盖专用签章。

7.药师对于不规范处方或者不能判定其合法性的处方，不得调剂。

8.药师在执业的医疗机构取得处方调剂资格。药师签名或者专用签章式样应当在本机构留样备查。

七、处方的保存

处方由调剂处方药品的医疗机构妥善保存。普通处方、急诊处方、儿科处方保存期限为1年，医疗用毒性药品、第二类精神药品处方保存期限为2年，麻醉药品和第一类精神药品处方保存期限为3年。

处方保存期满后，经医疗机构主要负责人批准、登记备案，方可销毁。

第三章　用药指导与合理用药

药物是临床治疗的重要手段之一，但对药物要"一分为二"，既要看到有利的一面，又要看到它不利的一面，大多数药物都或多或少地有一些不良反应（如过敏反应、耐药性、成瘾性等），由于不同性别、不同年龄、不同疾病对药物的疗效、不良反应都不同，加强用药指导可以提高合理用药水平，减少不良反应的发生。因此加强用药指导是医务人员义不容辞的责任。

一、加强用药指导可以提高病人用药依从性

（一）依从性定义

当病人能遵守医师确定的治疗方案及服从医护人员和药师对其健康方面的指导时，就认为这一病人具有依从性，反之则为不依从性。依从性并不限于药物治疗，还包括对饮食、吸烟、运动及家庭生活等多方面指导的顺从。

（二）病人缺乏依从性的原因

1.用药方案复杂。不依从性的大小与用药方案的复杂性直接相关，特别是老年病人，要采用多种药物治疗，往往不能准确地遵从服药方法，容易将用法混淆。此外，有的病人多科就诊，用药品种多，用药方案不一，病人同样难以遵循医嘱，自觉与不自觉地产生了不依从性。

2.药物的剂型与规格不适宜。对于视力差和手指灵活性减退的病人和高龄老人，药物的剂型和规格就可成为影响病人依从性的一个重要因素，如药片太大造成难以吞咽，药片过小不利于这些病人拿取，有的液体制剂盛装于较大的容器中，不利于病人使用。

3.包装不当。若容器体积过小或瓶盖难以打开，对于患类风湿性关节炎或者帕金森病的病人，用药就很困难。此外，有的老年病人对水泡眼包装或金属箔片包装感到生疏，不知如何服用，有的只好求助他人。

4.标签不清楚。病人不懂标签的含意，有的标签本身不明确，采用一些专业术语而不通俗易懂，如有的药在标签上写了每次服50mg（每片规格为50mg），个别病人就当成服50片，以致中毒。有的处方其用法说明不确切，如"必要时服药""遵医嘱""同前""照服"，病人难理解这些词的含意。

5.药物不良反应。大多数药物都或多或少地有一些不良反应，如过敏反应、成瘾性、耐药性等。而药物的副作用可以助长不依从性，研究证实副作用的发生率与早期中断治疗之间有着明显的联系。较为典型的例子是病人服用三环类抗抑郁药，多在1周后才出现效果，在此之前出现了心动过速、眩晕等不良反应，病人以为自己的病在加重，因而对药物治疗效果产生怀疑，进而可能停服药物中断治疗。

6.老年性健忘。老年健忘病人、老年痴呆病人常对一些简单的用药方法也感到无所

适从，如服了药几分钟后就忘记了，又会接着第2次服药，这些病人有时会把各种药物混装在1个瓶中，自己觉得需要服药时，总会服用从瓶中倒出的第1片药物，按这种方式服药，显然不可能使病人真正依从医嘱。

7.与外界隔离。有的孤寡老人或精神分裂症病人，因无人监督服药，就不能确保按医嘱治疗。有人发现，在一组常见病病人中，与外界隔离对不依从性起了主导作用。

8.医务人员医德的重要性。医务人员的职业道德行为与工作质量往往会对病人产生较大影响，如果医师能关心病人，认真治疗，病人对医师有信任感，其治疗的依从性就好；反之，病人不相信医师，依从性就差。

9.对病人缺乏用药指导。这是产生不依从性的首要原因，药师发药时未能详细解释和指导病人如何正确用药，有的甚至把调配好的多种药品放在1个药袋中发给病人就了事，使一些病人错把栓剂当成片剂口服使用。错将高锰酸钾粉口服等。另外，医师、药师要想得到病人的依从，还必须让病人知道药物不良反应及用药注意事项。

10.无意的违背医嘱。有些病人提前中断治疗并非有意，如轻型高血压病人，因症状不明显或无症状的患者，只要自己感觉病情好转，认为继续治疗或终止治疗都没有什么影响，因此就中断服药。亦有个别患者因担心药物成瘾，或者担心出现可能为药物所致（但也可能不是药物引起而归咎于药物）的新症状而中断治疗，这些都是因为对疾病和药物缺乏认识与了解，以致自觉或不自觉地违背医嘱产生了不依从性。

11.病人对药物疗效期望过高。健康保健要求过强。

12.经济承受能力不足，擅自换用其他比较经济但疗效较差的疗法。

13.受社会某些不良宣传影响，擅自改服所谓的偏方或秘方。

（三）病人缺乏依从性产生的后果

1.治疗失败。有的病人因对依从性缺乏正确认识与理解，随意自行调整药物剂量或随意停药，以致治疗失败。如对感染性疾病采用短期抗菌药物治疗不能坚持一个疗程，往往提早终止用药，其实感染并未控制；又如仅漏服了一次避孕药就导致避孕失败；有的自行减少剂量亦可影响疗效。

2.严重中毒。有的病人在接受药物治疗初期效果不显著时自行加大用药剂量可发生严重中毒，如不能正确服用地高辛，自行超剂量服用以尽快控制症状，结果出现了中毒。此外有的本来在门诊可以诊治的疾病由于病人的不依从性而需住院治疗，不但不能获得更好地治疗，而且增加医疗费用和不良反应，有时甚至还可危及生命。

3.干扰临床试验结果。在新药临床试验中，如果其中一种药物具有令人不快的外观和气味，或者用药方法较为烦琐，那么，由于病人对两种药物依从性的差异会使得观察结果相差很大，以致得出错误结论。因此，在临床试验中还需要对依从性进行严格监控，否则导致对照研究的失败。

（四）怎样才能提高依从性

1.简化治疗方案。由于有些病人用药品种较多，且大多是每天3~4次的用法，病人难以按时用药，如果能将用药方案的复杂性降低到最低程度，将有利于提高患者的依从性。例如采用每天1次剂量的长效制剂及缓释或控释制剂，无论对工作繁忙易漏服药物的患者还是老年患者乃至所有需接受治疗的人们无不有益。对医师而言，应尽量根据患者情况坚持少花钱治好病的原则，不要开大处方，尽量简化治疗方案，以便进一步提高依从性。

2.改善服务态度，提高工作质量。医师开具处方应执行"处方规则"，做到安全、有效、经济、合理地用药，药师应不断提高调配处方的水平，认真审方、调配，发药时应耐心解释用药方法，对那些毒副作用较大的药品以及一些特殊用药方法更应详细交代，尽量使病人能掌握用药方法与有关注意事项，这样才能提高病人的依从性。让药师、医师与病人互相沟通。

3.加强用药指导。医院门诊应设立用药咨询窗口，由具有经验的高年资药师担任，还可以打印用药指导宣传资料，从多方面指导病人，因为病人一般很欢迎向他们进行关于正确使用药品方面的指导，包括药物的效果、不良反应、用药注意事项等。预先告诉病人不仅不会增加药物不良反应发生率，而且有可能降低自行中断治疗病人的比例。

4.改进药品包装。改进药品包装为解决不依从性问题提供了一条简捷途径，例如单剂量的普通包装以及一天量的特殊包装，能够促使病人服药进行自我监督，减少差错，对于老年病人所用的容器，最好是手掌大小的透明瓶子，并带有标准软塑料螺帽。

药品包装瓶（或盒）上的标签应醒目、通俗、简单明了，必要时可附上附加标签以示补充，例如："这是同一制剂的几瓶之一，请服完一瓶后再换另一瓶。"又如"该药可能有催眠作用，如发生，请勿驾车或操作机器"。在复杂治疗方案下的常规包装中会出现大批包装容器，这样不利于提高依从性，现在有的厂家设计了一种新包装盒，可以将多种药物同时装在1个盒内，盒子按每周天数分成几个部分，而每一部分又按每天服药次数分成了4个小室，这样简化了服药手续，可以监控病人的服药量，对老年病人更为适宜。

药物治疗的不依从性是一个重要问题，除了采取非常手段，一般是难以保证病人与医务人员合作的，每个病人都有可能不依从，某些病人的不依从性还相当严重甚至可危及生命，但只要采取相应的措施是可以提高依从性的，医师和药师在此项工作中起着非常重要的作用。

二、药品的正确使用

（一）部分药品服药的适宜时间

人体的生物钟规律即指在人体内调控某些生化、生理和行为现象有节律地出现的生理机制，如肝脏合成胆固醇的时间多在夜间；胃酸的分泌有昼夜规律，在清晨5时至中午11时最低，下午2时至次日凌晨1时最高；而胰腺的胰岛 β 细胞每日分泌胰岛素约为50U，其分泌有节律，清晨始升高，午后达高峰，凌晨跌低谷。因此，服用药物应结合人体生物钟的规律。如服用血脂调节药洛伐他汀、辛伐他汀等，宜提倡睡前服，有助于提高疗效。

1.一般利尿药宜清晨服用，以减少起夜的次数，影响休息和睡眠。

2.肾上腺皮质激素的分泌具有昼夜节律性，每日上午7~10时为分泌高潮（约450nmol/L），后逐渐下降（下午4时约110nmol/L），午夜12时为低潮，这是由ACTH昼夜节律所引起，临床用药可遵循内源性内分泌节律进行，宜采用早晨一次给药或隔日早晨一次给药，以避免导致肾上腺皮质功能的下降，甚至皮质萎缩的后果。

3.多数平喘药宜于临睡前服用。凌晨0~2时是哮喘者对乙酰胆碱和组胺反应最为敏感的时间，即哮喘的高发时间。但氨茶碱则以早晨7时应用效果最好。肾上腺能 β_2 受体激动药可采取晨低、夜高的给药方法，以有效控制哮喘的发作。

4.维生素 B_2 的特定吸收部位在小肠上部，餐后服用可延缓胃排空，使其在小肠较充分地吸收。

根据时辰药理学，选择最适宜的服用药品时间，可以达到以下效果：①顺应人体生物节律的变化，充分调动人体内积极的免疫和抗病因素；②增强药物疗效，或提高药物的生物利用度；③减少和规避药品的不良反应；④降低给药剂量和节约医药资源；⑤提高用药依从性。

（二）一般药品适宜的服用时间

1.适宜清晨服用的药品

（1）肾上腺皮质激素：如泼尼松、泼尼松龙、地塞米松等，可以减少对下丘脑-垂体-肾上腺皮质系统的反馈抑制而避免导致肾上腺皮质功能下降。

（2）抗高血压药：如氨氯地平、依那普利、贝那普利、拉西地平、氯沙坦、缬沙坦、索他洛尔等，可以有效控制血压。

（3）抗抑郁药：如氟西汀、帕罗西汀、瑞波西汀、氟伏沙明等，因为抑郁、焦虑、猜疑等症状常表现为晨重晚轻，所以清晨服药较为合理。

（4）利尿药：如呋塞米、螺内酯等，清晨服药避免夜间排尿次数过多。

（5）驱虫药：如阿苯达唑、甲苯达唑、哌嗪、噻嘧啶等，清晨服药可减少人体对药物的吸收，增加药物与虫体的直接接触。

（6）泻药：如硫酸镁盐类泻药，可迅速在肠道发挥作用。

2.适宜餐前服用的药品

（1）胃黏膜保护药：可充分地附着于胃壁，形成一层保护膜。

（2）收敛药：如鞣酸蛋白，可迅速通过胃进入小肠，遇碱性小肠液而分解出草鞣酸，起到止泻作用。

（3）促胃动力药：如甲氧氯普胺、多潘立酮、西沙必利、莫沙必利等，餐前服用以利于促进胃蠕动和食物向下排空，帮助消化。

（4）降糖药：如甲苯磺丁脲、氯磺丙脲、格列本脲、格列齐特、格列吡嗪、格列喹酮、罗格列酮，餐前服用疗效好，血浆达峰浓度时间比餐中服用提前。

（5）钙磷调节药：如阿仑磷酸钠、丙氨磷酸二钠、氯屈磷酸钠等，餐前服用便于吸收，避免对食管和胃的刺激。

（6）抗生素：如头孢拉定、头孢克洛、氨苄西林、阿奇西林、阿奇霉素、克拉霉素等，进食可延缓药物吸收。

（7）广谱抗线菌药：如伊维菌素，餐前1h服用可增强疗效。

3.适宜餐中服用的药品

（1）降糖药：如二甲双胍、阿卡波糖、格列美脲等，餐中服用可减少对胃肠道的刺激和不良反应。

（2）抗真菌药：如灰黄霉素，与脂肪餐中同服可促进胆汁的分泌，促使微粒型粉末的溶解，便于人体吸收，提高血药浓度。

（3）助消化药：酵母、胰酶、淀粉酶等，餐中服用发挥酶的助消化作用，并避免被胃液中的酸破坏。

（4）非甾体抗炎药：①舒林酸，与食物同服可使镇痛作用持久。②吡罗昔康、伊索昔康、美洛昔康、奥沙普嗪，在餐中同服减少胃黏膜出血的概率。

（5）肝胆辅助用药：如熊去氧胆酸，于早、晚进餐时服用，可减少胆汁、胆固醇的分泌，利于结石中胆固醇的溶解。

（6）抗血小板药：如噻氯匹定，进餐时服用可提高生物利用度并减轻胃肠道不良反应。

（7）减肥药：如奥利司他，进餐时服用，可减少脂肪的吸收率。

（8）分子靶向抗肿瘤药：如甲磺酸伊马替尼，进餐时服用或与大量水同服可减少对消化道的刺激。

（9）抗结核药：如乙胺丁醇、对氨基水杨酸钠，进餐时服用可减少对消化道的刺激。

4.适宜餐后服用的药品

（1）非甾体抗炎药：如阿司匹林、二氟尼柳、贝诺酯、对乙酰氨基酚、吲哚美辛、尼美舒利、布洛芬、双氯芬酸钠、甲氯芬酸钠、甲芬那酸，餐后服用可减少对胃肠的刺激，唯有塞来昔布除外，食物可延缓其吸收。

（2）维生素：如维生素B_1、维生素B_2，随食物缓慢进入小肠以利于吸收。

（3）组胺H_2受体阻断剂：如西咪替丁、雷尼替丁，餐后服比餐前服效果为佳，因为餐后胃排空延迟，有更多的抗酸和缓冲作用时间。

（4）利尿药：如氢氯噻嗪，与食物裹在一起，可增加生物利用度。

5.适宜睡前服用的药品

（1）催眠药：如水合氯醛、咪达唑仑、司可巴比妥、艾司唑仑、异戊巴比妥、地西泮、硝西泮（硝基安定）、苯巴比妥，失眠者睡前服用，服后安然入睡。

（2）平喘药：如沙丁胺醇、二羟丙茶碱，哮喘多在凌晨发作，睡前服用止喘效果更好。

（3）血脂调节药：如洛伐他汀、辛伐他汀、普伐他汀、氟伐他汀，肝脏合成胆固醇峰期多在夜间，晚餐后服药有助于提高疗效。

（4）抗过敏药：如苯海拉明、异丙嗪、氯苯那敏、特非那定、赛庚啶、酮替芬，服后易出现嗜睡、困乏，睡前服用安全并有助于睡眠。

（5）钙剂：如碳酸钙，以清晨和睡前服为佳，以减少食物对钙吸收的影响；如选用含钙量高的钙尔奇D，则宜睡前服，因为人血钙水平在后半夜及清晨最低，睡前服可使钙得到更好地利用。

（6）缓泻药：如比沙可啶、液体石蜡，服后约12h排便，于次日晨起床泻下。

（三）各种剂型的正确使用

1.滴丸：系指固体或液体药物与适当物质（一般称基质）加热熔化混匀后，滴入不相混溶的冷凝液中，收缩冷凝而制成的小丸状制剂，主要供口服用，亦可供外用和局部如眼、耳、鼻、直肠、阴道等使用。

滴丸剂多用于病情急重者，如冠心病、心绞痛、咳嗽、急慢性支气管炎等。服用滴丸时：①仔细看好药物的服法，剂量不能过大；②宜以少量温开水送服，有些可直接含于舌下；③滴丸在保存中不易受热。

2. 泡腾片剂：含有泡腾崩解剂的片剂。泡腾片应用时宜注意：①供口服的泡腾片一般宜用100~150ml凉开水或温水浸泡，可迅速崩解和释放药物，应待完全溶解或气泡消失后再饮用；②不应让幼儿自行服用；③禁止直接服用或口含；④药液中有不溶物、沉淀、絮状物时不宜服用。

3. 舌下片：将片剂置于舌下，药物经黏膜直接且快速吸收而发挥全身作用的片剂。舌下片应用时宜注意：①给药时宜迅速，含服时把药片放于舌下；②含服时间一般控制在5min左右，以保证药物充分吸收；③不要咀嚼或吞咽药物，不要吸烟、进食、嚼口香糖，保持安静，不宜多说话；④含后30min内不宜吃东西或饮水。

4. 咀嚼片：是指在口中嚼碎后再咽下去的片剂。咀嚼片常用于维生素类、解热药和治疗胃部疾患的氢氧化铝、硫糖铝、三硅酸镁等制剂。服用时宜注意：①在口腔内的咀嚼时间宜充分，如胃舒平、氢氧化铝片，咀嚼后进入胃中很快地在胃壁上形成一层保护膜，从而减轻胃内容物对胃壁溃疡的刺激；如酵母片，因含有黏性物质较多，如不嚼碎宜在胃内形成黏性团块，影响药物的作用。②咀嚼后可用少量温开水送服。③用于中和胃酸时，宜在餐后1~2h服用。

5. 软膏剂、乳膏剂：软膏剂系指药物与适宜基质均匀混合制成适当稠度的半固体外用制剂。其中用乳剂型基质制成易于涂布的软膏剂称乳膏剂。应用软膏和乳膏剂时宜注意：①涂敷前将皮肤清洗干净。②对有破损、溃烂、深处的部位一般不要涂敷。如急性湿疹，在渗出期采用湿敷法可收到显著的疗效，若用软膏反可使炎症加剧。对急性无渗出性糜烂则宜用粉剂或软膏。③涂布部位有烧灼或瘙痒、发红、肿胀、出疹等反应，应立即停药，并将局部药物洗净。④部分药物，如尿素，涂后采用封包（即用塑料薄膜、胶布包裹皮肤）可显著地提高角质层的含水量，封包条件下的角质层含水量可由15%增至50%，增加药物的吸收，亦可提高疗效。⑤涂敷后轻轻按摩可提高疗效。⑥不宜涂敷于口腔、眼结膜。

6. 含漱剂：系指用于咽喉、口腔清洗的液体制剂。含漱剂多为水溶液，使用时宜注意：①含漱剂中的成分多为消毒防腐药，含漱时不宜咽下或吞下；②对幼儿和恶心、呕吐者暂时不宜含漱；③按说明书的要求稀释浓溶液；④漱后不宜马上饮水和进食，以保持口腔内药物浓度。

7. 滴眼剂：系指供滴眼用的澄明溶液或混悬液。滴眼液虽然是外用剂型，但质量要求类似注射剂，对pH值、渗透压、无菌、澄明度等都有一定要求。使用滴眼剂时，宜注意：①清洁双手，将头部后仰，眼向上望，用食指轻轻将下眼睑拉开成一钩袋状。②将药液从眼角内侧滴入眼袋内，一次滴1~2滴。滴药时应距眼睑2~3cm，勿使滴管口触及眼睑或睫毛，以免污染。③滴后轻轻闭眼1~2min，同时用手指轻轻压住鼻梁，用药棉或纸巾擦拭溢在眼外的药液。④用手指轻轻按压眼内眦，以防药液分流，降低眼内局部药物浓度及药液经鼻泪管流入口腔而引起不适。⑤若同时使用2种药液，宜间隔10min。⑥若滴入阿托品、氢溴酸毒扁豆碱、硝酸毛果芸香碱等有毒性的药液，滴后应用棉球压迫泪囊区2~3min，以免药液流入泪囊和鼻腔，经黏膜吸收而引起中毒反应，儿童用药时尤应注意。⑦一般先滴右眼后滴左眼，以免用错药。如左眼病较轻，应先左后右，以免交叉感染。角膜有溃疡或眼部有外伤、眼球手术后滴药后不可压迫眼球，也不可拉高上眼睑。⑧如眼内分泌物过多，应先清理分泌物，再滴入或涂敷，否则会影响疗效。⑨滴眼剂不宜多次打开使用，如药液出现浑浊或变色时，切勿再用。⑩白天宜用滴眼剂滴眼，反复多次，临睡前应用眼膏剂涂敷，这样附着于眼壁时间长，利于保持夜间的局部药物浓度。

8.眼膏剂系指供眼用的灭菌软膏。使用眼膏剂时，亦按下列步骤操作：①清洁双手，用消毒的剪刀剪开眼膏管口；②头部后仰，眼向上望，用食指轻轻将下眼睑拉开成一钩袋状；③压挤眼膏剂尾部，使眼膏呈线状溢出，将约1cm长的眼膏挤进下眼袋内（如眼膏为盒装，将药膏抹在玻璃棒上涂敷于下眼睑内）轻轻按摩2~3min以增加疗效，但注意眼膏管口不要直接接触眼或眼睑；④眨眼数次，尽量使眼膏分布均匀，然后闭眼休息2min；⑤用脱脂棉擦去眼外多余药膏，盖好管帽；⑥多次开管和连续使用超过1个月的眼膏不要再用。

9.滴耳剂：系指供滴入耳腔内的外用液体制剂，主要用于耳道感染或疾患。如果耳聋或耳道不通，不宜应用。耳膜穿孔者也不要使用滴耳剂。①将滴耳剂用手捂热，以使其接近体温；②头部微向一侧，患耳朝上，抓住耳垂轻轻拉向后上方使耳道变直，一般每次滴入5~10滴，每日2次，或参阅药品说明书的剂量；③滴入后稍休息5min，更换另耳；④滴耳后用少许药棉塞住耳道；⑤注意观察滴耳后是否有刺痛或烧灼感；⑥连续用药3d患耳仍然疼痛，应停止用药，及时去医院就诊。

10.滴鼻剂：系指专供滴入鼻腔内的外用液体制剂。鼻除其外部为皮肤所覆盖外，鼻腔和鼻窦内部均为黏膜覆被，鼻腔又深又窄，所以滴鼻时应头往后仰，适当吸气，使药液尽量达到较深的部位。另外，鼻黏膜比较娇嫩，滴鼻剂必须对黏膜没有或仅有较小的刺激。①滴鼻前先呼吸。②头部向后仰倚靠椅背，或仰卧于床上，肩部放一枕头，使头部后仰。③对准鼻孔，瓶壁不要接触到鼻黏膜，每次滴入2~3滴，儿童1~2滴，每日3~4次或间隔4~6h 1次。④滴后保持仰位1min，后坐直。⑤如滴鼻剂流入口腔，可将其吐出。⑥过度频繁或延长使用时间可引起鼻塞症状的反复。连续用药3d以上，症状未缓解应向执业医师咨询。⑦同时使用几种滴鼻剂时，首先滴用鼻腔黏膜血管收缩剂，再滴入抗菌药物。⑧含剧毒药的滴鼻剂尤应注意不得过量，以免引起中毒。

11.鼻用喷雾剂：鼻用喷雾剂是专供鼻腔使用的气雾剂，其包装带有阀门，使用时挤压阀门，药液以雾状喷射出来，供鼻腔外用。①喷鼻前先呼气；②头部稍向前倾斜，保持坐位；③用力振荡气雾剂并将尖端塞入一个鼻孔，同时用手堵住另一个鼻孔并闭上嘴；④挤压气雾剂的阀门喷药，每次喷入1~2掀，儿童每次喷1掀，每日3~4次，或参阅说明书的剂量，同时慢慢地用鼻吸气；⑤喷药后将头尽力向前倾，置于两膝之间，使药液流入咽部，10s后坐直，用嘴呼气；⑥更换另一个鼻孔重复前一过程，用毕后用凉开水冲洗喷头。

12.栓剂：系指将药物和适宜的基质制成的具有一定形状供腔道给药的固体状外用制剂。栓剂因使用腔道的不同，分为直肠栓、阴道栓、尿道栓、喉道栓、耳道栓和鼻用栓等。

应用阴道栓时应注意：①洗净双手，除去栓剂外封物。如栓剂太软，则应将其带着外包装放在冰箱的冷冻室或冰水中冷却片刻，使其变硬，然后除去外封物，放在手中捂暖以消除尖状外缘。用清水或水溶性润滑剂涂在栓剂的尖端部。②患者仰卧床上，双膝屈起并分开，可利用置入器或戴手套，将栓剂尖端部向阴道口塞入，并用手以向下、向前的方向轻轻推入阴道深处。置入栓剂后患者应合拢双腿，保持仰卧姿势约20min。③在给药后1~2h内尽量不排尿，以免影响药效。④应于入睡前给药，以使药物充分吸收，并可防止药栓遇热溶解后外流；月经期停用，有过敏史者慎用。

直肠栓应用时要注意：①栓剂基质的硬度易受气候的影响而改变，炎热会使栓剂变得松软而不易使用，应用前宜将其置入冰水或冰箱中10~20min，待其基质变硬。②剥去栓剂外裹的铝箔或聚乙烯膜，在栓剂的顶端蘸少许液体石蜡、凡士林、植物油或润滑油。③塞入时患者取侧卧位，小腿伸直，大腿向前屈曲，贴着腹部；儿童可趴伏在大人的腿上。④放松肛门，把栓剂尖端插入肛门，并用手指缓缓推进，深度距肛门口幼儿约2cm、成人约3cm，合拢双腿并保持侧卧位姿势15min，以防栓剂被压出。⑤用药前先排便，用药后1~2h内尽量不解大便（刺激性泻药除外）。因为栓剂在直肠的停留时间越长，吸收越完全。⑥有条件的话，在肛门外塞一点脱脂棉或纸巾，以防基质熔化漏出而污染衣被。

13.透皮贴剂：使用透皮贴剂时宜注意：①用前将所要贴敷部位的皮肤清洗干净，并稍稍晾干；②从包装内取出贴片，揭去附着的薄膜，但不要触及含药部位；③贴于皮肤上，轻轻按压使之边缘与皮肤贴紧，不宜热敷；④皮肤有破损、溃烂、渗出、红肿的部位不要贴敷；⑤不要贴在皮肤的皱折处、四肢下端或紧身衣服底下；⑥每日更换1次或遵医嘱。

14.膜剂：膜剂供口服或黏膜外用。包括口服、外用和控释膜剂。

15.气雾剂：系指药物与适宜抛射剂封装于具有特制阀门系统的耐压容器中制成的制剂。使用时，借助抛射剂的压力将内容物以定量或非定量地喷出。使用气雾剂时，宜按下列步骤进行：①尽量将痰液咳出，口腔内的食物咽下；②用前将气雾剂摇匀；③将双唇紧贴近喷嘴，头稍微后倾，缓缓呼气尽量让肺部的气体排尽；④于深呼吸的同时掀压气雾剂阀门，使舌头向下，准确掌握剂量，明确一次给药掀压几下；⑤屏住呼吸10~15s，后用鼻子呼吸；⑥用温水清洗口腔或用0.9%氯化钠溶液漱口，喷雾后及时擦洗喷嘴。

16.缓、控释剂：缓释制剂系指用药后能在较长时间内持续释放药物以达到长效作用的制剂。控释制剂系指药物能在预定的时间内自动以预定速度释放，使血药浓度长时间恒定维持在有效浓度范围的制剂。服用缓、控释剂的药片或胶囊时，需要注意：①看说明书或请示医师，缓释型口服药的特性可能不同，另有些未标明"缓释"或"控释"字样，若在其外文药品名中带有"SR"及"ER"时，则属于缓释剂型；②一般应整片或整丸吞服，严禁咀嚼和击碎分次服用；③缓、控释剂每日仅用1~2次，服药时间宜在清晨起床后或睡前。

三、服用药品的特殊提示

（一）服用后宜多喝水的口服药物

1. 平喘药：茶碱或茶碱控释片、氨茶碱、胆茶碱、二羟丙茶碱等。

由于其可提高肾血流量，具有利尿作用，使尿量增多而易致脱水，出现口干、多尿或心悸；同时哮喘者又往往伴有血容量较低。因此，宜注意适量补充液体，多喝白开水。

2. 利胆药：苯甲醇、羟甲香豆素、去氢胆酸和熊去氧胆酸。

利胆药能促进胆汁分泌和排出，机械地冲洗胆道，有助于排出胆道内的泥沙样结石和胆结石手术后少量的残留结石。但利胆药中苯甲醇、羟甲香豆素、去氢胆酸和熊去氧胆酸服后会引起胆汁的过度分泌和腹泻，因此，服用时应尽量多喝水，以避免过度腹泻而脱水。

3. 蛋白酶抑制剂：雷托那韦、茚地那韦、奈非那韦、安普那韦、罗匹那韦等。

在联合治疗中（鸡尾酒疗法），蛋白酶抑制剂中的雷托那韦、茚地那韦、奈非那韦、安普那韦、罗匹那韦等，多数可形成尿道结石或肾结石，所以在治疗期间应确保足够的水化疗法，为避免结石的发生，宜增加每日进水量，每日需饮水在2000ml以上。

4. 双磷酸盐：阿仑磷酸钠、帕屈磷酸钠、氯屈磷酸钠在用于治疗高钙血症时。

双磷酸盐对食管有刺激性，须用200ml以上的水送服；其中阿仑磷酸钠、帕屈磷酸钠、氯屈磷酸钠在用于治疗高钙血症时，可致水、电解质紊乱，故应注意补充液体，使1d的尿量达2L以上。同时提示患者在服药后不宜立即平卧，保持上身直立30min。

5. 抗痛风药：排尿酸药苯溴马隆、丙磺舒、别嘌醇。

应用的过程中，应多饮水，1d保持尿量在2L以上，同时应碱化尿液，使酸碱度（pH）保持在6.0以上，以防止尿酸在排出过程中在泌尿道沉积形成结石。

6. 抗尿结石药：中成药排石汤、排石冲剂或优克龙（日本消石素）。

服用后，都宜多饮水，保持1d尿量2.5~3L，以冲洗尿道，并稀释尿液，降低尿液中盐类的浓度，减少尿盐沉淀的机会。

7. 电解质：口服补盐液（ORS）粉、补液盐2号粉，每袋加500~1000ml凉开水，溶解后服下。

8. 磺胺药：磺胺嘧啶、磺胺甲噁唑和复方磺胺甲噁唑。

磺胺药主要由肾排泄，在尿液中的浓度高，可形成结晶性沉淀，易发生尿路刺激和阻塞现象，出现结晶尿、血尿、尿痛和尿闭。在服用磺胺嘧啶、磺胺甲噁唑和复方磺胺甲噁唑后宜大量饮水，以尿液冲走结晶，也可加服碳酸氢钠以碱化尿液，促使结晶的溶解度提高，以减少结晶对尿道的伤害。

9. 氨基糖苷类抗生素：链霉素、庆大霉素、卡那霉素、阿米卡星。

对肾脏的毒性大，虽在肠道不吸收或吸收甚微，但多数在肾脏经肾小球滤过，尿液中浓度高，浓度越高对肾小管的损害越大，宜多喝水以加快药的排泄。

（二）饮食与吸烟对药品疗效的影响

1.饮酒：总体上，药与酒的相互作用有二，一是降低药效；二是增加发生不良反应的概率。

（1）降低疗效的实例。

①使用抗痛风药别嘌醇时饮酒，会降低其抑制尿酸生成的效果。

②服用抗癫痫药苯妥英钠期间饮酒会使药效减弱，癫痫病发作不易控制。

③服用抗高血压药利血平、复方利血平、复方双肼屈嗪期间饮酒，非但不降压，反而可使血压急剧升高，导致高血压脑病、心肌梗死。

④饮酒可使维生素B_1、维生素B_2、烟酸、地高辛的吸收明显减少。

⑤饮酒可使平喘药茶碱的吸收率增加，还可使茶碱缓释片中的缓释剂溶解而失去缓释作用，使药效的持续时间缩短，血药浓度升高而引起不良反应的发生。

⑥抗癫痫药卡马西平具有抗惊厥和影响精神作用，是控制癫痫病发作的首选药。但在治疗期间宜避免饮酒，因为其可降低患者对该药的耐受性。

（2）增加不良反应发生概率的实例。

①在使用抗滴虫药甲硝唑、替硝唑，抗生素头孢曲松、头孢哌酮，抗精神病药氯丙嗪等期间应避免饮酒。

②在服用苯巴比妥、佐匹克隆、地西泮、利培酮等期间应禁酒。

③服用解热镇痛药阿司匹林、吲哚美辛、布洛芬、阿西美辛等，饮酒会加重药物对胃肠黏膜的刺激，增加发生胃溃疡或出血的危险。

④口服降糖药苯乙双胍、格列本脲、格列喹酮、甲苯磺丁脲时忌饮酒，因酒可降低血糖水平，同时加重对中枢神经的抑制，易出现昏迷、休克、低血糖症状，严重时可抑制呼吸中枢而致死。

⑤服用呋喃唑酮1周前后，即使只饮用少量酒，也会出现面部潮红、心动过速、恶心、呕吐、头痛等反应。这是因为前者可抑制酒精代谢的中间代谢产物乙醛的再分解，造成乙醛在体内大量堆积，不能及时排出体外而引起中毒。

⑥癌症患者采用氟尿嘧啶、甲氨蝶呤等化疗药时，不宜饮酒。酒可干扰胆碱的合成而增加肝毒性、神经毒性。

另外，长期饮酒或饮用过量，超过人体肝脏的解毒能力，会造成肝脏损害，形成肝硬化或脂肪肝，使对药物的代谢迟缓。

2.喝茶：茶叶中含有大量的鞣酸、咖啡因、儿茶酚、茶碱。

（1）茶叶中的鞣酸，能与药中的多种金属离子如钙（乳酸钙、葡萄糖酸钙）、铁（硫酸亚铁、乳酸亚铁、葡萄糖酸亚铁、琥珀酸亚铁）、钴（氯化钴、维生素B_{12}）、铋（乐得胃、迪乐）、铝（氢氧化铝、硫糖铝）结合而发生沉淀，从而影响药品的吸收。

（2）鞣酸能与胃蛋白酶、胰酶、淀粉酶、乳酶生中的蛋白结合，使酶或益生菌失去活性，使药效降低。

（3）服用四环素（米诺环素、多西环素）、大环内酯类抗生素（螺旋霉素、麦迪霉素、交沙霉素、罗红霉素、阿奇霉素）时不宜饮茶。

鞣酸与四环素（米诺环素、多西环素）、大环内酯类抗生素（螺旋霉素、麦迪霉素、交沙霉素、红霉素、阿奇霉素）相结合而影响抗菌活性；反之，四环素、大环内酯类抗生素同时也可抑制茶碱的代谢，增加茶碱的毒性，常致恶心、呕吐等不良反应，因此，服用以上两类抗生素时不宜饮茶。

（4）鞣酸也可与生物碱（麻黄素、阿托品、可待因、奎宁）、苷类（洋地黄、地高辛、人参、黄芩）相结合而形成沉淀。

（5）茶叶中的咖啡因与催眠药（苯巴比妥、司可巴比妥、佐匹克隆、地西泮、硝西泮、水合氯醛）的作用相拮抗。

（6）服用抗结核药利福平时不可喝茶，以免妨碍其吸收。

（7）茶叶中的茶碱可降低阿司匹林的镇痛作用。

3.喝咖啡：主要是咖啡因的作用。

（1）咖啡中的成分是咖啡因，可提高人体的兴奋性，加速新陈代谢，改善精神状态，促进消化功能。但咖啡因易与人体内游离的钙结合，结合物随尿液排出体外，因此，长期大量饮用咖啡易致缺钙，诱发骨质疏松症。

（2）过量饮用咖啡，可致人体过度兴奋；长期饮用者一旦停饮，容易出现大脑高度抑制，表现为血压下降、头痛、狂躁、抑郁等。

（3）咖啡可刺激胃液和胃酸的分泌，对有胃溃疡或胃酸过多的人不宜饮用。

（4）咖啡可兴奋中枢神经，可拮抗中枢镇静药、催眠药的作用，患有失眠、烦躁、高血压者不宜长期饮用。

（5）过量饮用咖啡，也会使抗感染药的血药浓度降低。

4.食醋：与酸度改变影响药物吸收、排泄有关。

（1）食醋与碱性药（碳酸氢钠、碳酸钙、氢氧化铝、红霉素、胰酶）及中性药同服，可发生酸碱中和反应，使药物失效。

（2）食醋不宜与磺胺药同服，否则可出现尿闭和血尿。

（3）应用氨基糖苷类抗生素（链霉素、庆大霉素、卡那霉素、奈替米星、阿米卡星）对肾脏的毒性很大，食醋则会加重其毒性作用。

（4）服用抗痛风药时不宜多食醋，宜同时服用碳酸氢钠，以减少药物对胃肠的刺激和利于尿酸的排泄。

5.食盐：食盐对某些药物和疾病有一定的影响，有肾炎、风湿病伴有心脏损害、高血压患者，要严格限制食盐的摄取，建议每日的摄入量在6g以下。

6.脂肪或蛋白质：脂肪对药效有双重作用，既能降低某些药的疗效，也能增加某些药的疗效。

（1）缺铁性贫血患者在服用硫酸亚铁时，如大量食用脂肪性食物，会减少铁的吸收。

（2）口服灰黄霉素时，可适当多食脂肪，使灰黄霉素的吸收显著增加。

（3）口服脂溶性维生素（A、D、E、K）或维A酸时，可适当多食脂肪性食物，增进疗效。

（4）口服左旋多巴治疗震颤麻痹时，宜少吃高蛋白食物，否则使药效降低。

（5）服用肾上腺皮质激素治疗类风湿关节炎时，宜吃高蛋白食物，可防止体内因蛋白质不足而继发其他病变。

（6）服用抗结核药异烟肼时，不宜吃鱼，否则可发生中毒。

7.吸烟：吸烟确能影响药品的吸收、作用和药效。在服用麻醉药、镇痛药、镇静药、解热镇痛药和催眠药期间，最好不要吸烟。

吸烟与药物的相互作用可归纳如下：

（1）吸烟者服用镇静催眠药地西泮（安定）、氯氮䓬（利眠宁）时，其血药浓度和疗效均降低。服用西咪替丁治疗胃溃疡的患者，吸烟可延缓胃溃疡的愈合，而加重出血。

（2）吸烟可破坏维生素C的结构，使血液中的维生素C浓度降低。

（3）烟草中的烟碱可降低呋塞米（速尿）的利尿作用；并增加氨茶碱的排泄，使其平喘作用减弱、维持时间缩短。

（4）吸烟可使人对麻醉药、镇痛药、镇静药和催眠药的敏感性降低，药效变差，需要加大剂量来维持；同时降低抗精神病药氯丙嗪的作用。吸烟可减少对胰岛素的吸收，降低胰岛素作用。

第四章　特殊人群的合理用药

一、老年人的合理用药

随着社会的发展和医学的进步，人类寿命在日益延长，我国已经进入老龄社会（国际上通常看法是，当一个国家或地区60岁以上老年人口占人口总数的10%，或65岁以上老年人口占人口总数的7%，即意味着这个国家或地区的人口处于老龄化社会）。数据显示，2019年底，我国60周岁及以上人口25 388万人，占总人口的18.1%。其中，65周岁及以上人口已达17 603万人，占总人口的12.6%。有预测认为，到2050年我国的老年人口达到4.8亿人，将达到34.1%的人口比重。社会对老年人的健康也日益关注。近10年来，对老年病人治疗和康复的必要性及可能性已得到社会充分的认识和理解，从而大大促进了老年病治疗药物的研究和抗衰老药物研究的进展。这些药物的临床应用受到老年人社会因素、心理因素和生理因素的影响。因增龄而出现的普遍改变包括药物动力学特点以及机体脏器、组织结构和功能减退对药物作用的其他影响。而老年人生活水平、心理状态、营养、饮食水平，以及慢性病状态和药物治疗史，均影响药物治疗效果，只有充分认识上述特点，才能正确掌握老年人用药原则。

（一）老年人药物代谢动力学特点

1.吸收：老年人胃肠道肌肉纤维萎缩、张力降低，胃排空延缓，胃酸分泌减少，一些酸性药物解离部分增多，吸收减少。胃排空时间延迟，小肠黏膜表面积减少，胃肠道血流量减少，有效吸收面积减少。胃肠功能的变化，对被动扩散方式吸收的药物几乎没有影响，如阿司匹林、对乙酰氨基酚、复方磺胺甲噁唑等；但对于按主动转运方式吸收的药物，如维生素 B_1、维生素 B_6、维生素 B_{12}、维生素C、铁剂、钙剂等需要载体参与吸收的药物，则吸收减少，营养素的吸收也减少。

2.分布：老年人机体的组成成分、血浆蛋白结合率、组织器官的血液循环等，都有不同程度的变化，从而影响体内药物的分布。①老年人体内水分和体重的比例随年龄增长而下降，而体内脂肪随年龄增长而增加，非脂肪组织则逐渐减少。水溶性强的药物，如对乙酰氨基酚、乙酰唑胺、阿替洛尔等分布容积随年龄增长而降低，即相对在血浆中有较高的浓度，因此效应相对增强脂溶性强的药物，如硫喷妥钠、普萘洛尔、胺碘酮、地西泮等分布容积随年龄增长而增大，半衰期相应延长，峰值明显降低。②老年人血浆蛋白含量降低，直接影响药物与蛋白的结合，使游离药物浓度增加，作用增强。如华法林的血浆蛋白结合率高，因老年人血浆蛋白降低，使血中具有活性的游离型药物比结合型药物多，常规用量就有造成出血的危险。口服降糖药、长效磺胺等均属于蛋白结合率高的药物，应予注意。

3.代谢：肝脏是药物代谢和解毒的主要场所。老年人由于肝重量减轻，肝细胞和肝血流量下降，肝微粒体药酶合成减少，活性降低，药物代谢减慢，半衰期延长，使药物在体内易积蓄，产生不良反应，故应适当减量，如利多卡因、苯巴比妥、普萘洛尔、哌唑嗪、阿司匹林等。反之，一些需经肝脏代谢活化的前体药物，在老年人的作用或毒性可能降低。另外，由于老年人的肝血流量比年轻人减少40%~45%，因此，对肝脏代谢率高，且首关效应显著的药物（如硝酸甘油、水杨酰胺、利多卡因等），生物利用度增加，70岁老年人稳态血药浓度为40岁者4倍。老年人肝脏药物代谢酶活性其个体差异大于年龄差异，而且目前尚无临床检验可直接反映肝脏的药物代谢能力，因而需强调老年人用药剂量的个体化。

4.排泄：肾脏是药物排泄的主要器官。由于老年人肾脏萎缩，血管硬化，血流量减少，老年人的肾脏功能仅为年轻人的1/2。而且部分老年人因某些慢性疾病影响肾脏的血流灌注，肾脏的血流量减少。这些因素均可影响药物排泄，使药物在体内积蓄，容易产生不良反应或中毒。肾小球随年龄增长而逐渐纤维化，当老年人使用经肾排泄的常规治疗量药物时，容易出现蓄积中毒。特别是使用地高辛、四环素类、头孢菌素类、氨基糖苷类抗生素、苯巴比妥、磺胺类、普萘洛尔、锂盐等药物时，更应慎重，严格控制用药剂量。

（二）老年人的药效学特点

对于老年人药效学改变的研究远不及药动学深入。老年人机体各器官结构功能退化，适应力减退，体内调节功能下降，药动学性质改变，可使药物达到作用部位或受体的血药浓度改变，引起细胞与受体数量和反应性改变，可能是药效学改变的因素。

1.神经系统变化对药效学的影响：老年脑萎缩，脑神经细胞数量减少，脑血流量减少，酶活性减弱或靶组织中受体数目和结合力改变，神经递质代谢和功能变化，均可影响药效。苯丙胺、士的宁等中枢兴奋药作用减弱。另一方面，老年人药物靶细胞往往处于高敏状态，特别是对那些影响中枢神经系统的药物敏感性增高，由于中枢神经系统的药物作用都很强烈，而各系统作用强的药物也会影响中枢神经系统的功能，即使常规剂量的药品如镇静剂和麻醉剂也可对老年人产生致命的影响。中枢抑制药，如巴比妥类和地西泮易引起老年人精神错乱和共济失调。中枢抑制性降压药利血平或氯丙嗪、抗组胺药及糖皮质激素等，可引起明显的精神抑制和自杀倾向。氨基糖苷类抗生素、依他尼酸等易致听力损害。中枢神经系统对药物的反应性与神经纤维的传导性能密切相关，神经纤维传导速度40~50岁以后随增龄而减慢。但从事脑力劳动的老年人，脑细胞退行性变慢，神经纤维可望再生，到80岁时，脑力劳动的能力还大于20岁的青年，对药物反应方面，也会出现个体差异。老年人由于心脏的神经和胆碱能受体减少，所以阿托品使心率加快的作用仅为年轻人的1/5。

2.心血管系统的变化对药效学的影响：老年人心血管系统的功能减退，每搏心排血量、心脏指数及动脉顺应性下降。而总外周阻力上升，动脉压增高，循环时间延长，压力感受器的反射调节功能降低，心脏和自主神经系统反应障碍，因此心脏对缺氧、儿茶酚胺、高碳酸等刺激的反应明显下降，对异丙肾上腺素反应性降低，且对β_1、β_2受体的反应性亦减弱。

β受体拮抗药普萘洛尔减慢心率的作用减弱，但同时也应考虑由于其在老年人的首关效应减弱而血药浓度增高。不过，老年人对利尿药、亚硝酸盐类、抗高血压药等敏感性增高，药理作用增强，在正常血药浓度即可引起直立性低血压。另外，由于老年人肝合成凝血因子的能力减退并血管发生退行性病变而致止血反应减弱，故对肝素和口服抗凝药非常敏感，一般治疗剂量可引起持久凝血障碍，并有自发性内出血的危险。老年人对洋地黄类强心苷也十分敏感，应用这两类药时应控制剂量并注意密切观察。

3. 内分泌系统的变化对药效的影响：随着年龄的增长内分泌功能发生改变，各种激素的分泌产生变化，与此相适应的各种激素受体数量的改变，从而导致对药物反应性的差别。老年人许多甾体激素的受体，如糖皮质激素受体数量约减少16%，这与营养物质的转运和代谢的调控能力降低相一致，但老年人对同化代谢/异化代谢呈负平衡，对皮质激素促进蛋白异化作用敏感性增高，易致骨质疏松，甚至自然病理性骨折。老年人对胰岛素和葡萄糖的耐受力下降，大脑对低血糖的耐受力亦差，在使用胰岛素时，易引起低血糖反应，甚至昏迷。试验还证明，吗啡对老年人的镇痛作用在夜间明显降低，这可能因松果腺激素和褪黑素分泌的减少有关，因为它们不但提高吗啡白昼的镇痛水平，亦能反转夜间降低镇痛的作用。老年人的细胞免疫和体液免疫功能减弱，一般主张对无肝、肾功能障碍患者，抗菌药物的剂量可稍增加或疗程适当延长，以防感染复发，但需注意变态反应，因骨髓抑制、过敏性肝炎及间质性肾炎等发生率不比年轻人低。

4. 消化系统。老年人牙齿磨损和脱落随增龄而加重；味蕾减少，平均味觉阈值提高，消化道运动减弱，消化腺分泌减少，胃酸缺乏比较普遍。胆囊及胆管壁通常增厚，胆汁分泌减少，既影响药物吸收，也会影响一些经胆汁排泄的药物作用时间；肝血流量减少，肝功能性细胞减少，一些药物的代谢能力也降低，不良反应发生率增高。

5. 呼吸系统。呼吸肌力量减弱，支气管纤毛活动减退，支气管平滑肌及腺组织明显萎缩，管腔扩张，肺泡张力降低，泡壁变薄或融合，肺泡死腔增多，肺通气量减少。上述状况使老年人咳嗽、排痰功能减弱，氧供不足，对药物的转运、分布产生影响。

6. 泌尿系统。老年人肾实质萎缩，肾脏重量、肾血流量减少，肾小球滤过率和肾小管再吸收机能也随之降低，调节酸碱平衡和电解质平衡的能力都减弱，排泄药物功能降低，分布容积减少，血药浓度升高，药物半衰期延长。当常规使用主要经肾脏排泄的药物（某些抗生素如青霉素类、氨基糖苷类、头孢菌素类和四环素等）时，药效和不良反应发生率都增高，应用利尿剂要根据临床反应和血药监测调整剂量和品种；一般只用较温和和小剂量的利尿剂就可产生较大药效；当肾小球滤过率降低较多（达50%），噻嗪类利尿剂效果不好时，采用髓袢利尿剂仍能获效。

事实上，随增龄而出现的老年人各系统、器官、组织的结构和功能改变，均不同程度地影响药物治疗的过程和结局。例如，运动系统功能减退，会减少有效循环血量，进而影响药物的分布和代谢；而肌肉血流减慢，在多次肌注时容易产生硬结，药物吸收率降低。

（三）老年人药物治疗的不良反应

几乎所有的药物都有多重药理作用，在体内吸收后，既会产生所期望的治疗作用，也有不希望产生的不良作用。一般药物安全范围大，在成年人，常规用药产生疗效时，很少会出现不良反应。但老年患者不良反应却较常见。特别是衰老与疾病并存时，组织对药物的耐受性大大降低，药物治疗的不良反应更为多见。国外有人统计，在1998例老年患者中，有81.3%的患者对321种药物发生不良反应，其中，利尿剂的不良反应发生率高达37%、解热镇痛药达27%、中枢抑制药达22%、洋地黄制剂达20.1%、钾盐达15.7%。住院病人3%可出现药物不良反应，其中60岁以上的占40%。临床研究表明，药品不良反应发生率随年龄增长而增加。主要原因是：①老年人基础疾病较多，用药品种多，而且用药时间较长，容易出现药物相互作用和蓄积。②老年人的药动学特性发生改变，药物的生物转化减慢，血药浓度保持在较高水平，不良反应增加。③随着年龄的增长，体内稳态机制变差，药物效应相对增强。④老年人的各系统，尤其是中枢神经系统对多种药物敏感性增加。⑤人体的免疫机制，随年龄增加而发生改变，可能出现变态反应。⑥药物滥用，老年患者常因得不到正确的医疗指导而不规范用药，或同时服用大量药物，或长期服药，都会发生较多不良反应，而这些药物又并非都是治疗必需。老人服药种类过多是常见的，而药物不良反应的发生率与用药的种类呈正相关。长期应用某些药物可能引起蓄积中毒，长期接受激素治疗导致骨质疏松等严重后果更是众所周知。某些医师对药物性能和老年人生理特点不够了解是药物滥用的重要因素。老年人对洋地黄的耐受性比青年人差，排泄减慢，更易出现蓄积中毒；老年患者还可因本人对药物服法了解不清，漏服或服药次数过多，剂量过大或配伍不当，造成药物治疗不良反应发生率升高。有资料报道，75岁以上老年病人中约有59%是由于各种原因不能遵医嘱服药，这些原因包括：行动不便，缺少护理，记忆力、视力、听力下降，或同时患多种疾病，用药多而复杂，或因经济能力限制而中断某些不能立即停服的药物。此外听信言过其实的药品广告而自购药品，或使用不法之徒兜售的假、劣药品，也是老人用药不良反应的原因之一。⑦饮食和营养，摄食不足或饮食失调，导致营养缺乏。例如维生素D缺乏，会影响钙、磷的吸收，液体摄入不足而使用某些泻剂，会导致失水；钾补充不足而久用排钾利尿剂，易引起低钾血症。在缺氧或饮酒的状态下，服用苯乙双胍可能产生乳酸性酸中毒。又如营养不良引起维生素C和维生素B_2缺乏，会影响肝药酶活性，从而干扰药物代谢。如果蛋白摄入不足，血浆蛋白过低时，使用血浆蛋白结合率高的药物，游离型药物增加，药效和副作用都将增加。反之，良好的营养状态有利于机体增强对某些药物不良反应的耐受力。⑧疾病对药物作用的影响，老年患者可能多种疾病并存，使用治疗某一疾病的药物时，可因其他疾病减弱或增强药物的反应，或顾此失彼，引起较严重的不良反应。例如，因关节疼痛长期或大量服用水杨酸制剂或其他解热镇痛剂，可能加重老年患者的溃疡病。某些抗感染药如庆大霉素，用于肾功能严重不足的病人时，由于半衰期延长，若不延长给药间隔时间就会引起蓄积中毒，肝功能不全的病人，氯霉素等药在肝内代谢减慢，疗效和副作用都增强。强心苷是治疗心力衰竭最常用的药物，但该药可使心肌梗死病人的梗死区加大和易出现心律失常，故急性心肌梗死病人禁用。老年人多发脑血管疾病，对中枢神经系统药物耐受性更差。老年肝硬化患者，常有腹水和食道、胃底静脉曲张、动脉硬化，应用噻嗪类利尿剂或同时配合口服氯化钾消除水肿时，可能引起上消化道大出血。

老年人的不良反应还有其特殊性，临床表现更为严重，且药理作用更为广泛。老年人用药的不良反应经常是不明确的，也存在非特异性。主要症状（可能是任何常用药物导致）经常是杂乱的。为了判断不良反应可能是所用药物中的哪一种引起的，以便及时停药并采取相应措施，现将常用药物的不良反应做如下叙述。

1.镇静催眠药：许多镇静催眠药半衰期较长，产生严重的宿醉效应，如困倦、共济失调、语言不清、意识混乱等。老年人应使用半衰期短的药物，帮助患者顺利度过疾病急性期，但是应尽早停药，避免产生药物依赖性。目前临床常用的为苯二氮䓬类药物，如地西泮等。该类药易引起中枢神经系统抑制，表现有嗜睡、四肢无力、神志不清及语言不清等。长期应用苯二氮䓬类药物可引起老年抑郁症。巴比妥类药物，可延长老年人中枢抑制作用或出现兴奋激动等，可能由于排泄或代谢功能变化所致，故老年人应慎重使用该类药物。

2.解热镇痛药：阿司匹林、对乙酰氨基酚等对发热（尤其是高热）的老人，可致大汗淋漓、血压下降、体温下降、四肢冰冷、极度虚弱，甚至虚脱。如用于镇痛长期服用阿司匹林、吲哚美辛等非甾体抗炎药，可致消化道溃疡、胃出血、呕吐咖啡色物及黑粪，尤其对患有心脏病或肾功能损害的老年患者危害更加严重。

3.心血管系统用药：抗高血压药，如利血平、甲基多巴，长期应用易导致精神忧郁症；血管扩张药、β受体拮抗药易引起直立性低血压；硝苯地平可出现面部潮红、心慌、头痛等反应。抗心绞痛药，如硝酸甘油可引起头晕、头胀、心跳加快、面部潮红，诱发或加重青光眼。抗心律失常药，如胺碘酮可出现室性心动过速；美西律可出现眩晕、低血压、手震颤、心动过缓和传导阻滞；普萘洛尔（β受体拮抗药）可致心动过缓、心脏停搏，还可诱发哮喘，加重心力衰竭。用于慢性心功能不全药物，如强心苷类药物地高辛，可引起室性期前收缩、传导阻滞及低钾血症等洋地黄中毒反应。

4.利尿药：如呋塞米、氢氯噻嗪可致脱水、低血钾等不良反应。另外，呋塞米和依他尼酸还可致耳毒性（耳鸣、听力减退）、眩晕、恶心、头痛、共济失调。利尿药均可引起高血糖和高尿酸血症，患糖尿病和有痛风病史的老年人更应慎用。

5.抗凝药：老年人用肝素、华法林易导致出血，应严格控制剂量。用药期间，应密切观察出血迹象并监测出、凝血时间及国际标准化比值。

6.降糖药：胰岛素、格列齐特等口服降糖药，因老年人肝、肾功能减退而消除减慢，易发生低血糖反应。

7.抗胆碱药和抗抑郁药：如阿托品、苯海索和抗抑郁药丙米嗪等，可使前列腺增生的老年病人排尿括约肌抑制而导致尿潴留。阿托品还可诱发或加重老年青光眼，甚至可致盲。阿米替林和丙米嗪，对大多数老年人服用后会出现不安、失眠、健忘、激动、定向障碍、妄想等症状，可能与老年人神经系统功能有关，发现后应停药。

8.抗震颤麻痹药和抗癫痫药：左旋多巴、金刚烷胺等，可使老年期痴呆加重；左旋多巴还可致排尿困难，引起直立性低血压。苯妥英钠，对患有低蛋白血症或肾功能低下的老年患者，可增加神经和血液方面的不良反应，应根据年龄适当减少剂量并监测血药浓度。

9.抗过敏性药：苯海拉明、氯苯那敏等可致嗜睡、头晕、口干等反应。

10.抗生素：大量长期应用广谱抗生素，容易出现肠道菌群失调或真菌感染等严重并发症。庆大霉素、卡那霉素等氨基糖苷类抗生素与利尿药合用，可加重耳、肾毒性反应。老年人对药物产生的肾毒性比较敏感，使用四环素、万古霉素等应慎重，使用氨基糖苷类、头孢菌素类、多黏菌素，需减量或延长给药时间间隔。

11.糖皮质激素类药物：如泼尼松、地塞米松等长期应用，可致水肿、高血压、高血糖，易使感染扩散，并可诱发溃疡出血等。

12.维生素及微量元素：维生素A过量，可引起中毒，表现为畏食、毛发脱落、易发怒激动、骨痛、骨折、颅内压增高（头痛、呕吐等）。维生素E过量会产生严重不良反应，如静脉血栓形成、头痛及腹泻等。微量元素锌过量，可致高脂血症及贫血；硒补过多，可致慢性中毒，引起恶心、呕吐、毛发脱落、指甲异常等。

（四）老年人用药注意事项

由于老年人药物的体内过程和药理作用明显不同于年轻人，充分认识其特殊性，从而对老年患者合理用药，提高药物的疗效，减少或避免药品不良反应，这对老年人疾病的防治具有重要意义。安全、有效是老年人合理用药的目标，为此必须遵循以下原则。

1.明确用药指征，合理选药。由于老年人生理衰老、病理变化，往往患有多种疾病，用药品种亦较多。因此，在给老年患者用药前，医师应了解其疾病史、用药史及目前用药情况，在此基础上首先做出正确的诊断，明确用药指征，选择疗效确切、不良反应小、无相互作用、能纠正病理过程或消除病因的药物。若无必要用药，则坚决不用；可用可不用药，以不用为好。就是说，对于老年人，除急症或器质性病变外，应尽量少使用药物。当老年患者必须进行药物治疗时，则应用最少的药物和最小的有效剂量，一般不超过3~4种药物配用，以免药物相互作用而产生严重不良反应或拮抗疗效，也免得老年人漏用或误用。

2.用药剂量个体化。老年人用药应从小剂量开始，逐渐增加至个体最合适的获得满意疗效的治疗剂量。一般来说，应根据年龄、体重、体质情况，以成人用量的1/2、2/3、3/4顺序用药。即使采用此法，也因老年人个体差异很大，而最好是根据药物的药动学特点、监测血药浓度及肝肾功能降低的情况适当调节剂量，实行剂量个体化。如药物或活性代谢产物主要由肾排泄时，给药剂量或给药时间调整，均需根据肌酐清除率、原型药物经肾排泄百分率（F），按下列公式计算剂量调整系数。

$$剂量调整系数 = 1/F（K_f-1）+ 1$$

K_f表示肾功能降低或肾病患者的肾排泄功能，即其肌酐清除率除以肌酐清除率正常值（每分钟120ml）而得。按下列公式计算调整剂量和给药时间间隔，即：

肾功能降低者或肾病患者给药剂量=正常人剂量/剂量调整系数

肾功能降低者或肾病患者给药时间间隔=正常人给药时间间隔×剂量调整系数

3.根据诊断确定用药。权衡利弊确定是否需要用药。有些疾病只要合理地生活、饮食调理便可不治而愈，有些疾病不及时治疗会贻误病情。其次明确诊断，以便对症下药。既不可凭影响轻易开药，也不可急功近利滥开处方，要在全面了解老年人健康水平及药物治疗史的基础上诊治，并严格审核处方。

4.严格遵循个体化原则，寻求最宜剂量。老年人对药物效应有更大的个体差异性，有的应用普通剂量不生效，有些用常规剂量即发生毒副反应。这与个体的衰老、受损程度及药物治疗史有关。所以，必须遵循个体化原则，对许多药物要在治疗过程中密切观察调整。对诊断性治疗病人尤需慎重。多数药物在应用过程中，应从小剂量开始，逐渐加量，直至最低安全有效的维持量。一般常规剂量为成年人剂量的2/3~3/4。用药时间的长短视病情及个体反应而定。有些药物在治疗过程中，不宜骤然改变剂量或停药，以免使病情反跳恶化；有些毒副作用大的药物，不能企图连续用药到疾病完全治好才停药，以免整体健康水平受损下降。

5.选择合适的药物剂型，简化用药方法。老年人因体质方面变化，给药方法较年轻人更为重要，只有采取适当的给药方法，才能取得较好的疗效。静脉注射或滴注给药途径不方便，只有吞咽困难或重症病人采用。一般多采用口服给药，许多老年人吞咽片剂或胶囊困难，尤其剂量较大时，故宜选用颗粒剂、口服液或喷雾剂。由于老年人胃肠功能减退和不稳定，将影响缓释、控释药物制剂的释放，如胃排空及肠道运动减慢，使其释放增加，提高吸收量而产生不良反应。故也不宜使用缓、控释药物制剂。

选用简便的服用方法对老年人更有益，免得漏服。有明确适应证的药物，尽量选用一天用药1~2次的药物。需要特别注意的是，尽量不用服药间隔不规则的药物，以便提高依从性。

6.密切观察临床可能出现的药品不良反应。注意观察患者的临床表现，并定期测定其肝肾功能、血象、电解质和酸碱情况，在用药过程中一旦出现不良反应，应及时停药，并采取相应措施，对原有疾病更换作用相同或相似的、不良反应小的药物进行治疗。

7.让患者或家属清楚掌握用药。为老年患者开的处方，医师的字迹更要清楚，诸项完整明确，患者或家属一目了然。药师在发药时，对药物的用法、用量及注意事项要耐心交代清楚。在有条件情况下，要给患者用药指导卡片，其内容包括：①老年患者用药注意事项；②忠告患者合理营养，加强身体锻炼，保持身心健康，不可滥用滋补药、保健品、抗衰老药；③写明本次所取药物的用法、用量及注意事项，药品特殊保存方法。

8.用药从简。药物品种应尽量简单。尽管老年人往往同时患有几种疾病，也应避免同时给予太多的药物，宜视病情轻重缓急先后论治，以减少药物不良反应。对于出院带药和门诊病人，应特别注意。

9.联合用药。为了减少药物不良反应，老年人用药剂量以小为好，如不足以产生疗效，这就需要联合用药，例如，以小剂量的皮质酮和硫唑嘌呤联合应用以治疗老年人类风湿关节炎。小剂量利尿剂加中药健脾利湿方治疗老年人水肿，可以提高疗效，减少不良反应。但一般仍应尽量减少联合用药和联合品种。

10.老年人易出现不良反应的药物和处理原则。如前所述，鉴于老年人生理、心理和社会特点，用药过程较易出现不良反应。不少药物用于老年患者可能产生精神紊乱、体位性低血压、低体温和其他严重不良反应，应高度警惕，必要时停药。老年人最易出现不良反应的药物有强心苷类、抗心律失常药、抗高血压药、中枢神经抑制药、抗凝血药、利尿药以及镇痛药和抗微生物药。

（1）地高辛。67%由肾脏排泄，由于老年人肾清除能力衰退而使半衰期延长，血药峰值浓度增高，常规剂量易出现中枢障碍或严重的心脏毒性（如心律不齐、房性传导阻滞和窦性停搏等），应按老年人非脂肪体重计算，或按肾功能调节剂量，严密观察临床反应，有条件时做血药浓度监测。

（2）普萘洛尔。可因老人肝功能变化或血浆蛋白含量降低而副作用增多，常见头痛、眩晕、嗜睡、心动过缓、低血压、心脏传导阻滞等。

（3）利多卡因。半衰期延长，高剂量时易出现精神错乱和抑制心脏，应监测血药浓度。老年人有传导阻滞、脑血管病或过敏时禁用。

（4）哌替啶。可因血浆中蛋白结合率降低而有较多的游离型药物到达受体部位，更易出现呼吸抑制等严重副作用，宜小剂量、个体化。

（5）地西泮。老年人长期服用后，中枢抑制性副作用发生率升高，宜减少剂量。

（6）锂盐。老年人排泄减慢，易蓄积中毒，应小剂量并监测血药浓度。

（7）左旋多巴。易产生恶心、呕吐及低血压、晕厥、定向障碍等严重副作用。应小剂量并严密监测副作用。

（8）苯妥英钠。对有肾功能低下或患有低蛋白血症的老年人，可增加神经或血液方面的副作用，其原因是苯妥英钠的血浆蛋白结合率较高，应根据年龄适当减少剂量。

（9）吩噻嗪类。震颤麻痹发生率较高，且往往是永久性的，严格遵循小剂量、个体化原则，严格观察，防止震颤麻痹的发生。

（10）阿米替林、丙咪嗪。是最常用的抗抑郁症药，但多数老年人服后易出现不安、失眠、健忘、激动、定向障碍、妄想等症状，可能与神经系统功能变化有关，而与剂量关系不大，发现后应停药。

（11）肝素。老年（尤其老年女性）患者用药后出血发生率增加，原因未明。应严密监测出血征象，并避免同时应用抗血小板功能的药物（如阿司匹林）。

（12）对乙酰氨基酚。本药不良反应较少，是最常用的解热镇痛药之一，但老年人因血浆半衰期明显延长，仍应认真监测副作用。禁止大剂量或长期应用。

（13）利尿剂。老年人调节机能降低，应用利尿剂易引起脱水和电解质失衡，应严密监测。

（14）庆大霉素、卡那霉素。主要由肾排泄，老年人肾功能降低，药物半衰期延长，耳、肾毒性增加，应慎用。必须用药时可参考老年人肌酐清除率以调整剂量或调整给药间隔时间。

（15）青霉素。因老年人肾脏分泌功能衰退而排泄减慢，或因血浆蛋白结合率降低，血药浓度增高，易出现中枢毒性反应，如意识障碍、惊厥、癫痫样发作，甚至昏迷等，当控制感染需要较大剂量青霉素时，必须考虑老人肾功能状况而减少剂量或延长给药间隔时间。

（16）头孢菌素。老年人消化道功能普遍减弱，本类药对肠道菌群的强力抑制可导致菌群失调，在老年人更易引起维生素K缺乏而出血，也易引起伪膜性肠炎等严重的二重感染。

（17）四环素类。老年人肾小球滤过率降低而该药半衰期延长，副作用增加。宜减少剂量或延长给药间隔时间。

（18）博莱霉素。对老年人易产生肺毒性反应（如肺炎样变和肺纤维化），机理不明。必须应用时应在用药过程中监测肺功能。

（19）铁制剂。老年人应用时可使胃酸分泌减少而致吸收量不足，疗效不明显，宜同服稀盐酸或增加剂量。

（20）左旋多巴。易发生严重副作用，如低血压、昏厥、恶心、呕吐，有时会使抑郁症加重、定向性障碍、妄想等。应用时宜减少剂量及严密观察副作用的发生。

（21）苯巴比妥类。可延长其中枢抑制作用或出现兴奋激动等，可能由于排泄或代谢功能变化所致。

二、儿童合理用药

小儿特别是新生儿的生理特点，决定了药物在体内的过程与成人不同。由于用药特殊化、复杂化，从而要求在药物品种、剂量、剂型、规格、用法等方面做出更细致的考虑。

为了解小儿药物使用情况，为医药生产部门及医院药剂科提供科学依据与信息，以便加强宏观管理，改进儿科用药剂型，搞好合理用药，提高医疗水平，有人曾于1990年对长沙地区不同级别、不同规模的5所医院的儿科用药情况进行了调查，结果表明5所医院的住院患儿占总住院人数的29.6%，儿科门诊处方占总处方数的26.5%，但小儿专用制剂品种在所有品种中占的比率却很小，最小的只占1.69%，比率最大的专科医院，也只占6.28%。

调查结果显示，当前国内一些药物的剂型规格不完整，甚至不适合儿科临床使用，因而给患儿治疗带来一定困难，许多人错误地把小儿用的看成是成人的缩影，造成小儿用药成人化，以致出现不少弊端。

（一）儿童生理特点

1.儿童是生长发育中的机体。从医学角度看，儿童不是成人的缩影，而是处于生长发育中的机体，其解剖生理特点和疾病的临床表现与成人有很大差别。儿童的许多脏器（如心、肝、肾）及神经系统的功能发育尚不完善，免疫机制亦不健全，肠管相对较长，消化道面积相对较大，肠壁薄，黏膜富于血管，通透性强，吸收率高，肾小球滤过率低，排泄功能差。因而对药物也具有特殊的反应。在儿童的年龄范围内，自出生到青春发育成熟，其全身器官和组织逐步成长，体格、心理和精神状态均在不断发育的过程中，年龄越小，与成人的差别越大（尤其是新生儿和婴幼儿）。因此，对防治儿童疾病必须考虑其生理特点及用药特殊性。

2.儿童按年龄分期。我国儿童年龄范围为：自出生至18周岁。为分析儿童生长发育各阶段对药物处置及反应情况，将儿童按年龄做以下分期，见表1-4-1。

（二）儿童药动学特点

儿童由于生理方面的特点，使得药物在其体内的药动学过程与成人有一定的差异。

1.吸收

口服给药在胃肠道的吸收程度，受胃内酸度、胃排空时间、病理状态、药物性质及个体差异的影响。儿童不同时期存在差异：①新生儿及婴幼儿胃酸过低或缺乏，直到3岁左右才稳定在成人水平。胃蠕动差，胃排空时间延长达6~8h（6~8个月才接近成人水平），因此新生儿口服药物吸收的量难以预料，胃肠吸收功能有较大差异。②婴幼儿

表1-4-1　儿童各期发育特点

分期	年龄	发育特点
新生儿期	自胎儿娩出脐带结扎至28d	适应环境阶段，各项生理功能还不完善和协调
婴儿期	自出生后至1周岁之前	体格生长迅速，脑发育很快，各系统器官的生长发育虽在继续进行，但还不够成熟完善
幼儿期	自1~3周岁之前	生长速度稍减慢，智能发育迅速，消化系统功能仍不完善
学龄前期	自3~6、7周岁之前	生长速度较慢，神经心理发育更趋完善，智能发育更加迅速
学龄期	自6、7~12周岁之前	体格生长稳步增长，多种生理功能已基本成熟，除生殖器官外，其他器官发育基本接近成人水平
青春期	自12~18周岁	这是儿童过渡到成人的发育阶段，但个体差异很大，与地区、气候、种族及性别有关。女孩的青春期开始和结束年龄均比男孩早2年。青春期，儿童体格生长速率出现第二高峰，生殖系统发育成熟，生理发育达到新的水平

胃内酸度仍低于成人，故对药物的吸收与成人也不尽相同，不过胃排空时间较新生儿短，在十二指肠吸收的药物吸收时间快于新生儿。③较大儿童胃肠道对药物的吸收已接近成人，但首关消除能力强，对于首关效应较强的药物（如普萘洛尔等）生物利用度低，个体差异大。

（1）皮肤、黏膜给药。新生儿、婴幼儿的皮肤、黏膜面积相对较成人大，且皮肤角化层薄，黏膜娇嫩，某些药物可通过口腔、直肠、鼻、眼等黏膜和皮肤吸收。但是，由于吸收速率快，作用强，尤其皮肤有炎症或破损时，吸收的更多，可引起一些药物（如硼酸、水杨酸、糖皮质激素等）发生不良反应甚至中毒。虽应用有限，亦应引起警惕。

（2）肌内注射。由于小儿（学龄前儿童）臀部肌肉不发达，肌内纤维软弱，故油脂类药物难以吸收，易造成局部非化脓性炎症。另外，由于局部血流量及肌肉容量少，故肌内注射后药物吸收不佳。

（3）皮下注射。由于小儿皮下脂肪少，注射容量有限，且易发生感染，故皮下注射亦不适宜。

（4）静脉注射。药物吸收速度快，药效可靠，是危重病儿可靠的给药途径。

2.分布

许多因素影响儿童的药物分布，例如体液组分、血浆蛋白结合、血-脑脊液屏障等。新生儿、婴幼儿药物分布与成人差异明显。

（1）体液组分。儿童的体液量、细胞外液、间质液均相对高于成人。如新生儿的体液、细胞外液分别占体重的80%和45%，1岁婴儿的体液、细胞外液分别占体重的70%和30%，儿童的体液占体重的65%，而成人上述两项的比例分别为60%和15%~20%。因此，对于儿童来说，水溶性药物的分布容积增大，一是可以降低药物峰浓度而减低药物的最大效应；二是减慢药物消除，延长药物作用维持的时间。这说明，若欲达到与成人相似的血浆药物浓度，儿童需要较大的初始药物剂量，而且首剂量之后给药间隔需延长。

婴儿，特别是新生儿脂肪与体重的比例低于成人。早产儿脂肪的含量仅占其体重的1%~3%，而足月儿，则占其体重的12%~15%。随着年龄的增长，脂肪含量有所增加。幼儿脂溶性药物分布容积较新生儿期大。脂肪比值的高低，可影响脂溶性药物的分布。由于新生儿、婴幼儿脂肪含量低，脂溶性药物不能与其充分结合，分布容积小，血浆中游离药物浓度升高，这是新生儿容易出现药物中毒的原因之一。同时，新生儿、婴幼儿的脑占身体比例较成人大得多，而脑组织富含脂质，血脑屏障发育又不完全，通透性较成人大，使得脂溶性药物易分布入脑，这是新生儿、婴幼儿易出现中枢神经系统反应的重要机制之一。

（2）药物与血浆蛋白结合率。影响药物分布最重要的因素是药物与血浆蛋白的结合。新生儿、婴幼儿体内药物与血浆蛋白结合率比成人低，其主要原因：新生儿，婴幼儿血浆蛋白含量低，且与药物的亲和力低，结合能力弱。因此血浆中游离药物浓度高，药物易进入组织细胞，药效加强并引起不良反应。另外，由于新生儿血中有较多的胆红素或游离脂肪酸，它们与血浆蛋白的亲和力高，与药物竞争血浆蛋白，使游离药物浓度增高。

3.代谢

药物在体内代谢的主要场所是肝脏。肝脏代谢药物的酶系统，有肝微粒体酶和葡萄糖醛酸转移酶等，参与药物氧化、还原、水解、结合等过程，最后使代谢产物排出体外。新生儿、婴幼儿肝脏酶系统发育尚不成熟，各种酶活性低，使代谢减慢，$t_{1/2}$延长，易致药物在体内蓄积中毒，且个体差异较大。例如，用一般剂量氯霉素，因与葡萄糖醛酸结合较少而在新生儿体内代谢较慢，故可引起"灰婴综合征"；磺胺类药物可使葡萄糖醛酸转移酶缺乏的新生儿出现溶血。新生儿在出生后1~4周，应慎用或减量使用在肝脏代谢的药物，如地西泮、苯妥英钠、地高辛等。幼儿、学龄儿童对某些药物在肝脏的代谢能力有所提高，如茶碱、地西泮、苯妥英钠等，血浆$t_{1/2}$较成人短，要注意肝代谢酶诱导药或抑制药对新生儿药物代谢的影响。

4.排泄

肾脏是药物排泄的主要器官。儿童年龄越小，肾功能越不完善。婴幼儿、新生儿肾功能发育不全，肾小球滤过率、肾小管排泄能力、肾有效血流量均远较成人或年长儿童低，肾小管重吸收、调尿浓缩、钠离子交换、酸碱平衡功能也差，特别是新生儿，可使药物排泄减慢，$t_{1/2}$延长。如氯霉素在新生儿半衰期为250h，而成人仅为4h。因此，在新生儿与儿童时期，使用的药物剂量不能相同。一般新生儿用药剂量要酌情减少，间隔时间应适当延长。

（三）儿童用药剂量

儿童，特别是新生儿，对药物的反应不同于成年人，因此儿童用药剂量较成年人更须准确。其计算方法，应按药品说明书推荐的儿童剂量（每千克或每平方米用量）按儿童体重或体表面积计算。如药品说明书无儿童剂量，可根据儿童年龄、体重或体表面积及成人剂量换算。具体方法如下。

1.按儿童体重计算

（1）根据药品说明书推荐的儿童剂量按儿童体重计算：

$$每次（日）剂量=儿童体重×每次（日）药量/kg$$

此方法科学方便，为临床常用的最基本的计算方法。

（2）根据成人用药剂量按儿童体重计算：

$$儿童剂量=成人剂量×儿童体重/70kg$$

此方法仅用于药品说明书中未提供儿童剂量时，简单易记，但对年幼儿剂量偏小，而对年长儿，特别是体重过重儿，剂量偏大。因此，用此法计算剂量时应同时考虑年龄因素，年龄越小所需剂量应相对大些，故常以高限数值计算。例如，地高辛口服的饱和量，2岁以下为0.06~0.08mg/kg、2岁以上为0.04~0.06mg/kg，这是因为药物代谢与体表面积有关，年龄越小，体表面积相对越大，则用药量相对越多。较大儿童按体重计算，所得剂量超过成人剂量时，则以成人剂量为限。

正常儿童体重计算方法如下。

①1岁以下儿童体重：

$$1~6个月儿童体重（kg）=3（出生时体重）+月龄×0.6$$

$$7~12个月儿童体重（kg）=3（出生时体重）+月龄×0.5$$

②1岁以上儿童体重：

$$体重（kg）=年龄×2+8$$

注：视儿童营养状况适当增减。如某些药物要求计算准确，或由于营养问题致体重与年龄不相符时，则需具体称出实际体重。

2.按儿童年龄计算

（1）按年龄计算：

$$1岁以内剂量=0.01×（月龄+3）×成人剂量$$

$$1岁以上剂量=0.05×（年龄+2）×成人剂量$$

（2）Fried公式：

$$婴儿剂量=月龄×成人量/150$$

（3）Young公式：

$$儿童剂量=年龄×成人量/（年龄+12）$$

根据年龄计算剂量的方法，虽然比较方便但不精确，不太实用，很少被儿科医师采用。但对于某些剂量不需十分精确的药物，如止咳化痰药、助消化药，仍有根据年龄计算的。一般止咳合剂的用量，可按每次每岁1ml计算，最多每次10ml。

3.按体表面积计算

（1）药品说明书按体表面积已推荐儿童药量：

$$儿童剂量=儿童体表面积（m^2）×每次（日）剂量/m^2$$

（2）药品说明书未按体表面积推荐儿童药量：

$$儿童剂量=成人剂量×儿童体表面积（m^2）/1.73\ m^2$$

由于很多生理过程（如基础代谢、肾小球滤过率等）与体表面积的关系比与体重、年龄更为密切，因此按体表面积计算剂量最为合理，适用于各个年龄段，包括新生儿至成年人，即不论任何年龄，其每平方米体表面积的用药剂量是相同的。该法虽比较烦琐，但适用于安全范围窄、毒性较大的药物。如抗肿瘤药、激素等，应以体表面积计算剂量。

附：**体表面积[body surface area（BSA）]的计算方法**

成人的BSA（按体重70kg计算）为1.73m²。

儿童的BSA的计算如下：

（1）体重低于30kg：儿童的BSA(m²)=(年龄+5)×0.07

或BSA(m²)=0.035(m²/kg)×体重(kg)+0.1(m²)

（2）体重>30kg的儿童，在30kg体重的BSA=1.15m²的基础上，每增加体重5kg，BSA增加0.1m²，如35kg的儿童为1.25m²。体重超过50kg时，则每增加体重10kg，BSA增加0.1m²。

儿童年龄-体重体表面积折算，见表1-4-2。

表1-4-2　儿童年龄-体重体表面积折算

年龄	体重（kg）	体表面积（m²）	年龄	体重（kg）	体表面积（m²）
出生	2	0.21	4岁	16	0.66
1月龄	4	0.24	5岁	18	0.73
2月龄	4.5	0.26	6岁	20	0.8
3月龄	5	0.27	7岁	22	0.89
4月龄	5.5	0.28	8岁	24	0.94
5月龄	6	0.31	9岁	26	1
6月龄	6.5	0.33	10岁	28	1.08
7月龄	7	0.35	11岁	30	1.15
8月龄	7.5	0.36	12岁	33	1.19
9月龄	8	0.38	13岁	36	1.26
10月龄	8.5	0.40	14岁	40	1.33
11月龄	9	0.42	15岁	45	1.43
12月龄	10	0.44	16岁	50	1.50
2岁	12	0.52	17岁	55	1.55
3岁	14	0.59	18岁	60	1.60

（四）儿童用药注意事项

儿童用药除注意成人用药原则（即全面了解所用药物及病人的情况）外，由于儿童具有许多解剖生理特点，对药物的耐受性、反应性与成人不尽相同，而且儿童的病情多较急、变化快，用药更需确切及时。因此，必须熟悉儿科用药的药物选择、给药方法、剂量计算、药品不良反应及儿童禁用的药物等方面的特点，以便取得良好的治疗效果，尽量避免或减少不良反应和药源性疾病。

1.熟悉儿童特点，明确诊断，合理选药

临床医师和药师应了解儿童不同发育时期的解剖生理特点，药物的特殊反应，严格掌握用药指征，在明确诊断的情况下，应慎重合理选择，不可滥用。药物种类不宜过多，可用可不用的药物尽量不用。在合并应用几种药物时，应注意避免由于药物在体内的相互作用而产生不良反应或药效抵消等问题。几种临床常见病关于药物的选择列举如下。

（1）抗感染药物。儿童易患感染性疾病，且多为急性感染，病情变化快，故抗感染药物较常应用。应根据不同病种、病情轻重、年龄大小等选择用药。如临床已肯定诊断为病毒性感染（如麻疹、风疹、流感等），可选用抗病毒药物或某些中草药制剂，而不用抗菌药物。认为应用抗菌药物可以预防继发细菌感染的看法并无根据。滥用抗菌药物，可因各种不良反应给患儿造成不良后果。因此，儿童用抗菌药物必须慎重考虑适应证和不良反应。开始时根据患儿临床症状、体征及有关的实验室检查结果进行经验用药，待细菌培养和药敏试验结果出来后，有针对性地选用。通常以应用一种抗菌药为宜，但如感染严重亦可联合用药。

据报道，北京地区196例聋哑患儿中有90例是因使用庆大霉素所致；另据报道，在1980~1983年，上海市的听力门诊就诊患儿中，庆大霉素致耳聋者竟占总就诊人数的59%，已成为严重的社会问题。另外对儿科的感染性腹泻，有的不恰当地给予抗生素治疗。事实上婴幼儿感染性腹泻62.8%~63.4%为轮状病毒和肠产毒性大肠杆菌感染，使用抗生素既不能缩短其病程，亦不能减轻腹泻症状，相反导致了耐药菌株和二重感染的产生。喹诺酮类药物以其抗菌谱广、抗菌作用强而成为20世纪80年代以后的主导抗菌药之一。但该类药可引起幼年狗及其他哺乳动物的骨关节，特别是负重关节的软骨组织的损伤。然而，临床的实际情况是18岁以下的少儿及孕妇中使用较为普遍，且用量偏大。

（2）退热药物。一般选用对乙酰氨基酚和布洛芬，疗效确切，相对安全。特别是布洛芬解热镇痛效果强，不良反应小，但用上述药剂量不宜过大。

（3）镇静、抗惊厥药物。小儿有高热、过度兴奋、烦躁不安、频繁呕吐，惊厥等情况下，可给予镇静药，使其得到休息，以利于病情恢复。常用的可镇静、抗惊厥药物有苯巴比妥，水合氯醛、地西泮（安定）等。在使用镇静药前，必须重视原发病的诊断，否则用药后症状被掩盖，容易引起误诊。

（4）镇咳、祛痰、止喘药物。咳嗽有清除呼吸道分泌物的作用。小儿呼吸道较窄，发炎时黏膜肿胀，渗出物较多，容易引起呼吸道梗阻而出现呼吸困难。因此在呼吸道感染（尤其是肺炎）时，应多用祛痰药，口服成雾化吸入，如氨溴索口服液，少用镇咳药，尤其要慎用作用较强的镇咳药（如可待因）。一般对于咳嗽严重、引起小儿精神紧张或影响休息时才用镇咳药。小儿哮喘，提倡局部吸入β_2受体激动类药物，必要时也可用茶碱类，但新生儿、婴幼儿慎用。

（5）泻药和止泻药。婴儿便秘应先调整饮食，如奶内多加糖，或喂蜂蜜，膳食中增加蔬菜、水果等。偶尔可用栓剂，如甘油栓、开塞露、肥皂条等。仅在十分必要时才用缓泻药。婴儿腹泻时应予饮食疗法、控制感染及液体疗法等，或辅以双歧杆菌或乳酸杆菌的制剂，以调节肠道的微生态环境；不宜首选止泻药，因为用药后腹泻虽可减轻，但肠道毒素吸收增加，可使全身中毒症状加重。

（6）糖皮质激素。糖皮质激素类药物在儿科应用较为广泛，可局部（如治疗湿疹等）或全身、短期或长期使用。短疗程日服，多用于哮喘发作、严重感染（与抗生素合用）及过敏性疾病。重症病例需大量静脉给药。中疗程（几周或数月），多用于白血病、肾病综合征及免疫性疾病。长期（数年）用药，儿科少用。此类药物亦应避免滥用，因用药后可使机体免疫力、反应性降低，往往掩盖了原发病的性质，虽然自觉症状好转而病情却在发展，因而延误了诊断和治疗。较长时间用药，对水、盐、蛋白质、脂肪代谢均有不良影响，还能抑制骨骼增长，影响体格发育，并可引起骨质疏松、肌肉萎缩和皮质醇增多症即库欣综合征，患儿的肾上腺皮质可发生萎缩。

应特别指出，患水痘的儿童禁用肾上腺皮质激素，因为用药后可使病情急剧恶化，甚至死亡，若在激素治疗过程中发生水痘，应视情况减量或停药。

（7）正确使用微量元素及维生素。不少独生子女家长及部分医师将微量元素与维生素药视为"营养药"长期使用，有的望子成龙心切，超大剂量服用。例如微量元素锌，因具保护细胞和组织完整性、调节炎症细胞功能，被临床作为营养不良的强化治疗药，但当浓度达 15mg/L，则有损害巨噬细胞和杀灭真菌的能力，增加脓疱病的发生率。这可能与高浓度元素锌阻断膜受体位点，改变膜成分的液体流动及干扰细胞框架的钙活力有关。因此在补锌时，应注意可能伴随的并发症。

维生素是身体生长发育和维持健康的要素，服用这类药物应根据身体需要，若滥用和过量长期使用则会产生毒副反应。如有的家长将鱼肝油丸作为"补剂"长期给小孩服用，或者在防治佝偻病时使用维生素 D 制剂过多，既口服浓鱼肝油丸，又肌注维生素 D_2 与维丁胶性钙，致使体内维生素 A、D 浓度过高，出现周身不适、胃肠反应、头痛、骨及关节压痛等高钙血症慢性中毒症状。

（8）葡萄糖注射液滴速的问题。不少医院把 10% 葡萄糖作为新生儿常用的基本液，以致有不少报道 10% 葡萄糖液输入过快引起新生儿高血糖症。新生儿肾小管对葡萄糖的最大回吸收量仅为成人的 1/5，对糖耐受力低，胰岛细胞功能不全，胰岛素的活性较差，因而过快或静脉持久地滴注该药可造成医源性高血糖症，以及颅内血管扩张而致颅内出血。

（9）其他药物。儿童对影响水盐代谢及酸碱平衡的药物较敏感，在应用利尿药后较易发生低钠血症或低钾血症。早产儿、新生儿应用维生素 K、磺胺类等可发生高胆红素血症，甚至引起胆红素脑病，故上述药物应慎用。

2.严格掌握用药剂量，并根据具体情况进行调整

药物剂量应随儿童年龄（日龄、月龄）及病情不同而不同，避免机械地按照成人剂量简单缩减。对于新生儿的用药剂量和给药间隔时间，近年多主张通过监测药物的血药浓度指导药物的剂量，根据药物的半衰期决定给药间隔时间，尤其是对那些治疗量与中毒量接近的药物及不良反应较大的药物。采用此种方法使药物在体内既可达到有效治疗浓度又能避免发生不良反应。

前面介绍了3种计算和折算儿童用药剂量的方法，但无论采用何种方法，所得数据都有其局限性，在具体应用时还须结合患儿的下列情况加以调整。

（1）生理特点。新生儿，早产儿肝肾功能不成熟，解毒、排泄功能均较差，用药剂量应偏小，甚至仅给半量。

（2）疾病种类与病情。重症要用大量，例如，磺胺类治疗一般感染，一日应用50~100mg/kg即可；但治疗流行性脑膜炎，则需一日150~200mg/kg。再如，青霉素治疗一般感染，一日用3万~5万U/kg即可，而治疗化脓性脑膜炎时的剂量，甚至需加大10倍以上。当肝、肾功能受损时，应用某些药物的剂量应减小。

（3）用药目的。同种药物因用药目的不同而剂量不同。如苯巴比妥用于抗惊厥剂量要大，用于镇静则剂量要小；阿托品用于抢救中毒性休克的剂量，比用于腹痛解痉的用量要大几倍至几十倍。

（4）用药途径。同一药物，灌肠法给药比口服量要大，静脉注射法给药比口服量要小。如果使用新的或潜在有毒的药物，应注意严格按照药品说明书推荐的剂量。

3.根据儿童不同时期特点，确定适合的剂型及给药途径

根据年龄、病情，选择适合的剂型及给药途径。用药种类及给药次数不宜过多。

（1）口服。能口服者尽量口服，以减少注射给药对患儿带来的不良刺激。婴幼儿及不能吞咽药片的儿童，最好用水剂（糖浆剂）、冲剂，或临时将药片压碎用糖水溶化后再服。对液体口服制剂，在提供的量器中不要加其他任何药物或食物，以免产生相互作用或影响剂量准确性。给小婴儿喂药时应将其抱起，使成半卧位，用小勺慢慢将药液从嘴角灌入，使药液达舌根部后即可咽下。对较大的儿童，应首先鼓励其自己吃药，必要时强制喂药，但动作要迅速，以防儿童将药吐出引起呛咳。可用拇指及食指紧按两颊，使上下颌分开，将匙留在上下牙之间，直至将药咽下为止。有味的药物不可与食物放在一起喂服，以免引起拒食，造成喂药困难。不应将药物交给较大患儿让其自己掌握，以免发生误服或隐瞒不服的情况。

（2）注射。药物作用发挥较口服快。重症、急症或有呕吐者多用。新生儿静脉给药可直接进入血液循环，对危重新生儿是较可靠的给药途径。但是要按规定速度滴注，不可过快过急。要防止药液渗出引起组织坏死。对于婴幼儿、学龄前及学龄儿童，可根据病情、药物特点选用合适的注射方法。

（3）皮肤外用。由于新生儿体表面积相对较大，皮肤角层薄，故药物经皮肤吸收较成人迅速广泛，尤其在皮肤有炎症或破损时，吸收更多。有的药物（如碘酊、硼酸、糖皮质激素等）经皮肤吸收过多，可发生中毒反应，因此应严格控制给药剂量，并注意观察。外用药应注意避免患儿用手揉入眼中或吃入口中。

（4）其他。只能口服的药物（如中药汤剂），对昏迷患儿可用胃管鼻饲法灌入。舌下、含漱、吸入等给药方法，仅用于能合作的较大患儿。灌肠法，因药物不易吸收，小婴儿又难以保留药液，故采用不多，可用缓释栓剂肛门给药，如预防高热、惊厥用直肠安定栓剂等。

4.注意儿童用药过程中发生的不良反应

一旦发现药品不良反应，应立即停药并及时采取治疗措施，同时针对原患疾病更换其他药物治疗。对所发生的药品不良反应要填表、评价，上报药品不良反应监测中心。值得关注的是，对于儿童在用药过程中发生的所有可疑的药品不良反应均应上报。鉴定

和报告儿童的药品不良反应尤为重要，因为：①在药品上市前的临床研究中，儿童不作为受试对象；②药物对儿童的作用和药动学与成人有很大的差异；③有些药物尚未广泛用于儿童；④许多药物没有通过许可就用于儿童，属于超适应证用药；⑤药物制剂中虽有适合儿童的成分，但却没有适合儿童的剂量；⑥疾病状态和病程与药品不良反应在成人和儿童之间是不同的。

国家药品不良反应监测中心对儿童用药发生的严重不良反应应汇总通报，并提出相应措施，以提高儿童用药安全性。

5.儿童禁用或慎用的药物

由于儿童在成长发育的各阶段，有许多解剖和生理的特点，因而对药物的耐受性和反应性不仅与成人不尽相同，而且在儿童年龄范围内，自出生到青春发育期也不尽相同。因此，成人能用的药物对于儿童可能是禁用或慎用，如喹诺酮类抗菌药物18岁以下儿童禁用。较大儿童能用的药物，对较小儿童可能是禁用或慎用，如四环素类抗生素8岁以下儿童禁用。还有许多药物，对早产儿、新生儿、婴幼儿是禁用的。故临床医生给儿童用药时，必须依据药品说明书，决定该药品可用、慎用或禁用。

以下仅列举不同年龄段儿童部分禁用和慎用药品，供用药参考。

（1）2007年，英国药品和健康产品管理局（MHRA）公告，已不再批准下述药物用于2岁以下儿童。抗组胺类药：溴苯那敏、氯苯那敏和苯海拉明；镇咳药：右美沙芬、福尔可定；祛痰药：愈创甘油醚、吐根；减充血药：去氧肾上腺素、伪麻黄碱、麻黄碱、羟甲唑啉、赛洛唑啉。

（2）儿童慎用药。有些药物虽不严格禁用，但使用中应特别注意，如有代替品最好不用。

氯霉素——该药对骨髓有抑制作用，新生儿使用后，由于缺乏葡萄糖醛酸转移酶而无法结合成无活性的衍生物，致使血中游氯霉素增多引起中毒，致新生儿"灰婴综合征"。

氨基糖苷类抗生素——该类药不仅对儿童，对成人同样有耳毒性，但对儿童的危害更大，因幼儿尚未掌握语言能力，可引起聋哑。另外，该类药尚可引起肾毒性和神经-肌肉阻滞不良反应。

双氯芬酸——该药可使肾小管收缩，对儿童造成不同程度的肾损害而致血尿，还可因儿童肝、肾功能发育不全而致蓄积中毒。故含双氯芬酸的复方制剂儿童慎用。

阿司匹林——该药用于儿童退热。临床发现有5%~15%的哮喘患儿在服用本品后引起哮喘发作。新生儿使用含阿司匹林的制剂，易在胃内形成黏膜糜烂，系由于新生儿胃内酸度低，胃排空迟缓，药物吸收慢所致。

6.其他

儿科用药的色、香、味及外观，应有一定要求，使儿童易接受用药。剂量应能准确分割。或药品规格单剂量化，以提高药物治疗的依从性，提高疗效。说明书应通俗易懂，以便家长掌握，正确执行医嘱。

三、妊娠期合理用药

妇女的妊娠期分为4个时期，第1期为着床前期，从受精到着床约12d。第2期为器官形成期（妊早期），从13~56d。第3期占其余70%的妊娠期（妊中期），是生长发育期。第4期是分娩期（妊晚期），距分娩为7~14d。妊娠妇女的用药、剂量和作用时间、胎儿的遗传构成和易感性、母亲的年龄及营养状况等诸多因素均决定药物对胎儿的影响。尤其是前2、3期最危险。妊娠期妇女用药直接关系到下一代的身心健康。在胎儿发育过程中的不同阶段，其器官功能和药物代谢酶系统尚不完善，如用药不当，就会产生不良影响。因此，为防止诱发畸胎、器官损伤，在妊娠初始的第2、3期内应尽量避免用药，尤其是已确定或怀疑有致畸作用的药物。如必须用药师，应在医师、药师的指导下，选用一些无致畸作用的药物。对致畸性尚未充分了解的新药，一般避免使用。

国外把对妊娠有危险性的药物分成5个等级（即A、B、C、D、X级），由美国药物和食品管理局（FDA）颁布，大部分药物危害性的级别均由制药公司按上述标准拟定，详情可检索《新编药物学》第16版附录S（危险等级的药物检索表）。

（一）妊娠期的用药特点

妊娠期母体各系统发生一系列生理变化，这些生理变化或孕妇病理变化均可影响药物的代谢和排泄，导致某些药物对母体的危害性增加，如妊娠期体内孕激素水平增高，可抑制某些药物与葡萄糖醛酸的结合，尤其在妊娠早期有妊娠呕吐，营养缺乏时更为明显，有导致药物蓄积和药物中毒的危险。

孕妇用药是否合理直接关系到下一代的智力发展和身体健康。胎儿处于发育过程的不同阶段，器官功能尚不完善，如用药不当，可能产生不良影响。许多化学药品，如抗癌药、部分抗生素、激素、中枢神经系统药以及味精等，均可使染色体断裂，此现象与药物致畸作用可能有一定关系。

（二）药物对孕妇的影响

妊娠期妇女用药有可能产生不良影响。据报道，静脉滴注大剂量四环素治疗患肾盂肾炎的孕妇，可引起暴发性肝脏性偿失调症候群，死亡率很高。肾盂肾炎患者肾功能减退，四环素清除率下降，药物本身对肾脏又有毒性作用，还可使孕妇发生坏死性脂肪肝、胰腺炎和肾损害，加上四环素对胎儿也有不良影响，因此妊娠期应禁用四环素。妊娠后期应用红霉素十二烷基硫酸盐引起阻塞性黄疸并发症的可能性增加，可逆的肝脏毒性反应的发生率高达10%~15%。

妊娠期用药应避免采用对孕妇有明显不良反应的药物，如妊娠晚期服用阿司匹林可引起过期妊娠、产程延长和产后出血，而服用对乙酰氨基酚则无不良影响，故孕妇需用解热镇痛药时，可选用对乙酰氨基酚，而不用阿司匹林。此外，妊娠期对泻药、利尿药和刺激性较强的药物比较敏感，可能引起早产或流产，应注意。为保证胎儿生长的需要和维持母体良好的营养状况，孕妇营养不足的情况下，应适当补充铁、钙、叶酸盐、维生素 B_1 和 B_6。

然而在孕妇患有结核、贫血、糖尿病、心血管等疾病时，合理的治疗不但对胎儿无害，且能防止胎儿受母体疾病的影响。

（三）药物对胎儿的影响

妊娠早期，受精卵着床于子宫内膜前谓之着床前期。此期虽然对药物高度敏感，但如受到药物损害严重，可造成极早期的流产；如若受到部分损害，有时还有补偿功能，胚胎可能继续发育而不发生后遗问题。故如在此期曾短期服用少量药物，不必过分忧虑。关键在于受孕后的3~12周，胚胎、胎儿各器官处于高度分化、迅速发育阶段，药物影响此过程，可能导致某些系统和器官畸形。可见妊娠12周内是致畸最敏感的时期，最易受外来药物的影响引起胎儿畸形。反应停可引起胎儿肢体、耳、内脏畸形；雌激素、孕酮、雄激素常引起胎儿发育异常；叶酸拮抗剂如甲氨蝶呤，可致颅骨和面部畸形、腭裂等；烷化剂如氮芥类药物引起泌尿生殖系异常、指（趾）畸形，其他如抗癫痫药（苯妥英钠、三甲双酮等）、抗凝血药（华法林）、酒精等均能引起畸形。

胚胎期，已经出现胚胎的中枢神经活动，妊娠期妇女服用镇静、安定、麻醉、止痛、抗组胺或其他抑制中枢神经的制剂，可抑制胎儿神经的活动，并改变脑的发育。产程中给孕妇麻醉剂（如乙醚、氯仿等）、镇痛药（如吗啡、哌替啶）、安定药（如安定），可引起胎儿神经中枢抑制及神经系统损害，分娩出的新生儿呈现不吃、不哭、体温低、呼吸抑制或循环衰竭等。

妊娠后期，孕妇使用双香豆素类抗凝血药，大量苯巴比妥或长期服用阿司匹林治疗，可导致胎儿严重出血或死胎。

临产期，使用某些抗疟药、磺胺类、硝基呋喃类、解热镇痛药如氨基比林、大剂量维生素K等，对红细胞缺乏葡萄糖-6-磷酸脱氢酶者可引起溶血。

其他不良影响，如氨基糖苷类抗生素可致胎儿永久性耳聋及肾脏损害；噻嗪类利尿药可引起死胎、胎儿电解质紊乱、血小板减少症；氯喹引起视神经损害、智力障碍和惊厥；长期应用氯丙嗪可使婴儿视网膜病变；抗甲状腺药如硫脲嘧啶、他巴唑、碘剂可影响胎儿甲状腺功能，导致死胎、先天性甲状腺功能低下或胎儿甲状腺肿大，甚至压迫呼吸道引起窒息；孕妇摄入过量维生素D导致新生儿血钙过高、智力障碍、肾或肺小动脉狭窄及高血压；妊娠期缺乏维生素A引起新生儿白内障；分娩前应用氯霉素可引起新生儿循环障碍和灰婴综合征等。

（四）药物致畸的评定

某些药物或其代谢产物可作用于胚胎产生致畸作用。母体治疗剂量下的药物，可能选择性干扰胚胎发育。业已临床证明有致畸作用的药物简述如下。

1. 乙醇。早孕期日用量超过2g/kg，先天畸形发生率增加2~3倍。

2. 抗肿瘤药。如白消安、苯丁酸氮芥、甲氨蝶呤、马利兰、6-巯基嘌呤、环磷酰胺、去乙酰甲基水仙碱、癌宁、长春碱治疗，都可引起胎儿畸形。

3. 抗生素。四环素、氯霉素和青霉胺。

4. 性激素。孕期的前12周服用雄激素和合成孕激素可使女婴的外阴男性化。母亲孕期服用己烯雌酚可致青春期女孩阴道发生透明细胞癌，但较少见。己烯雌酚的影响是目前发现的人类经胎盘致癌的效应中最强的。女婴在宫内接触己烯雌酚可有以下异常：异常的排卵前黏液，T型宫腔，月经不调，自发性流产，宫颈功能不全，宫外孕和早产的可能性增加，围产儿死亡率增高。男胎接触己烯雌酚可出现女性化。激素类于妊娠头

3个月应用可使女性胎儿男性化；3个月后应用，可使女性胎儿生殖器暂时增大等。

5.其他。如一氧化碳、碳酸锂、汞制剂（如硫化汞、甲基汞）、丙戊酸、三甲双酮、苯妥英钠、沙立度胺（反应停）及香豆素类（如华法林）。

（五）药物对胎儿危害的分类标准

美国FDA于1979年根据动物实验和临床实践经验及对胎儿的不良影响，将药物分为A、B、C、D、X五类。

A类：动物实验和临床观察，未见对胎儿有损害，是最安全的一类，如青霉素钠。

B类：动物实验显示对胎仔有危害，但临床对照观察未能证实；或动物实验未发现有致畸作用，但无临床对照观察资料。多种临床常用药属此类，例如红霉素、磺胺类、地高辛、氯苯那敏等，妊娠期可适当选用。

C类：仅在动物实验证实对胎仔有致畸或杀胚胎的作用，但在人类缺乏研究资料证实。如硫酸庆大霉素、氯霉素、盐酸异丙嗪等，妊娠期可适当选用。

D类：临床有一定资料表明对胎儿有危害，一般不用；但治疗孕妇疾病的疗效肯定，又无代替之药物，其效益明显超过其危害时，再考虑应用，如抗惊厥药苯妥英钠以及链霉素等。

X类：动物实验和临床资料证实对胎儿危害大，为妊娠期禁用的药物。

（六）妊娠期用药

1.抗感染药物。在妊娠全过程中孕妇发生细菌性、真菌性、寄生虫或病毒感染的概率并非罕见。

（1）抗生素。大部分的抗生素属于A类或B类，一般来讲对胚胎、胎儿的危害小，可安全应用。但有些抗生素对胎儿的不良影响要引起足够重视。如链霉素、庆大霉素和卡那霉素对听神经有损害；氯霉素可导致"灰婴综合征"；四环素可致乳牙色素沉着和骨骼发育迟缓；呋喃妥因可能导致溶血；磺胺类药物在胎儿体内与胆红素竞争蛋白，可能导致核黄疸。这些药物妊娠期不宜应用。

（2）抗真菌药。妊娠期患真菌性阴道炎较常见，应用克霉唑、制霉菌素，未见对胎儿有明显不良影响。但灰黄霉素可致连体双胎；酮康唑可对动物致畸，虽人类中无证据，如孕妇确有应用指征（如真菌性败血症危及孕妇生命），需衡量利弊做出决定，本品可分泌到乳汁，增加新生儿核黄疸的概率，应慎用。

（3）抗寄生虫病药。滴虫性阴道炎更为常见，对硝基咪唑类如替硝唑、甲硝唑的应用有争议。甲硝唑在动物有致畸作用，但临床未得到证实，1987年Rosk报道1020例孕早期应用甲硝唑未发现不良反应，认为安全性大，将其归为B类药物，孕早期不用为宜，孕中、晚期可选用。抗疟原虫的奎宁致畸作用较肯定应禁用；而氯喹的安全性相对大些，在东南亚疟疾高发区用的机会多，利大于弊。

（4）抗病毒药。病毒感染的治疗中，抗病毒药物的安全性，临床资料不多。如利巴韦林（病毒唑 ribavirin，RBV）、阿昔洛韦（acyclovir）、阿糖腺苷（vidarabine）、更昔洛韦（ganciclovir）等可用于重症全身性病毒感染。据报道某些孕期病毒感染可引起胎儿宫内感染，导致流产、畸形、胎死宫内、胎儿宫内发育迟缓、新生儿期感染或青春期发育障碍。我国有资料显示，急性黄疸性肝炎在晚期妊娠时早产率为43%，死亡率为

48%，新生儿窒息率为15.7%，均高于对照组。Bortolotti等报道14例母婴垂直传播的丙肝病儿虽无临床症状，但GPT均升高1.5~10.5倍，HCV-RNA均阳性。长田等报道1例感染HCV病儿生后2个月持续肝功能异常，肝活组织病理检查证实为慢性肝炎，HCV-RNA持续阳性，呈中至高值。因此，孕期是否应用抗病毒药治疗值得进一步探讨。

2.强心和抗心律失常药。大多数对胎儿是安全的，常用的洋地黄制剂，能迅速经胎盘进入胎儿体内，但一般治疗量尚未见有对胎儿不良影响的报道，而且近年开始用地高辛及抗心律失常药物如奎尼丁、利多卡因等治疗胎儿宫内心动过速、心律失常，并取得疗效。

3.抗高血压药。β肾上腺素能受体阻断药如普萘洛尔常用于治疗妊娠期心动过速，迄今无致畸的报道，阿替洛尔、美托洛尔等药虽在英国被广泛应用，但有关对孕妇及胎儿的安全性临床资料很少。α受体阻断药如哌唑嗪等虽为治疗轻、中、重度高血压及肾性高血压的首选药物之一，但因其对孕妇与胎儿的安全性缺乏证明，故孕期不宜选用；中枢性抗高血压药如甲基多巴、可乐定等列为C类药，孕期慎用；钙拮抗药如硝苯地平及血管舒张剂如肼屈嗪也属C类药物，而卡托普利在动物中有杀胚胎作用，孕期应用有致畸或/和致胎儿生长迟缓作用，应不用；新型的不含巯基的血管紧张素转换酶抑制药如螺普利（spirapril）既是第一线降压药，也是治疗心衰的一线药物，孕期可慎用；既往曾用噻嗪类利尿药作为降压之合并用药，近年多不赞同此法，一方面是孕早期用药有致畸可能，氯噻嗪、氢氯噻嗪均为D类药，另一方面用药后可引起水、电解质平衡失调。

4.抗惊厥药。常用的水合氯醛，未发现不良作用；适量应用硫酸镁治疗妊娠高血压症，未见对胎儿有不良的影响，但必须严格掌握剂量，目前临床资料表明，日总量在20~25mg，对母婴是安全的。但要监测，否则可出现中枢神经抑制及神经肌肉传导阻断而发生危险。临床最常用的抗惊厥药是苯妥英钠，但有争议。一方面实验室及临床资料均证明长期用药可致畸，分娩过程用对新生儿有程度不同的抑制作用；另一方面应用此药抗惊厥可获得显著疗效。故要权衡利弊决定用否。

5.平喘药。茶碱类治哮喘仍为临床常用药，但应注意剂量和用药时间，它属于C类药；近年应用β拟交感药如特布他林疗效较满意，且对胎儿相对而言安全，属B类药。而当急性发作哮喘时，皮下注射肾上腺素也未见明显不良影响，但要及时停药，不可长期应用。

6.降血糖药。妊娠合并糖尿病的围产儿死亡率由60%左右下降至3%左右，主要原因是胰岛素问世并成功用于糖尿病患者的妊娠期。但因孕妇糖尿病的临床过程较复杂，至今母婴死亡率仍处于高危妊娠中较高水平。药物治疗时，不用磺酰脲类降血糖，如甲苯磺丁脲有致畸作用的报道；苯乙双胍（降糖灵）可使新生儿黄疸加重。这些药物均属D类药。而第二代磺酰脲类口服降血糖药对胎儿的不良影响缺乏临床资料，也为孕妇禁用药物。胰岛素为B类药，安全性大，不能通过胎盘，动物试验无致畸作用，是目前最常用的降血糖药。

7.止吐药。妊早期的妊娠呕吐有些病人需要治疗，偶尔短期应用危害不大，但要选择用药，D类药禁用；C类药如吩噻嗪类（氯丙嗪、异丙嗪等）应慎用；美克洛嗪和塞克利嗪为哌嗪衍生物属于B类药，流行病学调查及动物试验均未发现致畸作用。

8.肾上腺糖皮质激素。泼尼松、泼尼松龙属B类药，而地塞米松被列为C类。在动物实验表明孕小鼠产生腭裂之发生率增加，然而孕妇中未发现有致畸作用。

9.性激素类药。妊娠期间雄性激素和女性激素均应不用，因可引起男婴女性化、女婴男性化，孕早期用己烯雌酚可致女孩青春期后的阴道腺癌、透明细胞癌的发生。习惯性流产应通过测基础体温（BBT）或测定孕酮等确定是由于孕酮不足而引起流产者，应用天然的孕激素黄体酮保胎，且不宜大剂量，时间也不宜过长。

（七）妊娠期用药原则

单药有效的避免联合用药，有疗效肯定的老药，避免用尚难确定对胎儿有无不良影响的新药，小剂量有效的避免用大剂量。早孕期间避免使用C类、D类药物。若病情急需，要应用肯定对胎儿有危害的药物，则应先终止妊娠，再用药。

总之，妊娠期用药一定要在医师的指导下做到科学合理，千万不可自己随便乱用药，最好的孕期保健办法是孕妇应及时参加妇幼部门举办的孕妇学校，定期参加培训学习，也可以买些有关孕期保健的书籍自学。做到定期检查，加强疾病预防，一般情况下不用药。孕妇一旦患病必须用药时，一定要请医生指导；另一方面，各科临床医生也必须掌握孕妇科学用药知识，避免不合理用药造成的损害，确保母婴健康与安全。

四、哺乳期合理用药

母乳为婴儿最理想的食物，它除含有各种营养成分外，还可提供多种抗病物质，提高婴儿免疫力并促进其生长发育，同时母乳喂养也是母婴间感情沟通的最好方法。因此，人们全面地了解与认识母乳喂养及其影响因素，以保证母婴健康与安全，故而哺乳期（lactation）的用药安全问题是人们关注的热点。

（一）药物乳汁转运及其影响因素

哺乳母亲用药后，药物可经乳汁被婴儿摄入，分子量<200、脂溶性高、弱碱性、非离子化程度高的药物容易存在于乳汁中。乳汁中的药物浓度可与母体血浆相同甚至更高，但一般不大于母亲药量的1%~2%，对婴儿影响不大。药物对乳儿的影响主要取决于药物本身的性质。

哺乳期妇女使用药物后，乳汁中的药物含量很不一致。药物的血浆-乳汁转运有多种方式，如扩散、膜孔穿过、载体转运等，其中主要以被动扩散进行，并受多种因素的影响，主要有以下几种：

1.药物游离部分的浓度梯度。药物蛋白结合率愈低，游离部分浓度愈高，浓度梯度差越大，从高浓度到低浓度的活动力愈强。

2.分子的大小。药物分子量越小，越容易转运。如果分子量小于200，药物在血浆与乳汁中浓度接近相等。

3.血浆与乳汁的pH值差。正常乳汁pH值略低于血浆，弱酸性药物在血浆中的浓度高于乳汁中的浓度，反之，弱碱性药物在乳汁中浓度高。

4.药物的脂溶性。乳汁中脂肪含量比血浆含量高，脂溶性高的药物容易穿过生物膜到乳汁中。

（二）哺乳期乳母用药对乳儿的影响

哺乳期乳母用药大多可经乳汁进入婴儿体内，如乳汁中药物浓度过高，其药物副作用便会影响和伤害婴儿的健康，所以乳母用药须谨慎。

一般来说常用的消炎药如青霉素、先锋霉素和一些止痛、退热、镇静等药在乳汁中浓度很低，乳母常用剂量不对婴儿产生毒性作用。

有些药物如苯巴比妥类药物即使服用一般剂量，服药过久也可引起婴儿蓄积中毒；抗甲状腺药物能引起婴儿甲状腺肿大；抗癌药能引起婴儿骨髓抑制；红霉素可损害婴儿的肝功能；卡那霉素可导致婴儿中毒，发生耳鸣、听力减退及蛋白尿等；磺胺类药物可能发生新生儿黄疸；氨茶碱可破坏和抑制乳婴的骨髓功能；异烟肼代谢物进入乳汁，可引起婴儿肝中毒；阿托品可抑制乳汁分泌，乳母在服此类药物时应停止哺乳。

（三）哺乳期用药原则

为了婴儿的健康，乳母患病时应在医生指导下用药，并要掌握以下原则：

1.除哺乳期禁用药物外，其他药物在乳汁中的排泄量很少超过乳母用药量的1%~2%，此量一般不会给婴儿带来危害，不要中断哺乳。

2.调整哺乳时间，减少婴儿吸入的药量。如：乳母应在哺乳后立即服药，并尽可能推迟下次哺乳时间，至少要间隔4h哺乳，以便有更多的药物排出体外，减少乳汁中的药物含量。

3.怀疑乳汁中有某些有害物质时，应进行检测，有环境污染时，更要进行检测，发现问题立即采取相应措施，阻断有害物质对婴儿的影响。

哺乳期不要随便用药。因治疗需要用药者，一般不需中断哺乳，可在哺乳后即服药，尽可能推迟下次哺乳，延长服药至哺乳的间隔时间，以减少乳汁中的药物浓度。

第五章 药源性疾病与合理用药

一、药源性疾病的概念

药源性疾病（drug induced diseases，DID）是指在预防、诊断、治疗或调节生理功能过程中，出现的与用药有关的人体功能异常或组织损伤所引起的临床症状。药源性疾病和药品不良反应之间的关系：药品不良反应是药源性疾病的起因，药源性疾病是药品不良反应的结果。

二、药源性疾病的分类

到目前为止药源性疾病尚无统一的分类标准。可按病因分为：与剂量相关的药源性疾病和与剂量不相关的药源性疾病；可以按病理分类，分成功能性药源性疾病和器质性药源性疾病；也可以按受害器官系统分类，例如消化系统药源性疾病、泌尿系统药源性疾病、神经系统药源性疾病、血液系统药源性疾病，等等。

三、引起药源性疾病的因素

（一）病人因素

1.年龄因素

婴幼儿肝、肾功能较差，药物代谢酶活性不足，肾的滤过及分泌功能较低，影响药物代谢的清除。加以婴幼儿的血浆蛋白结合药物的能力低，其血浆游离药品浓度高，容易发生药源性疾病。

老年人容易发生药源性疾病是由于肝、肾功能降低可使药物的代谢清除率降低，使药物的半衰期延长；老年人的血浆蛋白约降低25%，影响药物与血浆蛋白的结合，使血浆游离药物增多。再加上老年人用药品种多，用药时间长，所以老年人容易发生药源性疾病。

2.性别因素

性别对药源性疾病有影响，一般说药源性疾病的发生率女性高于男性。但是，也有些药源性疾病男性高于女性。

此外，女性的生理因素与男性不同，妇女在月经期或妊娠期，对泻药和刺激性强的药物敏感，有引起月经过多、流产，或早产的危险。另外，妇女服用的口服避孕药，对其他药物代谢有时有显著影响，特别是抗精神失常药，如口服可使阿米替林的清除率下降，半衰期延长。药物的吸收、代谢受月经期的影响，常规剂量的避孕药和地西泮，在月经期服用则药理效应更强。

3.遗传因素

药源性疾病个体间的显著差异，可能与遗传因素有关。例如，异烟肼的代谢酶、N-乙酰转移酶，个体间差异很大。近来，人类基因研究进展迅速，由于人类个体间基因存在变易，所以药源性疾病的个体差异可以从遗传学得到解释。

4.疾病因素

疾病既可以改变药物的药效学也能影响药物的药代动力学。慢性肝病、肾病患者，由于药物的代谢和清除率降低，血药浓度增高、半衰期延长，容易出现药源性疾病。

5.不良生活方式因素

如饮酒、吸烟等不良习惯，可能对药源性疾病有影响。例如，饮酒可加速某些药物的代谢转化，使其疗效降低。少量饮酒可使消化道血管扩张，增加药物的吸收而导致不良反应。此外饮酒可致肝功能损害，影响药物的代谢，使许多药物的不良反应增加。

6.过敏反应

过敏反应是一种抗原抗体的免疫反应，与药品的药理作用无关。过敏患者使用常规剂量或极小剂量的药品，就能出现剧烈的免疫反应。使细胞释放组胺、5-羟色胺、缓激肽、慢反应等介质。导致一系列呼吸道、心血管系统、眼睛、皮肤、胃肠道的过敏反应。药品过敏反应可以是单一系统反应，也可以是多系统损害，表现为过敏反应症候群。皮肤和呼吸道反应是临床上最常见的药品过敏反应。其严重程度不一，可以很轻，也可以致死。

（二）药物因素

1.与药理作用有关的因素

（1）药品的副作用：是指适应证之外的、与治疗目的无关的其他药理作用所致的疾病。例如：麻黄素用于治疗哮喘时，可引起兴奋作用。

（2）药品本身作用：如细胞毒性抗癌药，敌我不分，能干扰肿瘤细胞，也能影响正常组织。

（3）药品的毒性反应：是指药品引起的机体生理、生化功能异常或组织结构病理变化。药品的毒性作用一般是药理作用的延伸，能影响一个系统或多个系统。

（4）药品的继发反应：是指药品的间接反应。如服用异烟肼治疗结核病，可引起维生素B_6缺乏，造成周围神经病及贫血。

（5）药品的后遗效应：是指停药后，药品的残留生物效应。后遗效应有的较短，如第一天晚间服用安眠药后，第二天起床后的宿醉状；有的较长，如肾上腺皮质激素长期使用后，病人的肾上腺皮质功能一时不能恢复，停药后遇应激情况，仍然需要继续使用。

（6）药品的致癌作用：是指药物导致的癌症。致癌作用潜伏期长，往往有数年至数十年，且和药品的剂量及使用时间有关。

（7）药品的致畸作用：是指药品引起胚胎或胎儿的发育障碍，包括死亡、畸形、发育迟缓、功能异常等等。器官发生期（受精后的3星期到3个月）是药物致畸的敏感期。

（8）药品的致突变作用：是指药品引起的遗传性损伤（点突变到染色体畸变）。

2.药物相互作用的因素

（1）药剂学的相互作用。两种或两种以上的注射剂合用，由于可发生某些物理或化学反应，而产生沉淀。值得注意的是，有时沉淀不明显，难免引起不良反应。

（2）药代动力学的相互作用。

①影响吸收的相互作用：两种药品同时使用，如果一种药能影响胃排空，就可能影响第二种药抵达肠道的时间，延缓或加速第二种药品的吸收。

②影响代谢的相互作用：细胞色素P_{450}（CYP）酶是肝脏中数量最多的酶。大多数药物代谢，依靠其中6种主要的酶，即CYP1Z2、CYP2C9、CYP2C19、CYP2D6、CYP2E1和CYP3A4。两种药品联合使用，如果一种药抑制第二种药的代谢酶，就会造成第二种药的积累，药效增强，可能发生药源性疾病。反之，如果一种药诱导第二种药的代谢酶，则会造成第二种药的血药浓度降低，疗效减弱。

③竞争血浆蛋白的相互作用：不同药物与血浆蛋白的结合力不同。当两种药物合用时，结合力强的药物可把结合力弱的药物置换出来，使游离性药物的比例增高，引起不良反应。

（3）药效学的相互作用。

①改变组织和受体的敏感性：一种药物可改变组织或受体对另一种药物的敏感性。例如，排钾利尿药可降低血钾的浓度，增加心脏对强心苷的敏感性，两种药物合用容易发生心律失常。

②对受体以外部位的影响：这种相互作用与受体无关。麻醉性镇痛药可加强催眠药的作用。

3.赋形剂、杂质、分解产物、污染物、异物因素

（1）药品赋形剂、溶剂、稳定剂或染色剂等因素。例如：胶囊中的色素常可引起固定性药疹。

（2）药物副产物、分解产物所致的药源性疾病。例如：阿司匹林的规格标准中，游离水杨酸的限度为<0.05%，但由于运输、储藏等原因，游离水杨酸的含量可达0.97%。使用这种分解产物高的阿司匹林，能够引起腹痛。

（3）药物污染物、异物所致的药源性疾病。由污染物引起的药源性疾病以生化制品及生物制品较多，如血液制品引起的艾滋病、乙型肝炎等。

四、药源性疾病的诊断

1.追溯用药历史。医生除应认真仔细地询问病情外，也应仔细地了解病人的用药史，这是药源性疾病绝不可少的数据。

2.确定用药时间、用药剂量和临床症状发生的关系。药源性疾病出现的迟早因药而异，青霉素过敏性休克，在用药后几秒钟到几分钟出现。药物性肝炎大约在用药后一月出现。因而，可根据发病的时间迟早，推断诱发药源性疾病的药物。

3.询问用药过敏史和家族史。特异体质的病人，可能对多种药物发生不良反应，甚至家族成员也曾发生过同样反应。了解病人的用药过敏史和家族史对诊断药源性疾病有帮助。

4.排除药物以外的因素。只有注意排除原发病、并发症、继发病、患者的营养状况以及环境因素的影响后，才能确诊药源性疾病。

5.致病药物的确定。应根据用药顺序，确定最可疑的致病药物，然后有意识地停用最可疑药物或引起相互作用的药物。根据停药后症状的变化情况，以便确诊药源性疾病。

6.必要的实验室数据。依据药源性疾病的情况，检查病人的嗜酸细胞计数、皮试、致敏药的免疫学检查、监测血浓度等。

7.流行病学调查。有些药源性疾病，只能通过流行病学调查方能确诊。如霍乱患者，使用庆大霉素后，出现急性肾衰，由于霍乱本身容易导致肾衰，所以难于确定肾衰是否和庆大霉素相关。

五、药源性疾病的治疗

1.停用致病药物。致病药物是药源性疾病引起的，因此治疗首先要考虑停用致病药物。药源性疾病停药后多能自愈或缓解。但是，有些药源性疾病所致的器质性损伤停药后不一定能立即恢复，甚至是不可逆的。对器质性损伤可按常规方法处理。

2.促使致病药物的排除。停药终止了致病药物继续进入体内，排除了病因，但体内残留的致病药物仍在起作用。为了排除这部分药物可以采取输液、利尿、导泻、洗胃、催吐、吸附、血液透析等办法，加速残留药物的排除。

3.拮抗剂的应用。有些药物的作用可被另外一些药物抵消。例如，鱼精蛋白可使肝素失去抗凝活性。如果致病药物有拮抗剂存在，则用拮抗剂可治疗或缓解症状。

4.对症治疗。对症治疗即根据症状用药治疗。例如，皮肤过敏症状可用抗过敏药物治疗，发烧可用解热镇痛药治疗。

第六章 药品不良反应与合理用药

药品是指用于预防、治疗、诊断人的疾病，有目的地调节人的生理机能并规定有适应证或者功能主治、用法和用量的物质，包括中药、化学药和生物制品等。

药品是一把双刃剑，既可防治疾病，又可能危害身体健康。若临床给药时单纯考虑它的治疗作用，忽略其致病的一面，则易引起不良反应，甚至引发药源性疾病。

近年来随着制药工业的迅速发展，药品品种日益增多，化学药品、生物制品广泛应用于临床，加之用药人数的增加，以及多药并用致使药品不良反应（ADR）发生率不断增加。据世界卫生组织统计，全球药品不良反应门诊病人发生率2%~3%，各国住院患者的发生率在10%~20%；因ADR而住院的占住院病人的0.3%~5%，住院病人因ADR死亡者占死亡病人的0.24%~2.9%。1998年底，美国医学会发出报警：即使按照医嘱正常用法、用量来用药，美国每年仍然会有200多万患者由于发生不良反应而导致病情恶化，其中10.8万人因此死亡，严重药品不良反应发生率为6.7%，致命的药品不良反应发生率为0.32%。药物毒性反应在美国已成为继心脏病、癌症和卒中之后死亡第4大因素。

国家药品监督管理局曾依据WHO的调查报告，估算在我国每年的5000多万住院人次中，与ADR有关的可达250多万人，而死于药品不良反应的每年近20万人。最新研究表明，在致死性的ADR中有67%是可以防止的；在致残性的ADR中有84%是可以防止的；在危及生命的ADR中有28%是可以防止的。因此监测和防治药品不良反应是保障公众用药安全的重中之重，为此涉药单位和人员尤其医疗机构的涉药技术人员应高度重视药物的安全性问题，尽可能地把药品不良反应和药源性疾病的发生降到最低。

药品不良反应的发生与合理用药息息相关，因用药错误导致的药品不良反应时有发生，有人对就诊于西班牙一家医疗中心全科门诊老年患者（>65岁）的抽样调查结果显示，在过去的1年中，有75%（287/382）的患者至少发生过1次用药错误，5%（19/382）的患者因用药错误导致了严重的不良事件。对意大利一家医院≥65岁老年住院患者用药错误发生情况的调查结果显示，有42.4%（159/375）的患者在药物治疗期间发生过226例次用药错误，其中E级及以上错误达49例次（21.7%）。有2人对美国一家医疗中心4年间在门诊治疗的2218例>65岁老年患者的回顾性调查结果显示，未涉及患者的用药错误、对患者有潜在危害的用药错误和导致不良事件的用药错误年发生率分别为12.5%、9.4%和5.0%。根据合理用药国际网络中国中心组临床安全用药组发布的报告，全国临床安全用药监测网2012年9月22日至2015年6月30日收到的用药错误报告中，≥60岁老年患者用药错误报告占29.72%（2503/8421），在E~I级严重用药错误报告中占32.14%（18/56）；2019年，这2个占比分别升高至37.32%（5600/15 004）和50.78%（65/128）。因此，不合理用药导致的药品不良反应特别是对老年患者的不良反应较高。

一、药品不良反应的概念

按照《药品不良反应报告和监测管理办法》的规定，药品不良反应（drug adverse reaction，ADR）是指"合格药品在正常用法用量下出现的与用药目的无关的或意外的有害反应"。根据2019年新修订的《中华人民共和国药品管理法》规定，药品是指用于预防、治疗、诊断人的疾病，有目的地调节人的生理功能，并规定有适应证、用法和用量的物质，包括：中药、化学药和生物制品等。所谓合格药品就是指符合上述条件和相关药品标准的、用于人的疾病诊治等为目的的物质。无意或故意超剂量用药引起的反应以及用药不当引起的损害不属于ADR。ADR的发生与患者体质特异性和药物的属性相关，有不可预测性。ADR的发生不属于医疗事故。

二、药品不良反应的类型和分类

1.根据对患者的损害程度，ADR监测上报的类型有下列3种。

（1）一般的ADR，指药品说明书中载明，症状较轻的不良反应，对患者的损害较轻，停药或持续较短时间后能够自行恢复。

（2）新的ADR，是指药品说明书中未载明的不良反应。或说明书中已有描述，但不良反应发生的性质、程度、后果或者频率与说明书描述不一致或者更严重的，按照新的药品不良反应处理。

（3）严重ADR，是指因使用药品引起以下损害情形之一的反应：①导致死亡；②危及生命；③致癌、致畸、致出生缺陷；④导致显著的或者永久的人体伤残或者器官功能的损伤；⑤导致住院或者住院时间延长；⑥导致其他重要医学事件，如不进行治疗可能出现上述所列情况的。

2.根据发生后的临床表现，ADR可以分为以下几种。

（1）副作用。副作用是指药物在治疗剂量时出现的与治疗目的无关的反应。一般都较轻微，多为一过性可逆的机能变化。出现这类反应的药品选择性较低，具有多种药理作用，例如阿托品具有解除胃肠道肌肉组织痉挛的作用，也有扩瞳作用。当患者服用阿托品治疗胃肠道疼痛时，容易产生视物不清的副作用。

（2）毒性作用。毒性作用是因药物治疗窗较窄，治疗剂量与中毒量接近，或患者个体差异、病理状态或合用其他药物引起敏感性增加，易在治疗量时造成某种功能性或器质性损害。如肝、肾功能不全者，老人、儿童易发生毒性反应。个别人对药物的作用过于敏感，在正常治疗剂量范围就能出现别人过量用药时才出现的症状。

（3）后遗效应。后遗效应是指停药后血药浓度已降至有效浓度以下，仍遗留的生物效应。

（4）变态反应。变态反应即药物过敏反应，是药物作为半抗原或全抗原刺激机体而发生的非正常免疫反应。该反应仅发生于少数病人身上，与药物已知药理作用无关，与药物剂量无线性关系，不易预知，化学结构相似的药物易发生交叉或不完全交叉的过敏反应，某些疾病可使药物对机体的致敏性增加。临床主要表现为皮疹、血管神经性水肿、过敏性休克、血清病综合征、哮喘等。对易致过敏的药物或过敏体质者，用药前应做过敏试验。

（5）继发反应。继发反应不是药物本身的效应，而是药物主要作用之外的间接结果，又称为治疗矛盾。如广谱抗生素长期应用可导致肠道菌群的种类和比例失调，出现二重感染；长期使用噻嗪类利尿药（如氢氯噻嗪）引起的低血钾可以使患者对强心苷洋地黄不耐受。

（6）特异质反应。因遗传因素，少数患者用药后发生与药物本身药理作用无关的有害反应。如葡萄糖-6-磷酸脱氢酶（G6PD）缺陷患者，服用某些磺胺类药物、呋喃妥因、阿司匹林以后可能出现溶血和溶血性贫血等状况。

（7）药物依赖性。世界卫生组织将药物依赖性分为精神依赖性和生理依赖性。精神依赖性又称心理依赖性。凡能引起令人愉快意识状态的任何药物即可引起精神依赖性，精神依赖者为得到欣快感而不得不定期或连续使用某些药物。生理依赖性也称躯体依赖性。用药者反复地应用某种药物造成一种适应状态，停药后产生戒断症状，使人非常痛苦，甚至危及生命。

能引起依赖性的药物常兼有精神依赖性和生理依赖性，阿片类和催眠镇痛药在反复用药过程中，先产生精神依赖性，后产生生理依赖性。可卡因、苯丙胺类中枢兴奋药主要引起精神依赖性，但大剂量使用也会产生生理依赖性。少数药物如致幻剂只产生精神依赖性而无生理依赖性。

三、药品不良反应监测上报目的

1.弥补上市前研究的不足，为上市后再评价提供依据。新药上市前因研究条件有限，安全性数据不足，且有新药临床观察资质的医院数量有限，临床观察对象样本少，观察病例时间较短，病种相对单一，缺乏老年人、孕妇、未成年人等特殊人群的观察病例，新研制上市药品的罕见、迟发型、特殊人群等ADR难于发现，药品上市后的临床再观察可以弥补上述不足。

2.促进临床合理用药（修改药品说明书）。通过药品上市后的再验证和再观察，发现新药临床观察期间未被发现的ADR，也为可能的特殊人群用药提供安全性数据，为修改药品说明书提供参考依据。国家药监局2021年3月18日《关于修订阿魏酸钠注射制剂说明书的公告》（2021年第43号）指出，上市后药品不良反应监测数据显示阿魏酸钠注射制剂可见皮肤及其附件损害和全身性损害等9方面的不良反应/事件（发生率未知），在药品说明书"注意事项"项下应包括"上市后监测到阿魏酸钠注射制剂有过敏性休克等严重不良反应病例报告，建议用药前应仔细询问患者用药史和过敏史，用药过程中注意观察，一旦出现过敏反应或其他严重不良反应须立即停药并及时救治；用药过程中，应密切观察用药反应，特别是开始30min，发现异常，应立即停药，采取积极救治措施"等内容。

3.为遴选、整顿、淘汰药品提供依据，为上市后药品风险管理提供技术支持。药品上市后再观察提供的安全性数据为相关部门遴选基本用药目录提供证据，也为淘汰品种和增加品种提供参考依据。如因过敏性休克等严重的药品不良反应，2006年6月1日国家食品药品监督管理局发布了《关于暂停使用和审批鱼腥草注射液等7个注射剂的通告》（国食药监安〔2006〕218号），决定自通告之日起，在全国范围内暂停使用鱼腥草注射液等7个注射剂，暂停受理和审批鱼腥草注射液等7个注射剂的各类注册申请。四环素因耐药现象和对消化系统等脏器的严重不良反应，其制剂已被淘汰退出市场多年。

4.促进新药研发。因严重的致胎儿畸形性药品不良反应（反应停事件）退出市场的沙利度胺，经长期试验对于治疗麻风性结节性红斑疗效较好，美国FDA于1998年批准该药上市；中国药品监督管理部门于2010年批准该药作为皮肤病治疗药，用于控制瘤型麻风反应症等相关疾病的治疗。

5.药害事件预警。ADR监测上报对于未知的药品不良反应和药害事件的预警作用，有利于保护患者用药安全。2006年齐齐哈尔第二制药厂为降低成本，违法以"二甘醇"替代"丙二醇"生产亮菌甲素注射液，造成多人肾功能急性衰竭的严重不良反应；同年8月，安徽华源生物药业有限公司生产的抗菌药物"克林霉素磷酸酯葡萄糖注射液"（商品名为欣弗）因未按批准的工艺参数灭菌，微生物限量不符合标准规定，导致全国多省市出现患者胸闷、过敏性休克、肝肾功能损害等严重不良反应，上述两例药害事件分别成为"齐二药事件"和"欣弗事件"。因早发现、早报告、早预警，上述药害事件才未在更大范围造成对患者的伤害。

四、药品不良反应发生率的表示方法

国际医学科学组织委员会推荐用下列术语和百分率表示药品不良反应发生频率：

十分常见	≥10%
常见	≥1%~<10%
偶见	≥0.1%~<1%
罕见	≥0.01%~<0.1%
十分罕见	<0.01%

因此，当药物的某种疾病或症状的不良反应发生率为0.1%左右，可描述为偶见不良反应。

五、药品不良反应发生的影响因素

药物、患者等多种因素会影响药品不良反应的发生。

（一）药物方面的原因

1.药理作用：药物本身固有的药理作用可导致临床不良反应的发生，即使在正常用法用量下，由于个体差异或病理生理状态仍可导致作用过强或不良反应的发生。

2.药物的杂质：药品生产中可能含有微量的高分子杂质或赋形剂杂质，即使在质量控制的范围内，也可引起不良反应。如青霉素变态（过敏）反应是因制品中含微量青霉素烯酸、青霉素噻唑酸及青霉素聚合物等物质所引起；又如胶囊的染料也常会引起固定性皮疹。

此外，由于药物的污染，药物使用的剂量、剂型以及质量问题都可导致不良反应的发生，或使药品不良反应的发生率增加。

（二）机体方面的原因

1.种族差别：在人类白色与有色人种之间对药的感受有相当的差别。甲基多巴所诱发的溶血性贫血在不同种族间的发生率是不同的，如进行直接抗球蛋白试验时，服用此药的高加索人有15%出现阳性，而服用此药的印第安人和非洲人以及中国人都未发生阳性。

2.性别：在药物性皮炎中，男性发病者多于女性，其比例约为3∶2，如氯霉素导致的粒细胞缺乏症，妇女比男性高3倍，其引起的再生障碍性贫血则为2倍。据统计，不良反应男性发生率占7.3%（50/682）、女性则为14.2%（68/478）。

3.年龄：老年人、少年、儿童对药物反应与成年人不同。由于药物代谢速度较成人慢，肾排泄较差，作用点上药物作用的感受性较高，且易进入脑内等，一般婴幼儿较成人易发生不良反应。

4.个体差异：不同个体对同一剂量的相同药物有不同反应，这是正常的"生物学差异"现象。例如，巴比妥类药物在一般催眠剂量时，对大多数人可产生催眠作用，但对个别人不但不催眠甚至引起焦躁不安、不能入睡。

5.病理状态：病理状态能影响机体各种功能，因而也能影响药物作用。例如腹泻时，口服药的吸收差，作用小。肝肾功能减退时，可以显著延长或加强许多药物的作用，甚至引起中毒。

6.营养状态：饮食的不平衡亦可影响药物的作用，如异烟肼引起的神经损伤，当处于维生素 B_6 缺乏状态时则较正常情况更严重。

（三）给药方法的影响

1.用药途径：给药途径不同，关系到药物的吸收、分布，也影响药物发挥作用的快慢、强弱及持续时间。例如静脉直接进入血液循环，立即发生效应，较易发生不良反应，口服刺激性药物可引起恶心、呕吐等。

2.用药持续时间：如长期大量使用糖皮质激素能使毛细血管变性出血，以致皮肤、黏膜出现瘀点、瘀斑，同时出现类肾上腺皮质功能亢进症。

3.药物相互作用：联合用药不当，由于药物的相互作用，不良反应的发生率亦随之增高。据报道5种药并用的发生率为4.2%，6~10种为7.4%，11~15种为24.2%，16~20种为40%，21种以上达45%。

4.减药或停药：减药或停药也可引起不良反应。例如，治疗严重皮疹，在停用糖皮质激素或减药过速时，会产生反跳现象。

（四）环境因素

长期的生产生活环境会影响到人类个体的适应性，食品添加剂和家禽、家畜饲料中添加的激素、抗生素是影响人类食品品质的重要因素，蔬菜瓜果的农药残留也会影响人类的健康，上述诸多环境因素间接影响了人类的适应力，甚至会改变人类对于药物药理作用的反应性。

六、药品不良反应的关联性判断

常用方法为Karach和Lasagna因果关系法、计分推法以及贝叶斯（Bayesian）不良反应诊断法等。

1.Karach 和 Lasagna 因果关系法。Karach 和 Lasagna 提出的等级分类因果关系评价法获得了广泛应用和扩展，通过应用不良反应的可能度（degree of probability），即肯定、可能、不可能等分类等级来描述药品不良反应发生的可能性。各等级具体描述如下：

（1）肯定（certain），某一临床事件（包括实验室结果的异常）的发生在使用某药物后的时间内，且不能由患疾病或其他药物、化学物质进行解释；对该药停药的反应（去激发）应该显示出临床相关；如果有必要，使用合乎要求的再激发程序，那么这一事件从药理学或现象学角度无疑会再现；该药有既往患者发生类似反应，药品说明书中有明确记载。

（2）很可能（probable/likely），某一临床事件（包括实验室结果异常）与药物服用有合理的时间关联，其发生不可能归因于现患疾病或其他药物、化学物质。当药物停用（去激发），临床上有合理的反应。不进行再激发试验就归于这一类。

（3）可能（possible），某一临床事件（包括实验室结果异常）与药物服用有合理的时间关联，但是，其发生也可由现患疾病或其他药物、化学物质解释；药物停用试验可能没有做或结果不明确。

（4）不可能（unlikely），某一临床事件（包括实验室结果异常）与药物服用有时间上关联，但不太可能有因果关系，而其他药物、化学物质或潜在的疾病似乎能提供合理的解释。

（5）有条件/未分类（conditional/unclassified），某一临床事件（包括实验室结果异常）被报告为不良反应，对此需要更多的资料才能做出适当的判断，或者有一些补充资料正在分析中。

（6）无法评估/无法分类（inaccessible/unclassifiable）：一份报告暗示一种不能判断的不良反应，原因是资料不充分或相互矛盾，而又无法补充或核实。

其中，有条件/未分类（conditional/unclassified）和无法评估/无法分类（inaccessible/unclassifiable）均不属于因果关系的正式术语。前者是指报告资料有待进一步的补充和评价，然后再决定其级别；后者是由于报告资料不足或存在矛盾而无法评价。

2.评分法。评分法是利用带有一套计分系统的一系列预测问题来评估病例材料，在病例分析时，对用药与反应出现的时间顺序、是否已有类似反应的资料等基本问题予以打分，最后按所记总分评定因果关系等级。比较常见的两种评分法是 Naranjo 的 APS（adverse reaction probability scale）和 Kramer 的耶鲁评分。评分法的最大优点是将等级描述进行数据化，便于应用计算机进行判别和分析。

3.贝叶斯法（Bayesian）。根据贝叶斯理论，ADR 的判断实际上就是计算某药引起某事件的条件概率，即后验概率比。但这种方法手工计算十分麻烦，难以掌握，而且需要流行病学背景资料支持，在此情况下，计算机辅助的贝叶斯药品不良反应诊断系统（Bayesian adverse drug reaction diagnostic instrument，BARDI）应运而生。目前所开发的BARDI 有两种。一是在 Macintosh 微机上开发的 Mac BARDI，该系统经过发展，可对Guillain-Barre 综合征、肝毒性、变态（过敏）反应、肺纤维化以及由抗生素引起的伪膜性结肠炎等进行诊断。另一种形式是 BARDI-Q&A，这是目前最先进的 ADR 计算机辅助诊断系统，较 Mac BARDI 界面更为友好。通过向操作者提出一系列问题，根据问题回答输入相关信息，同时计算机按预先设计的程序计算，对每一个假设给出明确的结论以及最后的诊断结果。该系统已用于变态（过敏）反应诊断，与体外淋巴细胞毒性激发试验结果相比一致性良好，当该实验资料加到 BARDI-Q&A 时，一致性可达 96%。基于贝叶斯理论的 ADR 计算机判断，以概率定量的形式判断多种可能的原因，能全面准确地评价影响 ADR 的所有因素，但也同样存在贝叶斯理论法的一些缺陷，如需要流行病学背景资料。虽然在资料不全时通过该系统也可得出评判结果，但可信程度受到影响。目前，正致力于开发一系列专家系统作为补充。随着资料的积累和方法的不断完善，基于贝叶斯理论的 ADR 计算机判断将是最有发展前景的方法之一。

七、国内外对人类伤害严重的药品不良反应案例

1. 含汞化学药物的危害：国外应用汞和汞化合物作为药物已有 1000 多年的历史。在阿拉伯国家许多人用含汞的软膏治疗慢性皮肤病、麻风、斑疹、伤寒等。哥伦布远航归来后欧洲流行梅毒，水银又成了治疗梅毒的唯一有效药物。在英联邦，不仅婴儿用的牙粉、尿布漂洗粉中含有汞和汞化合物，而且也广泛应用甘汞（氯化亚汞）作为幼儿的轻泻药和驱虫剂。1890 年以后有许多人特别是儿童患肢端疼痛病，约 20 个病人中有 1 个人死亡。后来经过长期调查才证实汞和汞化合物是引起这些病人患肢端疼痛病的原因。在 1939~1948 年间，仅英格兰和威尔士地区就有 585 名儿童死亡。

2. 非那西丁引起严重的肾脏损害：非那西丁曾是一种广泛使用的解热镇痛药。1953 年以后瑞士等欧洲国家发现肾脏病人大量增加。经过调查证实这种增加主要是由于服用非那西丁所致。这种病例欧洲报告了约 2000 例、美国报告了 100 例、加拿大报告了 45 例，有几百人死于慢性肾功能衰竭。

相关国家政府采取紧急措施，限制含非那西丁的药物出售以后，这类肾脏病人的数量明显下降。但是也有证据表明，有的病人即使停用非那西丁长达 8 年以后，还可因肾功能衰竭而死亡。

3. 氨基比林引起严重的白细胞减少症：氨基比林于 1893 年合成，4 年后首先在欧洲上市。20 世纪 20 年代以后陆续有人发现服用此药的病人发生了口腔发炎、发热、咽喉痛等症状，化验检查时发现末梢血中白细胞特别是粒细胞减少。经过调查证明氨基比林能引起严重的白细胞减少症，导致感染。1934 年仅美国就有 1981 人死于本病。1938 年，美国把该药从法定药物目录中删去，1940 年以后美国的这种病例就明显减少。在丹麦，从 20 世纪 30 年代起就禁止使用氨基比林，到 1951~1957 年就没有再发现由于服用本品所致的白细胞减少症。

4. 二硝基酚、三苯乙醇引起白内障：20 世纪 30 年代时，欧美等国许多人以该药作为减肥药。到 1935 年春季，这些国家发现白内障患者大量增加，经调查证明这种增加与广泛应用二硝基酚相关。该药导致的白内障的发生率约为 1%。有些人甚至停药 1 年以后才发生白内障。

三苯乙醇是美国默利尔公司生产的一种降胆固醇药物，20 世纪 50 年代后期上市后不久，就发现它能引起脱发、皮肤干燥、男性乳房增大、阳痿，有的有视力下降、白内

障。在美国有几十万人曾服用此药，引起白内障的约有1000人。

5.磺胺酏剂引起严重的肾脏损害：1937年，美国田纳西州的马森吉尔药厂，未经批准，采用工业溶剂二甘醇代替酒精，生产出一种磺胺酏剂，用于治疗感染性疾病。同年9~10月间，美国南方一些地方开始出现肾功能衰竭的患者大量增加。调查证明这种情况与该公司生产的磺胺酏剂有关，共发现358名病人，死亡107人。

6.二碘二乙基锡引起中毒性脑炎：1954年，法国巴黎附近一个小镇的药剂师制售一种含二碘二乙基锡的制剂，用于治疗感染性疾病，引起207人中毒，出现头痛、呕吐、痉挛、虚脱、视力丧失等中毒性脑炎的症状，死亡110人。

7.氯碘羟喹与亚急性脊髓视神经病：氯碘羟喹于1954年上市，起初主要用于治疗阿米巴痢疾，后来发现它能预防旅行者腹泻，很快风行到许多国家。20世纪60年代后期，首先在日本发现许多人出现双足麻木、刺痛、寒冷、无力等症状，约半数病人伴有程度不同的瘫痪，约1/4的病人有视力减退。经过长期的流行病学调查，证明这是由于服用氯碘羟喹而引起的亚急性脊髓视神经病（SMON病）。1970年秋，日本厚生省禁止此药出售后，新病例迅速减少。据统计，由于此药造成的残疾人达1万多人，有几百人死亡。

8.孕激素与女婴外生殖器男性化畸形：黄体酮等孕激素是治疗习惯性流产等妇科病的常用药物。1950年，美国霍普金斯大学医院的医生们发现有许多女性婴儿出现外生殖器男性化的畸形，情况异常。经过调查发现这种情况与孕妇怀孕期间曾服用孕激素有关。在美国共有约600名女婴出现了这种畸形。化学合成的孕激素在分子结构上与雄性激素相似，经多种动物实验也证明它能引起动物的雌性幼仔发生外生殖器雄性化现象。

9.己烯雌酚与少女阴道癌：己烯雌酚是一种广泛用于治疗先兆流产的药物。1966~1969年间，美国波士顿妇科医院的医生们在较短时间里先后发现有8名10多岁的少女患阴道癌，大大超过了自然情况下这种病在少女人群中的发病率。经过深入的流行病学调查，证明这些病例的发生与患者母亲妊娠期间服用己烯雌酚有因果关系，其相对危险度大于132，说明母亲孕期服用此药者其女儿患此癌的危险性比不服用此药者大132倍以上。

10.沙利度胺与海豹肢畸形：沙利度胺于1956年首先在德国上市。因它能用于治疗妊娠反应，迅速风行于欧洲、亚洲、澳洲、北美（不包括美国）、拉丁美洲许多国家。1961年以后，这些国家发现许多新生婴儿的上肢、下肢特别短，甚至没有臂部和腿部，手和脚直接连在身体上，有的儿童还有心脏和消化道的畸形、多发性神经炎等。经过长期的流行病学调查研究和动物实验，证明这种"海豹肢畸形"是由于患儿的母亲在妊娠期间服用沙利度胺所引起。仅当时的德国就有6000~8000例，日本约1000例。另外，多发性神经炎约1300例。

11.欣弗事件：2006年，安徽华源制药公司为本厂生产的抗菌药物克林霉素磷酸酯葡萄糖注射液消毒时，擅自增加灭菌柜装载量，由5层增至7层，灭菌温度和灭菌时间由105℃ 30min降至100℃ 5min、99.5℃ 4min、104℃ 4min或1min不等，灭菌不彻底，热源等微生物超标。不合格产品致全国16个省市93例严重反应和11例死亡的严重药品不良事件。该抗菌药物商品名为"欣弗"，该事件史称"欣弗事件"。

12. 甲氨蝶呤药品事件：2007年6月，上海华联制药厂在生产部分批号甲氨蝶呤和阿糖胞苷过程中，违规操作，混入了硫酸长春新碱。导致北京、广东、上海、河北等地医院陆续出现下肢疼痛、下肢麻木、大小便失禁、脊髓马尾神经以下瘫痪等神经毒性患者。

13. 刺五加注射液严重药品不良反应：2008年10月6日，国家食品药品监督管理局接到云南省食品药品监督管理局报告，云南省红河州6例患者使用标示为黑龙江省完达山制药厂生产的两批刺五加注射液（批号：2007122721、2007121511，规格：100ml/瓶）出现严重不良反应，其中有3例死亡。为保障公众健康，卫生部和国家食品药品监督管理局联合发出紧急通知，暂停销售使用标示为黑龙江省完达山制药厂（黑龙江省完达山药业股份有限公司）生产的刺五加注射液。

14. 小柴胡汤致间质性肺炎：1972年，日本津村天堂公司生产的"津村小柴胡"颗粒，治疗慢性肝炎，成为畅销药，在短短几年内津村天堂公司成为世界瞩目的制药企业，财富积累走向巅峰，约占汉方药销售总额的25%。在1990~1994年，日本厚生省对小柴胡汤改善肝功能障碍的作用给予认可，并纳入国家药局方，出现百万患者争先应用的盛况！但以后陆续有引起肺炎的报道，自1994年1月至1999年12月，总计报告发生188例间质性肺炎，其中22例死亡，该制药公司因此事破产，社长津村昭入狱。

15. 苯甲醇致臀肌挛缩：为减缓青霉素钾盐肌内注射所致的剧痛，添加苯甲醇作为溶媒以缓解疼痛，但多年后，全国发生注射部位臀大肌萎缩者约有1000万例，且无法恢复。

16. 齐二药事件：齐齐哈尔第二制药公司在多年后重蹈美国人所犯的错误，以1t二甘醇（7000元/t）替代丙二醇（14 200元/t）作助溶剂生产亮菌甲素注射剂，以次充好，图财害命，重蹈美国磺胺–二甘醇事件后辙。导致广州中山医院感染科病人14例死亡，多人肾功能衰竭，工厂倒闭，投资人等18名人员被拘留，其中6位主要责任人被判处4~7年有期徒刑。

17. 苯丙醇胺与脑中风：苯丙醇胺（PPA）是一种麻黄碱的衍生物，通过收缩黏膜血管减轻或消除感冒引起的鼻黏膜充血、肿胀所致的鼻塞，与对乙酰氨基酚及镇咳药右美沙芬等配伍而成复方制剂，为常用的抗感冒药——如康泰克、康得、感冒灵胶囊等10余种药物。20世纪70年代，通过药物不良反应报告发现，有些中青年妇女的颅内出血可能与PPA有关，80年代又有30余例相似报告。

1996年，耶鲁大学的一个医学研究小组经过研究发现：过量服用PPA会使患者血压升高、肾功能衰竭、心律紊乱，严重的可能导致因中风、心脏病而丧生。随即，该小组向美国药品和食品管理局提出了禁止使用PPA的建议。很快，美国各大制药公司迅速采取行动并发表声明，宣称已经开始采取措施，寻找PPA的代用品。中国政府出于谨慎的考虑，于11月16日发布了《关于暂停使用和销售含苯丙醇胺的药品制剂的通知》，宣布暂停销售含有PPA（苯丙醇胺）的15种药品。而中美天津史克制药有限公司的两个主打产品康泰克（复方盐酸苯丙醇胺缓释胶囊）和康得（复方氨酚美沙芬片）正含有这种成分。公司迅速做出回应，加大科研投入，2001年9月，中美史克不含PPA的新康泰克重新上市。

由于人们对自然科学知识的了解和掌握有一个漫长过程，加之一些药品研制生产中疏于严格管理，国内外发生了许多十分惨痛的"药害"事件，使2万多人死于药物的不良反应，伤残者不计其数。20世纪末，国际上已把药物不良反应和药源性疾病当作一种流行病学即药物流行病学加以研究和控制。药源性疾病发生率呈上升趋势，已成为继心血管疾病、癌症、感染性疾病之后的第四类疾病。

对药物不良反应重大药害事件的回顾，目的在于警示人们开方用药务必安全有效。必须加强新药的审批工作，加强药品上市后药物不良反应的监测，建立健全药物不良反应监察报告制度，防止药物不良反应的流行。药物不良反应已越来越受到医药工作者及有关机构的高度重视。

八、药品不良反应监测上报

（一）基本要求

1.《药品不良反应/事件报告表》的填写内容应真实、完整、准确。

2.手工报表需要长期保存，因此务必用钢笔书写，填写内容、签署意见（包括有关人员的签字）字迹要清楚，不得用报告表中未规定的符号、代号、不通用的缩写形式和花体式签名。其中选择项画"√"，叙述项应准确、完整、简明，不得有缺漏项。

3.每一个病人填写一张报告表。

4.尽可能详细地填写报告表中所要求的项目。有些内容无法获得时，填写"不详"。

5.对于报告表中的描述性内容，如果报告表提供的空间不够，可另附A4纸说明。并将"附件"写在一张纸的顶部，所有的附件应按顺序标明页码，附件中必须指出继续描述的项目名称。

6.如果报告的是补充报告，请填写与原始报告相同的编号，并在报告左上方注明"补充报告"，与原始报告重复的部分可不必再填写。补充报告也可不填写报告表，只需要对补充部分附纸说明即可。

7.不良反应/事件名称应填写不良反应中最主要、最明显的症状，并选取参考《WHO药品不良反应术语集》。

（二）《药品不良反应/事件报告表》表头填写要求

1.药品不良反应类型的判定以《药品不良反应报告和监测管理办法》为标准。

2.报告单位类别中的医疗卫生机构指从事预防、诊断、治疗疾病活动并使用药品的医疗机构、疾病控制机构、保健机构、计划生育服务机构等，生产企业、经营企业指药品的生产企业和药品的销售企业，个人指患者本人及其家属。

3.药品不良反应监测上报编码由系统生成，不必填写。

（三）《药品不良反应/事件报告表》患者信息填写要求

1.填写患者真实全名。

2.当新生儿被发现有出生缺陷时，如果报告者认为这种出生缺陷可能与孕妇在怀孕期间服用药品有关时，患者是新生儿。

3.如果不良反应涉及胎儿/乳儿或者母亲，或者两者均涉及，报告人认为不良反应的发生与母亲在怀孕期间服药有关时：

（1）如果不良反应没有影响胎儿/乳儿，患者是母亲。

（2）如果不良反应是胎儿死亡或自然流产，患者是母亲。

（3）如果只有胎儿/孩子出现不良反应（除了胎儿自然流产/胎儿死亡），患者是胎儿/乳儿，将母亲使用的可能引起胎儿/孩子出现不良反应的药品列在可疑药品栏目中。

（4）如果胎儿/乳儿和母亲都有不良反应发生，应填写两张报告表，并且注明两张报告表的相关性。

4.体重以千克（公斤）为单位，如果卧床或不能直立行走时，选填卧床、平车。

5.出生日期，患者的出生年应填写4位，如1987年5月13日。

6.患者的联系方式最好填写患者的联系电话或者移动电话。如果填写患者的通信地址，应附上邮政编码。

7.既往个人和家族药品不良反应/事件应真实，如果有药品不良反应史，并填写过敏药品和症状。

（四）《药品不良反应/事件报告表》药品信息填写要求

1.药品商品名与相应的生产企业应一致，药品通用名称应填写完整。

2.药品批准文号应填本次发生药品不良反应的药品包装上标注的批准文号，与相应的生产企业为唯一对应。

3.药品批号也应填报药品包装上标注的批号。

4.药品生产企业须填写药品说明书上的药品生产企业的全称。

5.药品用法用量和给药途径的填写应与实际用药情况相符。

6.用药起止时间指使用药品的同一剂量的开始时间和停止时间。如果用药过程中改变剂量应另行填写该剂量的用药起止时间，并予以注明。

用药起止时间大于1年时，填写×年×月×日~×年×月×日的格式；用药起止时间小于1年时，填写×月×日~×月×日的格式。

7.用药原因，填写使用该药品的原因，应详细填写。例如：患者继往高血压病史，此次因肺部感染而注射氨苄青霉素引起不良反应，用药原因栏应填写肺部感染。

8.并用药品，不良反应/事件发生时，患者同时使用的其他药品（不包括治疗不良事件的药品），而且报告人认为这些药品与不良反应/事件的发生无关，并用药品的信息可能提供以前不知道的药品之间的相互作用的线索，或者可以提供不良反应的另外的解释，故请列出与怀疑药品相同的其他信息。

（五）《药品不良反应/事件报告表》中不良反应发生、发展和变化的填写要求

1.不良反应/事件的名称，应填写不良反应中最主要、最明显的症状。

2.不良反应/事件发生时间，填写不良反应/事件的确切时间。

3.不良反应/事件过程描述及处理情况，以时间为线索，记录药品不良反应发生、发展及处理过程。做到四个时间和四个项目，两个尽可能。

（1）四个时间：①用药的时间；②不良反应发生的时间；③采取措施干预不良反应的时间；④不良反应终结的时间。

（2）四个项目：①使用的药品名称、用法用量；②事件初始发生时的相关症状、体征和相关检查；③动态变化的相关症状、体征和相关检查；④采取的干预措施后的症状、体征和相关检查。

（3）两个尽可能：①不良反应/事件的表现填写时要尽可能明确、具体；②有关的辅助检查结果要尽可能明确填写。

（六）《药品不良反应/事件报告表》中不良反应结果填写

1.治愈。本次不良反应/事件经采取相应的医疗措施后的结果，不是指原患疾病的后果。例如患者的不良反应已经痊愈，后来又死于原患疾病或与不良反应无关的并发症，此栏仍应填"治愈"。

2.好转。不良反应/事件经治疗后明显减轻，在填写报告表时没有痊愈，但是经过一段时间可以痊愈时，选择"好转"。

3.有后遗症。不良反应/事件经治疗后，未能痊愈而留有后遗症时，应注明后遗症的表现。后遗症即永久的或长期的生理机能障碍，应具体填写其临床表现，注意不应将恢复期或恢复阶段的某些症状视为后遗症。

4.死亡。患者因不良反应/事件导致死亡时，应指出直接死因和死亡时间。对于不良反应/事件结果为有后遗症或死亡的病例，应附补充报告（病历资料）。

（七）药品不良反应关联性评价

1.肯定：用药及反应发生时间顺序合理；停药反应停止，或迅速减轻或好转（根据机体免疫状态某些ADR反应可出现在停药数天以后）；再次使用，反应再现，并可能明显加重（即激发试验阳性）；同时有文献资料佐证；并已除外原患疾病等其他混杂因素影响。

2.很可能：无重复用药史，余同"肯定"，或虽然有合并用药，但基本可排除合并用药导致反应发生的可能性。

3.可能：用药与反应发生时间关系密切，同时有文献资料佐证；但引发不良反应的药品不止一种，或原患疾病病情进展因素不能除外。

4.可能无关：不良反应与用药时间相关性不密切，反应表现与已知该药物的不良反应不相吻合，原患疾病发展同样可能有类似的临床表现。

5.待评价：报表内容填写不齐全，等待补充后再评价，或因果关系难以定论，缺乏文献资料佐证。

6.无法评价：报表缺项太多，因果关系难以定论，资料又无法补充。

在实际监测上报ADR时，可以总结为以下5条并结合下表（见表1-6-1）进行其关联性评判：

A.用药与ADR的出现有无合理的时间关系；

B.反应是否符合该药已知的ADR类型；

C.停药或减量后反应是否消失或减轻；

D.再次使用可疑药品后是否再次出现同样反应；

E.反应是否可用并用药物的作用、患者病情进展变化或其他治疗措施。

（八）对原患疾病的影响

本次ADR对原患疾病疗程和预后等的影响，包括：①不明显；②病程延长；③病情加重；④导致后遗症；⑤导致死亡。

表1-6-1　依据5条选择结果做出关联性评价

评价分类	A	B	C	D	E
肯定	+	+	+	+	−
很可能	+	+	+	?	−
可能	+	−	±?	?	±?
可能无关	−	−	±?	?	±?
待评价	缺乏必须信息，需要补充材料才能评价				
无法评价	缺乏必须信息并无法获得补充资料				

（九）药品不良反应报告时限要求

1.一般病例采用逐级、定期报告的原则，药品不良反应病例报告必须在发现3个月内完成上报工作。

2.发现新的或严重的药品不良反应/事件，应于发现15d内报告，其中死亡病例须当日及时向所在地省、自治区、直辖市药品不良反应监测中心报告，必要时可以越级报告。

第七章 不合理用药现状分析

合理用药是临床用药的理想境界，但说起来容易，做起来难。实际上，临床用药有多数是不合理的，有些不合理用药现象还非常严重。这些不合理用药现象正是提出"合理用药"思想的直接原因。因此，推行合理用药，首先必须正视临床不合理用药的现状，探究影响合理用药的因素，分析产生临床不合理用药的原因，然后有针对性地寻求解决的办法。

一、不合理用药的表现

不合理用药是相对合理用药而言的。在临床实践中，不合理用药现象屡见不鲜，严重者酿成医疗事故，造成社会性的药物灾害，给当事人乃至社会带来无法弥补的损失。

（一）不合理用药的常见表现

目前中国临床用药普遍存在的问题很多，归纳起来临床不合理用药主要有以下几种表现。

1.有病症未得到治疗。病人患有需要进行药物治疗的疾病或症状，但没有得到治疗，包括得不到药物和因误诊而未给予需要的药物。

2.选用药物不当。指病人存在用药病症，但选用的药物不对症，对特殊病人有用药禁忌，或者合并用药配伍失当等。临床上，选用药物不当以抗生素类药物的滥用最为严重。往往是有了症状，既不管是否由细菌感染引起，也不管病原菌的种类，动辄首选强效、广谱抗生素，而忽视抗生素选用的基本原则，即首选药物一定要考虑细菌对药物的敏感性。

3.用药不足。包括剂量太小和疗程不足，多发生在因畏惧药物不良反应、预防用药或以为病情减轻过早停药的情况下。

4.用药过量或用药时间过长。给病人使用了对症的药物，但剂量过大或者疗程过长；给轻症患者用重药，联合用药过多等。

5.不适当的合并用药。未根据治疗需要和药物特性设计合理的给药方案，无必要或不适当地合并使用多种药物。

6.无适应证用药。病人并不存在需要进行药物治疗的疾病或不适，医生安慰性给病人开药，病人保险性用药。

7.无必要地使用价格昂贵的药品。例如单纯为了提高医疗单位的经济收入而给病人开大处方、开价格昂贵的进口药。

8.给药时间、间隔、途径不适当。

9.重复给药。包括多名医生给同一病人开相同的药物，并用含有相同活性成分的复方制剂和单方药物，或者提前续开处方。

（二）不合理用药的突出表现

目前我国临床上用药不合理的现象突出表现在抗生素、肾上腺皮质激素、解热镇痛药三个方面。

1.抗生素的临床应用是目前存在的主要问题

（1）抗生素使用的指征不强或根本无用药指征，实际上存在很大的滥用和浪费现象。抗生素的合理使用率有些单位只有40%左右。主要原因是很多发热患者，不论何种原因，明知是病毒性感染，如普通感冒，也大多使用抗生素。外科病例则几乎常规地把抗生素用于无菌手术前。类似无选择的预防性应用抗生素占很大比重，这种情况是不可取的。有的单位使用抗生素更换频繁，甚至使用时一无即换，几天至十几天内使用10余种抗生素，这虽是个别的例子，但有一定的代表性。

（2）不顾患者的生理、病理、免疫状态等情况而用药。有些老年人年逾古稀，竟将庆大霉素、丁胺卡那霉素、头孢菌素轮番使用，最终导致肾功能衰竭而死亡。有的医院将庆大霉素作为门诊一线用药，使耳毒、肾毒副反应有增无减。肝病患者使用氯霉素，引起黄疸加深、肝昏迷加重。

（3）不合理地联合使用抗生素。联合使用抗生素如用的合理可以增加疗效，但目前不合理联合使用占相当大的比例。以氨苄西林（氨苄青霉素）及阿莫西林（羟氨苄青霉素）或头孢霉素治疗严重的金黄色葡萄球菌感染为例，国内85%以上金黄色葡萄球菌皆属产青霉素酶的菌株，前两种青霉素皆不耐青霉素酶，而第三代头孢菌素对革兰阳性菌作用并不如第一代。不少人认为TMP与任何抗生素联合都会产生增效作用，事实上并非如此。上海某医院报道强力霉素与TMP联合对92株临床分离的致病菌的敏感性试验结果，无关作用占51.1%、拮抗作用占5.4%，二者合计占55%以上。医生采取联合用药在很多情况下是实行一种"包抄"战术来进行治疗，反而很可能造成延误正确诊断与不能得到及时治疗的不良后果。

静脉滴注抗生素不注意配伍禁忌和相互作用。当前医院过多采用静脉输液，住院病人尤甚。输液中加了很多药品，抗生素与血管活性药物、氢化可的松、肝素、维生素等很多药合用，都很可能发生配伍禁忌或相互作用，影响抗生素活力。抗生素在输液中放置过久，对治疗也是不利的。

抗生素滥用以及不适当联合应用的结果，不仅浪费药物和金钱，而且增加了抗生素的副作用及细菌的耐药性。

2.肾上腺皮质激素使用指征掌握不严，滥用现象也较多

以类风湿性关节炎为例，约50%患者曾用过激素，某单位报道223例住院病人中，过去曾用过激素的占79%，入院时仍在用激素的占35%。激素是治疗类风湿性关节炎的末选药，一般情况下不主张用，而目前我国已成为很多患者的首选药，国外治疗类风湿性关节炎用激素的一般占5%左右。有些单位甚至在诊断未明的情况下，用激素来退热或增加患者食欲，这更是一个错误。

滥用激素尤其是长期使用激素，患者发生库欣综合征、胃溃疡、糖尿病、高血压、精神症状等诸多副作用，有的疾病如结核病扩散、无菌性骨坏死、机遇性感染，其严重性远较患者原来的疾病更坏，甚至招致死亡。长期服用激素后，往往发生撤药困难的局

面，或停药后患者症状加重，欲罢不能。

应严格掌握肾上腺皮质激素的使用指征，故尽量不用。使用时也应尽量用可能的小剂量和最短期限（特殊情况需用大剂量时除外），病情稳定后逐渐减量，最终停服。

3.解热镇痛药不合理应用现象更为严重

由于解热镇痛药产量大、品种多，需求量也大，故主要存在以下问题：

（1）国内解热镇痛药的商品名极为混乱，配方多为几种药组成的复方。以感冒药为例，诸如复方感冒灵片、速效伤风胶囊、抗感冒冲剂、解热止痛散、去痛片等，事实上，很多医生及患者很少知道其所含成分。因此常会出现几种一起服用，甚至长期服用现象，造成重复使用，甚至引起药物过量或发生毒性反应。

（2）解热镇痛药滥用的现象普遍严重存在。澳大利亚是世界上发生镇痛药性肾病最高的地区，其消耗非那西汀为20g/（年·人），美国为4g/（年·人），而我国黑龙江省报道一组病例，滥用镇痛药形成的药物依赖性者占该村总人口的10.6%，占成年人的15.7%，平均服药年限9.7年，平均服用非那西汀为7.3kg，合计615g/（年·人），高出澳大利亚达30倍，实在骇人听闻。其他地区未必皆如此，但从全国感冒药不论病情轻重如何普遍服用来看，滥用的情况有一定的普遍性。

总之，凡属人为因素造成的非安全、有效、经济、适当的用药都是不合理用药。

二、影响合理用药的因素

合理用药是有关人员、药物和环境相互作用的结果，用药有关的各类人员的行为失当和错误是导致不合理用药的因素，药物本身的特性是造成不合理用药的潜在因素，而外部因素则涉及国家卫生保健体制、药品政策、经济发展水平、文化传统、社会风气等众多方面。

（一）人员因素

临床用药不只是医师、药师或病人单方面的事，而是涉及诊断、开方、配方发药、服药、监测用药过程和评价结果的全过程。合理用药必须包括正确诊断、合理处方、准确调配、正确给药、遵医嘱或按说明书正确服药等各个环节，医生、药师、护士、病人及其家属乃至社会各有关人员任何一方不合理用药，都会影响其他人员的努力，造成不利后果。

1.医师因素。医师是疾病诊断和治疗的主要责任者，掌握着是否用药及如何用药的决定权，即只有具有法定资格的执业医师才有处方权。合理用药的临床基础是：①正确诊断；②充分了解疾病的病理生理状况；③掌握药物及其代谢产物在正常与疾病时的药理学、生物化学和药动学性质；④制定正确的药物治疗方案和目标；⑤正确实施药物治疗，获得预定的治疗结果。

临床不合理用药医师往往负主要责任。医师不合理用药多数情况是无意的疏忽，但有时也存在主观故意的情况。致使医师不合理用药的原因是多方面的，主要包括：

（1）医术和治疗学水平不高。医师的医疗水平直接影响到其药物治疗决策，导致治疗决定是否适当，表现为因诊断或疾病判断错误而用药不对症，单凭经验而盲目用药，轻症用重药，忽视特殊病人的用药禁忌等。

（2）缺乏药物和治疗学知识。有些医师对药物知识掌握的不够全面，仅仅关注临床用途和药效学方面的知识和信息，而对药物组成成分、药物动力学性质、不良反应、药物相互作用等方面的知识了解不够。临床用药时容易出现合并使用含有相同活性成分的单方和复方制剂，合并使用在药理学或治疗学上属于同类的两种以上药物，长期使用熟悉的几种药物等现象。

（3）知识信息更新不及时。由于日常医疗工作繁忙，一些医师获取最新药物信息的意识和能力不强，接受新的药物知识及信息存在明显的滞后现象，在通过正规途径获取可靠的新药、老药新用、新报告的药品不良反应及相互作用、新颁布的药政法规（如新近淘汰的药品、最近撤出市场的药品）信息方面存在明显的薄弱环节。

（4）责任心不强。表现为开处方或下达医嘱时，因疏忽造成的写错病人姓名、药名、含量、浓度、剂量、剂型和用法；不仔细询问用药史，对曾发生过药物不良反应者再次开用同种药物，以致引起严重后果；未全面了解病人生理、病理情况，给病人使用有禁忌的药品；迁就病人，放弃药物治疗决策权，任病人点名开药等情况。有时鉴于"病人的社会角色和地位、人际关系"等因素，违反治疗原则满足其要求，造成不合理用药，多是一些"贵重药""进口药""好药""紧俏药""特效药""新药""补药"等。

（5）临床用药监控不力。对于治疗安全范围比较小，在常规治疗剂量就能使病人中毒的药物，未监测血（或尿）药浓度；长期使用容易积蓄中毒的药物，未及时撤换药物；对于使用不当细菌易产生耐药性的抗生素等药物，未做药敏试验或未及时更换品种。

（6）医德医风不正。少数医师受个人的经济利益驱使，不顾病人及国家利益，收受药品回扣，违反治疗原则开大处方，使用价格昂贵的药品，甚至违背职业道德，使用有效性和安全性未得到证实的药品。

2.药师因素。药师在整个临床用药过程中是药品的提供者和合理用药的监督者。药师工作失误，未能很好履行职责，未能发挥应有的作用，也可能造成不合理用药。

（1）调剂配发错误。未按照医师处方正确发药，包括药物、剂量、数量、剂型、效期、质量、包装等方面的差错，可能是药师自己的操作失误，也可能是其他辅助人员调剂操作监督检查不力所造成。

（2）审查处方不严。未审查出处方中特殊病人用药、特殊管理药品、药物相互作用等方面的问题，未能及时提醒医师，防患于未然。

（3）用药指导不力。在发药的同时未向病人书面或口头说明用药的注意事项以及发生意外时的处置方法。

（4）协作及交流不够。未能积极主动地宣传合理用药知识；提供给医护人员的药物信息失真；医护人员和药师之间出现理解偏差时，药师处理和解决问题的方法不当。

3.护士因素。护理人员负责给药操作和病人监护，临床不合理用药或多或少与护士的给药操作有关，一些严重不合理用药后果的产生也有护士的责任。

（1）未正确执行医嘱。包括给病人发错药品和未按医嘱要求给患者正确的剂量，未按医嘱要求的途径、时间和间隔给药，遗漏给药，医嘱转抄错误等。

（2）使用了质量不合格的药品。病区药品保管不当，致使药品失效或过期。

（3）临床观察、监测、报告不力。未发现或未及时报告用药后发生的不良反应和病人主诉。

（4）给药操作不当。未注意注射剂的配伍禁忌，未按操作规程混合静脉注射液，致使药物降效或失效。

4.病人因素。病人积极配合治疗，遵照医嘱正确服药是保证合理用药的另一个关键因素。病人不遵守医师确定的药物治疗方案的行为称为病人不依从性。病人不依从性是临床合理用药的主要障碍之一。病人不依从治疗的原因多种多样。有些是客观的原因，如文化程度低理解错误、年龄大记忆力差、经济收入低又不享受公费和劳保医疗、体质差不能耐受药物不良反应等。有些则是病人主观上的原因，有些病人依从性差，不遵照医嘱用药，随意停药或加大、减少剂量，或随意改用他药；有些病人求医治病心切，盲目点名要药，对价格便宜的治疗药认为是"差药""不好的药"，以满足药精价昂的心理需要；还有些病人迷信于电视、广播等药品广告宣传，不按照疾病情况用药，或迷信于验方、古传方，以致滥用、混用。

（二）药物因素

药物本身的作用是客观存在的，无合理与不合理的问题，关键是药物的一些特性容易造成不合理用药。因药物固有的性质导致的不合理用药往往是错综复杂的。首先，药物的作用和使用因人而异，无论疗效还是不良反应在不同病人身上的表现都不相同，临床上并不存在放之病人皆安全有效的标准治疗方案。其次，多种药物联合使用不良反应的发生率增加，而且合并用药的种类越多，发生药物不良相互作用的可能性就越大。药物不良相互作用通常指两种或两种以上药物联用时产生的一种不良影响，可以是药效降低或失效，也可以是毒性增加，这些不良影响在药物单独使用时不易发生。

合理的联合用药主要为达到五方面目的：①分别治疗同一病人并存的多种疾病；②增强主药的疗效；③避免或减轻主药的某些不良反应；④提高机体对药物的耐受性；⑤延缓病原体产生耐药性。有目的地合并用药，可以充分发挥药物的治疗作用，或将药物不良反应减少至最低程度。

（三）外界因素

影响合理用药的外界因素错综复杂。宏观方面有国家的卫生保健体制、药品监督管理、药政法规以及社会风气等；中观层次的有企业的经营思想和策略、医疗机构的宗旨及主导思想、大众传播媒介的社会公德等；微观层次的包括个人的道德观念、行为动机、文化背景、受教育程度以及传统习俗等诸多方面。

我国现行的卫生保健体制存在许多弊端，无形中造成社会不同人群间医药资源分配和享用的不平衡，为少数人的药品高消费和浪费留下可乘之机。尤其是公费医疗、劳保和统筹医疗中，药品报销受各种人为因素制约，为不合理用药大开方便之门。实行城镇职工基本医疗保险制度后，上述现象有所改观。

药品管理法规尚未得到全面认真的贯彻执行，现用药品不少存在有效性及安全性方面的问题，极易造成不合理用药。药品虚高定价严重，各级政府对药品价格管理力度不够，药品定价普遍过高，导致药费开支居高不下。

医疗卫生行业的不正之风尚未得到有效治疗整顿。一些药品生产和经营企业"经济效益"至上，利用各种不合法、不正当的促销手段扩大其产品的销路。有些医疗机构偏离"以病人为中心"的办院宗旨，为了增加医院运转经费，不惜牺牲国家和病人利益，以药养医，甚至放任不合理用药泛滥。有些大众媒体传播机构只顾利用广告创收，成为传播不实药物信息的渠道，不负责任地误导公众的药品消费，造成极为不利的社会影响。

社会整体文化素质不高，加上落后的社会心理状态的影响，致使不少用药者盲目迷信进口药和贵重药，无病用药，轻症开大处方，甚至在用药水平上搞攀比，追求高档次。少数医务人员违反职业道德，收受贿赂，在医疗机构引进和使用疗效和安全性不确切的药品，危害病人利益，获取高额非法收入。

三、不合理用药的后果

不合理用药必然导致不良的后果，这些不良后果有些是单方面的，有些是综合性的；有些程度较轻，有些后果十分严重。归纳起来，不合理用药产生的不良后果主要有以下几方面。

（一）延误疾病治疗

用药不对症，给药剂量不足，疗程偏短，合并使用药理作用相互拮抗的药物等不合理用药，直接影响到药物治疗的有效性，轻者降低疗效，重者加重病情，延误最佳治疗时机，或导致治疗失败。

药物治疗不彻底往往使疾病得不到根治，容易复发，增加病人痛苦和治疗的难度。

不适当的合并用药，最常见的情况就是干扰其中一种或几种药物的体内归宿，有的药物抑制其他药物的胃肠道吸收，降低后者的生物利用度。有的药物通过提高代谢酶的活力，加速其他药物的代谢，降低有效血药浓度。有的药物加速其他药物的排泄，同样降低后者的治疗效果。

滥用抗微生物药物，极易使病原微生物产生耐药性，降低治疗效果。更为严重的是破坏了人类生存微环境的和谐，人为制造出危害人类生命而已无法有效对抗的顽敌。

（二）浪费医药资源

不合理用药可造成药品乃至医药资源（物资、资金和人力）有形和无形的浪费。有形的浪费是显而易见的不合理消耗，如无病用药、多开不服、重复给药和无必要的合并使用多种药物。无形的浪费往往容易被医药人员和病人忽视。处置药物不良反应和药源性疾病，会增加医药资源的耗费。

（三）产生药物不良反应甚至药源性疾病

药物不良反应和药源性疾病的病原都是药物，差别在于造成的后果和对病人的危害程度不同。

1.不合理用药可以引起药物不良反应。下面以抗生素滥用、解热镇痛药滥用、中药滥用、补药滥用、激素滥用、药物联用滥用等几个方面说明。

（1）抗生素的滥用现象目前比较普遍而严重。滥用抗生素会引起过敏反应、耐药性等一系列问题。

对于一般伤风感冒，有人也用抗生素治疗，这不仅是一种浪费，而且可引起不良反应，促使细菌产生耐药性，增加并发症，延长病程。因为普通感冒的病原体是病毒，而大多数病毒对抗感染药不敏感，所以感冒的治疗主要以对症治疗为主，如发热头痛、全身酸痛，可选用解热镇痛药；鼻塞流涕可选用减轻鼻充血药；过敏者可选用抗组胺药；咽痛可选用消炎喉片，此外还可采用中药治疗。

对麻疹病人，应用抗生素预防细菌性感染，并发症常增多；滥用耳毒性抗生素，如卡那霉素、新霉素、万古霉素、妥布霉素、链霉素等，对耳蜗神经可造成损害，产生听力减退甚至耳聋，老人及小儿尤易发生，必须警惕。

如果大量或长期使用广谱抗生素（如四环素族、氯霉素），体内各处敏感细菌将被抑制，而未被抑制的细菌及真菌却乘机繁殖，因而可形成二重感染，其中尤以白色念珠菌感染为多见。同时，长期应用抗生素，必然抑制肠内有助消化的非病源性菌（如双歧杆菌）的繁殖，从而导致消化不良、腹泻等症状。

（2）解热镇痛药滥用。由于解热镇痛药中多数是非处方药，人们可以不经过医生处方而直接从药店买来应用，因此滥用现象比较普遍。

据统计，目前国内解热镇痛药中销售量最大的是解热镇痛片（即APC片，含非那西丁、阿司匹林和咖啡因）与去痛片（即索密痛片，主要含氨基比林和非那西丁）。这类药物如果滥用，必然会造成药源性疾病，有时还形成对药物的依赖性。长期服用含非那西丁的制剂，可引起肾乳头坏死、间质性肾炎等，甚至可能诱发肾盂癌和膀胱癌。非那西丁还易使血红蛋白形成高铁血红蛋白，使血液携氧能力下降，引起紫绀反应。此外，非那西丁还可引起溶血性贫血，并对视网膜有一定毒性。长期服用非那西丁，还可造成对药物的依赖性。因此，我国宣布淘汰的127种药品中就有非那西丁片，但其复方制剂如APC片、去痛片并未被淘汰。

氨基比林和安乃近同属吡唑酮类药物，对造血系统有不良影响。氨基比林在少数过敏病人中可引起粒细胞缺乏症，有致命危险。氨基比林在胃酸条件下，与食物发生作用，可形成致癌性亚硝基化合物，特别是亚硝胺。

（3）中药滥用。人们以为使用中药比西药安全，实际上这是错误的。中药相对西药的毒副作用要小些，但若服用不当，一样会引起不良反应。

据不完全统计，1974年至2000年期间，国内期刊关于因使用中药不当而中毒致死的报告共有72篇，中药主要有巴豆、苍耳子、六神丸、雷公藤、甜瓜蒂、木通、牵牛、苦楝子等。

云南白药是一种有名的中成药，治疗内外出血和血瘀肿痛有很好的疗效，成人一次剂量为0.2~0.3g，如果一次内服量超过0.5g，就可能引起头晕、恶心呕吐、面色苍白、四肢厥冷，甚至造成肾功能衰竭。

六神丸、六应丸、梅花点舌丹等中成药常用于治疗咽喉肿痛、扁桃体炎等，有较好的疗效，但因内含蟾酥，具有一定毒性，若服用过多，可出现头晕、胸闷、心悸、气短、恶心呕吐、腹痛腹泻、口周及四肢麻木、大汗淋漓等中毒症状。

中医的特色是整体观念和辨证施治，中药必须在中医基础理论指导下正确使用，才能发挥其应有的作用。

（4）补药滥用。补药是一般人对维生素及其他营养药、补血药或某些中药补益药

（如人参）的俗称。人体对于这些药物的需要大都有一定限度。例如维生素，每日需要量并不大，一般从日常膳食中即可得到充分供应，只有需要维生素量较大的儿童、孕妇、哺乳妇女或吸收功能发生障碍的病人，才需要适当地补充维生素。即使是这些人也不可随便给予维生素，而应该缺什么补什么，适当掌握其用量。

以维生素A为例，小儿一次用量超过30万U（约为浓缩鱼肝油6g），成人超过50万U，就可能引起急性维生素A中毒。若小儿每日服5万~10万U以上，连续服药超过6个月，或不满半岁的婴儿每日服1.85万U，连用3个月，都可引起慢性维生素A中毒。

至于中药补益药，人们往往认为"有益无损""多服一点无妨"。其实，即使像人参这样名贵的中药，也不能滥用。

（5）激素滥用。有人以雄性激素睾丸酮为补品，但却不知此药如应用过多，效果会适得其反，不仅不能促进性机能，反而由于阻止脑垂体前叶促性腺激素的分泌，而使睾丸机能减退，生殖器官萎缩。雌性激素同样不可滥用，长期使用可能引起卵巢的退化、萎缩。促皮质素（ACTH）滥用的结果，可影响激素的正常分泌，诱发尿糖并高血压等，必须引起警惕。大剂量或长期使用糖皮质激素，可引起与皮质功能亢进症相类似的不良反应，如高血压、满月脸（面胖）、骨质疏松、脱钙、溃疡、尿糖、精神异常、多毛、痤疮、踝部水肿、阳痿、月经障碍等。

（6）药物联用滥用。药物的联合应用在某些情况下（如为了取得协同作用，抵消副作用，延续耐药性的产生等）是必要的，但药物种类繁多、性质各异，有些药物联用后往往并不是各起作用、互不影响，而是在药理或理化方面产生相互作用，以致可能引起种种不良反应。联用的药物愈多，产生不良反应的可能性愈大。

有人做过统计，当联用5种以下的药物时，不良反应的发生率为4.2%，而联用20种以上的药物时，发生率可上升为45%。在药物的联合应用中，抗生素的联合应用是比较泛滥的。有文献还指出，青霉素或链霉素与四环素族、氯霉素联用，在低浓度时略呈协同作用，但到一定浓度以上，其疗效反不如单用青霉素或链霉素。

2.药源性疾病。人类在治疗用药或诊断用药过程中，因药物或者药物相互作用所引起的与治疗目的无关的不良反应，致使机体某一（几）个器官或某一（几）个局部组织产生功能性或器质性损害而出现各种临床症状，称为药源性疾病。例如，某些药物对肝脏的损害最终导致中毒性肝炎；肼屈嗪、普鲁本辛等药物或引起狼疮性肾炎；保泰松、地西泮等可先诱发粒细胞减少，继而发生急性粒细胞性白血病。典型的药源性疾病往往以药名命名，如"阿司匹林胃""非那西丁肾""呋喃坦啶肺""四环素牙"等。

由于药物品种、数量增多，特别是存在不合理用药现象，药源性疾病的发生率呈上升趋势，其危害性仅居于心血管疾病、恶性肿瘤和感染性疾病之后。因用药导致药源性疾病，一方面使病人雪上加霜，增加痛苦和遭受不必要的伤害，导致病人健康相关生存质量恶化，甚至威胁病人生命。另一方面，医治药源性疾病需要耗费一定的医药资源，无形地加重国家、社会和病人的经济负担。

（四）酿成药疗事故

因用药不当所造成的医疗事故，称为药疗事故。不合理用药的不良后果被称为事故的，一方面是发生了严重的甚至是不可逆的损害，如致残致死；另一方面是涉及人为的责任。

药疗事故通常分成三个等级：因用药造成严重毒副反应，给病人增加重度痛苦者为三等药疗事故；因用药造成病人残废者为二等药疗事故；因用药造成病人死亡者为一等药疗事故。

第二部分　抗菌药物合理使用

　　自百浪多息及青霉素发现以来，抗菌药物经历了快速发展过程，迄今为止，临床常用抗菌药物在100多种、十几个类别，临床各科都要广泛应用抗菌药物。抗菌药物的发现及快速发展，大大降低了全球感染性疾病和传染性疾病的死亡率，给人类带来了巨大益处。

　　在新中国成立初期我国缺医少药，不能生产抗菌药物，为治疗在我国广泛流行的梅毒，国家动用了宝贵的外汇资源从国外购买青霉素，使得我国基本消灭梅毒。这可谓是一个令全世界震惊的公共卫生奇迹。1953年华北制药厂的建成，开创了我国大规模生产抗生素的历史，结束了我国青霉素、链霉素依赖进口的历史，缺医少药的局面得到显著改善。经过半个多世纪的发展，我国成为抗菌药物生产大国、使用大国。抗菌药物生产过剩，导致价格虚高、滥用现象严重。为了遏制抗菌药物不合理使用，国家出台了一系列的规章制度，其中最重要的是2004版和2015版《抗菌药物临床应用指导原则》。两版《原则》的颁布实施，加上其他配套政策的发布及有效执行，有力遏制了我国抗菌药物滥用现象，减少抗菌药物耐药的发生。

第八章　颁布实施《抗菌药物临床应用指导原则》的背景与意义

一、21世纪初，我国抗菌药物滥用十分严重

我国是抗菌药物使用大国，在所有临床应用药品中，抗菌药物所占比例为35%~50%，单一药物使用量前10位中，抗菌药物至少占5个以上。由于种类繁多、药物特征各异，临床抗菌药物合理应用存在较多困难，我国抗菌药物滥用现象较为普遍，由此导致细菌耐药性快速增长、药源性疾病日渐增多、患者住院时间及治疗费用增加、社会医药资源浪费等。

二、我国抗菌药物应用现状

抗菌药物是临床上应用最广泛的一类药物，其临床应用涉及每一个科室和各专业医生，抗菌药物使用频率非常高。对包括病毒感染在内的所有感染都在使用，甚至非感染性疾病也应用抗菌药物。据文献报道，我国处方抗菌药物、使用广谱抗菌药物和联合使用两种以上抗菌药物均远远高于国际平均水平。我国临床抗菌药物不合理使用主要表现在以下几个方面：

（一）应用抗菌药物缺乏明确指针，泛用抗菌药物

临床实践中，医生使用抗菌药物的适应证过宽。众所周知，抗菌药物主要针对细菌性感染发挥治疗作用，但大多临床医生发现患者有发热便开始应用抗菌药物。

（二）临床医生缺乏系统的抗菌药物知识，用药方式不当

1.临床医生缺乏系统的抗菌药物知识

临床实践中，各科医师必须花大量时间掌握本专业知识与技能，往往无暇顾及抗菌药物的知识更新，相关抗菌药物使用的继续教育体系也未建立，多数临床医师对抗菌药物的了解还停留在医学院学习阶段老师所传授的水平，抗菌药物的使用多以经验为主。

2.用药方式不当

（1）在临床中常发现抗菌药物使用剂量、途径、时间不恰当，联合用药缺乏依据以及不适当联合用药等。如头孢曲松为长半衰期头孢菌素，一般感染每日1~2g一次用药便可，但每日3次、每次2g的使用方式却屡见不鲜。

（2）不同商品名的同一种抗菌药物重复使用也时有所见，如可乐必妥（国外企业生产左旋氧氟沙星）联合利复星（国内企业生产左旋氧氟沙星）。

（3）联合用药不当。两种、三种甚至多种抗菌药物联合使用不乏例证，如头孢菌素、氨基糖苷类、喹诺酮类、克林霉素等联合治疗腹腔感染。

（4）用药求新。相信新药一定比老药好，新一代药物一定好于老一代药物，特别是在头孢菌素应用上尤为如此，临床医生常认为四代头孢菌素比前三代好，无论什么细菌

感染，都愿意选用三代或四代头孢菌素，但实际上，第一代头孢菌素抗阳性球菌活性仍然是头孢菌素中最强的，而随着头孢菌素代别增加，主要改变在于抗阴性菌活性增加、抗菌谱扩宽，治疗甲氧西林敏感葡萄球菌感染，头孢唑啉是最好选择。

（三）过于依赖抗菌药物，导致外科预防用药过多

1.外科预防用药过广

外科预防用抗菌药物应该有严格指针，对于可能污染手术以及手术感染将导致严重后果的外科手术才需要使用抗菌药物预防应用，如结肠手术、关节置换手术等。但临床上往往对所有的手术患者都使用抗菌药物预防感染。

2.时间过长

手术预防用药的时间不宜过早过长，一般应在麻醉诱导时开始，术后用药时间不超过48h。但临床情况却非如此，大部分手术，无论切口类别、切口大小、手术时间长短都在预防性使用抗菌药物，且用药时间控制在48h之内者也不多，许多患者术前几天、手术结束到痊愈出院都在使用抗菌药物，由此导致的院内感染增加，患者一旦感染，不可避免地都是耐药菌感染。

3.预防范围扩大

外科预防用药也不断扩大，严格意义的外科预防用药目的在于预防外科切口或手术污染菌感染，但部分医师用药目的在于预防全身性感染，如呼吸道感染。

4.选药不适宜

同时预防用药选择也不正确，如千篇一律地选用三代头孢菌素做预防药物，这都是滥用抗菌药物的典型表现。

（四）不重视抗菌药物应用有关的病原检查，抗菌药物应用无的放矢

抗菌药物针对的主要对象为细菌感染，非细菌感染应用抗菌药物常归于失败，临床怀疑细菌感染时应先采集细菌学检查标本进行细菌学检查，如细菌培养与药物敏感试验，在等待细菌学检查结果时可先据患者临床情况开始经验性治疗，待获得细菌检查结果后调整抗菌药物，开始目标性治疗，同时，每一次细菌学检查结果也为下一次治疗积累经验。

1.细菌学检查的比例低

目前我国门诊感染性疾病患者进行细菌学检查的比例不超过10%，住院感染患者细菌学检查比例在20%左右。

2.送检时机错误

我国细菌学检查时机大都在应用抗菌药物之后，甚至长期应用抗菌药物治疗效果不佳时才进行细菌学检查，这样所得结果对临床用药的参考价值已经很小。

3.不重视送检的后果

由于缺乏细菌学检查协助临床用药，医师选用抗菌药物时有撒大网、大包围的倾向，如在很多三级医院，对严重感染选择碳青霉烯类药物加万古霉素似已成常规，长此以往，造成现在院内感染的铜绿假单胞菌、不动杆菌、窄食单胞菌等感染流行。

三、抗菌药物滥用的原因

1.无序生产导致药品过剩。由于处于社会初步发展阶段，国家的研究能力、原创能力不强，药品以仿制为主，众多的药厂都在生产抗菌药物，同一种抗菌药物有上百家的药厂生产，这样市场销售就可能存在恶性竞争，这种竞争会导致价格虚高，抗菌药物滥用比较普遍。

2.对抗菌药物知识不了解。医学发展专业分工越来越细，每个医生都有自己专业方面的问题，抗菌药物是常用药，各科医师对抗菌药物了解不如对本专业领域那么强，这样就会存在误用或者滥用的情况。

3.迷信抗菌药物。患者对抗菌药物盲从，将抗菌药物看作万能药，无论何种疾病都选择抗菌药物治疗，如普通感冒多属于病毒感染，严格意义上来讲，没有什么有效的药物，只是对症治疗，不需要使用抗菌药物，但患者甚至部分医生习惯服用一些感冒药，同时加用抗菌药物，患者就诊时常要求医师开抗菌药物。

4.政策执行不到位。我国很早就将药物分为处方药和非处方药，抗菌药物应该属于处方药，必须凭医师处方购买，但实际上抗菌药物销售过程中没有严格执行这一规定，任何人很随意地就可以买到各种抗菌药物，这无疑加剧抗菌药物的滥用。

5.由于药品销售的恶性竞争，药品销售过程中或多或少地存在一些不规范甚至违规行为，对抗菌药物滥用起到了推波助澜的作用。

6.兽用抗菌药物滥用。抗菌药物在畜牧业作为动物饲料添加剂大量使用。有关我国出口的动物产品被检测出抗菌药物的残留而拒之门外的报道并不鲜见。我国畜牧业使用抗菌药物的量远远超过人类使用量的总和，导致环境中有较多的抗菌药物存在，使环境中的细菌过早、过多地暴露于抗菌药物，必然引起细菌耐药性的增长。

四、抗菌药物滥用的后果

抗菌药物是一类特殊药物，其特别之处在于抗菌药物作用对象为引起人体感染的病原菌，不是人体本身，但作为一类药物，也具有与其他药物相似特点，如进入人体后需要人体对其代谢处理、也可引起人体毒副反应等，因此抗菌药物滥用不可避免地会导致以下结果：

（一）耐药的产生流行、感染性疾病的治疗将面临严峻挑战

抗菌药物对耐药菌选择、流行起着无法估量的作用。最初抗菌药物大多来源于自然界中微生物，与产抗菌药物相伴而生的细菌为了取得生存优势，必须产生耐药现象对抗抗菌药物的杀伤，这种抗菌药细菌与具有耐药特性的细菌在自然界中始终处于低水平的平衡状态，对人类并不构成威胁，但由于人类大量生产使用抗菌药物，破坏了这种脆弱的平衡，具有耐药特质的细菌为了物种延续，必须产生进一步高水平耐药，导致临床中大量高水平耐药菌株出现与流行，抗菌药物使用越多，细菌产生耐药速度越快，耐药水平也越高。如由于青霉素G、红霉素的广泛应用，肺炎链球菌对青霉素耐药的比例已经从1995年的5%增加到2004年的35%，对大环内酯类抗菌药耐药的比例高达70%；耐甲氧西林的金黄色葡萄球菌（MRSA）的比例已经从1989年的20%增加到2003年的50%

左右；由于三代头孢菌素的广泛使用，导致广谱β-内酰胺酶革兰阴性肠杆菌科细菌比例也逐年迅速上升，部分地区已达到40%；喹诺酮类抗菌药物在我国应用不到20年，大肠埃希菌的耐药率已经达60%~70%。

大量耐药菌的产生，使难治性感染越来越多，感染所造成的死亡患者也愈来愈多。WHO指出，全球因感染造成的死亡病例中，呼吸道疾病、感染性腹泻、艾滋病、结核病占85%以上，引起这些疾病的病原体对一线药物的耐药性几乎是100%。医院病房，特别是重症监护病房，每天有大量耐药菌感染患者以及面临耐药菌感染威胁的患者，这些患者大多并非感染住院，而是因为其他疾病，如器官移植、肿瘤、心脏疾患等，但最终可能夺取他们生命的却是耐药菌感染。长此以往，由于细菌耐药，人类可能会回到没有抗菌药物使用年代的状态，人类将再一次面临很多感染性疾病的威胁。

（二）抗菌药物滥用导致相关毒副反应增加

抗菌药物与其他药物一样，进入人体以后发挥治疗效果的同时也会引起很多的不良反应，用药越多引起不良反应的机会越高。我国药物不良反应监测中心的报告显示，我国药物不良反应1/3是由抗菌药物引起的，这个比例和抗菌药物的使用比例是一致的。抗菌药物的种类比较多，引起的不良反应或者是严重的不良反应涉及了身体的每一个系统，如氨基糖苷类所致耳肾毒性、四环素所致骨损害、氯霉素所致再生障碍性贫血等。

（三）抗菌药物滥用造成医疗成本增加，大量社会医药资源浪费

滥用药物本身加重患者医疗负担，增加社会医疗成本投入，降低医疗效益/成本比；滥用药物所造成的耐药菌感染治疗费用也远远高于普通细菌感染的治疗费用，药物滥用所致不良反应的医疗费用对原本短缺的医疗投入更是雪上加霜。我国抗菌药物占处方药物的比例已经到达35%~50%水平，远远高于发达国家水平，其中很大一部分属于不合理应用，由此造成的资源浪费十分惊人。

五、颁布《抗菌药物临床应用指导原则》的意义

我国抗菌药物使用状况已如前述，规范抗菌药物使用、克服细菌耐药、尽量避免抗菌药物相关的不良反应、降低医疗成本已经是迫在眉睫的任务，必须提高对抗菌药物合理使用的认识，采取适当措施以保证临床抗菌药物的合理应用。抗菌药物合理使用是临床合理用药的一部分，WHO有关促进合理用药措施包括以下几个方面内容：①建立具有一定授权的多学科合理用药协调实体；②制定临床指南；③制定基于治疗用药的基本药物目录；④不同层次的药物治疗委员会；⑤在大学设立药物治疗学课程；⑥强制性医学继续教育；⑦监督、审查与反馈机制；⑧药品信息的客观公正地获取；⑨公众用药教育宣传；⑩消除用药与经济利益的直接关系；⑪适当与强制性法规；⑫足够的政府预算以保证药品与医疗服务的提供。制定临床用药指南、强制性法规建立、医学教育等均与颁布药物应用原则有关。国外经验表明，建立健全抗菌药物临床合理使用的管理体系与技术指导，对促进抗菌药物合理使用有重要作用。欧美发达国家，特别是北美、北欧国家，抗菌药物合理使用比率较高，细菌耐药及相关药物毒副反应发生率较低，为临床抗菌药物使用赢得了较有利空间，感染性疾病治疗成功率较高。根据我国实际情况，抗菌药物滥用已不再是个别现象，抗菌药物不合理应用已经导致严重后果，细菌耐药水平与

流行情况相当严重，药源性疾病常有发生，要促进抗菌药物合理应用不能再停留于口头形式或个别专家呼吁，必须通过更为有效的措施加以贯彻实施。此次颁布的《抗菌药物临床应用指导原则》是我国第一部有关抗菌药物应用的技术与管理规范，尽管其中可能会存在一些有待进一步完善之处，但毕竟是向抗菌药物合理使用方向迈出的一大步，相信该指导原则会对我国抗菌药物临床合理应用起到积极效果。

第九章 我国抗菌药物管理的法律法规

为促进抗菌药物合理使用，遏制耐药发生，国家出台一系列法律法规及规章制度，现简述如下。

一、国家食品药品监督管理局《关于加强零售药店抗菌药物销售监管促进合理用药的通知》

国家食品药品监督管理局《关于加强零售药店抗菌药物销售监管促进合理用药的通知》（国食药监安〔2003〕289号）要求从2004年7月1日起，未列入非处方药药品目录的各种抗菌药物（包括抗生素和磺胺类、喹诺酮类、抗结核、抗真菌药物），在全国范围内所有零售药店必须凭执业医师处方才能销售。不按规定销售的，一经发现，要依据《药品流通监督管理办法（暂行）》（国家药品监督管理局令第7号）的规定进行查处（处以警告或者并处一千元至三万元罚款）。这就意味着只有在医学专业人士的指导下才能使用抗菌药物，走出了抗菌药物合理应用必不可少的第一步。但遗憾的是这一政策没有得到有效地执行，患者或家属到药店仍可以随意购买到所需要的各种抗菌药物。

二、《抗菌药物临床应用指导原则》（2004版）

为推动合理使用抗菌药物、规范医疗机构和医务人员用药行为，原卫生部、国家中医药管理局和总后卫生部共同委托中华医学会会同中华医院管理学会药事管理专业委员会和中国药学会医院药学专业委员会，组织有关专家制订了《抗菌药物临床应用指导原则》（2004版），于2004年8月19日下发（卫医发〔2004〕285号）。《抗菌药物临床应用指导原则》是在总结我国抗菌药物临床应用经验基础上，参考借鉴WHO和发达国家研究成果与实践经验如《澳大利亚抗生素治疗指南》第10版和美国《热病》第33版编写而成的。这是我国首个关于抗菌药物应用的"国家标准"，为全国各医疗机构和临床医师合理使用抗菌药物提供了遵循的标准。主要内容有四个部分：

（一）抗菌药物临床应用的基本原则

1.抗菌药物治疗性应用的基本原则。

2.抗菌药物预防性应用的基本原则。

3.抗菌药物在特殊病理、生理状况患者中应用的基本原则。

（二）抗菌药物临床应用的管理

1.提出抗菌药物实行分级管理。

（1）抗菌药物分级原则。

（2）抗菌药物分级管理办法。

2.病原微生物检测。

3.管理与督查。

（三）各类抗菌药物的适应证和注意事项

本部分共19类抗菌药物，涉及每类抗菌药物的适应证和注意事项。

青霉素类抗生素

头孢菌素类抗生素

碳青霉烯类抗生素

β内酰胺类/β内酰胺酶抑制剂

氨基糖苷类抗生素

四环素类抗生素

氯霉素

大环内酯类抗生素

林可霉素和克林霉素

利福霉素类抗生素

万古霉素和去甲万古霉素

磷霉素

甲硝唑和替硝唑

喹诺酮类抗菌药

磺胺类药

呋喃类抗菌药

抗结核分枝杆菌和非结核分枝杆菌药

抗麻风分枝杆菌药

抗真菌药

（四）各类细菌性感染的治疗原则及病原治疗

共涉及38类器官、系统及具体细菌的感染及治疗。

三、《关于建立抗菌药物临床应用及细菌耐药监测网的通知》

为贯彻落实《抗菌药物临床应用指导原则》，加强医疗机构抗菌药物临床应用的监督和管理，促进合理用药，提高我国抗菌药物临床应用水平，保护患者用药权益，原卫生部、国家中医药管理局和总后卫生部于2005年11月29日颁布《关于建立抗菌药物临床应用及细菌耐药监测网的通知》（卫办医发〔2005〕176号），决定建立全国"抗菌药物临床应用监测网"和"细菌耐药监测网"，委托中华医院管理学会药事管理专业委员会和北京大学临床药理研究所分别负责两个监测网的总体规划设计、运行工作及第一批109所医院的抗菌药物临床应用监测和细菌耐药监测工作。全国医药经济信息网在中华医院管理学会药事管理专业委员会统一安排下参与部分具体网络运行工作。各网络医院要积极配合，按要求做好相应工作，相关卫生行政部门要予以支持。目前这一工作得到有效实施，大多数三级医院及二级医院都纳入两网监测的定点医院。

四、《关于进一步加强抗菌药物临床应用管理的通知》

（一）文件出台的背景

《抗菌药物临床应用指导原则》（2004版）发布以后，我国抗菌药物使用率、抗菌药物使用强度逐年下降，临床应用水平不断提高。但是，全国抗菌药物临床应用和细菌耐药监测显示，我国个别地区和部分医疗机构不同程度地存在抗菌药物不合理应用的现象，影响了医疗效果，加重了细菌耐药程度。在这样的情况下，2008年3月19日卫生部下发《关于进一步加强抗菌药物临床应用管理的通知》（卫办医发〔2008〕48号）。

（二）主要内容

1.加强围手术期抗菌药物预防应用的管理。

2.加强对氟喹诺酮类药物临床应用的管理。

氟喹诺酮类药物应参照药敏试验结果，应用于消化和泌尿系统外的其他系统感染；除泌尿系统外，不得作为其他系统的外科围手术期预防用药。

3.严格按照抗菌药物分级管理制度规定，加强抗菌药物临床应用的管理。

4.加强对抗菌药物临床应用的指导和监管。

（1）对细菌耐药率超过30%的抗菌药物，应将预警信息及时通报有关医疗机构和医务人员。

（2）对细菌耐药率超过40%的抗菌药物，应该慎重经验用药。

（3）对细菌耐药率超过50%的抗菌药物，应该参照药敏试验结果用药。

（4）对细菌耐药率超过75%的抗菌药物，应该暂停该类抗菌药物的临床应用，根据细菌耐药监测结果，再决定是否恢复其临床应用。

五、《关于抗菌药物临床应用管理有关问题的通知》

（一）文件出台的背景

卫生部办公厅《关于进一步加强抗菌药物临床应用管理的通知》（卫办医发〔2008〕48号）下发以来，各级卫生行政部门和医疗机构认真组织学习、贯彻落实，取得了一定的成效，部分地区医疗机构抗菌药物应用比例有所下降，围手术期抗菌药物预防应用进一步规范。为继续推进抗菌药物临床合理应用，2009年3月23日卫生部下发《关于抗菌药物临床应用管理有关问题的通知》（卫办医发〔2009〕38号）。

（二）主要内容

1.以严格控制Ⅰ类切口手术预防用药为重点，进一步加强围手术期抗菌药物预防性应用的管理。

2.严格控制氟喹诺酮类药物临床应用。

氟喹诺酮类药物的经验性治疗可用于肠道感染、社区获得性呼吸道感染和社区获得性泌尿系统感染，其他感染性疾病治疗要在病情和条件许可的情况下，逐步实现参照致病菌药敏试验结果或本地区细菌耐药监测结果选用该类药物。应严格控制氟喹诺酮类药物作为外科围手术期预防用药。对已有严重不良反应报告的氟喹诺酮类药物要慎重遴选，使用中密切关注安全性问题。

3.严格执行抗菌药物分级管理制度。

4.加强临床微生物检测与细菌耐药监测工作，建立抗菌药物临床应用预警机制。

2008年3月24日卫生部办公厅印发的《关于进一步加强抗菌药物临床应用管理的通知》（卫办医发〔2008〕48号）同时废止。

六、《全国抗菌药物联合整治工作方案》

为进一步加强我国抗菌药物生产、流通、使用等各环节的管理，促进我国抗菌药物合理应用，确保人民群众用药安全，原卫生部、原国家食品药品监督管理局、工业和信息化部、原农业部四部委制定了《全国抗菌药物联合整治工作方案》，决定开展全国抗菌药物联合整治工作，并于2010年印发关于《全国抗菌药物联合整治工作方案》的通知（卫医政发〔2010〕111号）。

该文件明确单位法人代表/主要负责人为抗菌药物合理应用管理工作第一责任人。卫生部加强抗菌药物临床应用管理。国家食品药品监管局加强抗菌药物流通领域监管。工业和信息化部加强抗菌药物生产的行业管理。农业部加强兽用抗菌药物管理。

该文件明确了我国抗菌药物生产、销售、使用等各环节的综合管理体制。

七、《三级综合医院医疗质量管理与控制指标》

为建立完善适合我国国情的医疗质量管理与控制体系，促进医疗质量管理与控制工作的规范化、专业化、标准化、精细化，改善医疗服务，提高医疗质量，保障医疗安全，原卫生部组织制定了《三级综合医院医疗质量管理与控制指标》（2011年版），于2011年下发《三级综合医院医疗质量管理与控制指标》（2011版）（卫办医政函〔2011〕54号）。

其中在医疗机构合理用药指标项下有关于抗菌药物的控制指标：

（一）处方指标

就诊使用抗菌药物的百分率，要求小于20%。

（二）抗菌药物用药指标

1.住院患者人均使用抗菌药物品种数。

2.住院患者人均使用抗菌药物费用。

3.住院患者使用抗菌药物的百分率。

4.抗菌药物使用强度。

5.抗菌药物费用占药费总额的百分率。

6.抗菌药物特殊品种使用量占抗菌药物使用量的百分率。

7.住院用抗菌药物患者病原学检查百分率。

（三）外科清洁手术预防用药指标

1.清洁手术预防用抗菌药物百分率。

2.清洁手术预防用抗菌药物人均用药天数。

3.接受清洁手术者，术前0.5~2.0h内给药百分率。

4.重点外科手术前0.5~2.0h内给药百分率。

（1）髋关节置换术前0.5~2.0h内给药百分率。

（2）膝关节手术前0.5~2.0h内给药百分率。

（3）子宫肌瘤切除术前0.5~2.0h内给药百分率。

八、《关于做好全国抗菌药物临床应用专项整治活动的通知》（2011年）

为进一步加强医疗机构抗菌药物临床应用管理，促进抗菌药物合理使用，有效控制细菌耐药，保证医疗质量和医疗安全，2011年4月18日卫生部办公厅下发《关于做好全国抗菌药物临床应用专项整治活动的通知》（卫办医政发〔2011〕56号）。

（一）指导思想

深入贯彻落实深化医药卫生体制改革工作要求，以科学发展观为指导，坚持"标本兼治、重在治本"的原则，按照"突出重点、集中治理、健全机制、持续改进"的工作思路，将抗菌药物临床应用专项整治活动作为"医疗质量万里行"和"三好一满意"活动的重要内容，统一部署、统一安排、统一组织、统一实施，围绕抗菌药物临床应用中的突出问题和关键环节进行集中治理，务求实效。完善抗菌药物临床应用管理长效工作机制，提高抗菌药物临床合理应用水平，保障患者合法权益和用药安全，实现为人民群众提供安全、有效、方便、价廉的医疗服务的医改目标。

（二）活动目标

通过开展全国抗菌药物临床应用专项整治活动，进一步加强抗菌药物临床应用管理，优化抗菌药物临床应用结构，提高抗菌药物临床合理应用水平，规范抗菌药物临床应用，有效遏制细菌耐药；针对抗菌药物临床应用中存在的突出问题，采取标本兼治的措施加以解决；完善抗菌药物临床应用管理有效措施和长效工作机制，促进抗菌药物临床合理应用能力和管理水平持续改进。

（三）活动范围

全国各级各类医疗机构，重点是二级以上公立医院。

（四）组织管理

卫生部负责制定全国抗菌药物临床应用专项整治活动方案，并组织实施，组织对全国抗菌药物临床应用专项整治活动开展情况进行督导检查。

各省级卫生行政部门负责制定本辖区抗菌药物临床应用专项整治活动工作方案，具体负责本辖区内抗菌药物临床应用专项整治活动的组织实施，督促本辖区医疗机构实现抗菌药物临床合理应用各项指标。

医疗机构负责落实卫生部和省级卫生行政部门制定的各项工作措施，实现抗菌药物临床合理应用各项指标。医疗机构负责人是抗菌药物临床合理应用的第一责任人。

（五）重点内容

1.明确抗菌药物临床应用管理责任制。

2.开展抗菌药物临床应用基本情况调查。

3.建立完善抗菌药物临床应用技术支撑体系。

4.严格落实抗菌药物分级管理制度。

5.加强抗菌药物购用管理。

医疗机构对抗菌药物目录进行全面梳理，清退存在安全隐患、疗效不确定、耐药严重、性价比差和违规促销的抗菌药物品种，严格控制抗菌药物购用品规数量。医疗机构抗菌药物采购目录（包括采购抗菌药物的品种、剂型和规格）要向核发其《医疗机构执业许可证》的卫生行政部门备案。

6.抗菌药物使用率和使用强度控制在合理范围内。

7.定期开展抗菌药物临床应用监测与评估。

8.加强临床微生物标本检测和细菌耐药监测。

9.严格医师和药师资质管理。

10.落实抗菌药物处方点评制度。

11.建立省级抗菌药物临床应用和细菌耐药监测网。

12.建立抗菌药物临床应用情况通报和诫勉谈话制度。

13.严肃查处抗菌药物不合理使用情况。

（六）活动方式

1.自查自纠。

2.督导检查。

（1）专项检查。

（2）重点抽查。

（3）卫生部、省级卫生行政部门和医疗机构按照相关规定，分别对抗菌药物临床应用中发现的严重问题予以处理。

3.总结交流。

（七）工作要求

1.提高认识，加强领导，明确责任。

2.突出重点，集中治理，务求实效。

3.认真总结，查找不足，持续改进。

九、《关于做好全国抗菌药物临床应用专项整治活动的通知》（2012年）

为进一步巩固2011年全国抗菌药物临床应用专项整治活动成果，促进抗菌药物合理使用，有效控制细菌耐药，保证医疗质量和医疗安全，2012年5月5日卫生部办公厅下发《关于做好全国抗菌药物临床应用专项整治活动的通知》（卫办医政发〔2012〕32号）。

其指导思想、活动目标、活动范围及组织管理与2011年专项整治活动相似。

（一）重点内容

1.明确抗菌药物临床应用管理责任制。

2.开展抗菌药物临床应用基本情况调查。

3.建立完善抗菌药物临床应用技术支撑体系。

4.严格落实抗菌药物分级管理制度。

5.建立抗菌药物遴选和定期评估制度，加强抗菌药物购用管理。

严格控制抗菌药物购用品种、品规数量，保障抗菌药物购用品种、品规结构合理。

6.加大抗菌药物临床应用相关指标控制力度。

7.定期开展抗菌药物临床应用监测与评估。

8.加强临床微生物标本检测和细菌耐药监测。

9.严格医师抗菌药物处方权限和药师抗菌药物调剂资格管理。

10.落实抗菌药物处方点评制度。

11.建立完善省级抗菌药物临床应用和细菌耐药监测网。

12.充分利用信息化手段加强抗菌药物临床应用管理。

13.建立抗菌药物临床应用情况通报和诫勉谈话制度。

14.完善抗菌药物管理奖惩制度,严肃查处抗菌药物不合理使用情况。

(二) 活动方式

1.自查自纠。

2.督导检查。

(1) 专项检查。

(2) 重点抽查。

(3) 严肃处理。

3.总结交流。

(三) 工作要求

1.提高认识,加强领导,明确责任。

2.突出重点,集中治理,务求实效。

3.认真总结,巩固成果,持续改进。

十、《抗菌药物临床应用管理办法》

(一) 起草背景、目的和意义

抗菌药物是临床应用范围广、品种繁多的一大类药品。自从抗菌药物应用于临床以来,治愈并挽救了无数患者的生命。但抗菌药物不合理使用导致的细菌耐药不仅对用药个体也对整个社会群体造成不良影响。世界卫生组织认为,抗菌药物不合理使用导致的细菌耐药已经成为全球性的公共卫生问题,是全世界面临的共同挑战,引起各国和全社会的高度关注。世界卫生组织发出呼吁,将2011年世界卫生日的主题也确定为"控制细菌耐药,今天不采取行动,明天将无药可用"。

我国政府历来高度重视抗菌药物不合理使用问题,卫生部加大抗菌药物临床应用管理力度,建立完善抗菌药物临床应用管理的长效机制。加强对抗菌药物临床应用管理,控制细菌耐药,提升感染性疾病治疗水平,是更有效治疗疾病、保障广大人民群众健康权益、维护全人类自身健康的必然要求,也是落实深化医药卫生体制改革任务的重要内容。同时,规范抗菌药物临床使用行为,促进临床合理用药也是国家建立药品供应保障体系,建立基本药物制度,解决患者适宜药品可获得性的基础,是控制不合理药物治疗费用的重要手段。在这样的背景下,2012年2月13日经卫生部部务会审议通过《抗菌药物临床应用管理办法》(卫生部令第84号)并发布,自2012年8月1日起施行。

《办法》是对10余年来抗菌药物临床应用管理实践经验的提炼和固化,其发布标志着我国抗菌药物临床应用管理迈入法制化、制度化轨道,为逐步建立抗菌药物临床应用管理长效机制奠定了基础。

（二）主要内容

《办法》共6章59条，包括总则、组织机构和职责、抗菌药物临床应用管理、监督管理、法律责任和附则，重点规定了以下内容：

1.建立抗菌药物临床应用分级管理制度。以安全性、有效性、细菌耐药情况和价格因素等4个方面作为抗菌药物临床应用分级管理的基本原则，将抗菌药物分为非限制使用、限制使用与特殊使用三级管理。规定医师、药师要经抗菌药物临床应用知识和规范化管理的培训，考核合格后方可取得相应级别抗菌药物处方权或调剂资格。

2.明确了医疗机构抗菌药物遴选、采购、临床使用、监测和预警、干预与退出全流程工作机制。卫生部、省级卫生行政部门建立国家级和省级抗菌药物临床应用监测网和细菌耐药监测网，动态监测、分析抗菌药物临床应用和细菌耐药形势，有针对性地开展抗菌药物临床应用质量管理与控制工作，指导临床合理用药。

3.加大对不合理用药现象的干预力度，建立细菌耐药预警机制。医疗机构要及时掌握本机构及临床各专业科室抗菌药物使用情况，评估抗菌药物使用适宜性；对抗菌药物使用趋势进行分析，对抗菌药物不合理使用及时有效干预。

4.明确监督管理和法律责任。县级以上卫生行政部门是医疗机构抗菌药物临床应用情况监督检查的主体。县级以上卫生行政部门要建立抗菌药物临床应用情况排名、公布和诫勉谈话制度，将医疗机构抗菌药物临床应用情况纳入医疗机构考核指标体系。依法依规对医疗机构、医师和药师出现违反本办法的相应情形给予相应处理。

十一、《关于做好全国抗菌药物临床应用专项整治活动的通知》（2013年）

为进一步巩固前两年全国抗菌药物临床应用专项整治活动成果，促进抗菌药物合理使用，有效控制细菌耐药，保证医疗质量和医疗安全，按照2013年全国卫生工作会议精神、2013年卫生工作要点和三年活动工作安排，2013年5月10日卫生部办公厅下发《关于做好全国抗菌药物临床应用专项整治活动的通知》（卫办医政发〔2013〕37号）。

（一）活动目标

通过开展全国抗菌药物临床应用专项整治活动，进一步加强抗菌药物临床应用管理，优化抗菌药物临床应用结构，提高抗菌药物临床合理应用水平，规范抗菌药物临床应用，有效遏制细菌耐药；针对抗菌药物临床应用中存在的突出问题，采取标本兼治的措施加以解决；完善抗菌药物临床应用管理有效措施和长效工作机制，促进抗菌药物临床合理应用能力和管理水平持续改进。

（二）活动范围

全国各级各类医疗机构，重点是二级以上公立医院。

（三）组织管理

国家卫生和计划生育委员会负责制定全国抗菌药物临床应用专项整治活动方案，并组织实施，组织对全国抗菌药物临床应用专项整治活动开展情况进行督导检查。

各省级卫生行政部门（卫生和计划生育委员会）负责制定本辖区抗菌药物临床应用专项整治活动工作方案，具体负责本辖区内抗菌药物临床应用专项整治活动的组织实施，督促本辖区医疗机构实现抗菌药物临床合理应用各项指标。

各医疗机构负责落实国家和省制定的各项工作措施，实现抗菌药物临床合理应用各项指标，建立健全抗菌药物临床应用管理长效工作机制。

（四）重点内容

1.明确抗菌药物临床应用管理责任制。

2.开展抗菌药物临床应用基本情况调查。

3.建立完善抗菌药物临床应用技术支撑体系。

4.严格落实抗菌药物分级管理制度。

5.建立抗菌药物遴选和定期评估制度，加强抗菌药物购用管理。

6.加大抗菌药物临床应用相关指标控制力度。

7.定期开展抗菌药物临床应用监测与评估。

8.加强临床微生物标本检测和细菌耐药监测。

9.严格医师抗菌药物处方权限和药师抗菌药物调剂资格管理。

10.落实抗菌药物处方点评制度。

11.建立完善省级抗菌药物临床应用和细菌耐药监测网。

12.充分利用信息化手段加强抗菌药物临床应用管理。

13.建立抗菌药物临床应用情况通报和诫勉谈话制度。

14.完善抗菌药物管理奖惩制度，严肃查处抗菌药物不合理使用情况。

15.加大总结宣传力度，营造抗菌药物合理使用氛围。

（五）活动方式

1.自查自纠。

2.督导检查。

（1）专项检查。

（2）重点抽查。

（3）严肃处理。

3.总结交流。

（六）工作要求

1.提高认识，加强领导，明确责任。

2.突出重点，强化措施，务求实效。

3.认真总结，巩固成果，持续改进。

十二、《关于做好2014年抗菌药物临床应用管理工作的通知》

为做好2014年抗菌药物临床应用管理工作，根据2014年全国卫生计生工作会议精神和《抗菌药物临床应用管理办法》，2014年4月14日国家卫生计生委办公厅发布《关于做好2014年抗菌药物临床应用管理工作的通知》（国卫办医函〔2014〕300号）。

（一）持续巩固加强抗菌药物临床应用管理工作

1.继续落实2013年抗菌药物管理各项要求。2014年继续落实《2013年全国抗菌药物临床应用专项整治活动方案》中确定的各项指标和要求，包括抗菌药物品种数、使用率，住院患者手术预防使用抗菌药物要求等。要杜绝松懈思想，保持工作力度不减，促进医疗机构抗菌药物临床应用能力和管理水平的持续改进。

2.加大门诊、急诊抗菌药物静脉使用管理力度。要组织开展门诊、急诊抗菌药物静脉使用情况的监测。根据监测结果，采取针对性措施，降低门诊、急诊抗菌药物静脉使用比例及使用量。

3.不断提高抗菌药物临床应用管理水平。各医疗机构要加大《抗菌药物临床应用管理办法》及相关文件的落实力度。通过建立临床科室与感染、微生物检验、临床药学等多学科合作机制；结合专业特点、常见病种等因素，合理设定各个临床科室的抗菌药物应用管理指标；加强本单位细菌耐药情况监测以指导临床等方式，不断提高抗菌药物临床应用管理水平。

（二）注重提高二级医院和基层医疗机构抗菌药物临床应用水平

各省级卫生计生行政部门要在巩固三级医院抗菌药物临床应用专项整治成果的基础上，着力加强二级医院、基层医疗机构和民办医疗机构抗菌药物临床应用管理工作。

1.建立健全抗菌药物临床应用管理制度。

2.提高医务人员合理应用抗菌药物能力。

3.增强医务人员和患者合理用药意识。

4.利用信息化手段加强抗菌药物临床应用监管。

十三、《抗菌药物临床应用指导原则》（2015年版）

（一）起草背景

2004年，国家卫生计生行政部门、中医药管理局和总后勤部卫生部发布实施了《抗菌药物临床应用指导原则》，对规范抗菌药物临床应用起到了积极作用，得到了行业的广泛认可。近年来的监测显示，我国各感染性疾病的致病原组成与耐药性发生了变化。为此，我们成立了以钟南山院士为组长的修订工作组，根据细菌耐药变化趋势和相关学科发展情况，经深入研究并广泛征求意见，形成了《抗菌药物临床应用指导原则》（2015年版），2015年7月24日由国家卫生计生委办公厅、国家中医药管理局办公室及解放军总后勤部卫生部药品器材局颁布《抗菌药物临床应用指导原则》（2015年版）（国卫办医发〔2015〕43号）。

（二）主要内容

1.抗菌药物临床应用的基本原则。包括抗菌药物应用指征、预防用药原则、治疗方案的确定等。

2.抗菌药物临床应用管理。包括医疗机构设立抗菌药物管理工作组、建设抗菌药物临床应用管理专业技术团队、制定抗菌药物供应目录和处方集、制订感染性疾病诊治指南、开展抗菌药物临床应用监测等工作的具体要求。

3.各类抗菌药物的适应证和注意事项。对抗菌药物的适应证、注意事项进行分类阐述。

4.各类细菌性感染的经验性抗菌治疗原则。包括人体各器官、各部位细菌感染性疾病的病因、病理学分析、治疗原则和病原治疗的药物选择、疗程和用法用量等。

（三）与2004版相比

1.更重视循证依据，文字表达更加严谨。

2.第一部分"预防用药"内容变化较大，增加了具体预防用药方案。

3.第二部分考虑了管理办法要求，总结了近年实践经验，变动较多。

4.第三部分增加了近年上市的新型抗菌药物和抗真菌药物。

5.第四部分疾病部分更多参考了国内外最新指南，对各种细菌感染经验性治疗的内容更加突出明了。

十四、《关于进一步加强抗菌药物临床应用管理工作的通知》

（一）背景情况

近年来，国家卫生计生委开展了一系列工作，加强抗菌药物临床应用管理。制定完善了有关管理法规制度、指标和技术规范，建立了抗菌药物临床应用和细菌耐药的监测体系，并加大监管力度，抗菌药物临床应用管理规范化水平不断提高。

为落实深化医药卫生体制改革有关要求，进一步规范抗菌药物临床应用，保障医疗质量与患者安全，国家卫生计生委总结前期工作经验，结合医药技术发展实际，制定了《关于进一步加强抗菌药物临床应用管理工作的通知》，2015年7月24日国家卫生计生委、国家中医药管理局发布《关于进一步加强抗菌药物临床应用管理工作的通知》（国卫办医发〔2015〕42号），进一步完善抗菌药物管理要求。

（二）主要内容

1.严格落实抗菌药物临床应用管理有关法规要求。要求各地、各医疗机构强化有关法规制度要求的落实，对抗菌药物品种品规遴选、采购、处方、调剂、临床应用和评价等进行全流程监管。同时，鼓励地方借鉴"负面清单"管理方式，提高法规要求的可操作性。

2.加强抗菌药物临床应用综合管理。要求落实《抗菌药物临床应用指导原则》（2015年版）等技术规范。加强医德医风建设，完善相应绩效分配、奖惩制度，提高医务人员合理应用抗菌药物的积极性、主动性。修订完善了《抗菌药物临床应用管理评价指标及要求》，内容包括抗菌药物品种品规数量、抗菌药物使用率、使用强度、I类切口预防应用抗菌药物比例及合理性、静脉输液抗菌药物占比、每床日静脉输液袋（瓶）数、应用抗菌药物前微生物标本送检率以及处方点评比例等指标，要求卫生计生行政部门按照相关评价指标对医疗机构进行检查、评价和考核。

3.切实做好处方点评工作。要求医疗机构组织各学科、各部门技术、管理人员对抗菌药物处方（医嘱）实施专项抽查和点评。并将点评结果作为抗菌药物处方权授予和绩效考核的重要依据。

4.完善抗菌药物合理应用技术支撑体系。包括加强感染性疾病科建设，提高微生物标本送检率和检测水平，加强药学部门建设，发挥药师队伍作用，加大科普宣教力度等。

5.开展抗菌药物临床应用、细菌耐药监测。要求有关医疗机构完善监测方案，对抗菌药物应用和细菌耐药有关信息进行监测，有条件的医疗机构要积极参加国家监测网络的相关监测。

6.加大检查指导和公示力度。要求卫生计生行政部门和中医药管理部门加强监督指导。各医疗机构抗菌药物应用管理情况，要在行业内进行公示；对工作不力违反有关法律法规并存在严重问题的医疗机构，对其责任人依法依规严肃处理。

十五、《遏制细菌耐药国家行动计划（2016—2020年）》

（一）出台背景

抗菌药物广泛应用于医疗卫生、农业养殖领域，在治疗感染性疾病挽救患者生命、防治动物疫病提高养殖效益以及保障公共卫生安全中，发挥了重要作用。但是，由于多种因素影响，细菌耐药问题日益突出，不仅会使抗菌药物逐步失效，而且可能导致出现无药可治的多重耐药菌。细菌耐药已经成为全球公共健康领域面临的一项重大挑战，引起了我国及国际社会的广泛关注。世界卫生组织、世界动物卫生组织，以及美国、欧盟、英国等国际组织、国家和地区纷纷采取了积极措施加以应对。在中国担任G20的轮值主席国期间，已经召开多次会议，就细菌耐药问题进行讨论。

近年来，尽管国家卫生计生委、农业部等部门在抗菌药物管理方面已经开展了大量工作，并且取得了一定成效，但是造成细菌耐药的因素及其后果却是多领域的，涉及多部门。如果不及时采取行动加以控制，可能使人类再次面临感染性疾病的威胁，带来生物安全威胁加大、环境污染加剧、经济发展制约等不利影响，迫切需要加强多领域协同谋划、共同应对。

因此，国家卫生计生委、国家发展改革委、教育部、科技部、工业和信息化部、财政部、国土资源部、环境保护部、农业部、文化部、国家新闻出版广电总局、国家食品药品监管总局、国家中医药管理局、中央军委后勤保障部卫生局等14部门组织有关专家，在广泛征求意见的基础上，制定出台了《遏制细菌耐药国家行动计划（2016—2020年）》。旨在从国家层面多个领域打出组合拳，有效遏制细菌耐药，维护人民群众身体健康，促进经济社会可持续发展。

（二）主要内容

《行动计划》共包括4个部分，分别是前言、工作目标、主要措施、保障措施。具体情况如下：

1.工作目标。确立了明确的目标，即从国家层面实施综合治理策略和措施，对抗菌药物的研发、生产、流通、应用、环境保护等各个环节加强监管，加强宣传教育和国际交流合作，应对细菌耐药带来的风险挑战。到2020年，实现在新药研发、凭处方售药、监测和评价、临床应用、兽药使用和培训教育共6个方面的具体指标。

2.主要措施。《行动计划》中明确了各部门的工作职责。提出了细菌耐药防控工作的主要措施包括9大方面：一是发挥联防联控优势，履行部门职责；二是加大抗菌药物相关研发力度；三是加强抗菌药物供应保障管理；四是加强抗菌药物应用和耐药控制体系建设；五是完善抗菌药物应用和细菌耐药监测体系；六是提高专业人员细菌耐药防控能力；七是加强抗菌药物环境污染防治；八是加大公众宣传教育力度；九是广泛开展国际交流与合作。各部分内容均提出了明确的工作措施，且部门归口清晰，便于各地贯彻实施。

3.保障措施。《行动计划》明确了开展细菌耐药控制相关设施、设备及人员培训等投入；提出成立咨询专家委员会，为抗菌药物管理与耐药控制工作提供咨询意见和政策建议；对地方在督导检查、落实任务目标方面提出了要求。

十六、《关于提高二级以上综合医院细菌真菌感染诊疗能力的通知》

为贯彻落实国家卫生计生委、国家发展改革委等14部门联合印发的《遏制细菌耐药国家行动计划（2016—2020年）》，提高二级以上综合医院细菌真菌感染诊疗能力，促进抗菌药物合理应用，维护人民群众健康，2016年12月9日，国家卫计委发布《关于提高二级以上综合医院细菌真菌感染诊疗能力的通知》（国卫办医函〔2016〕1281号），内容主要有：

1.加强细菌真菌感染诊疗体系建设。

2.落实感染性疾病科感染病诊疗和抗菌药物应用管理职责。

3.加强感染性疾病科人员配备。

4.加大相关学科建设力度。药学部门要加快服务模式转变，从"以保障药品供应为中心"转变为"以提供药学专业技术服务、参与临床用药为中心"，参与感染病治疗，为临床用药提供技术支持。

5.推行细菌真菌感染多学科诊疗模式。

十七、《关于进一步加强抗菌药物临床应用管理遏制细菌耐药的通知》

为贯彻《"健康中国2030"规划纲要》和《遏制细菌耐药国家行动计划（2016—2020年）》有关要求，进一步加强抗菌药物临床应用管理、遏制细菌耐药，针对抗菌药物临床应用管理中仍存在的薄弱环节，2017年2月27日国家卫生计生委印发《关于进一步加强抗菌药物临床应用管理遏制细菌耐药的通知》（国卫办医发〔2017〕10号），主要内容有：

1.高度重视抗菌药物临床应用管理工作。

2.严格落实抗菌药物临床应用管理有关要求。

3.加强抗菌药物临床应用管理技术支撑体系建设。

4.加强抗菌药物临床应用和细菌耐药监测与评价。

5.加强抗菌药物临床应用重点环节管理（自本文印发之日起，对碳青霉烯类抗菌药物及替加环素等特殊使用级抗菌药物先行实施专档管理）。

6.加强督导检查和结果运用。

7.明确责任部门和责任人。

十八、《关于组织开展"2017年抗菌药物合理使用宣传周"活动的通知》

（一）出台背景

每年11月第三周是世界卫生组织确定的"世界提高抗菌药物认识周"。为积极响应世界卫生组织号召，进一步落实《遏制细菌耐药国家行动计划（2016—2020年）》，提高全社会合理使用抗菌药物的意识和水平，2017年10月25日国家卫生计生委办公厅印发《关于组织开展"2017年抗菌药物合理使用宣传周"活动的通知》（国卫办医函〔2017〕1045号）。

（二）活动主题

以"慎重对待抗菌药物"为主题，通过广泛宣传抗菌药物合理使用知识，提高社会公众和医务人员对细菌耐药危机的认识；牢固树立抗菌药物合理使用观念，减少不必要的药物使用，营造全社会关心、支持和参与抗菌药物合理使用的良好氛围。

（三）活动时间

2017年11月13日—19日，11月13日与世界卫生组织同步启动。

（四）宣传内容

1.抗菌药物的基本知识。主要包括：抗菌药物的定义、如何正确使用抗菌药物、公众使用抗菌药物的误区、滥用抗菌药物的危害等。

2.政府部门的管理措施。主要包括：卫生计生委等政府部门在规范抗菌药物合理使用方面的工作措施、管理要求以及取得的成效等。

（五）宣传形式

1.借助各类媒体广泛宣传。

2.举办现场宣传咨询活动。

3.开展行业学术活动。

十九、《关于持续做好抗菌药物临床应用管理有关工作的通知》

为进一步加强抗菌药物临床应用管理，2018年5月10日，卫健委医政医管局发布《关于持续做好抗菌药物临床应用管理有关工作的通知》（国卫办医发〔2018〕9号）。《通知》立足于解决当前存在的突出问题，充分听取了行业内专家的意见，提出了以下五个方面工作要求：

1.加快建设多学科抗菌药物管理和诊疗团队。

（1）逐步转变抗菌药物临床应用管理模式。

（2）持续完善多学科诊疗体系。

（3）充分发挥临床微生物检验在多学科抗菌药物管理中的作用。

2.继续加强抗菌药物临床应用重点环节管理。

（1）继续实施抗菌药物专档管理。

（2）进一步落实抗菌药物供应目录调整和备案管理要求。

（3）严格落实抗菌药物分级和医师处方权限管理。

（4）加强抗菌药物规范使用管理。

3.加强儿童等重点人群抗菌药物临床应用管理。

（1）加强儿童抗菌药物临床应用管理。

①加强监测和评价。

②建立儿童医院门急诊和住院抗菌药物使用监控制度。

③提高儿童感染性疾病诊疗能力和水平。

（2）加强老年患者、孕产妇等抗菌药物临床应用管理。

4.加强抗菌药物监测评价和公众宣传。

（1）建立监测结果定期通报制度。

（2）加大抗菌药物合理使用宣传力度。

5.开展抗菌药物临床应用阶段性评估工作。

二十、《关于印发碳青霉烯类抗菌药物临床应用专家共识等3个技术文件的通知》

为进一步规范碳青霉烯类抗菌药物和替加环素临床应用，国家卫生健康委于2018年9月18日印发《关于印发碳青霉烯类抗菌药物临床应用专家共识等3个技术文件的通知》（国卫办医函〔2018〕822号）。

（一）碳青霉烯类抗菌药物临床应用专家共识

1.碳青霉烯类抗菌药物在治疗感染性疾病中发挥着重要作用

碳青霉烯类抗菌药物的抗菌谱广、抗菌活性强，对需氧、厌氧菌均具有抗菌作用，特别是对多重耐药革兰阴性杆菌，如产超广谱β-内酰胺酶（ESBL）肠杆菌科细菌具很强抗菌活性。该类药物的临床适应证广，在多重耐药菌感染、需氧菌与厌氧菌混合感染、重症感染及免疫缺陷患者感染等的抗菌治疗中发挥着重要作用。

2.碳青霉烯类抗菌药物临床应用存在的问题

（1）碳青霉烯类抗菌药物临床使用量逐年上升。

（2）革兰阴性杆菌对碳青霉烯类抗菌药物耐药呈上升趋势。

3.碳青霉烯类抗菌药物临床应用的专家建议

（1）严格掌握药物临床应用适应证。多重耐药但对本类药物敏感的需氧革兰阴性杆菌所致严重感染；脆弱拟杆菌等厌氧菌与需氧菌混合感染的重症患者；病原菌尚未查明的严重免疫缺陷患者感染的经验治疗。对照这3个适应证，临床合理应用的重点有：

①"重症感染"是指因感染导致患者出现低血压、低氧血症、脏器功能损害等临床表现的患者。而对于"重症患者"，则需要认真鉴别是否存在感染后，再决定是否需要使用抗菌药物，特别是碳青霉烯类药物。

②多重耐药菌感染的重症患者才有使用碳青霉烯类抗菌药物的指征。

③有用药适应证的患者应当强调病原学诊断，及时降阶梯治疗。

④按病原菌类别及抗菌药物药代动力学/药效学特性选择合适的碳青霉烯类品种。

⑤除厄他培南可用于直结肠择期手术的预防用药外，碳青霉烯类抗菌药物无其他预防用药指征，不可作为预防用药。

⑥多重耐药菌定植或携带状态，不宜使用碳青霉烯类抗菌药物治疗。

（2）规范碳青霉烯类抗菌药物在儿童患者中的应用。

①严格掌握用药指征。临床科室应当严格掌握碳青霉烯类抗菌药物临床应用指征，按照规定会诊，由具有相应处方权的医师开具处方，并经药师审核后使用。

②制定合理的给药方案。患儿发生感染时，及时正确留取微生物标本，依据标本培养及药敏试验结果，合理选择相应的给药方案。强调通过病原学诊断尽早实施目标性治疗。

（3）规范碳青霉烯类抗菌药物在特殊人群中的应用。

4.加大耐药菌医院感染防控力度，落实专档管理要求

（1）加大医院感染防控力度。

（2）落实专档管理要求。

（二）碳青霉烯类抗菌药物临床应用评价细则

见下表。

第一部分：适应证	评分说明	分数
①多重耐药但对该类药物敏感的需氧革兰阴性杆菌所致严重感染，包括血流感染、肺炎、上尿路感染、中枢神经系统感染、腹腔感染等； ②脆弱拟杆菌等厌氧菌与需氧菌混合感染的重症患者； ③粒缺伴发热等病原菌尚未查明的免疫缺陷患者中重症感染的经验治疗； ④耐碳青霉烯类肠杆菌科细菌（CRE）感染[1]	不符合①~④，扣100分	
第二部分：品种选择评价		
①中枢神经系统感染应选用美罗培南和帕尼培南，如考虑耐药革兰阴性杆菌所致应选用美罗培南；不宜选用亚胺培南、比阿培南和厄他培南； ②CRE感染及重症感染应选用推荐剂量较大的亚胺培南和美罗培南； ③铜绿假单胞菌、不动杆菌属等非发酵菌的感染不应选用厄他培南； ④妊娠患者不推荐选用亚胺培南、帕尼培南和比阿培南； ⑤儿童不推荐选用比阿培南	违反①~⑤中任意一条，每条扣10分	
第三部分：用法、用量及配伍		
①用法错误； ②用量错误[2]； ③肾功能不全患者，给药方案根据肾功能进行调整[2]； ④宜单瓶输注，不与任何药物配伍； ⑤厄他培南不得使用含葡萄糖的液体作为溶媒； ⑥本类药物均应避免与丙戊酸联合使用； ⑦亚胺培南应避免与更昔洛韦联合使用	违反①~⑦中任意一条，每条扣10分	
第四部分：病原学及疗效评估		
①使用抗菌药物前有相应病原学送检，指细菌培养（含院外有效病原学证据）； ②治疗中应有对疗效进行评估的动态实验室检查，如血常规、降钙素原及细菌培养等	不符合①扣20分； 不符合②扣10分	
第五部分：特殊使用级抗菌药物处方与会诊[3]		
①处方由具有高级职称的医生开具，须有信息化支持； ②及时请院内或院外特殊使用级抗菌药物会诊专家进行会诊，并有会诊记录； ③越级使用仅限24h内，并有相应病程记录； ④按照"国卫办医发〔2017〕10号"文件规定进行专档登记管理； ⑤对授予特殊使用级抗菌药物处方权的医师有定期培训及考核并有记录	不符合①~⑤，每条扣10分	
	总得分：	

注释：

[1] 适用于MIC≤8μg/ml的CRE感染（如与多黏菌素联用时则CRE的MIC可为16~32μg/ml），使用时应加大剂量、延长输注时间并联合其他抗菌药物。

[2] 推荐剂量（见附录）。

[3] 部分地区厄他培南在抗菌药物分级管理目录中属于限制使用级，遇此情况无须进行第五部分评价。

（三）替加环素临床应用评价细则

见下表。

第一部分：适应证	评分说明	分数
①复杂性腹腔感染、复杂性皮肤和软组织感染、社区获得性肺炎的重症患者； ②多重耐药鲍曼不动杆菌感染（不包括中枢神经系统和尿路感染）； ③碳青霉烯类耐药肠杆菌科细菌感染（不包括中枢神经系统和尿路感染）	不符合①~③，扣100分	
第二部分：给药方案		
①治疗广泛耐药革兰阴性菌感染不宜单药治疗； ②首剂负荷量100mg，维持量50mg q12h；≥8岁儿童：8~11岁，每12h 1.2mg/kg，最大剂量为每12h输注50mg；12~17岁，每12h 50mg； ③肝功能不全：轻中度肝功能不全患者（Child Pugh分级A和B级）无需调整剂量；重度肝功能损害者（Child Pugh分级C级）剂量应调整为首剂100mg，然后每12h 25mg； ④治疗HAP或VAP时，可增加剂量，维持剂量可达100mg q12h；治疗考虑是CRE、耐碳青霉烯类鲍曼不动杆菌（CRAB）引起的重症感染可考虑剂量加倍	违反①~④中任意一条，每条扣15分	
第三部分：病原学及疗效评估		
①使用抗菌药物前有相应病原学送检，指细菌培养（含院外有效病原学证据）； ②治疗中应有对疗效进行评估的动态实验室检查，如血常规、降钙素原及细菌培养等	不符合①扣20分； 不符合②扣10分	

二十一、《关于持续做好抗菌药物临床应用管理工作的通知》（2019年）

为深入贯彻落实《"健康中国2030"规划纲要》和《遏制细菌耐药国家行动计划（2016—2020年）》，持续加强抗菌药物临床应用管理，保证医疗质量，遏制细菌耐药，2019年3月29日国家卫生健康委印发《关于持续做好抗菌药物临床应用管理工作的通知》（国卫办医发〔2019〕12号），主要内容有：

1.进一步优化抗菌药物管理模式。

（1）制订和实施抗菌药物管理技术规范。

（2）推进感染性疾病多学科诊疗。

2.着力提高抗菌药物合理应用能力。

（1）广泛开展抗菌药物知识培训。

（2）高度重视相关学科建设。

（3）提高基层抗菌药物使用水平。

（4）做好医院感染预防与控制。

3.狠抓抗菌药物应用的重点环节管理。

（1）加强专档管理的内涵建设。

（2）合理调整抗菌药物供应目录。

（3）减少预防使用和不合理静脉输注。

4.提升抗菌药物管理水平。

（1）加强信息化管理。

（2）开展阶段性效果评估。

（3）做好临床监测。

5.开展科学知识普及和宣传教育。

二十二、《关于持续做好抗菌药物临床应用管理工作的通知》（2020年）

为深入贯彻落实《关于加强医疗机构药事管理促进合理用药的意见》和《遏制细菌耐药国家行动计划（2016—2020年）》，持续提高抗菌药物合理使用水平，各医疗机构应当不断提高对抗菌药物临床应用管理重要性的认识，明确责任部门和责任人，切实落实管理责任，2020年7月20日国家卫生健康委印发《关于持续做好抗菌药物临床应用管理工作的通知》（国卫办医发〔2020〕8号），具体内容如下：

（一）持续提高感染性疾病诊疗水平

1.加强感染性疾病科建设。

2.提高感染性疾病医疗质量。

（二）落实药事管理相关要求

1.优化抗菌药物供应目录。

2.提高药学专业技术服务水平。

3.加强重点环节管理。

（三）强化感染防控

1.提高感控管理能力。

2.发挥感控在抗菌药物管理中的作用。

（四）加强检验支撑，促进抗菌药物精准使用

1.加强临床检验实验室建设。

2.做好标本检测相关工作。

3.提高微生物检验水平。

（五）依托信息化建设，助力抗菌药物科学管理

1.持续加强信息化建设。

2.提高监测分析水平。

（六）加强培训考核，全面推进抗菌药物管理

1.强化处方权的培训考核。

2.加强指导检查和监督管理。

第十章　抗菌药物临床应用管理

为加强医疗机构抗菌药物临床应用管理，规范抗菌药物临床应用行为，提高抗菌药物临床应用水平，促进临床合理应用抗菌药物，控制细菌耐药，保障医疗质量和医疗安全，构建抗菌药物管理体系，制定适当的管理评价指标并严格执行是关键因素。

一、医疗机构建立抗菌药物临床应用管理体系

医疗机构应建立抗菌药物临床应用管理体系，制定符合本机构实际情况的抗菌药物临床合理应用的管理制度。明确医疗机构负责人是本机构抗菌药物临床应用管理的第一责任人。各临床科室负责人为本科室抗菌药物临床应用管理责任第一责任人，并将其作为医院评审、科室管理和医疗质量评估的考核指标，确保抗菌药物临床应用管理得到有效的行政支持。

（一）设立抗菌药物管理工作组

二级以上医疗机构应当在药事管理与药物治疗学委员会下设立抗菌药物管理工作组。由医务、感染、药学、临床微生物、医院感染管理、信息、质量控制、护理等多学科专家组成抗菌药物管理工作组，多部门、多学科共同合作，各部门职责、分工明确，医务部为牵头部门，与药学等部门共同负责日常管理工作。其他医疗机构设立抗菌药物管理工作小组或者指定专（兼）职人员，负责具体管理工作。医疗机构抗菌药物管理工作机构或者专（兼）职人员的主要职责是：

1.贯彻执行抗菌药物管理相关的法律、法规、规章，制定本机构抗菌药物管理制度并组织实施；

2.审议本机构抗菌药物供应目录，制定抗菌药物临床应用相关技术性文件，并组织实施；

3.对本机构抗菌药物临床应用与细菌耐药情况进行监测，定期分析、评估、上报监测数据并发布相关信息，提出干预和改进措施；

4.对医务人员进行抗菌药物管理相关法律、法规、规章制度和技术规范培训，组织对患者合理使用抗菌药物的宣传教育。

（二）建设抗菌药物临床应用管理专业技术团队

1.设置感染性疾病科

二级以上医疗机构应当设置感染性疾病科，配备感染性疾病专业医师。感染性疾病科和感染性疾病专业医师负责对本机构各临床科室抗菌药物临床应用进行技术指导，参与抗菌药物临床应用管理工作。

2.配备抗菌药物等相关专业的临床药师

二级以上医疗机构应当配备抗菌药物等相关专业的临床药师。临床药师负责对本机

构抗菌药物临床应用提供技术支持，指导患者合理使用抗菌药物，参与抗菌药物临床应用管理工作。

3.建立符合实验室生物安全要求的临床微生物室

二级以上医院应当根据实际需要，建立符合实验室生物安全要求的临床微生物室。临床微生物室开展微生物培养、分离、鉴定和药物敏感试验等工作，提供病原学诊断和细菌耐药技术支持，参与抗菌药物临床应用管理工作。

感染性疾病、药学（尤其临床药学）、临床微生物、医院感染管理等相关专业人员组成的专业技术团队，为抗菌药物临床应用管理提供专业技术支持，对临床科室抗菌药物临床应用进行技术指导和咨询，为医务人员和下级医疗机构提供抗菌药物临床应用相关专业培训。不具备条件的医疗机构应与邻近医院合作，通过聘请兼职感染科医师、临床药师，共享微生物诊断平台等措施，弥补抗菌药物临床应用管理专业技术力量的不足。

（三）制定抗菌药物供应目录和处方集

1.制定抗菌药物供应目录。

（1）医疗机构应按照抗菌药物相关法律法规及规章制度的要求，严格控制抗菌药物供应目录的品种、品规数量，保障抗菌药物购用品种、品规结构合理。

医疗机构应当定期调整抗菌药物供应目录品种结构，并于每次调整后15个工作日内向核发其《医疗机构执业许可证》的卫生行政部门备案。调整周期原则上为2年，最短不得少于1年。

（2）医疗机构应当建立抗菌药物遴选制度。

抗菌药物购用品种遴选应在"优化结构、确保临床合理需要"的前提下，优先选用《国家基本药物目录》《国家处方集》和《国家基本医疗保险、工伤保险和生育保险药品目录》收录的抗菌药物品种。保证抗菌药物类别多元化，在同类产品中择优选择抗菌活性强、药动学特性好、不良反应少、性价比优、循证医学证据多和权威指南推荐的品种。

医疗机构遴选和新引进抗菌药物品种，应当由临床科室提交申请报告，经药学部门提出意见后，由抗菌药物管理工作组审议。

抗菌药物管理工作组三分之二以上成员审议同意，并经药事管理与药物治疗学委员会三分之二以上委员审核同意后方可列入采购供应目录。

（3）医疗机构应当建立对抗菌药物供应目录定期评估、调整制度，及时清退存在安全隐患、疗效不确定、耐药严重、性价比差和频发违规使用的抗菌药物品种或品规。临床科室、药学部门、抗菌药物管理工作组可以提出清退或者更换意见。清退意见经抗菌药物管理工作组二分之一以上成员同意后执行，并报药事管理与药物治疗学委员会备案；更换意见经药事管理与药物治疗学委员会讨论通过后执行。

清退或者更换的抗菌药物品种或者品规原则上12个月内不得重新进入本机构抗菌药物供应目录。

（4）因特殊治疗需要，医疗机构需使用本机构抗菌药物供应目录以外抗菌药物的，可以启动临时采购程序。临时采购应当由临床科室提出申请，说明申请购入抗菌药物名称、剂型、规格、数量、使用对象和使用理由，经本机构抗菌药物管理工作组审核同意后，由药学部门临时一次性购入使用。

医疗机构应当严格控制临时采购抗菌药物品种和数量，同一通用名抗菌药物品种启动临时采购程序原则上每年不得超过5例次。如果超过5例次，应当讨论是否列入本机构抗菌药物供应目录。调整后的抗菌药物供应目录总品种数不得增加。

临时采购抗菌药物供应目录之外品种应有充分理由，并按相关制度和程序备案。

2.制定本医疗机构处方集。

（四）制订感染性疾病诊治指南

根据《抗菌药物临床应用指导原则》（2015年版），各医疗机构和临床科室应结合本地区、本医疗机构病原构成及细菌耐药监测数据，制定或选用适合本机构感染性疾病诊治与抗菌药物应用指南，并定期更新，科学引导抗菌药物临床合理应用。

（五）信息化管理

医疗机构应当充分利用信息化管理手段，通过信息技术实施抗菌药物临床应用管理，抗菌药物临床应用的信息化管理体现在以下几方面。

1.抗菌药物管理制度、各类临床指南、监测数据等相关信息的发布。

2.抗菌药物合理应用与管理的网络培训与考核。

3.实现医师抗菌药物处方权限和药师抗菌药物处方调剂资格管理。

4.对处方者提供科学的实时更新的药品信息。

5.通过实施电子处方系统，整合患者病史、临床微生物检查报告、肝肾功能检查结果、药物处方信息和临床诊治指南等形成电子化抗菌药物处方系统，根据条件自动过滤出不合理使用的处方、医嘱；辅助药师按照《处方管理办法》进行处方、医嘱的审核，促进合理用药。

6.加强医嘱管理，实现抗菌药物临床应用全过程控制。控制抗菌药物使用的品种、时机和疗程等，做到抗菌药物处方开具和执行的动态监测。

7.实现院、科两级抗菌药物使用率、使用强度等指标信息化手段实时统计、分析、评估和预警。

二、抗菌药物临床应用实行分级管理

抗菌药物临床应用的分级管理是抗菌药物管理的核心策略，有助于减少抗菌药物过度使用，降低抗菌药物选择性压力，延缓细菌耐药性上升趋势。医疗机构应当建立健全抗菌药物临床应用分级管理制度，按照"非限制使用级""限制使用级"和"特殊使用级"的分级原则，明确各级抗菌药物临床应用的指征，落实各级医师使用抗菌药物的处方权限。

（一）抗菌药物分级原则

根据安全性、疗效、细菌耐药性、价格等因素，将抗菌药物分为三级。

1.非限制使用级：经长期临床应用证明安全、有效，对病原菌耐药性影响较小，价格相对较低的抗菌药物。应是已列入《国家基本药物目录》《国家处方集》和《国家基本医疗保险、工伤保险和生育保险药品目录》收录的抗菌药物品种。

2.限制使用级：经长期临床应用证明安全、有效，对病原菌耐药性影响较大，或者价格相对较高的抗菌药物。

3.特殊使用级：具有明显或者严重不良反应，不宜随意使用；抗菌作用较强、抗菌谱广，经常或过度使用会使病原菌过快产生耐药的；疗效、安全性方面的临床资料较少，不优于现用药物的；新上市的，在适应证、疗效或安全性方面尚需进一步考证的、价格昂贵的抗菌药物。

（二）抗菌药物分级管理目录的制定

由于不同地区社会经济状况、疾病谱、细菌耐药性的差异，各省级卫生行政主管部门制定抗菌药物分级管理目录时，应结合本地区实际状况，在三级医院和二级医院的抗菌药物分级管理上应有所区别。各级、各类医疗机构应结合本机构的情况，根据省级卫生行政主管部门制定的抗菌药物分级管理目录，制定本机构抗菌药物供应目录，并向核发其《医疗机构执业许可证》的卫生行政主管部门备案。

（三）处方权限与临床应用

1.根据《抗菌药物临床应用管理办法》规定，二级以上医院按年度对医师进行抗菌药物临床应用知识和规范化管理的培训，经本机构培训并考核合格后，按专业技术职称授予医师相应处方权（具有高级专业技术职务任职资格的医师，可授予特殊使用级抗菌药物处方权；具有中级以上专业技术职务任职资格的医师，可授予限制使用级抗菌药物处方权；具有初级专业技术职务任职资格的医师，在乡、民族乡、镇、村的医疗机构独立从事一般执业活动的执业助理医师以及乡村医生，可授予非限制使用级抗菌药物处方权）。药师经培训并考核合格后，方可获得抗菌药物调剂资格。

2.临床应用抗菌药物应遵循《抗菌药物临床应用指导原则》（2015年版），根据感染部位、严重程度、致病菌种类以及细菌耐药情况、患者病理生理特点、药物价格等因素综合考虑，参照《各类细菌性感染的治疗原则及病原治疗》，对轻度与局部感染患者应首先选用非限制使用级抗菌药物进行治疗；严重感染、免疫功能低下者合并感染或病原菌只对限制使用级或特殊使用级抗菌药物敏感时，可选用限制使用级或特殊使用级抗菌药物治疗。

3.特殊使用级抗菌药物的选用应从严控制。临床应用特殊使用级抗菌药物应当严格掌握用药指征，经抗菌药物管理工作机构指定的专业技术人员会诊同意后，按程序由具有相应处方权医师开具处方。

（1）特殊使用级抗菌药物会诊人员应由医疗机构内部授权，具有抗菌药物临床应用经验的感染性疾病科、呼吸科、重症医学科、微生物检验科、药学部门等具有高级专业技术职务任职资格的医师和抗菌药物等相关专业临床药师担任。

（2）特殊使用级抗菌药物不得在门诊使用。

（3）有下列情况之一可考虑越级应用特殊使用级抗菌药物：①感染病情严重者；②免疫功能低下患者发生感染时；③已有证据表明病原菌只对特殊使用级抗菌药物敏感的感染。使用时间限定在24h时之内，其后需要补办审办手续并由具有处方权限的医师完善处方手续。

三、病原微生物检测

（一）加强病原微生物检测工作，提高病原学诊断水平

医师应根据临床微生物标本检测结果合理选用抗菌药物，因此需要不断提高微生物标本尤其无菌部位标本的送检率和标本合格率，重视临床微生物（科）室规范化建设，提高病原学诊断的能力、效率和准确性。促进目标治疗、减少经验治疗，以达到更有针对性的治疗目的。

符合质量管理标准的临床微生物（科）室，应具备以下条件：①检测项目涵盖细菌、真菌、病毒、非典型病原体、寄生虫等；②配备相应设备及专业技术人员；③制定临床微生物检验标本采集、细菌鉴定和药敏试验等环节的质量控制流程规范；④正确开展病原微生物的形态学检查、分离、培养、鉴定和抗菌药物敏感性试验，采用先进技术，做好病原微生物快速检测和鉴定工作，及时报告结果并加以正确解释；⑤定期参加国家或省、市级临床检验中心组织的微生物室间质控；⑥符合生物安全管理有关规定。

（二）细菌耐药监测

1.医疗机构、地区和全国性的细菌耐药监测有助于掌握临床重要病原菌对抗菌药物的敏感性，为抗感染经验治疗、耐药菌感染防控、新药开发以及抗菌药物的遴选提供依据。医疗机构的临床微生物（科）室应对本医疗机构常见病原微生物（重点为细菌）的耐药性进行动态监测，在机构内定期公布监测数据并检测数据，定期报送地区和全国细菌耐药监测网。

2.临床微生物（科）室应按照所在机构细菌耐药情况，设定重点监测耐药菌，定期向临床科室发布耐药警示信息，并与抗菌药物管理工作组和医院感染管理科协作开展预防控制工作。抗菌药物临床应用管理工作组应根据本机构监测结果提出各类病原菌感染治疗的抗菌药物品种选择建议，优化临床抗菌药物治疗方案。

3.医疗机构应当开展细菌耐药监测工作，建立细菌耐药预警机制，并采取下列相应措施：

（1）主要目标细菌耐药率超过30%的抗菌药物，应当及时将预警信息通报本机构医务人员；

（2）主要目标细菌耐药率超过40%的抗菌药物，应当慎重经验用药；

（3）主要目标细菌耐药率超过50%的抗菌药物，应当参照药敏试验结果选用；

（4）主要目标细菌耐药率超过75%的抗菌药物，应当暂停针对此目标细菌的临床应用，根据追踪细菌耐药监测结果，再决定是否恢复临床应用。

四、注重综合措施，预防医院感染

医院感染是影响抗菌药物过度使用与细菌耐药性增长恶性循环的重要因素。抗菌药物管理工作组应与医院感染管理科密切合作，制定手术部位感染、导管相关血流感染、呼吸机相关肺炎、导尿管相关尿路感染等各类医院感染的预防制度，纠正过度依赖抗菌药物预防感染的理念和医疗行为。通过加强全院控制感染的环节管理，如手卫生管理、加强无菌操作、消毒隔离和耐药菌防控、缩短术前住院时间、控制基础疾病、纠正营养

不良和低蛋白血症、控制患者术中血糖水平、重视手术中患者保温等综合措施，降低医院感染的发生率，减少抗菌药物过度的预防应用。

五、抗菌药物临床应用监测

1.抗菌药物临床应用基本情况调查。医疗机构应每月对院、科两级抗菌药物临床应用情况开展调查。项目包括：

（1）住院患者抗菌药物使用率、使用强度和特殊使用级抗菌药物使用率、使用强度；

（2）Ⅰ类切口手术抗菌药物预防使用率和品种选择，给药时机和使用疗程合理率；

（3）门诊抗菌药物处方比例、急诊抗菌药物处方比例；

（4）抗菌药物联合应用情况；

（5）感染患者微生物标本送检率；

（6）抗菌药物品种、剂型、规格、使用量、使用金额，抗菌药物占药品总费用的比例；

（7）分级管理制度的执行情况；

（8）其他反映抗菌药物使用情况的指标；

（9）临床医师抗菌药物使用合理性评价。

2.医疗机构应按原国家卫生计生委抗菌药物临床应用监测技术方案，定期向全国抗菌药物临床应用监测网报送本机构相关抗菌药物临床应用数据信息。

六、加大抗菌药物临床应用相关指标控制力度

1.抗菌药物使用率和使用强度。

综合医院住院患者抗菌药物使用率不超过60%，门诊患者抗菌药物处方比例不超过20%，急诊患者抗菌药物处方比例不超过40%，抗菌药物使用强度力争控制在每百人天40DDDs以下。

口腔医院住院患者抗菌药物使用率不超过70%，门诊患者抗菌药物处方比例不超过20%，急诊患者抗菌药物处方比例不超过50%，抗菌药物使用强度力争控制在每百人天40DDDs以下。

肿瘤医院住院患者抗菌药物使用率不超过40%，门诊患者抗菌药物处方比例不超过10%，急诊患者抗菌药物处方比例不超过10%，抗菌药物使用强度力争控制在每百人天30DDDs以下。

儿童医院住院患者抗菌药物使用率不超过60%，门诊患者抗菌药物处方比例不超过25%，急诊患者抗菌药物处方比例不超过50%，抗菌药物使用强度力争控制在每百人天20DDDs以下（按成人规定日剂量标准计算）。

精神病医院住院患者抗菌药物使用率不超过5%，门诊患者抗菌药物处方比例不超过5%，急诊患者抗菌药物处方比例不超过10%，抗菌药物使用强度力争控制在每百人天5DDDs以下。

妇产医院（含妇幼保健院）住院患者抗菌药物使用率不超过60%，门诊患者抗菌药

物处方比例不超过20%，急诊患者抗菌药物处方比例不超过20%，抗菌药物使用强度力争控制在每百人天40DDDs以下。

2.医疗机构抗菌药物的品种规格。

三级综合医院抗菌药物品种原则上不超过50种，二级综合医院抗菌药物品种原则上不超过35种；口腔医院抗菌药物品种原则上不超过35种，肿瘤医院抗菌药物品种原则上不超过35种，儿童医院抗菌药物品种原则上不超过50种，精神病医院抗菌药物品种原则上不超过10种，妇产医院（含妇幼保健院）抗菌药物品种原则上不超过40种。

同一通用名称注射剂型和口服剂型各不超过2种，具有相似或者相同药理学特征的抗菌药物不得重复采购。头霉素类抗菌药物不超过2个品规，三代及四代头孢菌素（含复方制剂）类抗菌药物口服剂型不超过5个品规、注射剂型不超过8个品规；碳青霉烯类抗菌药物注射剂型不超过3个品规；氟喹诺酮类抗菌药物口服剂型和注射剂型各不超过4个品规；深部抗真菌类抗菌药物不超过5个品种。

3.围手术期抗菌药物使用要符合《抗菌药物临床应用指导原则》（2015年版）的相关规定。

七、培训、评估和督查

（一）加强各级人员抗菌药物临床应用和管理培训

医疗机构应强化对医师、药师等相关人员的培训，提倡遵循《抗菌药物临床应用指导原则》（2015年版）和基于循证医学证据的感染性疾病诊治指南，严格掌握抗菌药物尤其联合应用的适应证，争取目标治疗，减少经验治疗，确保抗菌药物应用适应证、品种选择、给药途径、剂量和疗程对患者是适宜的。抗菌药物临床应用知识和规范化管理培训和考核内容应当包括：

1.《药品管理法》《执业医师法》《抗菌药物临床应用管理办法》《处方管理办法》《医疗机构药事管理规定》《抗菌药物临床应用指导原则》《国家基本药物处方集》《国家处方集》和《医院处方点评管理规范（试行）》等相关法律、法规、规章和规范性文件；

2.抗菌药物临床应用及管理制度；

3.常用抗菌药物的药理学特点与注意事项；

4.常见细菌的耐药趋势与控制方法；

5.抗菌药物不良反应的防治。

（二）评估抗菌药物使用合理性

1.根据医疗机构实际情况及各临床科室不同专业特点，科学设定医院和科室的抗菌药物临床应用控制指标，对抗菌药物使用趋势进行分析。

2.重视抗菌药物处方、医嘱的专项点评。抗菌药物管理工作组应组织感染、临床微生物、药学等相关专业技术人员组成点评小组，结合医院实际情况设定点评目标，重点关注特殊使用级抗菌药物、围手术期（尤其是Ⅰ类切口手术）的预防用药以及重症医学科、感染科、血液科、外科、呼吸科等科室抗菌药物应用情况。

（三）反馈与干预

根据点评结果对不合理使用抗菌药物的突出问题在全院范围内进行通报，对责任人进行告知，对问题频发的责任人，按照有关法律法规和《抗菌药物临床应用管理办法》规定进行处罚。

1.抗菌药物管理工作组应根据处方点评结果，研究制定针对性的临床用药质量管理等药事管理改进措施，并责成相关部门和科室予以落实。

2.抗菌药物管理工作组应对存在问题的相关科室、个人进行重点监测以跟踪其改进情况，通过监测—反馈—干预—追踪模式，促进抗菌药物临床应用的持续改进。

（四）加强监督检查

卫生行政部门应当将医疗机构抗菌药物临床应用情况纳入医疗机构考核指标体系；将抗菌药物临床应用情况作为医疗机构定级、评审、评价的重要指标。各级卫生行政部门应当建立抗菌药物临床应用情况公布和诫勉谈话制度，对本行政区域内医疗机构抗菌药物使用量、使用率和使用强度等情况进行监测，定期向本行政区域进行社会公布，并报上级卫生行政部门备案；县级以上地方卫生行政部门负责对辖区内包括乡镇卫生院（村卫生室）、社区卫生服务中心（站）抗菌药物临床应用使用量、使用率等情况进行监控，并予以公示。

第十一章 抗菌药物临床应用基本原则

一、抗菌药物治疗性应用的基本原则

（一）诊断为细菌性感染者方有指征应用抗菌药物

根据患者的症状、体征、实验室检查或放射、超声等影像学结果，诊断为细菌、真菌感染者方有指征应用抗菌药物；由结核分枝杆菌、非结核分枝杆菌、支原体、衣原体、螺旋体、立克次体及部分原虫等病原微生物所致的感染亦有指征应用抗菌药物。缺乏细菌及上述病原微生物感染的临床或实验室证据，诊断不能成立者，以及病毒性感染者，均无应用抗菌药物指征。

（二）尽早查明感染病原，根据病原种类及药物敏感试验结果选用抗菌药物

抗菌药物品种的选用，原则上应根据病原菌种类及病原菌对抗菌药物敏感性即细菌药物敏感试验（以下简称药敏试验）的结果而定。因此有条件的医疗机构，对临床诊断为细菌性感染的患者应在开始抗菌治疗前及时留取相应合格标本（尤其血液等无菌部位标本）送病原学检测，以尽早明确病原菌和药敏结果，并据此调整抗菌药物治疗方案。

（三）抗菌药物的经验治疗

对于临床诊断为细菌性感染的患者，在未获知细菌培养及药敏结果前，或无法获取培养标本时，可根据患者的感染部位、基础疾病、发病情况、发病场所、既往抗菌药物用药史及其治疗反应等推测可能的病原体，并结合当地细菌耐药性监测数据，先给予抗菌药物经验治疗。待获知病原学检测及药敏结果后，结合先前的治疗反应调整用药方案；对培养结果阴性的患者，应根据经验治疗的效果和患者情况采取进一步诊疗措施。

（四）按照药物的抗菌作用及其体内过程特点选择用药

各种抗菌药物的药效学和人体药动学特点不同，因此各有不同的临床适应证。临床医师应根据各种抗菌药物的药学特点，按临床适应证（参见"各类抗菌药物适应证和注意事项"）正确选用抗菌药物。

（五）综合患者病情、病原菌种类及抗菌药物特点制订抗菌治疗方案

根据病原菌、感染部位、感染严重程度和患者的生理、病理情况及抗菌药物药效学和药动学证据制订抗菌治疗方案，包括抗菌药物的选用品种、剂量、给药次数、给药途径、疗程及联合用药等。在制订治疗方案时应遵循下列原则。

1.品种选择

根据病原菌种类及药敏试验结果尽可能选择针对性强、窄谱、安全、价格适当的抗菌药物。进行经验治疗者可根据可能的病原菌及当地耐药状况选用抗菌药物。

2.给药剂量

一般按各种抗菌药物的治疗剂量范围给药。治疗重症感染（如血流感染、感染性心

内膜炎等）和抗菌药物不易达到的部位的感染（如中枢神经系统感染等），抗菌药物剂量宜较大（治疗剂量范围高限）；而治疗单纯性下尿路感染时，由于多数药物尿药浓度远高于血药浓度，则可应用较小剂量（治疗剂量范围低限）。

3.给药途径

对于轻、中度感染的大多数患者，应予口服治疗，选取口服吸收良好的抗菌药物品种，不必采用静脉或肌内注射给药。仅在下列情况下可先予以注射给药：①不能口服或不能耐受口服给药的患者（如吞咽困难者）；②患者存在明显可能影响口服药物吸收的情况（如呕吐、严重腹泻、胃肠道病变或肠道吸收功能障碍等）；③所选药物有合适抗菌谱，但无口服剂型；④需在感染组织或体液中迅速达到高药物浓度以达杀菌作用者（如感染性心内膜炎、化脓性脑膜炎等）；⑤感染严重、病情进展迅速，需给予紧急治疗的情况（如血流感染、重症肺炎患者等）；⑥患者对口服治疗的依从性差。肌内注射给药时难以使用较大剂量，其吸收也受药动学等众多因素影响，因此只适用于不能口服给药的轻、中度感染者，不宜用于重症感染者。

接受注射用药的感染患者经初始注射治疗病情好转并能口服时，应及早转为口服给药。

抗菌药物的局部应用宜尽量避免：皮肤黏膜局部应用抗菌药物后，很少被吸收，在感染部位不能达到有效浓度，反而易导致耐药菌产生，因此治疗全身性感染或脏器感染时应避免局部应用抗菌药物。抗菌药物的局部应用只限于少数情况：①全身给药后在感染部位难以达到有效治疗浓度时加用局部给药作为辅助治疗（如治疗中枢神经系统感染时某些药物可同时鞘内给药，包裹性厚壁脓肿脓腔内注入抗菌药物等）；②眼部及耳部感染的局部用药等；③某些皮肤表层及口腔、阴道等黏膜表面的感染可采用抗菌药物局部应用或外用，但应避免将主要供全身应用的品种作局部用药。局部用药宜采用刺激性小、不易吸收、不易导致耐药性和过敏反应的抗菌药物。青霉素类、头孢菌素类等较易产生过敏反应的药物不可局部应用。氨基糖苷类等耳毒性药不可局部滴耳。

4.给药次数

为保证药物在体内能发挥最大药效，杀灭感染灶病原菌，应根据药动学和药效学相结合的原则给药。青霉素类、头孢菌素类和其他β-内酰胺类、红霉素、克林霉素等时间依赖性抗菌药，应一日多次给药。氟喹诺酮类和氨基糖苷类等浓度依赖性抗菌药可一日给药一次。

5.疗程

抗菌药物疗程因感染不同而异，一般宜用至体温正常、症状消退后72~96h，有局部病灶者需用药至感染灶控制或完全消散。但血流感染、感染性心内膜炎、化脓性脑膜炎、伤寒、布鲁菌病、骨髓炎、B组链球菌咽炎和扁桃体炎、侵袭性真菌病、结核病等需较长的疗程方能彻底治愈，并减少或防止复发。

6.抗菌药物的联合应用

单一药物可有效治疗的感染不需联合用药，仅在下列情况时有指征联合用药。

（1）病原菌尚未查明的严重感染，包括免疫缺陷者的严重感染。

（2）单一抗菌药物不能控制的严重感染，需氧菌及厌氧菌混合感染，2种及2种以上复数菌感染，以及多重耐药菌或泛耐药菌感染。

（3）需长疗程治疗，但病原菌易对某些抗菌药物产生耐药性的感染，如某些侵袭性真菌病；或病原菌含有不同生长特点的菌群，需要应用不同抗菌机制的药物联合使用，如结核和非结核分枝杆菌。

（4）毒性较大的抗菌药物，联合用药时剂量可适当减少，但需有临床资料证明其同样有效。如两性霉素 B 与氟胞嘧啶联合治疗隐球菌脑膜炎时，前者的剂量可适当减少，以减少其毒性反应。

联合用药时宜选用具有协同或相加作用的药物联合，如青霉素类、头孢菌素类或其他β-内酰胺类与氨基糖苷类联合。联合用药通常采用 2 种药物联合，3 种及 3 种以上药物联合仅适用于个别情况，如结核病的治疗。此外必须注意联合用药后药物不良反应亦可能增多。

二、抗菌药物预防性应用的基本原则

（一）非手术患者抗菌药物的预防性应用

1.预防用药目的

预防特定病原菌所致的或特定人群可能发生的感染。

2.预防用药基本原则

（1）用于尚无细菌感染征象但暴露于致病菌感染的高危人群。

（2）预防用药适应证和抗菌药物选择应基于循证医学证据。

（3）应针对一种或两种最可能细菌的感染进行预防用药，不宜盲目选用广谱抗菌药或多药联合预防多种细菌多部位感染。

（4）应限于针对某一段特定时间内可能发生的感染，而非任何时间可能发生的感染。

（5）应积极纠正导致感染风险增加的原发疾病或基础状况。可以治愈或纠正者，预防用药价值较大；原发疾病不能治愈或纠正者，药物预防效果有限，应权衡利弊决定是否预防用药。

（6）以下情况原则上不应预防使用抗菌药物：普通感冒、麻疹、水痘等病毒性疾病；昏迷、休克、中毒、心力衰竭、肿瘤、应用肾上腺皮质激素等患者；留置导尿管、留置深静脉导管以及建立人工气道（包括气管插管或气管切口）患者。

3.对某些细菌性感染的预防用药指征与方案

在某些细菌性感染的高危人群中，有指征的预防性使用抗菌药物，预防对象和推荐预防方案见《附录 1：抗菌药物在预防非手术患者某些特定感染中的应用》。此外，严重中性粒细胞缺乏（ANC≤ 0.1×10⁹/L）持续时间超过7d的高危患者和实体器官移植及造血干细胞移植的患者，在某些情况下也有预防用抗菌药物的指征，但由于涉及患者基础疾病、免疫功能状态、免疫抑制剂等药物治疗史等诸多复杂因素，其预防用药指征及方案需参阅相关专题文献。

（二）围手术期抗菌药物的预防性应用

1.预防用药目的

主要是预防手术部位感染，包括浅表切口感染、深部切口感染和手术所涉及的器官/腔隙感染，但不包括与手术无直接关系的、术后可能发生的其他部位感染。

2.预防用药原则

围手术期抗菌药物预防用药，应根据手术切口类别（表 2-11-1）、手术创伤程度、可能的污染细菌种类、手术持续时间、感染发生机会和后果严重程度、抗菌药物预防效果的循证医学证据、对细菌耐药性的影响和经济学评估等因素，综合考虑决定是否预防用抗菌药物。但抗菌药物的预防性应用并不能代替严格的消毒、灭菌技术和精细的无菌操作，也不能代替术中保温和血糖控制等其他预防措施。

（1）清洁手术（Ⅰ类切口）：手术脏器为人体无菌部位，局部无炎症、无损伤，也不涉及呼吸道、消化道、泌尿生殖道等人体与外界相通的器官。手术部位无污染，通常不需预防用抗菌药物。但在下列情况时可考虑预防用药：①手术范围大、手术时间长、污染机会增加；②手术涉及重要脏器，一旦发生感染将造成严重后果者，如头颅手术、心脏手术等；③异物植入手术，如人工心瓣膜植入、永久性心脏起搏器放置、人工关节置换等；④有感染高危因素如高龄、糖尿病、免疫功能低下（尤其是接受器官移植者）、营养不良等患者。

（2）清洁-污染手术（Ⅱ类切口）：手术部位存在大量人体寄殖菌群，手术时可能污染手术部位引致感染，故此类手术通常需预防用抗菌药物。

（3）污染手术（Ⅲ类切口）：已造成手术部位严重污染的手术。此类手术需预防用抗菌药物。

（4）污秽-感染手术（Ⅳ类切口）：在手术前即已开始治疗性应用抗菌药物，术中、术后继续，此不属预防应用范畴。

表 2-11-1　手术切口类别

切口类别	定　义
Ⅰ类切口 （清洁手术）	手术不涉及炎症区，不涉及呼吸道、消化道、泌尿生殖道等人体与外界相通的器官
Ⅱ类切口 （清洁-污染手术）	上、下呼吸道，上、下消化道，泌尿生殖道手术，或经以上器官的手术，如经口咽部手术、胆道手术、子宫全切除术、经直肠前列腺手术，以及开放性骨折或创伤手术等
Ⅲ类切口 （污染手术）	造成手术部位严重污染的手术，包括：手术涉及急性炎症但未化脓区域；胃肠道内容物有明显溢出污染；新鲜开放性创伤但未经及时扩创；无菌技术有明显缺陷如开胸、心脏按压者
Ⅳ类切口 （污秽-感染手术）	有失活组织的陈旧创伤手术；已有临床感染或脏器穿孔的手术

注：1.本指导原则均采用以上分类。而目前我国在病案首页中将手术切口分为Ⅰ、Ⅱ、Ⅲ类，其Ⅰ类与本指导原则中Ⅰ类同，Ⅱ类相当于本指导原则中Ⅱ、Ⅲ类，Ⅲ类相当于本指导原则中Ⅳ类。参考本指导原则时应注意两种分类的区别。

2.病案首页 0 类系指体表无切口或经人体自然腔道进行的操作以及经皮腔镜操作，其预防用药参考附录3。

3.抗菌药物品种选择

（1）根据手术切口类别、可能的污染菌种类及其对抗菌药物敏感性、药物能否在手术部位达到有效浓度等综合考虑。

（2）选用对可能的污染菌针对性强、有充分的预防有效的循证医学证据、安全、使用方便及价格适当的品种。

（3）应尽量选择单一抗菌药物预防用药，避免不必要的联合使用。预防用药应针对手术路径中可能存在的污染菌。如心血管、头颈、胸腹壁、四肢软组织手术和骨科手术等经皮肤的手术，通常选择针对金黄色葡萄球菌的抗菌药物。结肠、直肠和盆腔手术，应选用针对肠道革兰阴性菌和脆弱拟杆菌等厌氧菌的抗菌药物。

（4）头孢菌素过敏者，针对革兰阳性菌可用万古霉素、去甲万古霉素、克林霉素；针对革兰阴性杆菌可用氨曲南、磷霉素或氨基糖苷类。

（5）对某些手术部位感染会引起严重后果者，如心脏人工瓣膜置换术、人工关节置换术等，若术前发现有耐甲氧西林金黄色葡萄球菌（MRSA）定植的可能或者该机构MRSA发生率高，可选用万古霉素、去甲万古霉素预防感染，但应严格控制用药持续时间。

（6）不应随意选用广谱抗菌药物作为围手术期预防用药。鉴于国内大肠埃希菌对氟喹诺酮类药物耐药率高，应严格控制氟喹诺酮类药物作为外科围手术期预防用药。

（7）常见围手术期预防用抗菌药物的品种选择见《附录2：抗菌药物在围手术期预防应用的品种选择》。

4.给药方案

（1）给药方法：给药途径大部分为静脉输注，仅有少数为口服给药。

静脉输注应在皮肤、黏膜切开前0.5~1h内或麻醉开始时给药，在输注完毕后开始手术，保证手术部位暴露时局部组织中抗菌药物已达到足以杀灭手术过程中沾染细菌的药物浓度。万古霉素或氟喹诺酮类等由于需输注较长时间，应在手术前1~2h开始给药。

（2）预防用药维持时间：抗菌药物的有效覆盖时间应包括整个手术过程。手术时间较短（<2h）的清洁手术术前给药1次即可。如手术时间超过3h或超过所用药物半衰期的2倍以上，或成人出血量超过1500ml，术中应追加1次。清洁手术的预防用药时间不超过24h，心脏手术可视情况延长至48h。清洁-污染手术和污染手术的预防用药时间亦为24h，污染手术必要时延长至48h。过度延长用药时间并不能进一步提高预防效果，且预防用药时间超过48h，耐药菌感染机会增加。

（三）侵入性诊疗操作患者的抗菌药物的预防应用

随着放射介入和内镜诊疗等微创技术的快速发展和普及，我国亟待规范诊疗操作患者的抗菌药物预防应用。根据现有的循证医学证据、国际有关指南推荐和国内专家的意见，对部分常见特殊诊疗操作的预防用药提出了建议，见《附录3：特殊诊疗操作抗菌药物预防应用的建议》。

三、抗菌药物在特殊病理、生理状况患者中应用的基本原则

（一）肾功能减退患者抗菌药物的应用（见表2-11-2）

表2-11-2　肾功能减退患者抗菌药物的应用

肾功能减退时的应用	抗菌药物				
按原治疗剂量应用	阿奇霉素	头孢哌酮	利福喷汀	卡泊芬净	替硝唑
	多西环素	头孢曲松	利福布汀	米卡芬净	乙胺嘧啶
	米诺环素	莫西沙星	利福昔明	伏立康唑口服制剂	
	克林霉素	利奈唑胺		伊曲康唑口服液	
	氯霉素	替加环素		酮康唑	
	萘夫西林				
轻、中度肾功能减退时按原治疗剂量，重度肾功能减退时减量应用	红霉素	美洛西林	氨苄西林/舒巴坦[1]	环丙沙星	利福平
	克拉霉素	哌拉西林	阿莫西林/克拉维酸[1]	甲硝唑	乙胺丁醇
	苯唑西林		哌拉西林/他唑巴坦[1]	达托霉素[1]	吡嗪酰胺
	氨苄西林		头孢哌酮/舒巴坦[1]	氟康唑[1]	氟胞嘧啶[1]
	阿莫西林				
轻、中、重度肾功能减退时均需减量应用	青霉素	头孢氨苄	头孢唑肟	亚胺培南	磺胺甲噁唑
	羧苄西林	头孢拉定	头孢噻肟	美罗培南	甲氧苄啶
	替卡西林	头孢呋辛	头孢吡肟	厄他培南	
	阿洛西林	头孢孟多	拉氧头孢	氧氟沙星	
	头孢噻吩	头孢西丁	替卡西林/克拉维酸	左氧氟沙星	
	头孢唑啉	头孢他啶	氨曲南	加替沙星	
避免应用，确有指征应用时需在治疗药物浓度监测下或按内生肌酐清除率调整给药剂量	庆大霉素	链霉素	万古霉素	两性霉素 B 去氧胆酸盐[2]	
	妥布霉素	其他氨基糖苷类	去甲万古霉素	伊曲康唑静脉注射液[2,3]	
	奈替米星		替考拉宁	伏立康唑静脉注射液[4]	
	阿米卡星		多黏菌素 B		
	卡那霉素		多黏菌素 E		
不宜应用	四环素	呋喃妥因	萘啶酸		

注：[1] 轻度肾功能减退时按原治疗量，只有严重肾功能减退者需减量。

[2] 该药有明显肾毒性，虽肾功能减退者不需调整剂量，但可加重肾损害。

[3] 非肾毒性药，因静脉制剂中赋形剂（环糊精）蓄积，当内生肌酐清除率(Ccr)<30ml/min 时避免应用或改口服。

[4] 非肾毒性药，因静脉制剂中赋形剂（环糊精）蓄积，当内生肌酐清除率(Ccr)<50ml/min 时避免应用或改口服。

1. 基本原则

许多抗菌药物在人体内主要经肾排出，某些抗菌药物具有肾毒性，肾功能减退的感染患者应用抗菌药物的原则如下：

（1）尽量避免使用肾毒性抗菌药物，确有应用指征时，严密监测肾功能情况。

（2）根据感染的严重程度、病原菌种类及药敏试验结果等选用无肾毒性或肾毒性较低的抗菌药物。

（3）使用主要经肾排泄的药物，须根据患者肾功能减退程度以及抗菌药物在人体内清除途径调整给药剂量及方法。

2. 抗菌药物的选用及给药方案调整

根据抗菌药物体内过程特点及其肾毒性，肾功能减退时抗菌药物的选用有以下几种情况。

（1）主要由肝胆系统排泄，或经肾脏和肝胆系统同时排出的抗菌药物用于肾功能减退者，维持原治疗量或剂量略减。

（2）主要经肾排泄，药物本身并无肾毒性，或仅有轻度肾毒性的抗菌药物，肾功能减退者可应用，可按照肾功能减退程度（以内生肌酐清除率为准）调整给药方案。

（3）肾毒性抗菌药物避免用于肾功能减退者，如确有指征使用该类药物时，宜进行血药浓度监测，据此调整给药方案，达到个体化给药，疗程中需严密监测患者肾功能。

（4）接受肾脏替代治疗患者应根据腹膜透析、血液透析和血液滤过对药物的清除情况调整给药方案。

（二）肝功能减退患者抗菌药物的应用（见表 2-11-3）

表 2-11-3　肝功能减退患者抗菌药物的应用

肝功能减退时的应用	抗菌药物				
按原治疗量应用	青霉素 G	庆大霉素	万古霉素	氧氟沙星	米卡芬净
	头孢唑啉	妥布霉素	去甲万古霉素	左氧氟沙星	
	头孢他啶	阿米卡星	多黏菌素类	诺氟沙星	
		其他氨基糖苷类	达托霉素[1]	利奈唑胺[1]	
严重肝病时减量慎用	哌拉西林	头孢噻吩	替加环素	环丙沙星	伊曲康唑
	阿洛西林	头孢噻肟	甲硝唑	氟罗沙星	伏立康唑[1]
	美洛西林	头孢曲松			卡泊芬净[1]
	羧苄西林	头孢哌酮			
肝病时减量慎用	红霉素	培氟沙星	异烟肼[2]	克林霉素	林可霉素
肝病时避免应用	红霉素酯化物	两性霉素 B	磺胺药	四环素	氯霉素
	酮康唑	咪康唑	利福平		

注：[1] 在严重肝功能不全者中的应用目前尚无资料。

　　[2] 活动性肝病时避免应用。

肝功能减退时，抗菌药物的选用及剂量调整需要考虑肝功能减退对该类药物体内过程的影响程度，以及肝功能减退时该类药物及其代谢物发生毒性反应的可能性。由于药物在肝脏代谢过程复杂，不少药物的体内代谢过程尚未完全阐明，根据现有资料，肝功能减退时抗菌药物的应用有以下几种情况。

1.药物主要经肝脏或有相当量经肝脏清除或代谢，肝功能减退时清除减少，并可导致毒性反应的发生，肝功能减退患者应避免使用此类药物，如氯霉素、利福平、红霉素酯化物等。

2.药物主要由肝脏清除，肝功能减退时清除明显减少，但并无明显毒性反应发生，肝病时仍可正常应用，但需谨慎，必要时减量给药，治疗过程中需严密监测肝功能。红霉素等大环内酯类（不包括酯化物）、克林霉素、林可霉素等属于此类。

3.药物经肝、肾两途径清除，肝功能减退者药物清除减少，血药浓度升高，同时伴有肾功能减退的患者血药浓度升高尤为明显，但药物本身的毒性不大。严重肝病患者，尤其肝、肾功能同时减退的患者在使用此类药物时需减量应用。经肾、肝两途径排出的青霉素类、头孢菌素类等均属此种情况。

4.药物主要由肾排泄，肝功能减退者不需调整剂量。氨基糖苷类、糖肽类抗菌药物等属此类。

（三）老年患者抗菌药物的应用

由于老年人组织器官呈生理性退行性变，免疫功能下降，一旦罹患感染，在应用抗菌药物时需注意以下事项。

1.老年人肾功能呈生理性减退，按一般常用量接受主要经肾排出的抗菌药物时，由于药物自肾排出减少，可导致药物在体内积蓄，血药浓度增高，易发生药物不良反应。因此老年患者，尤其是高龄患者接受主要自肾排出的抗菌药物时，可按轻度肾功能减退减量给药。青霉素类、头孢菌素类和其他β-内酰胺类的大多数品种即属此类情况。

2.老年患者宜选用毒性低并具杀菌作用的抗菌药物，无用药禁忌者可首选青霉素类、头孢菌素类等β-内酰胺类抗菌药物。氨基糖苷类具有肾、耳毒性，应尽可能避免应用。万古霉素、去甲万古霉素、替考拉宁等药物应在有明确应用指征时慎用，必要时进行血药浓度监测，并据此调整剂量，使给药方案个体化，以达到用药安全、有效的目的。

（四）新生儿患者抗菌药物的应用

新生儿期一些重要器官尚未完全发育成熟，在此期间其生长发育随日龄增加而迅速变化，因此新生儿感染使用抗菌药物时需注意以下事项。

1.新生儿期肝、肾均未发育成熟，肝代谢酶的产生不足或缺乏，肾清除功能较差，因此新生儿感染时应避免应用毒性大的抗菌药物，包括主要经肾排泄的氨基糖苷类、万古霉素、去甲万古霉素等，以及主要经肝代谢的氯霉素等。确有应用指征时，需进行血药浓度监测，据此调整给药方案，个体化给药，以使治疗安全有效。

2.新生儿期避免应用可能发生严重不良反应的抗菌药物（表2-11-4）。可影响新生儿生长发育的四环素类、喹诺酮类应避免应用，可导致脑性核黄疸及溶血性贫血的磺胺类药和呋喃类药应避免应用。

表 2-11-4　新生儿应用抗菌药物后可能发生的不良反应

抗菌药物	不良反应	发生机制
氯霉素	灰婴综合征	肝酶不足，氯霉素与其结合减少，肾排泄功能差，使血游离氯霉素浓度升高
磺胺药	脑性核黄疸	磺胺药替代胆红素与蛋白的结合位置
喹诺酮类	软骨损害（动物）	不明
四环素类	齿及骨骼发育不良，牙齿黄染	药物与钙络合沉积在牙齿和骨骼中
氨基糖苷类	肾、耳毒性	肾清除能力差，有遗传因素、药物浓度等个体差异大
万古霉素	肾、耳毒性	同氨基糖苷类
磺胺药及呋喃类	溶血性贫血	新生儿红细胞中缺乏葡萄糖-6-磷酸脱氢酶

3.新生儿期由于肾功能尚不完善，主要经肾排出的青霉素类、头孢菌素类等β-内酰胺类药物需减量应用，以防止药物在体内蓄积导致严重中枢神经系统毒性反应的发生。

4.新生儿的组织器官日益成熟，抗菌药物在新生儿的药动学亦随日龄增长而变化，因此使用抗菌药物时应按日龄调整给药方案。

（五）小儿患者抗菌药物的应用

小儿患者在应用抗菌药物时应注意以下几点。

1.氨基糖苷类：该类药物有明显耳、肾毒性，小儿患者应避免应用。临床有明确应用指征且又无其他毒性低的抗菌药物可供选用时，方可选用该类药物，并在治疗过程中严密观察不良反应。有条件者应进行血药浓度监测，根据结果个体化给药。

2.糖肽类：该类药有一定肾、耳毒性，小儿患者仅在有明确指征时方可选用。在治疗过程中应严密观察不良反应，有条件者应进行血药浓度监测，个体化给药。

3.四环素类：可导致牙齿黄染及牙釉质发育不良，不可用于 8 岁以下小儿。

4.喹诺酮类：由于对骨骼发育可能产生不良影响，该类药物避免用于 18 岁以下未成年人。

（六）妊娠期和哺乳期患者抗菌药物的应用

1.妊娠期患者抗菌药物的应用

妊娠期抗菌药物的应用需考虑药物对母体和胎儿两方面的影响。

（1）对胎儿有致畸或明显毒性作用者，如利巴韦林，妊娠期禁用。

（2）对母体和胎儿均有毒性作用者，如氨基糖苷类、四环素类等，妊娠期避免应用；但在有明确应用指征，经权衡利弊，用药时患者的受益大于可能的风险时，也可在严密观察下慎用。氨基糖苷类等抗菌药物有条件时应进行血药浓度监测。

（3）药物毒性低，对胎儿及母体均无明显影响，也无致畸作用者，妊娠期感染时可选用。如青霉素、头孢菌素类等β-内酰胺类抗菌药物。

美国食品和药物管理局按照药物在妊娠期应用时的危险性分为 A、B、C、D 及 X

类，可供药物选用时参考（表2-11-5）。

表2-11-5　抗微生物药在妊娠期应用时的危险性分类

FDA分类	抗微生物药					
A. 在孕妇中研究证实无危险性						
B. 动物中研究无危险性，但人类研究资料不充分，或对动物有毒性，但人类研究无危险性	青霉素类 头孢菌素类 青霉素类/β-内酰胺酶抑制剂 氨曲南 美罗培南 厄他培南	红霉素 阿奇霉素 克林霉素 磷霉素 达托霉素	两性霉素B 特比萘芬 利福布汀	甲硝唑 呋喃妥因 吡喹酮	扎那米韦 阿昔洛韦 乏昔洛韦 去羟肌苷 奈非那韦 替比夫定 替诺福韦	
C. 动物研究显示毒性，人体研究资料不充分，但用药时可能患者的受益大于危险性	亚胺培南/西司他丁 氯霉素 克拉霉素 万古霉素 特拉万星 多黏菌素E	氟康唑 伊曲康唑 酮康唑 泊沙康唑 氟胞嘧啶 卡泊芬净 阿尼芬净 米卡芬净	SMZ/TMP 替硝唑 氟喹诺酮类 利奈唑胺 利福平 利福昔明 异烟肼 吡嗪酰胺 卷曲霉素 氨苯砜	乙胺嘧啶 阿苯达唑 甲苯达唑 氯喹 甲氟喹 喷他脒 伊维菌素 蒿甲醚/本芴醇 阿托伐醌 氯胍	金刚烷胺 金刚乙胺 奥塞米韦 更昔洛韦 膦甲酸 西多福韦 拉米夫定 阿德福韦	恩替卡韦 齐多夫定 扎西他滨 司坦夫定 阿巴卡韦 奈韦拉平 地拉韦定 茚地那韦
D. 已证实对人类有危险性，但仍可能受益多	氨基糖苷类 四环素类 替加环素	伏立康唑				
X. 对人类致畸，危险性大于受益	奎宁 利巴韦林	沙利度胺				

注：1.妊娠期感染时用药可参考表中分类，权衡用药后患者的受益程度及可能的风险决定。A类：妊娠期患者可安全使用；B类：有明确指征时慎用；C类：在确有应用指征时，充分权衡利弊决定是否选用；D类：避免应用，但在确有应用指征且患者受益大于可能的风险时严密观察下慎用；X类：禁用。

2.妊娠期患者接受氨基糖苷类、万古霉素、氯霉素、磺胺药、氟胞嘧啶时必须进行血药浓度监测，据以调整给药方案。

3.下列药物未分类，注明为：夫西地酸无发生问题的报道，乙胺丁醇"安全"，氯法齐明/环丝氨酸"避免用"，乙硫异烟胺"不使用"。

　　2.哺乳期患者抗菌药物的应用

　　哺乳期患者接受抗菌药物后，某些药物可自乳汁分泌，通常母乳中药物含量不高，不超过哺乳期患者每日用药量的1%；少数药物乳汁中分泌量较高，如氟喹诺酮类、四环素类、大环内酯类、氯霉素、磺胺甲噁唑、甲氧苄啶、甲硝唑等。青霉素类、头孢菌

素类等 β-内酰胺类和氨基糖苷类等在乳汁中含量低。然而无论乳汁中药物浓度如何，均存在对乳儿潜在的影响，并可能出现不良反应，如氨基糖苷类可导致乳儿听力减退、氯霉素可致乳儿骨髓抑制、磺胺甲噁唑等可致核黄疸和溶血性贫血、四环素类可致乳齿黄染、青霉素类可致过敏反应等。因此治疗哺乳期患者时应避免用氨基糖苷类、喹诺酮类、四环素类、氯霉素、磺胺药等。哺乳期患者应用任何抗菌药物时，均宜暂停哺乳。

附录 1：抗菌药物在预防非手术患者某些特定感染中的应用 [1]

预防感染种类	预防用药对象	抗菌药物选择
风湿热复发	①风湿性心脏病儿童患者	苄星青霉素
	②经常发生链球菌咽峡炎或风湿热的儿童及成人	青霉素 V
感染性心内膜炎	心内膜炎高危患者[2]，在接受牙科或口腔操作前	阿莫西林或氨苄西林； 青霉素过敏者用克林霉素
流行性脑脊髓膜炎	流脑流行时①托儿所、部队、学校中的密切接触者；②患者家庭中的儿童	利福平（孕妇不用） 环丙沙星（限成人） 头孢曲松
流感嗜血杆菌脑膜炎	①患者家庭中未经免疫接种的≤4 岁儿童 ②有发病者的幼托机构中≤2 岁未经免疫的儿童 ③幼托机构在 60d 内发生 2 例以上患者，且入托对象未接种疫苗时，应对入托对象和全部工作人员预防用药	利福平（孕妇不用）
脾切除后/功能无脾者菌血症	①脾切除后儿童	定期接种肺炎链球菌、B 型流感嗜血杆菌疫苗和四价脑膜炎奈瑟菌疫苗 5 岁以下儿童：每日阿莫西林或青霉素 V 口服，直到满 5 岁 5 岁以上儿童：每日青霉素口服，至少 1 年
	②患镰状细胞贫血和地中海贫血的儿童（属于功能无脾）	根据年龄定期接种上述疫苗 5 岁以下儿童：每日青霉素 V 口服，直到满 5 岁 5 岁以上儿童：每日青霉素口服，有人建议至少用药至 18 岁 出现发热时可予阿莫西林/克拉维酸或头孢呋辛 青霉素过敏者可予磺胺甲噁唑/甲氧苄啶（SMZ/TMP）或克拉霉素
新生儿淋病奈瑟菌或衣原体眼炎	每例新生儿	四环素或红霉素眼药水滴眼
肺孢菌病	①艾滋病患者 CD_4 细胞计数<200/mm³ 者 ②造血干细胞移植及实体器官移植受者	SMZ/TMP

续表

预防感染种类	预防用药对象	抗菌药物选择
百日咳	主要为与百日咳患者密切接触的幼儿和年老体弱者	红霉素
新生儿 B 组溶血性链球菌（GBS）感染	①孕妇有 GBS 菌尿症 ②妊娠 35~37 周阴道和肛拭培养筛查有 GBS 寄殖 ③孕妇有以下情况之一者：<37 周早产；羊膜早破≥18h；围产期发热，体温 38℃以上者；以往出生的新生儿有该菌感染史者	青霉素 G 氨苄西林 青霉素过敏但发生过敏性休克危险性小者：头孢唑啉 青霉素过敏，有发生过敏性休克危险性者：克林霉素或红霉素
实验室相关感染	实验室工作者不慎暴露于布鲁菌	
	高危者（接触量多）	多西环素+利福平
	低危者（接触量少）	每周 2 次血清试验，转阳时开始用药，方案同上
	妊娠妇女	SMZ/TMP±利福平
	实验室工作者暴露于鼠疫耶尔森菌	多西环素或 SMZ/TMP

注：[1] 疟疾、甲型流感、巨细胞病毒感染、对乙型或丙型病毒性肝炎或 HIV 患者血或其他体液组织的职业暴露等寄生虫或病毒感染时亦有预防用药指征，未包括在本表内。

[2] 高危患者：进行任何损伤牙龈组织、牙周区域或口腔黏膜操作伴有以下心脏基础疾病的患者：①人工瓣膜；②既往有感染性心内膜炎病史；③心脏移植术后发生的瓣膜病变；④先天性心脏疾病合并以下情况：未纠正的发绀型先心病（包括姑息分流术），通过导管或手术途径植入异物或装置的先心手术后的前 6 个月，先心缺损修补术植入补片后仍有残留缺损及分流。

附录 2：抗菌药物在围手术期预防应用的品种选择 [1, 2]

手术名称	切口类别	可能的污染菌	抗菌药物选择
脑外科手术（清洁，无植入物）	Ⅰ	金黄色葡萄球菌，凝固酶阴性葡萄球菌	第一、二代头孢菌素[3]，MRSA 感染高发医疗机构的高危患者可用（去甲）万古霉素
脑外科手术（经鼻窦、鼻腔、口咽部手术）	Ⅱ	金黄色葡萄球菌，链球菌属，口咽部厌氧菌（如消化链球菌）	第一、二代头孢菌素[3] ±[5] 甲硝唑，或克林霉素+庆大霉素
脑脊液分流术	Ⅰ	金黄色葡萄球菌，凝固酶阴性葡萄球菌	第一、二代头孢菌素[3]，MRSA 感染高发医疗机构的高危患者可用（去甲）万古霉素
脊髓手术	Ⅰ	金黄色葡萄球菌，凝固酶阴性葡萄球菌	第一、二代头孢菌素[3]
眼科手术（如白内障、青光眼或角膜移植、泪囊手术、眼穿通伤）	Ⅰ、Ⅱ	金黄色葡萄球菌，凝固酶阴性葡萄球菌	局部应用妥布霉素或左氧氟沙星等

续表

手术名称	切口类别	可能的污染菌	抗菌药物选择
头颈部手术（恶性肿瘤，不经口咽部黏膜）	I	金黄色葡萄球菌，凝固酶阴性葡萄球菌	第一、二代头孢菌素[3]
头颈部手术（经口咽部黏膜）	II	金黄色葡萄球菌，链球菌属，口咽部厌氧菌（如消化链球菌）	第一、二代头孢菌素[3] ±[5] 甲硝唑，或克林霉素+庆大霉素
颌面外科（下颌骨折切开复位或内固定，面部整形术有移植物手术，正颌手术）	I	金黄色葡萄球菌，凝固酶阴性葡萄球菌	第一、二代头孢菌素[3]
耳鼻喉科（复杂性鼻中隔鼻成形术，包括移植）	II	金黄色葡萄球菌，凝固酶阴性葡萄球菌	第一、二代头孢菌素[3]
乳腺手术（乳腺癌、乳房成形术，有植入物如乳房重建术）	I	金黄色葡萄球菌，凝固酶阴性葡萄球菌，链球菌属	第一、二代头孢菌素[3]
胸外科手术（食管、肺）	II	金黄色葡萄球菌，凝固酶阴性葡萄球菌，肺炎链球菌，革兰阴性杆菌	第一、二代头孢菌素[3]
心血管手术（腹主动脉重建、下肢手术切口涉及腹股沟、任何血管手术植入人工假体或异物，心脏手术、安装永久性心脏起搏器）	I	金黄色葡萄球菌，凝固酶阴性葡萄球菌	第一、二代头孢菌素[3]，MRSA 感染高发医疗机构的高危患者可用（去甲）万古霉素
肝、胆系统及胰腺手术	II、III	革兰阴性杆菌，厌氧菌（如脆弱拟杆菌）	第一、二代头孢菌素或头孢曲松[3] ±[5] 甲硝唑，或头霉素类
胃、十二指肠、小肠手术	II、III	革兰阴性杆菌，链球菌属，口咽部厌氧菌（如消化链球菌）	第一、二代头孢菌素[3]，或头霉素类
结肠、直肠、阑尾手术	II、III	革兰阴性杆菌，厌氧菌（如脆弱拟杆菌）	第一、二代头孢菌素[3] ±[5] 甲硝唑，或头霉素类，或头孢曲松±[5] 甲硝唑
经直肠前列腺活检	II	革兰阴性杆菌	氟喹诺酮类[4]
泌尿外科手术：进入泌尿道或经阴道的手术（经尿道膀胱肿瘤或前列腺切除术、异体植入及取出，切开造口、支架的植入及取出）及经皮肾镜手术	II	革兰阴性杆菌	第一、二代头孢菌素[3]，或氟喹诺酮类[4]
泌尿外科手术：涉及肠道的手术	II	革兰阴性杆菌，厌氧菌	第一、二代头孢菌素[3]，或氨基糖苷类+甲硝唑
有假体植入的泌尿系统手术	II	葡萄球菌属，革兰阴性杆菌	第一、二代头孢菌素[3]+氨基糖苷类，或万古霉素

续表

手术名称	切口类别	可能的污染菌	抗菌药物选择
经阴道或经腹腔子宫切除术	Ⅱ	革兰阴性杆菌，肠球菌属，B组链球菌，厌氧菌	第一、二代头孢菌素（经阴道手术加用甲硝唑）[3]，或头霉素类
腹腔镜子宫肌瘤剔除术（使用举宫器）	Ⅱ	革兰阴性杆菌，肠球菌属，B组链球菌，厌氧菌	第一、二代头孢菌素[3] ±[5] 甲硝唑，或头霉素类
羊膜早破或剖宫产术	Ⅱ	革兰阴性杆菌，肠球菌属，B组链球菌，厌氧菌	第一、二代头孢菌素[3] ±[5] 甲硝唑
人工流产-刮宫术 引产术	Ⅱ	革兰阴性杆菌，肠球菌属，链球菌，厌氧菌（如脆弱拟杆菌）	第一、二代头孢菌素[3] ±[5] 甲硝唑，或多西环素
会阴撕裂修补术	Ⅱ、Ⅲ	革兰阴性杆菌，肠球菌属，链球菌属，厌氧菌（如脆弱拟杆菌）	第一、二代头孢菌素[3] ±[5] 甲硝唑
皮瓣转移术（游离或带蒂）或植皮术	Ⅱ	金黄色葡萄球菌，凝固酶阴性葡萄球菌，链球菌属，革兰阴性菌	第一、二代头孢菌素[3]
关节置换成形术、截骨、骨内固定术、腔隙植骨术、脊柱术（应用或不用植入物、内固定物）	Ⅰ	金黄色葡萄球菌，凝固酶阴性葡萄球菌，链球菌属	第一、二代头孢菌素[3]，MRSA感染高发医疗机构的高危患者可用（去甲）万古霉素
外固定架植入术	Ⅱ	金黄色葡萄球菌，凝固酶阴性葡萄球菌，链球菌属	第一、二代头孢菌素[3]
截肢术	Ⅰ、Ⅱ	金黄色葡萄球菌，凝固酶阴性葡萄球菌，链球菌属，革兰阴性菌，厌氧菌	第一、二代头孢菌素[3] ±[5] 甲硝唑
开放骨折内固定术	Ⅱ	金黄色葡萄球菌，凝固酶阴性葡萄球菌，链球菌属，革兰阴性菌，厌氧菌	第一、二代头孢菌素[3] ±[5] 甲硝唑

注：[1] 所有清洁手术通常不需要预防用药，仅在有前述特定指征时使用。

[2] 胃十二指肠手术、肝胆系统手术、结肠和直肠手术、阑尾手术、Ⅱ或Ⅲ类切口的妇产科手术，如果患者对β-内酰胺类抗菌药物过敏，可用克林素霉+氨基糖苷类，或氨基糖苷类+甲硝唑。

[3] 有循证医学证据的第一代头孢菌素主要为头孢唑啉，第二代头孢菌素主要为头孢呋辛。

[4] 我国大肠埃希菌对氟喹诺酮类耐药率高，预防应用需严加限制。

[5] 表中"±"是指两种及两种以上药物可联合应用，或可不联合应用。

附录 3：特殊诊疗操作抗菌药物预防应用的建议

诊疗操作名称	预防用药建议	推荐药物
血管（包括冠状动脉）造影术、成形术、支架植入术及导管内溶栓术	不推荐常规预防用药。对于 7d 内再次行血管介入手术者、需要留置导管或导管鞘超过 24h 者，则应预防用药	第一代头孢菌素
主动脉内支架植入术	高危患者建议使用 1 次	第一代头孢菌素
下腔静脉滤器植入术	不推荐预防用药	
先天性心脏病封堵术	建议使用 1 次	第一代头孢菌素
心脏射频消融术	建议使用 1 次	第一代头孢菌素
血管畸形、动脉瘤、血管栓塞术	通常不推荐，除非存在皮肤坏死	第一代头孢菌素
脾动脉、肾动脉栓塞术	建议使用，用药时间不超过 24h	第一代头孢菌素
肝动脉化疗栓塞（TACE）	建议使用，用药时间不超过 24h	第一、二代头孢菌素±甲硝唑
肾、肺或其他（除肝外）肿瘤化疗栓塞	不推荐预防用药	
子宫肌瘤–子宫动脉栓塞术	不推荐预防用药	
食管静脉曲张硬化治疗	建议使用，用药时间不超过 24h	第一、二代头孢菌素；头孢菌素过敏患者可考虑氟喹诺酮类
经颈静脉肝内门腔静脉分流术（TIPS）	建议使用，用药时间不超过 24h	氨苄西林/舒巴坦或阿莫西林/克拉维酸
肿瘤的物理消融术（包括射频、微波和冷冻等）	不推荐预防用药	
经皮椎间盘摘除术及臭氧、激光消融术	建议使用	第一、二代头孢菌素
经内镜逆行胰胆管造影（ERCP）	建议使用 1 次	第二代头孢菌素或头孢曲松
经皮肝穿刺胆道引流或支架植入术	建议使用	第一、二代头孢菌素，或头霉素类
内镜黏膜下剥离术（ESD）	一般不推荐预防用药；如为感染高危切除（大面积切除，术中穿孔等）建议用药时间不超过 24h	第一、二代头孢菌素
经皮内镜胃造瘘置管	建议使用，用药时间不超过 24h	第一、二代头孢菌素
输尿管镜和膀胱镜检查，尿动力学检查；震波碎石术	术前尿液检查无菌者，通常不需预防用药。但对于高龄、免疫缺陷状态、存在解剖异常等高危因素者，可予预防用药	氟喹诺酮类，或 SMZ/TMP，或第一、二代头孢菌素，或氨基糖苷类

续表

诊疗操作名称	预防用药建议	推荐药物
腹膜透析管植入术	建议使用 1 次	第一代头孢菌素
隧道式血管导管或药盒置入术	不推荐预防用药	
淋巴管造影术	建议使用 1 次	第一代头孢菌素

注：1.操作前半小时静脉给药。

2.手术部位感染预防用药有循证医学证据的第一代头孢菌素主要为头孢唑啉，第二代头孢菌素主要为头孢呋辛。

3.我国大肠埃希菌对氟喹诺酮类耐药率高，预防应用应严加限制。

第十二章　各类抗菌药物的适应证和注意事项

一、青霉素类

青霉素类可分为：①主要作用于革兰阳性菌的青霉素，如青霉素G、普鲁卡因青霉素、苄星青霉素、青霉素V。②耐青霉素酶青霉素，如苯唑西林、氯唑西林、氟氯西林等。③广谱青霉素，包括：对部分肠杆菌科细菌有抗菌活性，如氨苄西林、阿莫西林；对多数革兰阴性杆菌包括铜绿假单胞菌具抗菌活性，如哌拉西林、阿洛西林、美洛西林。

【适应证】

1.青霉素：青霉素适用于A组溶血性链球菌、肺炎链球菌等革兰阳性球菌所致的感染，包括血流感染、脑膜炎、肺炎、咽炎、扁桃体炎、中耳炎、猩红热、丹毒等，也可用于治疗草绿色链球菌和肠球菌心内膜炎，以及破伤风、气性坏疽、炭疽、白喉、流行性脑脊髓膜炎、李斯特病、鼠咬热、梅毒、淋病、雅司、回归热、钩端螺旋体病、樊尚咽峡炎、放线菌病等。青霉素尚可用于风湿性心脏病或先天性心脏病患者进行某些操作或手术时，预防心内膜炎发生。

普鲁卡因青霉素的抗菌谱与青霉素G基本相同，供肌内注射，对敏感细菌的有效浓度可持续24h。适用于敏感细菌所致的轻症感染。

苄星青霉素的抗菌谱与青霉素G相仿，为长效制剂，肌内注射120万U后血中低浓度可维持4周。本药用于治疗A组溶血性链球菌咽炎及扁桃体炎，预防A组溶血性链球菌感染引起的风湿热；本药亦可用于治疗梅毒。

青霉素V对酸稳定，可口服。抗菌作用较青霉素G为差，适用于敏感革兰阳性球菌引起的轻症感染。

2.耐青霉素酶青霉素类：本类药物抗菌谱与青霉素G相仿，但抗菌作用较差，对青霉素酶稳定；因产酶而对青霉素耐药的葡萄球菌对本类药物敏感，但甲氧西林耐药葡萄球菌对本类药物耐药。主要适用于产青霉素酶的甲氧西林敏感葡萄球菌感染，如血流感染、心内膜炎、肺炎、脑膜炎、骨髓炎、皮肤及软组织感染等。肺炎链球菌、A组溶血性链球菌或青霉素敏感葡萄球菌感染则不宜采用。

3.广谱青霉素类：氨苄西林与阿莫西林的抗菌谱较青霉素G为广，对革兰阳性球菌作用与青霉素G相仿，对部分革兰阴性杆菌亦具抗菌活性。本类药物适用于敏感细菌所致的呼吸道感染、尿路感染、胆道感染、皮肤及软组织感染、脑膜炎、血流感染、心内膜炎等。氨苄西林为肠球菌、李斯特菌感染的首选用药。

哌拉西林、阿洛西林和美洛西林对革兰阴性杆菌的抗菌谱较氨苄西林为广，抗菌作用也较强。除对部分肠杆菌科细菌外，对铜绿假单胞菌亦有良好抗菌作用，适用于肠杆菌科细菌及铜绿假单胞菌所致的呼吸道感染、尿路感染、胆道感染、腹腔感染、皮肤及软组织感染等。

【注意事项】

1.对青霉素G或青霉素类抗菌药物过敏者禁用本品。

2.无论采用何种给药途径，用青霉素类抗菌药物前必须详细询问患者有无青霉素类过敏史、其他药物过敏史及过敏性疾病史，并须先做青霉素皮肤试验。

3.青霉素钾盐不可快速静脉注射。

4.青霉素可安全地应用于孕妇；少量本品可经乳汁排出，哺乳期妇女应用青霉素时应停止哺乳。

5.老年人肾功能呈轻度减退，本品主要经肾脏排出，故治疗老年患者感染时宜适当减量应用。

二、头孢菌素类

头孢菌素类根据其抗菌谱、抗菌活性、对β-内酰胺酶的稳定性以及肾毒性的不同，目前分为四代。第一代头孢菌素主要作用于需氧革兰阳性球菌，仅对少数革兰阴性杆菌有一定抗菌活性；常用的注射剂有头孢唑啉、头孢拉定等，口服制剂有头孢拉定、头孢氨苄和头孢羟氨苄等。第二代头孢菌素对革兰阳性球菌的活性与第一代相仿或略差，对部分革兰阴性杆菌亦具有抗菌活性；注射剂有头孢呋辛、头孢替安等，口服制剂有头孢克洛、头孢呋辛酯和头孢丙烯等。第三代头孢菌素对肠杆菌科细菌等革兰阴性杆菌具有强大抗菌作用，头孢他啶和头孢哌酮除肠杆菌科细菌外，对铜绿假单胞菌亦具较强抗菌活性；注射品种有头孢噻肟、头孢曲松、头孢他啶、头孢哌酮等，口服品种有头孢克肟和头孢泊肟酯等，口服品种对铜绿假单胞菌均无作用。第四代头孢菌素常用者为头孢吡肟，对肠杆菌科细菌作用与第三代头孢菌素大致相仿，其中对阴沟肠杆菌、产气肠杆菌、柠檬酸菌属等部分菌株作用优于第三代头孢菌素，对铜绿假单胞菌的作用与头孢他啶相仿，对革兰阳性球菌的作用较第三代头孢菌素略强。

【适应证】

1.第一代头孢菌素：注射剂代表品种为头孢唑啉。主要适用于甲氧西林敏感葡萄球菌、A组溶血性链球菌和肺炎链球菌等所致的上、下呼吸道感染，尿路感染，血流感染，心内膜炎，骨、关节感染及皮肤及软组织感染等；亦可用于流感嗜血杆菌、奇异变形杆菌、大肠埃希菌敏感株所致的尿路感染以及肺炎等。头孢唑啉常作为外科手术预防用药。

头孢拉定、头孢氨苄等口服制剂的抗菌作用较头孢唑啉为差，主要适用于治疗敏感菌所致的轻症病例。

2.第二代头孢菌素：注射剂代表品种为头孢呋辛。主要用于治疗甲氧西林敏感葡萄球菌、链球菌属、肺炎链球菌等革兰阳性球菌，以及流感嗜血杆菌、大肠埃希菌、奇异变形杆菌等中的敏感株所致的呼吸道感染、尿路感染、皮肤及软组织感染、血流感染、骨关节感染和腹腔、盆腔感染。用于腹腔感染和盆腔感染时需与抗厌氧菌药合用。头孢呋辛也是常用围手术期预防用药物。

头孢克洛、头孢呋辛酯、头孢丙烯等口服制剂，主要适用于上述感染中的轻症病例。

3.第三代头孢菌素：主要品种有头孢噻肟、头孢曲松、头孢他啶、头孢哌酮。适用于敏感肠杆菌科细菌等革兰阴性杆菌所致严重感染，如下呼吸道感染、血流感染、腹腔感染、肾盂肾炎和复杂性尿路感染、盆腔炎性疾病、骨关节感染、复杂性皮肤及软组织感染、中枢神经系统感染等。治疗腹腔、盆腔感染时需与抗厌氧菌药（如甲硝唑）合用。头孢噻肟、头孢曲松尚可用于A组溶血性链球菌、草绿色链球菌、肺炎链球菌、甲氧西林敏感葡萄球菌所致的各种感染。头孢他啶、头孢哌酮尚可用于铜绿假单胞菌所致的各种感染。

第三代口服头孢菌素主要用于治疗敏感菌所致轻、中度感染，也可用于经第三代头孢菌素注射剂治疗后的序贯治疗；但需注意第三代口服头孢菌素均不宜用于铜绿假单胞菌和其他非发酵菌的感染。

4.第四代头孢菌素：抗菌谱和临床适应证与第三代头孢菌素相似，可用于对第三代头孢菌素耐药而对其敏感的产气肠杆菌、阴沟肠杆菌、沙雷菌属等细菌所致感染，亦可用于中性粒细胞缺乏伴发热患者的经验治疗。

所有头孢菌素类对甲氧西林耐药葡萄球菌、肠球菌属抗菌作用均差，故不宜选用于治疗上述细菌所致感染。

【注意事项】

1.禁用于对任何一种头孢菌素类抗菌药物有过敏史及有青霉素过敏性休克史的患者。

2.用药前必须详细询问患者既往有否对头孢菌素类、青霉素类或其他药物的过敏史。有青霉素类、其他β-内酰胺类及其他药物过敏史的患者，有明确应用指征时应谨慎使用本类药物。在用药过程中一旦发生过敏反应，须立即停药。如发生过敏性休克，须立即就地抢救并予以肾上腺素等相关治疗。

3.本类药物多数主要经肾脏排泄，中度以上肾功能不全患者应根据肾功能适当调整剂量。中度以上肝功能减退时，头孢哌酮、头孢曲松可能需要调整剂量。

4.氨基糖苷类和第一代头孢菌素注射剂合用可能加重前者的肾毒性，应注意监测肾功能。

5.头孢哌酮可导致低凝血酶原血症或出血，合用维生素K可预防出血；本药亦可引起戒酒硫样反应，用药期间及治疗结束后72h内应戒酒或避免摄入含酒精饮料。

三、头霉素类

头霉素类品种包括头孢西丁、头孢美唑、头孢米诺等。其抗菌谱和抗菌作用与第二代头孢菌素相仿，但对脆弱拟杆菌等厌氧菌抗菌作用较头孢菌素类强。头霉素类对大多数超广谱β-内酰胺酶（ESBLs）稳定，但其治疗产ESBLs的细菌所致感染的疗效未经证实。

【适应证】

1.肺炎链球菌及其他链球菌属、甲氧西林敏感金黄色葡萄球菌、大肠埃希菌等肠杆菌科细菌、流感嗜血杆菌以及拟杆菌属引起的下呼吸道感染，血流感染，骨、关节感染，以及皮肤及软组织感染。

2.大肠埃希菌等肠杆菌科细菌所致的尿路感染。

3.大肠埃希菌等肠杆菌科细菌、拟杆菌属等厌氧菌引起的腹腔感染。

4.大肠埃希菌、淋病奈瑟菌、拟杆菌属等厌氧菌以及B组链球菌所致的盆腔感染，疑有沙眼衣原体感染者应合用抗衣原体药。

5.也可用于胃肠道手术、经阴道子宫切除、经腹腔子宫切除或剖宫产等手术前的预防用药。

【注意事项】

1.禁用于对头霉素类及头孢菌素类抗菌药物有过敏史者。

2.有青霉素类过敏史患者确有应用指征时，必须充分权衡利弊后在严密观察下慎用。如以往曾发生青霉素休克的患者，则不宜再选用本品。

3.有胃肠道疾病病史的患者，特别是结肠炎患者应慎用本品。

4.不推荐头孢西丁用于<3月的婴儿。

5.使用头孢美唑、头孢米诺期间，应避免饮酒以免发生戒酒硫样反应。

四、β-内酰胺类/β-内酰胺酶抑制剂

目前临床应用的主要品种有阿莫西林/克拉维酸、氨苄西林/舒巴坦、头孢哌酮/舒巴坦、替卡西林/克拉维酸和哌拉西林/他唑巴坦。

阿莫西林/克拉维酸、氨苄西林/舒巴坦对甲氧西林敏感葡萄球菌，粪肠球菌，流感嗜血杆菌，卡他莫拉菌，淋病奈瑟菌，脑膜炎奈瑟菌，大肠埃希菌、沙门菌属等肠杆菌科细菌，脆弱拟杆菌、梭杆菌属等厌氧菌具良好抗菌作用。

头孢哌酮/舒巴坦、替卡西林/克拉维酸和哌拉西林/他唑巴坦对甲氧西林敏感葡萄球菌，流感嗜血杆菌，大肠埃希菌、克雷伯菌属、肠杆菌属等肠杆菌科细菌，铜绿假单胞菌以及拟杆菌属等厌氧菌具有良好抗菌活性。氨苄西林/舒巴坦、头孢哌酮/舒巴坦对不动杆菌属具有抗菌活性。头孢哌酮/舒巴坦、替卡西林/克拉维酸对嗜麦芽窄食单胞菌亦具抗菌活性。

【适应证】

1.本类药物适用于因产β-内酰胺酶而对β-内酰胺类药物耐药的细菌感染，但不推荐用于对复方制剂中抗菌药物敏感的细菌感染和非产β-内酰胺酶的耐药菌感染。

2.阿莫西林/克拉维酸口服制剂适用于：流感嗜血杆菌和卡他莫拉菌所致鼻窦炎、中耳炎和下呼吸道感染；大肠埃希菌、克雷伯菌属和肠杆菌属所致的尿路、生殖系统感染；甲氧西林敏感金黄色葡萄球菌、大肠埃希菌和克雷伯菌属所致皮肤及软组织感染。阿莫西林/克拉维酸和氨苄西林/舒巴坦注射剂除上述适应证的较重病例外，还可用于上述细菌所致腹腔感染，血流感染和骨、关节感染。

3.头孢哌酮/舒巴坦、哌拉西林/他唑巴坦和替卡西林/克拉维酸适用于：肠杆菌科细菌、铜绿假单胞菌敏感株和甲氧西林敏感金黄色葡萄球菌所致血流感染、下呼吸道感染、皮肤及软组织感染、尿路感染、腹腔感染、盆腔感染和骨、关节感染。

4.氨苄西林/舒巴坦、头孢哌酮/舒巴坦尚可用于不动杆菌属所致感染。

5.舒巴坦可与其他药物联合治疗多重耐药不动杆菌属所致感染。

【注意事项】

1.应用阿莫西林/克拉维酸、氨苄西林/舒巴坦、替卡西林/克拉维酸和哌拉西林/他唑巴坦前必须详细询问药物过敏史并进行青霉素皮肤试验，对青霉素类药物过敏者或青霉素皮试阳性患者禁用。对以上复合制剂中任一成分过敏者亦禁用该复合制剂。

2.有头孢菌素类或舒巴坦过敏史者禁用头孢哌酮/舒巴坦。有青霉素类过敏史的患者确有应用头孢哌酮/舒巴坦的指征时，必须在严密观察下慎用，但有青霉素过敏性休克史的患者，不可选用头孢哌酮/舒巴坦。

3.应用本类药物时如发生过敏反应，须立即停药；一旦发生过敏性休克，应就地抢救，并给予吸氧及注射肾上腺素、肾上腺皮质激素等抗休克治疗。

4.中度以上肾功能不全患者使用本类药物时应根据肾功能减退程度调整剂量。

五、碳青霉烯类

碳青霉烯类抗菌药物分为具有抗非发酵菌和不具有抗非发酵菌两组，前者包括亚胺培南/西司他丁（西司他丁具有抑制亚胺培南在肾内被水解作用）、美罗培南、帕尼培南/倍他米隆（倍他米隆具有减少帕尼培南在肾内蓄积中毒作用）、比阿培南和多立培南；后者为厄他培南。亚胺培南、美罗培南、帕尼培南、比阿培南等对各种革兰阳性球菌、革兰阴性杆菌（包括铜绿假单胞菌、不动杆菌属）和多数厌氧菌具强大抗菌活性，对多数 β-内酰胺酶高度稳定，但对甲氧西林耐药葡萄球菌和嗜麦芽窄食单胞菌等抗菌作用差。厄他培南与其他碳青霉烯类抗菌药物有两个重要差异：血半衰期较长，可一天一次给药；对铜绿假单胞菌、不动杆菌属等非发酵菌抗菌作用差。

近年来非发酵菌尤其是不动杆菌属细菌对碳青霉烯类抗菌药物耐药率迅速上升，肠杆菌科细菌中亦出现部分碳青霉烯类耐药，严重威胁碳青霉烯类抗菌药物的临床疗效，必须合理应用这类抗菌药物，加强对耐药菌传播的防控。

【适应证】

1.多重耐药但对本类药物敏感的需氧革兰阴性杆菌所致严重感染，包括肺炎克雷伯菌、大肠埃希菌、阴沟肠杆菌、柠檬酸菌属、黏质沙雷菌等肠杆菌科细菌、铜绿假单胞菌、不动杆菌属等细菌所致血流感染、下呼吸道感染、肾盂肾炎和复杂性尿路感染、腹腔感染、盆腔感染等；用于铜绿假单胞菌所致感染时，需注意在疗程中某些菌株可出现耐药。厄他培南尚被批准用于社区获得性肺炎的治疗。

2.脆弱拟杆菌等厌氧菌与需氧菌混合感染的重症患者。

3.病原菌尚未查明的免疫缺陷患者中重症感染的经验治疗。

4.美罗培南、帕尼培南/倍他米隆则除上述适应证外，尚可用于年龄在3个月以上的细菌性脑膜炎患者。

【注意事项】

1.禁用于对本类药物及其配伍成分过敏的患者。

2.本类药物不宜用于治疗轻症感染，更不可作为预防用药。

3.本类药物所致的严重中枢神经系统反应多发生在原本患有癫痫等中枢神经系统疾病患者及肾功能减退患者未减量用药者，因此在上述基础疾病患者应慎用本类药物。中枢神经系统感染患者不宜应用亚胺培南/西司他丁，有指征可应用美罗培南或帕尼培南/倍他米隆时，仍需严密观察抽搐等严重不良反应。

4.肾功能不全者及老年患者应用本类药物时应根据肾功能减退程度减量用药。

5.碳青霉烯类抗菌药物与丙戊酸或双丙戊酸联合应用，可能导致后两者血药浓度低于治疗浓度，增加癫痫发作风险，因此不推荐本品与丙戊酸或双丙戊酸联合应用。

六、青霉烯类

青霉烯类抗菌药物目前临床应用仅有口服品种法罗培南。法罗培南对链球菌属、甲氧西林敏感葡萄球菌、流感嗜血杆菌、卡他莫拉菌和大肠埃希菌、克雷伯菌属等多数肠杆菌科细菌具有良好抗菌活性，对不动杆菌属、铜绿假单胞菌抗菌活性差，对拟杆菌属等厌氧菌亦有良好抗菌活性。法罗培南对超广谱β-内酰胺酶等多数β-内酰胺酶稳定。

【适应证】

适用于敏感链球菌属、甲氧西林敏感葡萄球菌等革兰阳性菌，流感嗜血杆菌、肠杆菌科细菌和拟杆菌属等厌氧菌所致的急性细菌性鼻窦炎、慢支急性细菌性感染加重、社区获得性肺炎以及单纯性皮肤及软组织感染。

【注意事项】

禁用于对青霉烯类药物过敏者。

七、单环β-内酰胺类

单环β-内酰胺类对肠杆菌科细菌、铜绿假单胞菌等需氧革兰阴性菌具有良好抗菌活性，对需氧革兰阳性菌和厌氧菌无抗菌活性。该类药物具有肾毒性低、免疫原性弱以及与青霉素类、头孢菌素类交叉过敏少等特点。现有品种为氨曲南。

【适应证】

适用于敏感需氧革兰阴性菌所致尿路感染、下呼吸道感染、血流感染、腹腔感染、盆腔感染和皮肤、软组织感染。用于治疗腹腔和盆腔感染时需与甲硝唑等抗厌氧菌药物合用，用于病原菌未查明患者的经验治疗时宜联合抗革兰阳性菌药物。本品尚可与其他药物联合治疗产金属β-内酰胺酶革兰阴性菌感染，但应注意细菌可能同时产水解氨曲南的β-内酰胺酶。可用于替代氨基糖苷类药物与其他抗菌药物联合治疗肾功能损害患者的需氧革兰阴性菌感染；并可在密切观察情况下用于对青霉素类、头孢菌素类过敏的患者。

【注意事项】

禁用于对氨曲南过敏的患者。

八、氧头孢烯类

氧头孢烯类对肠杆菌科细菌、流感嗜血杆菌、脑膜炎奈瑟菌、链球菌属、甲氧西林敏感葡萄球菌和拟杆菌属等厌氧菌具有良好抗菌活性，但对铜绿假单胞菌活性较弱。现有品种为拉氧头孢和氟氧头孢。

【适应证】

适用于敏感菌所致的血流感染、细菌性脑膜炎、下呼吸道感染、腹腔感染、盆腔感染和尿路感染。拉氧头孢有N-甲基四氮唑侧链，可导致凝血酶原缺乏、血小板减少和功能障碍而引起出血，并可出现戒酒硫样反应，很大程度限制了其临床应用。氟氧头孢无 N-甲基四氮唑侧链，未发现致凝血功能障碍和戒酒硫样反应。

【注意事项】

本类药物禁用于对氧头孢烯类药物过敏的患者，对头孢菌素类药物过敏者慎用。

应用拉氧头孢期间应每日补充维生素 K 以减少凝血功能障碍和出血等不良反应，并应在治疗期间及治疗结束后1周内禁酒。

九、氨基糖苷类

临床常用的氨基糖苷类抗菌药物主要有：①对肠杆菌科和葡萄球菌属细菌有良好抗菌作用，但对铜绿假单胞菌无作用者，如链霉素、卡那霉素等。其中链霉素对葡萄球菌等革兰阳性球菌作用差，但对结核分枝杆菌有强大作用。②对肠杆菌科细菌和铜绿假单胞菌等革兰阴性杆菌具强大抗菌活性，对葡萄球菌属亦有良好作用者，如庆大霉素、妥布霉素、奈替米星、阿米卡星、异帕米星、小诺米星、依替米星。③抗菌谱与卡那霉素相似，由于毒性较大，现仅供口服或局部应用者有新霉素与巴龙霉素，后者对阿米巴原虫和隐孢子虫有较好作用。此外尚有大观霉素，用于单纯性淋病的治疗。所有氨基糖苷类药物对肺炎链球菌、A组溶血性链球菌的抗菌作用均差。本类药物为浓度依赖性杀菌剂。

【适应证】

1.中、重度肠杆菌科细菌等革兰阴性杆菌感染。

2.中、重度铜绿假单胞菌感染。治疗此类感染常需与具有抗铜绿假单胞菌作用的β-内酰胺类或其他抗菌药物联合应用。

3.治疗严重葡萄球菌属、肠球菌属或鲍曼不动杆菌感染的联合用药之一（非首选）。

4.链霉素或庆大霉素亦可用于土拉菌病、鼠疫及布鲁菌病，后者的治疗需与其他抗菌药物联合应用。

5.链霉素、阿米卡星和卡那霉素可用于结核病联合疗法。

6.口服新霉素可用于结肠手术前准备，或局部用药。

7.巴龙霉素可用于肠道隐孢子虫病。

8.大观霉素仅适用于单纯性淋病。

【注意事项】

1.对氨基糖苷类过敏的患者禁用。

2.氨基糖苷类的任何品种均具肾毒性、耳毒性（耳蜗、前庭）和神经肌肉阻滞作用，因此用药期间应监测肾功能（尿常规、血尿素氮、血肌酐），严密观察患者听力及前庭功能，注意观察神经肌肉阻滞症状。一旦出现上述不良反应先兆时，须及时停药。

需注意局部用药时亦有可能发生上述不良反应。

3.氨基糖苷类抗菌药物对社区获得上、下呼吸道感染的主要病原菌肺炎链球菌、A组溶血性链球菌抗菌作用差，又有明显的耳、肾毒性，因此对门急诊中常见的上、下呼吸道细菌性感染不宜选用本类药物治疗。由于其耳、肾毒性反应，本类药物也不宜用于单纯性上、下尿路感染初发病例的治疗。

4.肾功能减退患者应用本类药物时，需根据其肾功能减退程度减量给药，并应进行血药浓度监测，调整给药方案，实现个体化给药。

5.新生儿应尽量避免使用本类药物。确有应用指征时，应进行血药浓度监测，根据监测结果调整给药方案。婴幼儿、老年患者应慎用该类药物，如确有应用指征，有条件亦应进行血药浓度监测。

6.妊娠期患者应避免使用。哺乳期患者应避免使用或用药期间停止哺乳。

7.本类药物不宜与其他肾毒性药物、耳毒性药物、神经肌肉阻滞剂或强利尿剂同用。与注射用第一代头孢菌素类合用时可能增加肾毒性。

8.本类药物不可用于眼内或结膜下给药，因可能引起黄斑坏死。

十、四环素类

四环素类抗菌药物包括四环素、金霉素、土霉素及半合成四环素类多西环素、美他环素和米诺环素。四环素类具广谱抗菌活性，对葡萄球菌属、链球菌属、肠杆菌科（大肠埃希菌、克雷伯菌属）、不动杆菌属、嗜麦芽窄食单胞菌等具有抗菌活性，且对布鲁菌属具有良好抗菌活性。

【适应证】

1.四环素类作为首选或可选药物用于下列疾病的治疗：①立克次体病，包括流行性斑疹伤寒、地方性斑疹伤寒、洛矶山热、恙虫病、柯氏立克次体肺炎和Q热；②支原体感染如支原体肺炎、解脲脲原体所致的尿道炎等；③衣原体属感染，包括肺炎衣原体肺炎、鹦鹉热、性病淋巴肉芽肿、宫颈炎及沙眼衣原体感染等；④回归热螺旋体所致的回归热；⑤布鲁菌病（需与氨基糖苷类联合应用）；⑥霍乱；⑦土拉弗朗西斯杆菌所致的兔热病；⑧鼠疫耶尔森菌所致的鼠疫。

2.四环素类亦可用于对青霉素类抗菌药物过敏患者的破伤风、气性坏疽、雅司、梅毒、淋病和钩端螺旋体病的治疗。

3.也可用于炎症反应显著的痤疮治疗。

4.近年来，鲍曼不动杆菌对各类抗菌药的耐药性高，治疗困难，米诺环素可作为治疗多重耐药鲍曼不动杆菌感染的联合用药之一。

【注意事项】

1.禁用于对四环素类过敏的患者。

2.牙齿发育期患者（胚胎期至8岁）使用四环素类可产生牙齿着色及牙釉质发育不良，故妊娠期和8岁以下患者不可使用该类药物。

3.哺乳期患者应避免应用或用药期间暂停哺乳。

4.四环素类可加重氮质血症，已有肾功能损害者应避免应用四环素，但多西环素及米诺环素仍可谨慎应用。

5.四环素类可致肝损害，肝病患者不宜应用，确有指征使用者减少剂量。

十一、甘氨酰环素类

替加环素为甘氨酰环素类抗菌药物，通过抑制细菌蛋白质合成发挥抗菌作用。替加环素对葡萄球菌属（甲氧西林敏感及耐药株）、糖肽类中介金黄色葡萄球菌、粪肠球菌、屎肠球菌和链球菌属具高度抗菌活性。棒状杆菌、乳酸杆菌、明串珠菌属、单核细胞增生李斯特菌等其他革兰阳性菌也对替加环素敏感。对大肠埃希菌、肺炎克雷伯菌等肠杆菌科细菌具有良好的抗菌作用，对鲍曼不动杆菌、嗜麦芽窄食单胞菌体外具抗菌活性，但铜绿假单胞菌和变形杆菌属对其耐药。对碳青霉烯类耐药肠杆菌科细菌和不动杆菌具有良好抗菌活性。对于拟杆菌属、产气荚膜梭菌以及微小消化链球菌等厌氧菌有较好作用。对支原体属、快速生长分枝杆菌亦具良好抗菌活性。

【适应证】

本品适用于 18 岁以上患者由敏感菌所致各类感染的治疗。

1.肠杆菌科细菌、粪肠球菌（仅限于万古霉素敏感菌株）、金黄色葡萄球菌（包括MRSA）、咽峡炎链球菌族、拟杆菌属、产气荚膜梭菌和微小消化链球菌等所致复杂性腹腔感染。

2.大肠埃希菌、粪肠球菌（仅限于万古霉素敏感菌株）、金黄色葡萄球菌（包括MRSA）、B组链球菌、咽峡炎链球菌族、A组溶血性链球菌以及脆弱拟杆菌所致复杂性皮肤和软组织感染。

3.青霉素敏感肺炎链球菌（包括合并菌血症者）、流感嗜血杆菌（β-内酰胺酶阴性株）以及嗜肺军团菌所致社区获得性肺炎。

【注意事项】

1.对替加环素过敏者禁用，对四环素类抗菌药物过敏的患者慎用。

2.轻至中度肝功能损害患者无须调整剂量，重度肝功能损害患者慎用替加环素，必须使用时首剂剂量不变，维持剂量减半，并密切监测肝功能。

3.使用替加环素后怀疑引发胰腺炎者应停药。

4.本品属美国FDA妊娠期用药D类，孕妇患者避免应用。

5.18 岁以下患者不推荐使用本品。

6.替加环素能轻度降低地高辛的血药浓度，可能使华法林血药浓度增高，导致口服避孕药作用降低。

十二、氯霉素

近年来由于常见病原菌对氯霉素的耐药性增加及其骨髓抑制等严重不良反应，氯霉素在国内外的应用普遍减少。但氯霉素具良好组织体液穿透性，易透过血-脑、血-眼屏障，并对伤寒沙门菌、立克次体等细胞内病原菌有效，仍有一定临床应用指征。

【适应证】

1.细菌性脑膜炎和脑脓肿：氯霉素可用于氨苄西林耐药流感嗜血杆菌、脑膜炎奈瑟菌及肺炎链球菌所致的脑膜炎。青霉素与氯霉素合用可用于需氧菌与厌氧菌混合感染引起的耳源性脑脓肿。

2.伤寒：成人伤寒沙门菌感染的治疗以氟喹诺酮类为首选，氯霉素仍可用于敏感伤寒沙门菌所致伤寒的治疗。

3.厌氧菌感染：氯霉素对脆弱拟杆菌具较强抗菌活性，可与其他抗菌药物联合用于需氧菌与厌氧菌所致的腹腔和盆腔感染。

4.其他：氯霉素对Q热等立克次体感染的疗效与四环素相仿。

【注意事项】

1.对氯霉素有过敏史的患者禁用本药。

2.用药期间定期监测周围血象，如外周血细胞显著降低，应及时停药，并作相应处理。避免长疗程用药。

3.禁止与其他骨髓抑制药物合用。

4.妊娠期患者避免应用。哺乳期患者避免应用或用药期间暂停哺乳。

5.早产儿、新生儿应用本药后可发生"灰婴综合征"，应避免使用氯霉素。婴幼儿患者必须应用本药时需进行血药浓度监测。

6.肝功能减退患者避免应用本药。

十三、大环内酯类

大环内酯类有红霉素、麦迪霉素、乙酰麦迪霉素、螺旋霉素、乙酰螺旋霉素、交沙霉素、吉他霉素等沿用大环内酯类和阿奇霉素、克拉霉素、罗红霉素等新大环内酯类。该类药物对革兰阳性菌、厌氧菌、支原体及衣原体等具抗菌活性。阿奇霉素、克拉霉素、罗红霉素等对流感嗜血杆菌、肺炎支原体或肺炎衣原体等的抗微生物活性增强、口服生物利用度提高、给药剂量减小、不良反应亦较少、临床适应证有所扩大。

【适应证】

1.红霉素（含琥乙红霉素、依托红霉素、乳糖酸红霉素）等沿用大环内酯类。

（1）作为青霉素过敏患者的替代药物，用于以下感染：①A组溶血性链球菌、肺炎链球菌敏感株所致的咽炎，扁桃体炎，鼻窦炎，中耳炎及轻、中度肺炎；②敏感溶血性链球菌引起的猩红热及蜂窝织炎；③白喉及白喉带菌者；④气性坏疽；⑤梅毒、李斯特菌病；⑥心脏病及风湿热患者预防细菌性心内膜炎和风湿热。

（2）军团菌病。

（3）衣原体属、支原体属等所致的呼吸道及泌尿生殖系统感染。

（4）其他：口腔感染、空肠弯曲菌肠炎、百日咳等。

麦迪霉素、乙酰麦迪霉素、螺旋霉素、乙酰螺旋霉素及交沙霉素，主要用于革兰阳性菌所致呼吸道、皮肤及软组织、眼耳鼻喉及口腔等感染的轻症患者。

2.新大环内酯类：除上述适应证外，阿奇霉素、克拉霉素尚可用于流感嗜血杆菌、卡他莫拉菌所致的社区获得性呼吸道感染，与其他抗菌药物联合用于鸟分枝杆菌复合群感染的治疗及预防。克拉霉素与其他药物联合，可用于治疗幽门螺杆菌感染。

【注意事项】

1.禁用于对红霉素及其他大环内酯类过敏的患者。

2.红霉素及克拉霉素禁止与特非那定合用，以免引起心脏不良反应。

3.肝功能损害患者如有指征应用时，需适当减量并定期复查肝功能。

4.肝病患者和妊娠期患者不宜应用红霉素酯化物。

5.妊娠期患者有明确指征用克拉霉素时，应充分权衡利弊，决定是否采用。哺乳期患者用药期间应暂停哺乳。

6.注射用乳糖酸红霉素使用时必须首先以注射用水完全溶解，加入生理盐水或5%葡萄糖溶液中，药物浓度不宜超过0.1%~0.5%，缓慢静脉滴注。

十四、林可酰胺类

林可酰胺类有林可霉素及克林霉素，克林霉素的体外抗菌活性优于林可霉素，临床使用克林霉素明显多于林可霉素。该类药物对革兰阳性菌及厌氧菌具良好抗菌活性，目前肺炎链球菌等细菌对其耐药性高。

【适应证】

克林霉素及林可霉素适用于敏感厌氧菌及需氧菌（肺炎链球菌、A组溶血性链球菌及金黄色葡萄球菌等）所致的下列感染：①下呼吸道感染包括肺炎、脓胸及肺脓肿；②皮肤及软组织感染；③妇产科感染如子宫内膜炎、非淋球菌性卵巢-输卵管脓肿、盆腔炎、阴道侧切术后感染；④腹腔感染如腹膜炎、腹腔脓肿，妇产科及腹腔感染需同时与抗需氧革兰阴性菌药物联合应用；⑤静脉制剂可用于上述感染中的较重症患者，也可用于血流感染及骨髓炎。

【注意事项】

1.禁用于对林可霉素或克林霉素过敏患者。

2.使用本类药物时，应注意抗生素相关腹泻和假膜性肠炎的发生，如有可疑应及时停药。

3.本类药物有神经肌肉阻滞作用，应避免与其他神经肌肉阻滞剂合用。

4.前列腺增生老年男性患者使用剂量较大时，偶可出现尿潴留。

5.不推荐用于新生儿。

6.妊娠期患者确有指征时慎用。哺乳期患者用药期间应暂停哺乳。

7.肝功能损害患者尽量避免使用该类药物，确有应用指征时宜减量应用。

8.肾功能损害患者，林可霉素需减量；严重肾功能损害时，克林霉素也需调整剂量。

9.静脉制剂应缓慢滴注，不可静脉推注。

十五、利福霉素类

利福霉素类有利福平、利福霉素SV、利福喷汀及利福布汀。该类药物抗菌谱广，对分枝杆菌属、革兰阳性菌、革兰阴性菌和不典型病原体有效。

【适应证】

1.结核病及非结核分枝杆菌感染：利福平与异烟肼、吡嗪酰胺、乙胺丁醇联合是各型肺结核短程疗法的基石。利福喷汀也可替代利福平作为联合用药之一。利福布汀可用于合并HIV患者的抗分枝杆菌感染的预防与治疗。

2. 麻风：利福平为麻风联合化疗中的主要药物之一。

3. 预防用药：利福平可用于脑膜炎奈瑟菌咽部慢性带菌者或与该菌所致脑膜炎患者密切接触者的预防用药；但不宜用于治疗脑膜炎奈瑟菌感染，因细菌可能迅速产生耐药性。

4. 其他：在个别情况下对MRSA、甲氧西林耐药凝固酶阴性葡萄球菌（MRCNS）所致的严重感染，可以考虑采用万古霉素联合利福平治疗。

【注意事项】

1. 禁用于对本类药物过敏的患者和曾出现血小板减少性紫癜的患者。

2. 妊娠3个月内患者应避免用利福平，妊娠3个月以上的患者有明确指征使用利福平时，应充分权衡利弊后决定是否采用。

3. 肝功能不全、胆管梗阻、慢性酒精中毒患者应用利福平时应适当减量。

4. 用药期间，应定期复查肝功能、血常规。

十六、糖肽类

糖肽类抗菌药物有万古霉素、去甲万古霉素和替考拉宁等。所有的糖肽类抗菌药物对革兰阳性菌有活性，包括甲氧西林耐药葡萄球菌属、JK棒状杆菌、肠球菌属、李斯特菌属、链球菌属、梭状芽孢杆菌等。去甲万古霉素、替考拉宁的化学结构、作用机制及抗菌谱与万古霉素相仿。本类药物为时间依赖性杀菌剂，但其PK/PD评价参数为AUC/MIC。目前国内肠球菌属对万古霉素等糖肽类的耐药率<5%，尚无对万古霉素耐药葡萄球菌的报道。

【适应证】

1. 耐药革兰阳性菌所致的严重感染，包括MRSA或MRCNS、氨苄西林耐药肠球菌属及青霉素耐药肺炎链球菌所致感染；也可用于对青霉素类过敏患者的严重革兰阳性菌感染。替考拉宁不用于中枢神经系统感染。

2. 粒细胞缺乏症并高度怀疑革兰阳性菌感染的患者。

3. 万古霉素尚可用于脑膜炎败血黄杆菌感染治疗。

4. 口服万古霉素或去甲万古霉素，可用于重症或经甲硝唑治疗无效的艰难梭菌肠炎患者。

5. 万古霉素或去甲万古霉素通常不用于手术前预防用药。但在MRSA感染发生率高的医疗单位和（或）一旦发生感染后果严重的情况，如某些脑部手术、心脏手术、全关节置换术，也有主张（去甲）万古霉素单剂预防用药。

【注意事项】

1. 禁用于对糖肽类过敏的患者。

2. 不宜用于：①外科手术前常规预防用药；中心或周围静脉导管留置术的预防用药；持续腹膜透析或血液透析的预防用药；低体重新生儿感染的预防。②MRSA带菌状态的清除和肠道清洁。③粒细胞缺伴发热患者的经验治疗。④单次血培养凝固酶阴性葡萄球菌生长而不能排除污染可能者。⑤不作为治疗假膜性肠炎的首选药物。⑥局部冲洗。

3.本类药物具一定肾、耳毒性，用药期间应定期复查尿常规与肾功能，监测血药浓度，注意听力改变，必要时监测听力。

4.有用药指征的肾功能不全者、老年人、新生儿、早产儿或原有肾、耳疾病患者应根据肾功能减退程度调整剂量，同时监测血药浓度，疗程一般不超过14d。

5.糖肽类属妊娠期用药C类，妊娠期患者应避免应用。确有指征应用时，需进行血药浓度监测，据以调整给药方案。哺乳期患者用药期间应暂停哺乳。

6.应避免将本类药物与各种肾毒性、耳毒性药物合用。

7.与麻醉药合用时，可能引起血压下降。必须合用时，两药应分瓶滴注，并减缓滴注速度，注意观察血压。

十七、多黏菌素类

多黏菌素类（polymyxins）属多肽类抗菌药物，临床使用制剂有多黏菌素B及多黏菌素E（黏菌素，colistin）。对需氧革兰阴性杆菌包括铜绿假单胞菌的作用强，肾毒性较明显，因此两者的全身用药应用较少，主要供局部应用。但近年来多重耐药革兰阴性菌日益增加，碳青霉烯类耐药肠杆菌科细菌、多重耐药铜绿假单胞菌、多重耐药鲍曼不动杆菌等对多黏菌素类药物耐药率低，因此本类药物重新成为多重耐药革兰阴性菌感染治疗的选用药物之一。对沙雷菌属、变形杆菌属、伯克霍尔德菌属、奈瑟菌属及脆弱拟杆菌不具抗菌活性。本品与SMZ/TMP、利福平联合，对革兰阴性菌具协同作用。

【适应证】

目前多黏菌素类已很少全身用药，主要供局部应用。但近年来随着多重耐药及泛耐药革兰阴性菌日益增多，多黏菌素类药物的注射剂临床使用逐渐有所增加。

1.多黏菌素B及多黏菌素E注射剂适用于：①铜绿假单胞菌感染。铜绿假单胞菌所致的严重感染，必要时可与其他抗菌药物联合使用。目前在多数情况下，铜绿假单胞菌感染的治疗已被其他毒性较低的抗菌药物所替代，偶有对其他药物均耐药的菌株所致严重感染仍可考虑选用本品。②碳青霉烯类耐药的肠杆菌科细菌及碳青霉烯类耐药不动杆菌属等广泛耐药革兰阴性菌所致各种感染。当其他抗菌药物治疗无效时，可选用本品治疗。

2.局部应用：目前多黏菌素类可局部用于创面感染或呼吸道感染气溶吸入。

3.肠道清洁：口服用作结肠手术前准备，或中性粒细胞缺乏患者清除肠道细菌，降低细菌感染发生率。

4.口服可用于小儿大肠埃希菌的肠炎及其他敏感菌所致肠道感染。

【注意事项】

1.禁用于对多黏菌素类过敏者。

2.严格掌握使用指征，一般不作为首选用药。

3.剂量不宜过大，疗程不宜超过10~14d，疗程中定期复查尿常规及肾功能。但治疗广泛耐药菌株感染时剂量通常需更大。

4.本品肾毒性发生率高，因此肾功能不全者不宜选用。

5.孕妇避免应用。

6.本品可引起不同程度的精神、神经毒性反应，也可引起可逆性神经肌肉阻滞，不宜与肌肉松弛剂、麻醉剂等合用，以防止发生神经肌肉接头阻滞，如发生神经肌肉阻滞，新斯的明治疗无效，只能采用人工呼吸，钙剂可能有效。

7.本品不宜静脉注射，也不宜快速静脉滴注。

8.应用超过推荐剂量的本类药物可能引起急性肾小管坏死、少尿和肾功能衰竭。腹膜透析不能清除药物，血液透析能清除部分药物。

9.与氨基糖苷类、万古霉素等其他肾毒性药物合用，可加重本品的肾毒性。

十八、环脂肽类

达托霉素为环脂肽类抗菌药物，通过与细菌细胞膜结合、引起细胞膜电位的快速去极化，最终导致细菌细胞死亡。达托霉素对葡萄球菌属（包括耐甲氧西林菌株），肠球菌属（包括万古霉素耐药菌株），链球菌属（包括青霉素敏感和耐药肺炎链球菌、A组溶血性链球菌、B组链球菌和草绿色链球菌），JK棒状杆菌，艰难梭菌和痤疮丙酸杆菌等革兰阳性菌具有良好抗菌活性。对革兰阴性菌无抗菌活性。

【适应证】

1.复杂性皮肤及软组织感染。

2.金黄色葡萄球菌（包括甲氧西林敏感和甲氧西林耐药）导致血流感染，包括伴发右侧感染性心内膜炎患者。

【注意事项】

1.禁用于对达托霉素过敏者。

2.达托霉素在孕妇中的应用属妊娠期用药B类，在有明确指征时可用于妊娠期患者；哺乳期患者应用本品应暂停哺乳。

3.18岁以下儿童应用本品的安全性尚未建立。

4.对于接受达托霉素治疗的患者，应对其肌肉痛或肌无力等进行监测，并在疗程中监测磷酸肌酸激酶（CPK）水平。

5.接受达托霉素治疗的患者，应考虑暂停使用 HMG-CoA 还原酶抑制剂等可能导致横纹肌溶解症的药物。

6.本品可能导致嗜酸性粒细胞肺炎。

7.本品可被肺泡表面活性物质灭活，故不用于治疗肺炎。

十九、噁唑烷酮类

利奈唑胺为噁唑烷酮类抗菌药物，通过抑制细菌蛋白质合成发挥抗菌作用。利奈唑胺对金黄色葡萄球菌（包括 MRSA）、凝固酶阴性葡萄球菌（包括 MRCNS）、肠球菌属（包括 VRE）、肺炎链球菌（包括青霉素耐药株）、A组溶血性链球菌、B组链球菌、草绿色链球菌均具有良好抗菌作用。对卡他莫拉菌、流感嗜血杆菌、淋病奈瑟菌、艰难梭菌均具有抗菌作用。对支原体属、衣原体属、结核分枝杆菌、鸟分枝杆菌、巴斯德菌属和脑膜炎败血黄杆菌亦有一定抑制作用。肠杆菌科细菌、假单胞菌属和不动杆菌属等非发酵菌对该药耐药。

【适应证】

临床主要应用于甲氧西林耐药葡萄球菌属、肠球菌属等多重耐药革兰阳性菌感染。

1.万古霉素耐药屎肠球菌感染，包括血流感染。

2.医院获得性肺炎：由 MRSA 或青霉素不敏感的肺炎链球菌引起的医院获得性肺炎。

3.皮肤及软组织感染，包括未并发骨髓炎的糖尿病足部感染，由 MRSA、A 组溶血性链球菌或 B 组链球菌所致者。

4.社区获得性肺炎，由青霉素不敏感的肺炎链球菌所致，包括伴发血流感染。

【注意事项】

1.禁用于对利奈唑胺及噁唑烷酮类药物过敏者。

2.由于利奈唑胺具有单胺氧化酶抑制剂作用，使用期间应避免食用含有大量酪氨酸的腌渍、泡制、烟熏、发酵食品。

3.利奈唑胺有引起血压升高的潜在作用，应用于以下患者时应监测血压：高血压未控制的患者、嗜铬细胞瘤、甲状腺机能亢进患者和（或）使用以下药物的患者：直接或间接拟交感神经药物（如伪麻黄碱），升压药物（如肾上腺素、去甲肾上腺素），多巴胺类药物（如多巴胺、多巴酚丁胺）以及苯丙醇胺、右美沙芬、抗抑郁药等。

4.利奈唑胺与 5-羟色胺类药物有潜在相互作用，用于类癌综合征患者，或使用 5-羟色胺再摄取抑制剂、三环类抗抑郁药、5-羟色胺受体拮抗剂（阿米替林）、哌替啶、丁螺环酮的患者，应密切观察 5-羟色胺综合征的体征和（或）症状。

5.本品可抑制人体线粒体蛋白质的合成，导致骨髓、视神经、脑、肾的功能在应用较长疗程利奈唑胺期间可能会减退。应用本品应每周进行血小板和全血细胞计数的检查，尤其用药超过 2 周，或用药前已有骨髓抑制，或合并应用能导致骨髓抑制的其他药物者。疗程中应警惕视觉症状的出现，必要时监测视觉功能。

6.应用利奈唑胺可能导致乳酸性酸中毒。

7.应用本品的疗程不宜超过 28d，疗程超过 28d 者发生周围神经和视神经病变及其他不良反应的可能性增加。

8.口服利奈唑胺混悬剂含有苯丙氨酸，苯丙酮尿症患者应注意。

9.利奈唑胺属妊娠期用药 C 类，用药前应充分权衡利弊后决定是否用药。

10.疗程中有发生惊厥的报道，多数患者有癫痫发作病史或有癫痫发作的危险因素。

二十、磷霉素

磷霉素抗菌谱广，对葡萄菌属、链球菌属、肠球菌属、肠杆菌科细菌、铜绿假单胞菌等具有抗菌活性。

【适应证】

1.磷霉素口服剂有磷霉素氨丁三醇和磷霉素钙：前者可用于治疗大肠埃希菌等肠杆菌科细菌和肠球菌所致急性单纯性膀胱炎，亦可用于预防尿路感染，后者主要用于肠道感染。

2.磷霉素钠注射剂：可用于治疗金黄色葡萄球菌、凝固酶阴性葡萄球菌（包括MRCNS株）和链球菌属、流感嗜血杆菌、肠杆菌科细菌和铜绿假单胞菌所致呼吸道感染、尿路感染、皮肤及软组织感染等。治疗严重感染时需加大治疗剂量并常需与其他抗菌药物联合应用，如治疗MRSA重症感染时与糖肽类抗菌药物联合。

【注意事项】

1.对磷霉素过敏者禁用。

2.磷霉素与β-内酰胺类、氨基糖苷类联合时多呈协同抗菌作用。

3.磷霉素钠主要经肾排出，肾功能减退和老年患者应根据肾功能减退程度减量应用。

4.磷霉素钠盐每克含0.32g钠，心功能不全、高血压病及需要控制钠盐摄入量的患者应用本药时需加以注意。

5.静脉用药时，应将每4g磷霉素钠溶于至少250ml液体中，滴注速度不宜过快，以减少静脉炎的发生。

二十一、喹诺酮类

临床上常用者为氟喹诺酮类，有诺氟沙星、氧氟沙星、环丙沙星、左氧氟沙星、莫西沙星等。

其中左氧氟沙星、莫西沙星对肺炎链球菌、A组溶血性链球菌等革兰阳性球菌、衣原体属、支原体属、军团菌等细胞内病原或厌氧菌的作用强。

【适应证】

1.泌尿生殖系统感染：本类药物可用于肠杆菌科细菌和铜绿假单胞菌等所致的尿路感染；细菌性前列腺炎和非淋菌性尿道炎以及宫颈炎。诺氟沙星限用于单纯性下尿路感染或肠道感染。但应注意，目前国内尿路感染的主要病原菌大肠埃希菌中，耐药株已达半数以上，应尽量参考药敏试验结果选用。本类药物已不再推荐用于淋球菌感染。

2.呼吸道感染：环丙沙星、左氧氟沙星等主要适用于肺炎克雷伯菌、肠杆菌属、假单胞菌属等革兰阴性杆菌所致的下呼吸道感染。左氧氟沙星、莫西沙星等可用于肺炎链球菌和A组溶血性链球菌所致的急性咽炎和扁桃体炎、中耳炎和鼻窦炎等，及肺炎链球菌、支原体、衣原体等所致社区获得性肺炎，此外亦可用于敏感革兰阴性杆菌所致下呼吸道感染。

3.伤寒沙门菌感染：在成人患者中本类药物可作为首选。

4.志贺菌属、非伤寒沙门菌属、副溶血弧菌等所致成人肠道感染。

5.腹腔、胆道感染及盆腔感染：需与甲硝唑等抗厌氧菌药物合用。莫西沙星可单药治疗轻症复杂性腹腔感染。

6.甲氧西林敏感葡萄球菌属感染。MRSA对本类药物耐药率高。

7.部分品种可与其他药物联合应用，作为治疗耐药结核分枝杆菌和其他分枝杆菌感染的二线用药。

【注意事项】

1.对喹诺酮类药物过敏的患者禁用。

2.18岁以下未成年患者避免使用本类药物。

3.制酸剂和含钙、铝、镁等金属离子的药物可减少本类药物的吸收，应避免同用。

4.依诺沙星、培氟沙星等与咖啡因、丙磺舒、茶碱类、华法林和环孢素同用可减少后数种药物的清除，使其血药浓度升高。

5.妊娠期及哺乳期患者避免应用本类药物。

6.本类药物偶可引起抽搐、癫痫、意识改变、视力损害等严重中枢神经系统不良反应，在肾功能减退或有中枢神经系统基础疾病的患者中易发生，因此本类药物不宜用于有癫痫或其他中枢神经系统基础疾病的患者。肾功能减退患者应用本类药物时，需根据肾功能减退程度减量用药，以防发生由于药物在体内蓄积而引起的抽搐等中枢神经系统严重不良反应。

7.本类药物可能引起皮肤光敏反应、关节病变、肌腱炎、肌腱断裂（包括各种给药途径，有的病例可发生在停药后）等，并偶可引起心电图QT间期延长等，加替沙星可引起血糖波动，用药期间应注意密切观察。

8.应严格限制本类药物作为外科围手术期预防用药。

二十二、磺胺类

本类药物属广谱抗菌药，对革兰阳性菌和革兰阴性菌均具抗菌作用，但目前细菌对该类药物的耐药现象普遍存在。磺胺类药体外对下列病原微生物亦具活性：星形诺卡菌、恶性疟原虫和鼠弓形虫。根据药代动力学特点和临床用途，本类药物可分为：①口服易吸收可全身应用者，如磺胺甲噁唑、磺胺嘧啶、磺胺多辛、复方磺胺甲噁唑（磺胺甲噁唑与甲氧苄啶，SMZ/TMP）、复方磺胺嘧啶（磺胺嘧啶与甲氧苄啶，SD/TMP）等；②口服不易吸收者如柳氮磺吡啶（SASP）；③局部应用者，如磺胺嘧啶银、醋酸磺胺米隆、磺胺醋酰钠等。

【适应证】

1.全身应用的磺胺类药：本类药物适用于大肠埃希菌等敏感肠杆菌科细菌引起的急性单纯性尿路感染，敏感大肠埃希菌、克雷伯菌属等肠杆菌科细菌引起的反复发作性、复杂性尿路感染，敏感伤寒和其他沙门菌属感染，肺孢菌肺炎的治疗与预防，小肠结肠炎耶尔森菌、嗜麦芽窄食单胞菌、部分耐甲氧西林金黄色葡萄球菌感染以及星形奴卡菌病等。磺胺多辛与乙胺嘧啶等抗疟药联合可用于氯喹耐药虫株所致疟疾的治疗和预防。

磺胺类药不宜用于A组溶血性链球菌所致扁桃体炎或咽炎以及立克次体病、支原体感染的治疗。

2.局部应用磺胺类药：磺胺嘧啶银主要用于预防或治疗Ⅱ、Ⅲ度烧伤继发创面细菌感染，如肠杆菌科细菌、铜绿假单胞菌、金黄色葡萄球菌、肠球菌属等引起的创面感染。醋酸磺胺米隆适用于烧伤或大面积创伤后的铜绿假单胞菌感染。磺胺醋酰钠则用于治疗结膜炎、沙眼等。柳氮磺吡啶口服不易吸收，主要用于治疗溃疡性结肠炎。

【注意事项】

1.禁用于对任何一种磺胺类药物过敏以及对呋塞米、砜类（如氨苯砜、醋氨苯砜等）、噻嗪类利尿药、磺脲类、碳酸酐酶抑制剂过敏的患者。

2.本类药物引起的过敏反应多见，可表现为光敏反应、药物热、血清病样反应等，偶可表现为严重的渗出性多形红斑、中毒性表皮坏死松解型药疹等。因此过敏体质及对其他药物有过敏史的患者应尽量避免使用本类药物。

3.本类药物可致粒细胞减少、血小板减少及再生障碍性贫血，用药期间应定期检查周围血象变化。红细胞中缺乏葡萄糖-6-磷酸脱氢酶患者易发生溶血性贫血及血红蛋白尿，在新生儿和儿童中较成人多见。

4.本类药物可致肝脏损害，引起黄疸、肝功能减退；严重者可发生肝坏死，用药期间需定期监测肝功能。肝病患者应避免使用本类药物。

5.本类药物可致肾损害，用药期间应监测肾功能。肾功能减退、失水、休克及老年患者应用本类药物易加重或出现肾损害，应避免使用。

6.本类药物可引起脑性核黄疸，因此禁用于新生儿及2个月龄以下婴儿。

7.妊娠期、哺乳期患者应避免用本类药物。

8.用药期间应多饮水，维持充分尿量，以防结晶尿的发生，必要时可服用碱化尿液的药物。

二十三、呋喃类

国内临床应用的呋喃类药物包括呋喃妥因、呋喃唑酮和呋喃西林。

【适应证】

1.呋喃妥因：体外药敏结果显示多数大肠埃希菌对本品敏感。本品对腐生葡萄球菌和肠球菌属也具抗菌活性。可用于大肠埃希菌、腐生葡萄球菌、肠球菌属及克雷伯菌属等细菌敏感菌株所致的急性单纯性膀胱炎，亦可用于预防尿路感染。

2.呋喃唑酮：主要用于治疗志贺菌属、沙门菌属、霍乱弧菌引起的肠道感染。

3.呋喃西林：仅局部用于治疗创面、烧伤、皮肤等感染；也可用于膀胱冲洗。

【注意事项】

1.禁用于对呋喃类药物过敏、肾功能减退（内生肌酐清除率<50ml/min）、妊娠后期（38~42周）及分娩的患者。

2.缺乏葡萄糖-6-磷酸脱氢酶患者应用呋喃类药物可发生溶血性贫血，缺乏此酶者不宜应用。

3.新生儿禁用。

4.哺乳期患者服用本类药物时应停止哺乳。

5.大剂量、长疗程应用及肾功能损害患者可能发生头痛、肌痛、眼球震颤、周围神经炎等不良反应。

6.呋喃妥因服用6个月以上的长程治疗者偶可发生弥漫性间质性肺炎或肺纤维化，应严密观察以便尽早发现，及时停药。

7.服用呋喃唑酮期间，禁止饮酒及含酒精饮料。

二十四、硝基咪唑类

硝基咪唑类有甲硝唑、替硝唑和奥硝唑等，对拟杆菌属、梭杆菌属、普雷沃菌属、梭菌属等厌氧菌均具高度抗菌活性，对滴虫、阿米巴和蓝氏贾第鞭毛虫等原虫亦具良好活性。

【适应证】

1.可用于各种厌氧菌的感染，包括腹腔感染、盆腔感染、肺脓肿、脑脓肿等，治疗混合感染时，通常需与抗需氧菌抗菌药物联合应用。

2.口服可用于艰难梭菌所致的假膜性肠炎、幽门螺杆菌所致的胃窦炎、牙周感染及加德纳阴道炎等。但应注意幽门螺杆菌对甲硝唑耐药率上升趋势和地区差异。

3.可用于肠道及肠外阿米巴病、阴道滴虫病、贾第虫病、结肠小袋纤毛虫等寄生虫病的治疗。

4.与其他抗菌药物联合，可用于某些盆腔、肠道及腹腔等手术的预防用药。

【注意事项】

1.禁用于对硝基咪唑类药物过敏的患者。

2.妊娠早期（3个月内）患者应避免应用。哺乳期患者用药期间应停止哺乳。

3.本类药物可能引起粒细胞减少及周围神经炎等，神经系统基础疾患及血液病患者慎用。

4.用药期间禁止饮酒及含酒精饮料，以免产生戒酒硫样反应。

5.肝功能减退可使本类药物在肝脏代谢减慢而导致药物在体内蓄积，因此肝病患者应减量应用。

二十五、抗分枝杆菌药

本类药物主要包括异烟肼、利福平、利福喷汀、乙胺丁醇、吡嗪酰胺、对氨基水杨酸，以及固定剂量复合片。

（一）异烟肼

对各型结核分枝杆菌都有高度选择性抗菌作用，是目前抗结核病药物中具有最强杀菌作用的合成抗菌药物，对其他细菌无作用。

【适应证】

1.结核病的治疗：异烟肼是治疗结核病的一线药物，适用于各种类型结核病，但必须与其他抗结核病药联合应用。

2.结核病的预防：本药既可单用，也可与其他抗结核病药联合使用。

3.非结核分枝杆菌病的治疗：异烟肼对部分非结核分枝杆菌病有一定的治疗效果，但需联合用药。

【注意事项】

1.本药禁用于对异烟肼过敏，肝功能不正常者，精神病患者和癫痫病人。

2.周围神经病变或严重肾功能损害者应慎用。

3.本药与丙硫异烟胺、吡嗪酰胺、利福平等其他抗结核病药物合用时，可增加本药的肝毒性，用药期间应密切观察有无肝炎的前驱症状，并定期监测肝功能，避免饮用含酒精饮料。

4.本药可引起周围神经炎，服药期间患者出现轻度手脚发麻、头晕者可服用维生素B$_1$或B$_6$，严重者应立即停药。

5.妊娠期患者确有应用指征时，必须充分权衡利弊后决定是否采用。哺乳期患者用药期间应停止哺乳。

（二）利福平

利福平对结核分枝杆菌、麻风分枝杆菌和其他部分非结核分枝杆菌均具抗菌作用。

【适应证】

利福平适用于各种类型结核病、麻风和非结核分枝杆菌感染的治疗，但单独用药可迅速产生耐药性，必须与其他抗结核病药联合应用。

【注意事项】

1.对本药或利福霉素类过敏的患者禁用。

2.用药期间应定期检查周围血象及肝功能。肝病患者、有黄疸史和酒精中毒者慎用。

3.服药期间不宜饮酒。

4.本药对动物有致畸作用，妊娠期患者确有应用指征时应充分权衡利弊后决定是否采用，妊娠早期患者应避免使用。哺乳期患者用药期间应停止哺乳。

5.5岁以下儿童患者应用资料尚不充分。

6.患者服药期间大小便、唾液、痰、泪液等可呈红色。

（三）利福喷汀

【适应证】

抗菌谱与利福平相同，在抗结核联合治疗方案中主要作间歇给药治疗用，应与其他抗结核药联合应用。亦可用于非结核性分枝杆菌感染的治疗，与其他抗麻风药联合用于麻风治疗可能有效。

【注意事项】

1.成人每次0.6g（体重<50kg者应酌减），空腹（餐前1h）服用，1周服药1~2次。

2.不良反应比利福平轻微，少数病例可出现白细胞、血小板减少；丙氨酸氨基转移酶升高；皮疹、头昏、失眠等。胃肠道反应较少。

3.对该品或利福霉素类抗菌药过敏者禁用。

4.黄疸患者及孕妇禁用，肝功能异常、白细胞显著减少者须在严密观察下使用或忌用。

（四）乙胺丁醇

【适应证】

本药与其他抗结核病药联合治疗结核分枝杆菌所致的各型肺结核和肺外结核，亦可用于非结核分枝杆菌病的治疗。

【注意事项】

1.对本药过敏的患者禁用。

2.球后视神经炎为本药的主要不良反应，尤其在疗程长、每日剂量超过15mg/kg的患者中发生率较高。用药前和用药期间应每日检查视野、视力、红绿鉴别力等，一旦出现视力障碍或下降，应立即停药。

3.用药期间应定期监测血清尿酸，痛风患者慎用。

4.妊娠期患者确有应用指征时应充分权衡利弊后决定是否采用。

5.哺乳期患者用药期间应停止哺乳。

6.13岁以下儿童患者应用资料尚不充分。

（五）吡嗪酰胺

【适应证】

吡嗪酰胺仅对结核分枝杆菌有效，对其他分枝杆菌及其他微生物无效。对异烟肼耐药菌株仍有抗菌作用。与其他抗结核病药联合用于各种类型的肺结核和肺外结核。本药通常在强化期应用（一般为2个月），是短程化疗的联合用药之一。

【注意事项】

1.对本药过敏、严重肝脏损害或急性痛风的患者禁用。

2.肝功能减退患者不宜应用，原有肝脏病、显著营养不良或痛风的患者慎用。

3.妊娠期患者确有应用指征时应充分权衡利弊后决定是否采用。哺乳期患者用药期间应停止哺乳。

4.服药期间应避免日光暴晒，因可引起光敏反应或日光性皮炎。一旦发生光敏反应，应立即停药。

5.糖尿病患者服用本药后血糖较难控制，应注意监测血糖，及时调整降糖药用量。

（六）对氨基水杨酸

【适应证】

对氨基水杨酸仅对分枝杆菌有效，须与其他抗结核病药联合应用。本药为二线抗结核病药物，静脉滴注可用于治疗结核性脑膜炎或急性播散性结核病。

【注意事项】

1.禁用于对本药过敏、严重肾病或正在咯血的患者。消化性溃疡，肝、肾功能不全者慎用，大剂量使用本药（12g）静脉滴注2~4h可能引发血栓性静脉炎，应予注意。

2.本药静脉滴注液必须新鲜配制，静脉滴注时应避光，以防减效。

3.用药期间应定期作肝、肾功能测定，出现肝功能损害或黄疸者，应立即停药并进行保肝治疗。本药大剂量应用可能抑制肝脏凝血酶原的生成，可给予维生素K预防出血。

4.本药可引起结晶尿、蛋白尿、管型尿及血尿等，碱化尿液可减少对肾脏的刺激和毒性反应。

5.妊娠期患者确有应用指征时应充分权衡利弊后决定是否采用。哺乳期患者用药期间应停止哺乳。

（七）固定剂量复合片

常用的固定剂量复合片有两种：异烟肼-利福平-吡嗪酰胺和异烟肼-利福平两个复方制剂。

【适应证】

异烟肼–利福平–吡嗪酰胺复合片适用于结核病短程化疗的强化期（即在起始治疗的2~3个月）使用，通常为2个月，需要时也可加用其他抗结核病药物。异烟肼–利福平复合片用于结核病的初治和非多重耐药结核病患者的维持期治疗。

【注意事项】

参见利福平、异烟肼和吡嗪酰胺。

二十六、抗真菌药

（一）两性霉素B及其含脂制剂

两性霉素B为多烯类抗真菌药，通过与敏感真菌细胞膜上的甾醇相结合，引起细胞膜的通透性改变，导致细胞内重要物质渗漏，而使真菌细胞死亡。

两性霉素B现有品种为两性霉素B去氧胆酸盐和3种含脂制剂：两性霉素B脂质复合体（ABLC，Abelcet®）、两性霉素B胆固醇复合体（ABCD，Amphotec®，Amphocil®）和两性霉素B脂质体（L–AmB，AmBisome®）。两性霉素B含脂制剂可使与输注相关的不良反应和肾毒性明显减少，在肝、脾、肺等组织中浓度增加，肾组织浓度降低。

【适应证】

1.两性霉素B去氧胆酸盐适用于下列真菌所致侵袭性真菌感染的治疗：隐球菌病、芽生菌病、播散性念珠菌病、球孢子菌病、组织胞浆菌病，由毛霉属、根霉属、犁头霉属、内孢霉属和蛙粪霉属等所致的毛霉病，由申克孢子丝菌引起的孢子丝菌病，曲霉所致的曲霉病、暗色真菌病等。本药尚可作为美洲利什曼原虫病的替代治疗药物。

2.两性霉素B含脂制剂适用于肾功能不全患者侵袭性曲霉病、不能耐受有效剂量的两性霉素B去氧胆酸盐，以及两性霉素B去氧胆酸盐治疗无效的侵袭性真菌病患者。两性霉素B脂质体还可用于中性粒细胞缺乏伴发热疑为真菌感染患者的经验治疗。

【注意事项】

1.对本类药物过敏的患者禁用。

2.两性霉素B毒性大，不良反应多见，但本药有时是某些致命性侵袭性真菌病唯一疗效比较肯定的治疗药物，因此必须从其拯救生命的效益和可能发生的不良反应两方面权衡考虑是否选用本药。

3.两性霉素B所致肾功能损害常见，少数患者可发生肝毒性、低钾血症、血液系统毒性，因此用药期间应定期测定肾功能、肝功能、血电解质、周围血象、心电图等，以尽早发现异常，及时处理。应避免联合应用其他肾毒性药物，出现肾功能损害时，根据其损害程度减量给药或暂停用药。原有严重肝病者不宜选用本类药物。

4.原有肾功能减退，或两性霉素B治疗过程中出现严重肾功能损害或其他不良反应，不能耐受两性霉素B（去氧胆酸盐）治疗者，可考虑选用两性霉素B含脂制剂。

5.本类药物需避光缓慢静脉滴注，常规制剂每次静脉滴注时间为4~6h或更长；含脂制剂通常为2~4h。给药前可给予解热镇痛药或抗组胺药或小剂量地塞米松静脉推注，以减少发热、寒战、头痛等全身反应。

6.如果治疗中断7d以上，需重新自小剂量（0.25mg/kg）开始用药，逐渐递增剂量。

7.本品属妊娠期 B 类药物，孕妇确有应用指征时方可使用。哺乳期患者用药期间应停止哺乳。

（二）氟胞嘧啶

氟胞嘧啶在真菌细胞内代谢为氟尿嘧啶，替代尿嘧啶进入真菌的 RNA，从而抑制 DNA 和 RNA 的合成，导致真菌死亡。对新型隐球菌、念珠菌属具有良好抗菌作用，但非白念珠菌对该药的敏感性较白念珠菌差。

【适应证】

适用于敏感新型隐球菌、念珠菌属所致严重感染的治疗。本药单独应用时易引起真菌耐药，通常与两性霉素 B 联合应用。

【注意事项】

1.本药禁用于严重肾功能不全及对本药过敏的患者。

2.下列情况应慎用本药：骨髓抑制、血液系统疾病或同时接受骨髓抑制药物的患者，肝、肾功能损害的患者。

3.老年及肾功能减退患者应根据肾功能减退程度调整剂量，并尽可能进行血药浓度监测。

4.用药期间应定期检查周围血象、尿常规及肝、肾功能。

5.定期进行血液透析和腹膜透析的患者，每次透析后应补给一次剂量。

6.本品属妊娠期用药 C 类。孕妇如确有应用指征，仔细权衡利弊后决定是否应用。哺乳期患者用药期间应停止哺乳。

7.不推荐儿童患者应用本药。

（三）吡咯类

吡咯类包括咪唑类和三唑类，具有广谱抗真菌作用，咪唑类药物常用者有酮康唑、咪康唑、克霉唑等，主要为局部用药。三唑类中已上市品种有氟康唑、伊曲康唑、伏立康唑和泊沙康唑，主要用于治疗侵袭性真菌病。

【适应证】

1.氟康唑：①念珠菌病（克柔念珠菌除外）。用于治疗口咽部和食管感染；播散性念珠菌病，包括血流感染、腹膜炎、肺炎、尿路感染等；念珠菌外阴阴道炎。尚可用于骨髓移植受者接受细胞毒类药物或放射治疗时，预防念珠菌感染的发生。②新型隐球菌病，以及隐球菌性脑膜炎经两性霉素 B 联合氟胞嘧啶初治后的维持治疗用药。③球孢子菌病。④作为芽生菌病的可选用药。

2.酮康唑：念珠菌病、芽生菌病、球孢子菌病、组胞浆菌病、暗色真菌病和副球孢子菌病。本药难以通过血脑屏障，故不用于上述真菌感染累及中枢神经系统者。由于本药的肝毒性，近年临床应用日趋减少，以皮肤局部应用为主。

3.伊曲康唑：①静脉注射液适用于中性粒细胞缺乏怀疑真菌感染患者的经验治疗，还适用于治疗肺部及肺外芽生菌病，组织胞浆菌病，以及不能耐受两性霉素 B 或两性霉素 B 治疗无效的曲霉病。②胶囊剂适用于皮肤真菌所致的足趾和（或）手指甲癣。因胶囊剂口服吸收差，现较少用于侵袭性真菌病的治疗。③口服制剂可与本品注射剂序贯使用，用于中性粒细胞缺乏怀疑真菌感染患者的经验治疗，也可用于口咽部和食管念珠菌病的治疗。伊曲康唑注射及口服后，尿液和脑脊液中均无原形药，故不宜用于尿路感染和中枢神经系统感染的治疗。

4.伏立康唑：侵袭性曲霉病，非粒细胞缺乏患者念珠菌血症及念珠菌属所致播散性皮肤感染，腹部、肾脏、膀胱壁及伤口感染；食管念珠菌病，不能耐受其他药物或经其他药物治疗无效的赛多孢菌属和镰孢霉属所致的严重感染。

5.泊沙康唑：13岁及以上严重免疫功能缺陷患者（如造血干细胞移植受者发生移植物抗宿主反应，或血液系统恶性肿瘤化疗后长期中性粒细胞缺乏者），预防侵袭性曲霉病和念珠菌病；口咽部念珠菌病的治疗，包括伊曲康唑或氟康唑治疗无效者。此外，本品在体外对毛霉属、根霉属等接合菌具良好抗菌活性。

【注意事项】

1.禁用于对本类药物及其赋形剂过敏的患者。

2.本类药物禁止与西沙必利、阿司咪唑、特非那定和三唑仑合用，因可导致严重心律紊乱。

3.本类药物可致肝毒性，以酮康唑较为多见。表现为一过性肝酶升高，偶可出现严重肝毒性，包括肝衰竭和死亡。因此在治疗过程中应严密观察临床征象及监测肝功能，一旦出现临床症状或肝功能持续异常，须立即停止治疗。肝病患者有明确应用指征时，应权衡利弊后决定是否用药。

4.伊曲康唑不可用于充血性心力衰竭以及有充血性心力衰竭病史的患者。

5.伊曲康唑和伏立康唑注射剂中的赋形剂主要经肾排泄，因此两者注射剂分别不宜用于肌酐清除率<30ml/min（伊曲康唑）和<50ml/min（伏立康唑）的患者。

6.氟康唑、酮康唑和伊曲康唑为妊娠期用药C类，孕妇患者确有应用指征时，应充分权衡利弊后决定是否应用；伏立康唑为妊娠期用药D类，孕妇应避免应用，但在确有应用指征且患者受益大于可能的风险时可在严密观察下慎用。

7.酮康唑不宜用于2岁以下儿童；氟康唑不推荐用于6个月以下婴儿；伊曲康唑不推荐用于儿童患者；伏立康唑不推荐用于2岁以下儿童患者。儿童患者确有应用指征时，须充分权衡利弊后决定是否应用。

8.伏立康唑通过细胞色素P_{450}同工酶代谢，与华法林、环孢素A、他克莫司、苯妥因、奥美拉唑、非核苷类逆转录酶抑制剂、苯二氮䓬类、他汀类、双氢吡啶钙通道阻滞剂、磺脲类口服降糖药、长春花碱等药物存在相互作用。

9.泊沙康唑禁止与麦角生物碱类药物（麦角胺、二氢麦角胺）合用；泊沙康唑可通过抑制CYP3A4，干扰其他药物代谢，禁止与CYP3A4底物、特非那定、阿司咪唑、西沙必利、卤泛群或奎尼丁合用，因其可增加上述药物的血浓度，导致Q-T间期延长，但尖端扭转性室性心动过速极少见；泊沙康唑应避免与西咪替丁、利福布汀、苯妥因合用，除非利大于弊。泊沙康唑与环孢素、他克莫司及咪唑达仑合用时，后数者需减量使用，并监测血药浓度。

（四）棘白菌素类

棘白菌素类抗真菌药物能抑制许多丝状真菌和念珠菌细胞壁成分β-（1，3）-D-葡聚糖的合成，使真菌细胞溶解。该类药物对烟曲霉、黄曲霉、土曲霉和黑曲霉具良好抗菌活性，对白念珠菌等多数念珠菌属具高度抗真菌活性，但对近平滑念珠菌作用相对较弱。新型隐球菌对本品天然耐药。目前国内已上市的棘白菌素类抗真菌药有卡泊芬净和米卡芬净。

【适应证】

1. 卡泊芬净。适用于成人和儿童（3个月及以上）的下述真菌感染：①念珠菌血流感染和下列念珠菌感染：腹腔脓肿、腹膜炎和胸腔感染。②食管念珠菌病。③难治性或不能耐受其他抗真菌药治疗（如两性霉素B去氧胆酸盐、两性霉素B含脂制剂和（或）伊曲康唑）的侵袭性曲霉病。④中性粒细胞缺乏伴发热经广谱抗菌药治疗无效疑为真菌感染患者的经验治疗。

2. 米卡芬净。成人和4个月及以上儿童下述感染的治疗与预防：①念珠菌属血流感染、急性播散性念珠菌病、念珠菌腹膜炎和腹腔脓肿。②食管念珠菌病。③造血干细胞移植受者移植前预防念珠菌病。④侵袭性曲霉病（临床资料有限）。

【注意事项】

1. 禁用于对本类药物过敏的患者。

2. 本类药物属妊娠期用药C类，孕妇患者确有应用指征时，应充分权衡利弊后决定是否应用。哺乳期患者用药期间应停止哺乳。

3. 除非利大于弊卡泊芬净不宜与环孢素合用，因可导致血清转氨酶升高。

4. 应用米卡芬净可能发生血管内溶血和血红蛋白尿，此时应充分权衡利弊决定是否继续用药。

（五）特比萘芬

【适应证】

适用于皮肤癣菌所致的手指及足趾甲癣。

【注意事项】

1. 禁用于对本药及其赋形剂过敏的患者。

2. 本药有肝毒性，在治疗过程中应定期检查肝功能，如出现异常应及时停药。肝硬化或活动性肝病的患者不宜应用本药。

3. 肾功能受损（肌酐清除率低于50ml/min或血肌酐超过300μmol/L）的患者剂量应减半。

4. 本品属妊娠期B类用药，妊娠期患者确有应用指征时，应在充分权衡利弊后慎用。

5. 不推荐儿童患者使用本药。

（六）灰黄霉素

【适应证】

适用于治疗皮肤癣菌引起的各种浅部真菌病，包括头癣和手足癣等，目前仍为治疗头癣首选药物。

【注意事项】

1. 本品禁用于卟啉病、肝功能衰竭及对本品过敏者。

2. 灰黄霉素在动物实验中有致癌、致畸作用。

3.本品偶可致肝毒性，有肝病或肝功能损害者需权衡利弊后决定是否用药。

4.本品可诱发卟啉病、红斑狼疮。红斑狼疮患者如有指征应用该药时必须权衡利弊后决定。

5.男性患者在治疗期间及治疗结束后至少6个月应采取避孕措施。

6.孕妇禁用。育龄期妇女患者服药期间采取避孕措施，并持续至治疗结束后1个月。

7.疗程中需定期监测肝功能、周围血象、尿常规及肾功能。

8.2岁以下儿童缺乏应用本品的资料。

（七）制霉菌素

制霉菌素亦为多烯类抗真菌药，体外抗菌活性与两性霉素B相仿。本品口服后胃肠道不吸收。

【适应证】

适用于治疗皮肤黏膜念珠菌病，口服该药可治疗肠道或食管念珠菌病；局部用药治疗口腔念珠菌病、阴道念珠菌病和皮肤念珠菌病。

【注意事项】

1.对本品过敏的患者禁用。

2.孕妇及哺乳期妇女慎用。

第十三章　各类细菌性感染的经验性抗菌治疗原则

一、急性细菌性上呼吸道感染

急性上呼吸道感染是最常见的社区获得性感染，多由鼻病毒、冠状病毒、流感病毒、副流感病毒、腺病毒所致，有时也由肠道病毒所致，病程多为自限性，一般不需要使用抗菌药物，予以对症治疗即可痊愈，少数患者可原发或在病毒感染基础上继发细菌性感染，抗菌药物仅限于出现细菌感染症状，如咳脓痰或流脓涕、白细胞增高等时才应用。

（一）急性细菌性咽炎及扁桃体炎

急性细菌性咽炎及扁桃体炎的病原菌主要为A组溶血性链球菌，少数为C组或G组溶血性链球菌。

【治疗原则】

1.针对溶血性链球菌感染选用抗菌药物。

2.必要时给药前先留取咽拭子培养，有条件者可做快速抗原检测试验（RADT）作为辅助病原诊断。

3.由于溶血性链球菌感染后可发生非化脓性并发症（急性风湿热和肾小球肾炎），因此抗菌治疗以清除病灶中细菌为目的，疗程需10d。

【病原治疗】

1.青霉素为首选，可选用青霉素G，也可肌内注射普鲁卡因青霉素或口服青霉素V，或口服阿莫西林，疗程均为10d。

2.青霉素过敏患者可口服四环素或对溶血性链球菌敏感的氟喹诺酮类。大环内酯的应用应参照当地药敏情况。

3.其他可选药有口服第一代或第二代头孢菌素，疗程10d，但不能用于有青霉素过敏性休克史的患者。

（二）急性细菌性中耳炎

病毒性上呼吸道感染可合并轻度中耳炎表现，不需用抗菌药物，但如表现为急性起病的耳部疼痛、听力下降、发热、鼓膜进行性充血和膨隆，或已有鼓膜穿孔伴黄色渗液时，则需考虑急性细菌性中耳炎的临床诊断，可予以抗菌治疗。急性细菌性中耳炎的病原菌以肺炎链球菌、流感嗜血杆菌和卡他莫拉菌最为常见，三者约占病原菌的近80%；少数为A组溶血性链球菌、金黄色葡萄球菌等。

【治疗原则】

1.抗菌治疗应覆盖肺炎链球菌、流感嗜血杆菌和卡他莫拉菌等。

2.疗程7~10d，以减少复发。

3.中耳有渗液时需采取标本做细菌培养及药敏试验。

【病原治疗】

1.初治可口服阿莫西林。如当地流感嗜血杆菌、卡他莫拉菌产β-内酰胺酶菌株多见时，也可口服阿莫西林/克拉维酸。

2.其他可选药物有第一代或第二代口服头孢菌素。

3.用药3d无效的患者应考虑为耐青霉素肺炎链球菌感染可能，可选用大剂量阿莫西林/克拉维酸口服或头孢曲松静脉滴注。

4.青霉素过敏患者可慎用头孢菌素类（有青霉素过敏性休克史者除外）。

（三）急性细菌性鼻窦炎

急性细菌性鼻窦炎常继发于病毒性上呼吸道感染，以累及上颌窦者为多见。病原菌以肺炎链球菌和流感嗜血杆菌最为常见，两者占病原菌的50%以上；卡他莫拉菌在成人和儿童中各约占病原菌的10%和20%；尚有少数为厌氧菌、金黄色葡萄球菌、A组溶血性链球菌及革兰阴性杆菌。

【治疗原则】

1.初始治疗应覆盖肺炎链球菌、流感嗜血杆菌和卡他莫拉菌，如阿莫西林/克拉维酸，而后根据治疗反应和细菌培养及药敏试验结果调整用药。

2.局部用血管收缩药，以利于鼻窦内脓液引流。

3.疗程10~14d，以减少复发。

【病原治疗】

抗菌药物的选用与急性细菌性中耳炎相同。

二、急性细菌性下呼吸道感染

（一）急性气管-支气管炎

本病以病毒感染多见，多数病例为自限性。

【治疗原则】

1.以对症治疗为主，不应常规使用抗菌药物。

2.少数病例可由肺炎支原体、百日咳博德特菌或肺炎衣原体引起，此时可给予抗菌药物治疗。

3.以下情况可予抗菌药物治疗：75岁以上的发热患者；心力衰竭患者；胰岛素依赖性糖尿病患者；严重神经系统疾病患者。

【病原治疗】

1.可能由肺炎支原体或百日咳博德特菌引起者，可采用大环内酯类、四环素类或氟喹诺酮类。

2.肺炎衣原体感染可用多西环素、大环内酯类或氟喹诺酮类。

（二）慢性阻塞性肺疾病急性加重

慢性阻塞性肺疾病（COPD）急性加重可由感染、空气污染或其他因素引起。

【治疗原则】

1.具备呼吸困难加重、痰量增多和脓性痰3项症状，或2项症状而其中1项为脓性痰为抗菌治疗的指征。

2.最常见病原为流感嗜血杆菌、肺炎链球菌和卡他莫拉菌，肺炎支原体相对少见。

3.具备下列2条或2条以上标准，需考虑铜绿假单胞菌感染可能：最近住院史；经常（每年4次）或最近3个月使用抗菌药物；病情严重（FEV_1<30%预计值）；既往急性加重时曾分离出铜绿假单胞菌；有结构性肺病（如支气管扩张）；使用糖皮质激素者。

4.注意结合当地病原体流行病学分布及抗菌药物的耐药情况。

5.对疗效不佳的患者可参考痰液培养和药敏试验结果调整用药。

6.轻症患者给予口服药，病情较重者可用注射剂。

【经验治疗】

见表2-13-1。

表2-13-1　慢性阻塞性肺疾病急性加重的经验治疗

不同人群	口服抗菌药物	口服替代药	静脉抗菌药物
轻度COPD，无并发症	通常不需要。如需要：阿莫西林、多西环素	阿莫西林/克拉维酸 第一、二代头孢菌素 大环内酯类 左氧氟沙星 莫西沙星	
中、重度COPD，无铜绿假单胞菌感染危险因素	阿莫西林/克拉维酸	第二、三代头孢菌素 左氧氟沙星 莫西沙星	阿莫西林/克拉维酸 头孢曲松、头孢噻肟 左氧氟沙星、莫西沙星
中、重度COPD，伴有铜绿假单胞菌感染危险因素	环丙沙星	左氧氟沙星	抗假单胞菌β-内酰胺类（头孢他啶、头孢吡肟、β-内酰胺类/β-内酰胺酶抑制剂、碳青霉烯类等）±氨基糖苷类或环丙沙星、左氧氟沙星

注：表中"±"是指两种及两种以上药物可联合应用，或可不联合应用（以下表格同）。

【病原治疗】

明确病原体后，对经验治疗效果不满意者，可按药敏试验结果调整用药，见表2-13-2。

表2-13-2　慢性阻塞性肺疾病急性加重的病原治疗

病原	宜选药物	可选药物	备注
流感嗜血杆菌	氨苄西林，阿莫西林，氨苄西林/舒巴坦，阿莫西林/克拉维酸	SMZ/TMP，第一代、第二代口服头孢菌素，氟喹诺酮类	10%~40%菌株产β-内酰胺酶
肺炎链球菌			
青霉素敏感	青霉素	阿莫西林，氨苄西林	青霉素不敏感菌株
青霉素不敏感	头孢曲松	氟喹诺酮类	10%~40%

续表

病原	宜选药物	可选药物	备注
卡他莫拉菌	SMZ/TMP，第一代、第二代口服头孢菌素	氟喹诺酮类，阿莫西林/克拉维酸，氨苄西林/舒巴坦	约90%菌株产β-内酰胺酶
肺炎支原体	大环内酯类、氟喹诺酮类	米诺环素、多西环素	经验性应用大环内酯类，尽量参照当地药敏情况
肺炎衣原体	大环内酯类	多西环素，氟喹诺酮类	
肺炎克雷伯菌等肠杆菌科细菌	第二代或第三代头孢菌素	氟喹诺酮类	

（三）支气管扩张合并感染

支气管扩张合并急性细菌感染时，最常见病原菌为铜绿假单胞菌和流感嗜血杆菌，其次为肺炎链球菌和金黄色葡萄球菌，少见星形诺卡菌、曲霉、木糖氧化产碱杆菌及分枝杆菌等。

【治疗原则】

1. 呼吸道引流通畅。

2. 应进行痰病原体培养及药敏试验。

3. 铜绿假单胞菌感染危险因素参见慢性阻塞性肺疾病急性加重章节。

4. 尽量选用支气管渗透性良好并且能强效减少细菌负荷的抗菌药物。

【经验治疗】

见表2-13-3。

表2-13-3　支气管扩张合并感染的经验治疗

不同人群	口服抗菌药物	静脉抗菌药物
无铜绿假单胞菌感染危险因素	阿莫西林/克拉维酸 左氧氟沙星，莫西沙星 第二、三代头孢菌素	阿莫西林/克拉维酸 头孢曲松 头孢噻肟 莫西沙星 左氧氟沙星
有铜绿假单胞菌感染危险因素	左氧氟沙星，环丙沙星	抗假单胞菌β-内酰胺类（头孢他啶、头孢吡肟、β-内酰胺类/β-内酰胺酶抑制剂、碳青霉烯类等）±氨基糖苷类或环丙沙星，左氧氟沙星

【病原治疗】

明确病原体后，对经验治疗效果不满意者，可按药敏试验结果调整用药，见表2-13-4。

表2-13-4 支气管扩张合并感染的病原治疗

病原	宜选药物	可选药物
流感嗜血杆菌	阿莫西林，氨苄西林，阿莫西林/克拉维酸，氨苄西林/舒巴坦	第一代或第二代头孢菌素
肺炎链球菌		
青霉素敏感	青霉素	阿莫西林，氨苄西林
青霉素不敏感	头孢曲松	氟喹诺酮类
厌氧菌	阿莫西林/克拉维酸，氨苄西林/舒巴坦	克林霉素，甲硝唑
肺炎克雷伯菌等肠杆菌科细菌	第三代头孢菌素	氟喹诺酮类，第四代头孢菌素
铜绿假单胞菌	环丙沙星、左氧氟沙星	抗假单胞菌β-内酰胺类（头孢他啶、头孢吡肟、β-内酰胺类/β-内酰胺酶抑制剂、碳青霉烯类等）±氨基糖苷类或环丙沙星，左氧氟沙星

（四）社区获得性肺炎

【治疗原则】

1.依据病情严重程度决定门诊或住院治疗，以及是否需要入住ICU，并尽早给予初始经验性抗感染治疗。

2.注意结合当地病原体分布及抗菌药物耐药情况，选用抗菌药物。

3.住院患者入院后应立即采取痰标本，做涂片革兰染色检查及培养；体温高、全身症状严重者应同时送血培养。

4.轻症且胃肠道功能正常患者可选用生物利用度良好的口服药物；重症患者选用静脉给药，待临床表现显著改善并能口服时改用口服药。

【经验治疗】

见表2-13-5。

表2-13-5 不同人群社区获得性肺炎初始经验治疗

不同人群	常见病原体	初始经验治疗的抗菌药物选择
青壮年、无基础疾病患者	肺炎链球菌、肺炎支原体、流感嗜血杆菌、肺炎衣原体等	青霉素；阿莫西林；多西环素、米诺环素；第一代或第二代头孢菌素；呼吸喹诺酮类*
老年人或有基础疾病患者	肺炎链球菌、流感嗜血杆菌、需氧革兰阴性杆菌、金黄色葡萄球菌、卡他莫拉菌等	第二代头孢菌素（头孢呋辛、头孢丙烯、头孢克洛等）单用或联合大环内酯类；阿莫西林/克拉维酸、氨苄西林/舒巴坦单用或联合大环内酯类；呼吸喹诺酮类

续表

不同人群	常见病原体	初始经验治疗的抗菌药物选择
需入院治疗、但不必收住ICU的患者	肺炎链球菌、流感嗜血杆菌、混合感染（包括厌氧菌）、需氧革兰阴性杆菌、金黄色葡萄球菌、肺炎支原体、肺炎衣原体	第二代头孢菌素单用或联合四环素类、大环内酯类静脉给药；静脉滴注呼吸喹诺酮类；阿莫西林/克拉维酸、氨苄西林/舒巴坦单用或联合四环素类、大环内酯类静脉给药；头孢噻肟、头孢曲松单用或联合四环素类、大环内酯类静脉给药
需入住ICU的重症患者		
A组：无铜绿假单胞菌感染危险因素	肺炎链球菌、需氧革兰阴性杆菌、嗜肺军团菌、肺炎支原体、流感嗜血杆菌、金黄色葡萄球菌等	头孢曲松或头孢噻肟联合大环内酯类或喹诺酮类静脉给药；静脉滴注呼吸喹诺酮类联合氨基糖苷类；阿莫西林/克拉维酸、氨苄西林/舒巴坦单用或联合大环内酯类或喹诺酮类静脉给药；厄他培南联合大环内酯类静脉给药
B组：有铜绿假单胞菌感染危险因素	A组常见病原体+铜绿假单胞菌	具有抗假单胞菌活性的β-内酰胺类抗菌药物（如头孢他啶、头孢吡肟、哌拉西林/他唑巴坦、亚胺培南、美罗培南等）联合大环内酯类或环丙沙星，左氧氟沙星静脉给药，必要时还可同时联用氨基糖苷类

注：*呼吸喹诺酮类包括莫西沙星、左氧氟沙星和吉米沙星。

（五）医院获得性肺炎

早发医院获得性肺炎（入院>2d~<5d发生）病原体多为敏感菌，预后较好。晚发医院获得性肺炎（入院≥5d发生）致病菌以多重耐药菌为主，病死率较高。国内多中心研究结果表明，既往90d应用过抗菌药物者，早发者也可能由耐药细菌引起，且同样有较高的病死率，因此参照本地区、本医院近期病原学资料最为重要。

【治疗原则】

1.应重视病原检查，给予抗菌治疗前先采取痰标本进行涂片革兰染色检查及培养，体温高、全身症状严重者同时送血培养及药敏试验。

2.尽早开始经验治疗。首先采用针对常见病原菌的经验治疗。明确病原后，根据药敏试验结果调整用药。

3.疗程根据不同病原菌、病情严重程度、基础疾病等因素而定。初始宜采用注射剂，病情显著好转或稳定后并能口服时改用口服药。

【经验治疗】

1.早发性医院获得性肺炎可能的病原体主要为肺炎链球菌、流感嗜血杆菌、甲氧西林敏感金黄色葡萄球菌以及大肠埃希菌、肺炎克雷伯菌、肠杆菌属、变形杆菌属、黏质沙雷菌等肠杆菌科细菌。推荐选用头孢曲松，或左氧氟沙星、环丙沙星、莫西沙星等氟喹诺酮类药物，或氨苄西林/舒巴坦、阿莫西林/克拉维酸等β-内酰胺类/β-内酰胺酶抑制剂，或厄他培南。

2.晚发性医院获得性肺炎的病原菌除早发性医院获得性肺炎病原菌外，更多为多重耐药的肺炎克雷伯菌等肠杆菌科细菌，铜绿假单胞菌、不动杆菌属等非发酵糖细菌，耐甲氧西林金黄色葡萄球菌（MRSA），嗜肺军团菌。宜选用抗假单胞菌的β-内酰胺类（如头孢他啶、头孢吡肟、哌拉西林/他唑巴坦、头孢哌酮/舒巴坦、亚胺培南、美罗培南等），必要时联合抗假单胞菌喹诺酮类或抗假单胞菌氨基糖苷类。如怀疑MRSA，宜加用糖肽类或利奈唑胺。如怀疑嗜肺军团菌，宜加用大环内酯类和（或）氟喹诺酮类，多西环素。

【病原治疗】

明确病原体后，对经验治疗效果不佳者，可按药敏试验结果调整用药，见表2-13-6。

表2-13-6　医院获得性肺炎的病原治疗

病原	宜选药物	可选药物	备注
金黄色葡萄球菌			
甲氧西林敏感	苯唑西林、氯唑西林	第一代或第二代头孢菌素	
甲氧西林耐药	糖肽类、利奈唑胺	磷霉素，利福平，SMZ/TMP与糖肽类联合，不宜单用	
肠杆菌科细菌	第二代或第三代头孢菌素单用或联合氨基糖苷类	氟喹诺酮类，β-内酰胺类/β-内酰胺酶抑制剂，碳青霉烯类	
铜绿假单胞菌	哌拉西林，头孢他啶，头孢吡肟，环丙沙星、左氧氟沙星联合氨基糖苷类	具有抗铜绿假单胞菌作用的β-内酰胺类/β-内酰胺酶抑制剂或碳青霉烯类+氨基糖苷类	通常需联合用药
不动杆菌属	氨苄西林/舒巴坦，头孢哌酮/舒巴坦	碳青霉烯类，多黏菌素，替加环素	我国鲍曼不动杆菌对碳青霉烯类耐药严重，一般只在MIC≤8μg/ml时使用，建议联合用药
厌氧菌	氨苄西林/舒巴坦，阿莫西林/克拉维酸	甲硝唑，克林霉素	

（六）肺脓肿

常见病原菌为肺炎链球菌、金黄色葡萄球菌、肠杆菌科细菌及厌氧菌（主要为口腔厌氧菌）等，下呼吸道分泌物、血液、胸腔积液培养（包括厌氧菌培养）以及药物敏感试验，对确定病原诊断、指导抗菌治疗有重要价值。

【治疗原则】

1.保持脓液引流通畅至关重要。

2.在病原菌未明确前应选用能覆盖上述细菌的抗需氧菌和抗厌氧菌药物。明确病原菌后，根据药敏试验结果结合临床治疗反应调整用药。

3.抗菌药物总疗程6~10周，或直至临床症状完全消失，X线胸片显示脓腔及炎性病变完全消散，仅残留纤维条索状阴影为止。

【病原治疗】

见表2-13-7。

表2-13-7 肺脓肿患者的病原治疗

病原	宜选药物	可选药物
厌氧菌	青霉素（大剂量），β-内酰胺类/β-内酰胺酶抑制剂	氨苄西林或阿莫西林+甲硝唑，克林霉素
金黄色葡萄球菌		
甲氧西林敏感	苯唑西林、氯唑西林	头孢唑啉，头孢呋辛
甲氧西林耐药	糖肽类±磷霉素或利奈唑胺	糖肽类+利福平
肺炎链球菌		
青霉素敏感	青霉素	氨苄西林，阿莫西林
青霉素不敏感	头孢噻肟，头孢曲松	左氧氟沙星、莫西沙星
A组溶血性链球菌	青霉素G或青霉素V	氨苄西林，阿莫西林，第一代头孢菌素，克林霉素，氟喹诺酮类
肠杆菌科细菌	第三代头孢菌素±氨基糖苷类	氟喹诺酮类，β-内酰胺类/β-内酰胺酶抑制剂，厄他培南

（七）脓胸

脓胸大多由多种细菌所引起。常见的病原菌在婴幼儿（<5岁）多为金黄色葡萄球菌、肺炎链球菌、流感嗜血杆菌；在>5岁、继发于急性肺炎后者，多为肺炎链球菌、A组溶血性链球菌、金黄色葡萄球菌、流感嗜血杆菌；在亚急性和慢性患者，多为厌氧链球菌、拟杆菌属、肠杆菌科细菌。

【治疗原则】

1.积极引流，排除脓液，促进肺复张。

2.首先取脓液做涂片及培养，并结合临床经验用药。

3.按照治疗效果、细菌培养和药敏试验结果调整用药。

4.急性期宜注射用药，必要时也可胸腔内注射（限用于包裹性厚壁脓肿）。

5.给药剂量要足够充分，疗程宜长。通常应于体温正常后2周以上，患者周围血白细胞恢复正常，X线胸片显示胸液吸收，方可考虑停药，以防止复发。总疗程6~10周或更长。

6.慢性脓胸患者应采取外科处理。

【病原治疗】

见表2-13-8。

表2-13-8 脓胸的病原治疗

病原	宜选药物	可选药物
厌氧菌	青霉素（大剂量），β-内酰胺类/β-内酰胺酶抑制剂	氨苄西林或阿莫西林+甲硝唑，克林霉素
金黄色葡萄球菌		
甲氧西林敏感	苯唑西林，氯唑西林	头孢唑啉，头孢呋辛
甲氧西林耐药	糖肽类±磷霉素	糖肽类+利福平，利奈唑胺
肺炎链球菌		
青霉素敏感	青霉素G	氨苄西林，阿莫西林
青霉素耐药	头孢噻肟，头孢曲松	左氧氟沙星、莫西沙星
流感嗜血杆菌	氨苄西林，阿莫西林	氨苄西林/舒巴坦、阿莫西林/克拉维酸，第一代或第二代头孢菌素
肠杆菌科细菌	第三代头孢菌素±氨基糖苷类	氟喹诺酮类，β-内酰胺类/β-内酰胺酶抑制剂，氨基糖苷类（联合用药）

三、尿路感染（膀胱炎、肾盂肾炎）

急性单纯性上、下尿路感染病原菌80%以上为大肠埃希菌；而复杂性尿路感染的病原菌除仍以大肠埃希菌多见（30%~50%），也可为肠球菌属、变形杆菌属、克雷伯菌属、铜绿假单胞菌等；医院获得性尿路感染的病原菌尚有葡萄球菌属、念珠菌属等。

【治疗原则】

1.给予抗菌药物前留取清洁中段尿，做病原菌培养及药敏试验。经验治疗时按常见病原菌给药；获知病原菌及药敏试验结果后，根据经验治疗效果及药敏试验结果酌情调整。

2.急性单纯性下尿路感染初发患者，首选口服用药，宜用毒性小、口服吸收好的抗菌药物，疗程通常为3~5d。

3.急性肾盂肾炎伴发热等明显全身症状的患者应注射给药，热退后可改为口服给药，疗程一般2周。反复发作性肾盂肾炎患者疗程需更长，并应特别关注预防措施。

4.对抗菌药物治疗无效的患者应进行全面尿路系统检查，若发现存在尿路结石、尿路解剖畸形或功能异常等复杂因素者，应予以矫正或相应处理。

5.尿管相关尿路感染，宜尽早拔除或更换导尿管。

6.绝经后妇女反复尿路感染，应注意是否与妇科疾患相关，酌情请妇科协助治疗。

【经验治疗】

见表2-13-9。

表2-13-9 膀胱炎和肾盂肾炎的经验治疗

疾病	可能的病原菌	宜选药物	可选药物	备注
膀胱炎（非孕妇）	大肠埃希菌 腐生葡萄球菌 肠球菌属	SMZ/TMP 或呋喃妥因或磷霉素氨丁三醇或阿莫西林/克拉维酸	头孢氨苄或头孢拉定	
膀胱炎（孕妇）	大肠埃希菌 腐生葡萄球菌 肠球菌属	呋喃妥因[1] 或头孢克肟	磷霉素氨丁三醇或阿莫西林/克拉维酸	
急性肾盂肾炎	大肠埃希菌等肠杆菌科细菌 腐生葡萄球菌 肠球菌属	氨苄西林或阿莫西林或第一、二、三代头孢菌素	哌拉西林/他唑巴坦或氨苄西林/舒巴坦或阿莫西林/克拉维酸或氟喹诺酮类[2] 或碳青霉烯类	
反复发作尿路感染	大肠埃希菌等肠杆菌科细菌 腐生葡萄球菌 肠球菌属	哌拉西林/他唑巴坦或氨苄西林/舒巴坦或阿莫西林/克拉维酸	呋喃妥因或磷霉素或氟喹诺酮类[2] 或碳青霉烯类	碳青霉烯类用于重症或伴血流感染者

注：[1] 呋喃妥因禁用于足月孕妇（孕38周以上）。

[2] 大肠埃希菌对氟喹诺酮类耐药率达50%以上。

【病原治疗】

见表2-13-10。

表2-13-10 尿路感染的病原治疗

疾病	病原菌	宜选药物	可选药物	备注
特异性尿道炎（非孕妇）	淋病奈瑟菌 沙眼衣原体	头孢曲松或头孢克肟 阿奇霉素	头孢噻肟或头孢唑肟 多西环素 或米诺环素	应筛查梅毒 同时检查性伴侣
特异性尿道炎（孕妇）	淋病奈瑟菌	阿莫西林 或头孢曲松	头孢噻肟 或头孢克肟	
	沙眼衣原体	阿奇霉素	红霉素	
膀胱炎	大肠埃希菌（ESBL阴性）	呋喃妥因或磷霉素氨丁三醇或SMZ/TMP	头孢氨苄或头孢拉定	
	大肠埃希菌（ESBL阳性）	阿莫西林/克拉维酸 氨苄西林/舒巴坦	呋喃妥因 或磷霉素氨丁三醇	
	腐生葡萄球菌	苯唑西林或氯唑西林或SMZ/TMP	第一、二代头孢菌素 或磷霉素	
	肠球菌属	氨苄西林或阿莫西林 阿莫西林/克拉维酸	呋喃妥因、糖肽类 或磷霉素氨丁三醇	

续表

疾病	病原菌	宜选药物	可选药物	备注
肾盂肾炎	大肠埃希菌、克雷伯菌属等肠杆菌科细菌（ESBL阴性）	第二代或第三代头孢菌素	氟喹诺酮类*或氨苄西林/舒巴坦或阿莫西林/克拉维酸	
	大肠埃希菌、克雷伯菌属等肠杆菌科细菌（ESBL阳性）	哌拉西林/他唑巴坦或氨苄西林/舒巴坦或阿莫西林/克拉维酸	碳青霉烯类或法罗培南	
	腐生葡萄球菌（非MRS）	苯唑西林氯唑西林	第一、二代头孢菌素或氟喹诺酮类	
	腐生葡萄球菌（MRS）	糖肽类		
	肠球菌属	氨苄西林，阿莫西林阿莫西林/克拉维酸	糖肽类	重症者可联合氨基糖苷类
	铜绿假单胞菌	头孢他啶或头孢吡肟±氨基糖苷类	环丙沙星或哌拉西林/他唑巴坦±氨基糖苷类或亚胺培南，美洛培南	
	念珠菌属	氟康唑	两性霉素B	

*注：我国大肠埃希菌等对氟喹诺酮类耐药率达50%以上，选用该类药物治疗应参照药敏结果。

四、细菌性前列腺炎

急性前列腺炎患者的致病原大多为大肠埃希菌或其他肠杆菌科细菌，少数可为淋病奈瑟菌或沙眼衣原体；慢性前列腺炎患者的病原菌除大肠埃希菌或其他肠杆菌科细菌外，亦可为肠球菌属、葡萄球菌属等。

【治疗原则】

1.慢性前列腺炎患者的致病原检查可取前列腺液做细菌培养，但不宜对急性前列腺炎患者进行前列腺按摩取前列腺液，以防感染扩散，可取中段尿细菌培养或血液培养作为参考。

2.应选用能覆盖可能的致病原并能渗透至前列腺内的抗菌药物进行经验治疗。获知致病原后，根据经验治疗效果及药敏结果调整用药。

3.在前列腺组织和前列腺液中可达到有效浓度的抗菌药物有氟喹诺酮类、SMZ/TMP、大环内酯类、四环素类等。在急性感染期，氨基糖苷类、头孢菌素类也能渗入炎性前列腺组织，达到一定药物浓度，故上述药物在急性期时也可选用。

4.细菌性前列腺炎治疗较困难，疗程较长，急性者需4周，慢性者需1~3个月，一般为4~6周。

【经验治疗】

见表2-13-11。

表2-13-11　细菌性前列腺炎的经验治疗

疾病	可能的病原菌	宜选药物	可选药物	备注
急性细菌性非复杂性前列腺炎（无冶游史）	大肠埃希菌等肠杆菌科	β-内酰胺类/β-内酰胺酶抑制剂，第二、三代头孢菌素，SMZ/TMP	厄他培南	
急性细菌性非复杂性前列腺炎，小于35岁（有冶游史）	淋病奈瑟菌沙眼衣原体	头孢曲松联合多西环素或米诺环素		应常规检测HIV及梅毒
慢性细菌性前列腺炎	肠杆菌科细菌葡萄球菌肠球菌铜绿假单胞菌等	SMZ/TMP，哌拉西林/他唑巴坦	环丙沙星、左氧氟沙星	磺胺疗程1~3个月，其他药物4~6周关注有无前列腺结石或尿液反流

【病原治疗】

见表2-13-12。

表2-13-12　细菌性前列腺炎的病原治疗

病原	宜选药物	可选药物	备注
大肠埃希菌等肠杆菌科细菌，氟喹诺酮类耐药，（ESBL阴性）	SMZ/TMP第二、三代头孢菌素	β-内酰胺类/β-内酰胺酶抑制剂	根据急慢性及药物种类决定疗程
大肠埃希菌等肠杆菌科细菌，氟喹诺酮类耐药，（ESBL阳性）	哌拉西林/他唑巴坦	碳青霉烯类	
铜绿假单胞菌	环丙沙星、左氧氟沙星、头孢他啶	头孢哌酮/舒巴坦，哌拉西林/他唑巴坦，碳青霉烯类	
肠球菌属	氨苄西林/舒巴坦、阿莫西林/克拉维酸	糖肽类±氨基糖苷类	病情重者可酌情联合氨基糖苷类
葡萄球菌属	SMZ/TMP，苯唑西林，氯唑西林，第一、二代头孢菌素	糖肽类	凝固酶阴性葡萄球菌需除外污染
淋病奈瑟菌	头孢曲松（单剂）	头孢克肟（单剂）	喹诺酮类不再推荐用于奈瑟淋球菌感染
沙眼衣原体	多西环素	米诺环素	

五、急性感染性腹泻

【治疗原则】

1.根据临床情况及时补充液体及电解质。

2.留取粪便进行粪便常规、细菌培养及药敏试验。

3.病毒及细菌毒素（如食物中毒等）引起的腹泻一般不需用抗菌药物。

4.结合临床情况给予抗菌药物治疗。临床疗效不满意者可根据药敏试验结果调整用药。轻症病例可口服用药；病情严重者应静脉给药，病情好转后并能口服时改为口服。

5.血便和明确为产志贺毒素大肠埃希菌感染者，避免使用抗菌药物和抗肠蠕动药物。

【抗感染治疗】

见表2-13-13。

表2-13-13　急性感染性腹泻的抗感染治疗

疾病	病原	宜选药物	可选药物	备注
病毒性腹泻	轮状病毒，诺瓦克样病毒，肠型腺病毒等			对症治疗
细菌性痢疾	志贺菌属	环丙沙星	阿奇霉素，头孢曲松	儿童剂量：阿奇霉素10mg/(kg·d)，qd；严重病例头孢曲松50~75mg/(kg·d)，qd
霍乱（包括副霍乱）	霍乱弧菌，El-Tor霍乱弧菌	阿奇霉素、多西环素或四环素	红霉素	纠正失水及电解质紊乱为首要治疗措施
沙门菌属胃肠炎	沙门菌属	环丙沙星或左氧氟沙星	阿奇霉素	轻症对症治疗
致病性大肠埃希菌肠炎*	肠毒素性、肠致病性、肠侵袭性	第二、三代头孢菌素	SMZ/TMP	轻症对症治疗
	肠黏附性	抗菌治疗的作用不确定		免疫缺陷可考虑氟喹诺酮类
	肠出血性	不用抗菌药物		不用止泻药
葡萄球菌食物中毒	金黄色葡萄球菌（产肠毒素）			对症治疗
旅游者腹泻	产肠毒素大肠埃希菌、志贺菌属、沙门菌属、弯曲杆菌等	第二、三代头孢菌素，磷霉素		轻症对症治疗。儿童可用阿奇霉素：10mg/(kg·d)，顿服或头孢曲松50mg/(kg·d)，iv
	副溶血性弧菌	重症患者：氟喹诺酮、多西环素、第三代头孢菌素	SMZ/TMP	轻症对症治疗抗菌药物不能缩短病程
空肠弯曲菌肠炎	空肠弯曲菌	阿奇霉素	红霉素或环丙沙星	轻症对症治疗，重症及发病4d内患者用抗菌药物
	胎儿弯曲菌	庆大霉素	氨苄西林或亚胺培南	腹泻不常见
抗生素相关性腹泻或假膜性肠炎	艰难梭菌	甲硝唑	甲硝唑无效或重症时选择万古霉素或去甲万古霉素（口服）	疗程10d停用相关抗菌药物。初次复发仍可选甲硝唑；再次复发选万古霉素
耶尔森菌小肠结肠炎	耶尔森菌属	多西环素+妥布霉素或庆大霉素	SMZ/TMP或环丙沙星	一般只需对症治疗，病情严重或合并菌血症时用抗菌药物。停用去铁胺

续表

疾病	病原	宜选药物	可选药物	备注
阿米巴肠病	溶组织阿米巴	甲硝唑	双碘喹啉，巴龙霉素	
隐孢子虫肠炎	隐孢子虫	巴龙霉素	螺旋霉素	
蓝氏贾第鞭毛虫肠炎	贾第鞭毛虫	甲硝唑	阿苯达唑，替硝唑	

注：*大肠埃希菌对氟喹诺酮类耐药株达50%以上，必须根据药敏试验结果选用。

六、细菌性脑膜炎及脑脓肿

不同年龄段和诱发因素的细菌性脑膜炎患者的病原菌不同。

【治疗原则】

1.给予抗菌药物前必须进行脑脊液涂片革兰染色检查、脑脊液培养以及血培养；有皮肤瘀斑者取局部瘀斑做涂片检查细菌。培养获阳性结果后做药敏试验。

2.尽早开始抗菌药物的经验治疗。在获知细菌培养和药敏试验结果后，根据经验治疗疗效和药敏试验结果调整用药。

3.选用易透过血脑屏障的抗菌药物。宜选用杀菌剂，必要时联合用药，一般用最大治疗剂量静脉给药。根据抗菌药物的药动学/药效学（PK/PD）特点制订给药方案。

4.细菌性脑膜炎的疗程因病原菌不同而异。流行性脑脊髓膜炎的疗程一般为5~7天，肺炎链球菌脑膜炎在体温恢复正常后继续用药10~14d；革兰阴性杆菌脑膜炎疗程至少4周；继发于心内膜炎的链球菌属和肠球菌属脑膜炎疗程需4~6周。

5.部分脑脓肿患者除积极抗菌治疗外，尚需手术引流。

【经验治疗】

见表2-13-14。

表2-13-14　细菌性脑膜炎及脑脓肿的经验治疗

感染种类（临床诊断）	相伴情况	可能致病菌	抗菌药物	
			宜选药物	可选药物
化脓性脑膜炎	年龄<1个月	B组溶血性链球菌、大肠埃希菌、李斯特菌、肺炎克雷伯菌	氨苄西林+头孢曲松或头孢噻肟	氨苄西林+庆大霉素
	1月至50岁	肺炎链球菌、脑膜炎奈瑟菌、流感嗜血杆菌（少见）	头孢曲松或头孢噻肟	万古霉素+头孢曲松或头孢噻肟
	>50岁或酗酒或有严重基础疾病或细胞免疫缺陷者	肺炎链球菌、李斯特菌、需氧革兰阴性杆菌	氨苄西林+头孢曲松或头孢噻肟＋万古霉素	美罗培南+万古霉素
	颅底骨折	肺炎链球菌、流感嗜血杆菌、A组溶血性链球菌	头孢噻肟或头孢曲松±万古霉素	万古霉素+美罗培南

续表

感染种类（临床诊断）	相伴情况	可能致病菌	抗菌药物	
			宜选药物	可选药物
化脓性脑膜炎	神经外科手术后、脑外伤或耳蜗植入术后	肺炎链球菌、金黄色葡萄球菌、凝固酶阴性葡萄球菌、需氧革兰阴性杆菌（包括铜绿假单胞菌）	万古霉素+头孢他啶或头孢吡肟	万古霉素+美罗培南
	脑脊液分流	凝固酶阴性葡萄球菌（特别是表皮葡萄球菌），金黄色葡萄球菌，需氧革兰阴性杆菌（包括铜绿假单胞菌）	万古霉素+头孢吡肟或头孢他啶或美罗培南	
脑脓肿	继发于鼻窦炎、中耳炎、乳突炎等邻近组织感染	链球菌属、拟杆菌属、肠杆菌科细菌、金黄色葡萄球菌	头孢曲松或头孢噻肟+甲硝唑	大剂量青霉素+甲硝唑 脓肿>2.5cm者考虑手术引流
	创伤或颅脑手术后	金黄色葡萄球菌、肠杆菌科细菌	苯唑西林或氯唑西林+头孢曲松或头孢噻肟	万古霉素+头孢曲松或头孢噻肟；美罗培南 脓肿>2.5cm者考虑手术引流

【病原治疗】

见表2-13-15。

表2-13-15　细菌性脑膜炎及脑脓肿的病原治疗

病原	宜选药物	可选药物
脑膜炎奈瑟菌		
青霉素敏感（MIC<0.1mg/L）	青霉素或氨苄西林	氯霉素
青霉素不敏感（MIC0.1~1.0mg/L）	头孢曲松或头孢噻肟	
肺炎链球菌		
青霉素敏感（MIC≤0.06mg/L）	青霉素或氨苄西林	氯霉素
青霉素中介（MIC0.12~1.0mg/L）	头孢曲松或头孢噻肟	美罗培南、头孢吡肟、万古霉素±利福平
青霉素耐药（MIC≥2mg/L）	万古霉素+头孢曲松或头孢噻肟±利福平	美罗培南、莫西沙星
B组链球菌	氨苄西林或青霉素+氨基糖苷类	头孢曲松或头孢噻肟、万古霉素

续表

病原	宜选药物	可选药物
葡萄球菌属		
甲氧西林敏感	苯唑西林或氯唑西林	万古霉素（青霉素过敏者）利奈唑胺、SMZ/TMP
甲氧西林耐药	万古霉素+磷霉素	
单核细胞增多性李斯特菌	氨苄西林或青霉素+氨基糖苷类	SMZ/TMP（青霉素过敏者）美罗培南
流感嗜血杆菌		
非产酶株	氨苄西林	头孢曲松或头孢噻肟 氯霉素（青霉素过敏者）、头孢吡肟
产酶株	头孢曲松或头孢噻肟	
克雷伯菌属	头孢曲松或头孢噻肟	头孢吡肟、美罗培南
大肠埃希菌	头孢曲松或头孢噻肟	头孢吡肟、美罗培南
铜绿假单胞菌	头孢他啶+氨基糖苷类	环丙沙星+氨基糖苷类 美罗培南+氨基糖苷类

七、血流感染及感染性心内膜炎

（一）血流感染

血流感染（BSI）是指由细菌、真菌等病原微生物入侵血流所致的全身性炎症反应综合征，血培养可获阳性结果。BSI按照发病场所可分为社区获得性和医院获得性，按照有否原发疾病分为原发性和继发性。按照有否复杂因素分为非复杂性和复杂性。非复杂性血流感染指血培养阳性，无心内膜炎，无人工装置，血培养于治疗后2~4d内转阴，经有效治疗后72h内退热，无迁移性感染灶的患者。不符合上述定义者即为复杂性。BSI的主要病原菌见表2-13-16。

表2-13-16 血流感染的主要病原菌及其伴随情况

病原	感染源及可能的入侵途径、诱因	发病场所	备注
金黄色葡萄球菌	外科伤口，蜂窝织炎，疖，烧伤创面感染等	社区或医院	医院内获得者多为甲氧西林耐药株
表葡菌等凝固酶阴性葡萄球菌	静脉留置导管，体内人工装置等	医院	需重视排除污染多为甲氧西林耐药株
肠球菌属	尿路感染，留置导尿管，腹膜透析伴腹膜炎，泌尿生殖系统手术或操作后	医院或社区	
肺炎链球菌	社区获得性肺炎	社区	
大肠埃希菌	尿路感染，腹腔、胆道感染，生殖系统感染	社区多于医院	
克雷伯菌属	下呼吸道感染，腹腔、胆道感染	医院多于社区	医院感染者耐药程度高

续表

病原	感染源及可能的入侵途径、诱因	发病场所	备注
肠杆菌属、柠檬酸菌属、沙雷菌属等肠杆菌科细菌	下呼吸道感染，人工呼吸装置，泌尿生殖系统，腹腔、胆道感染	医院多于社区	医院感染者耐药程度高
不动杆菌属、铜绿假单胞菌等非发酵菌	医院获得肺炎，人工呼吸装置，复杂性尿路感染，留置导尿管，烧伤创面感染	几乎都在医院	
脆弱拟杆菌等厌氧菌	腹腔、盆腔感染	社区或医院	
念珠菌属	免疫缺陷（如中性粒细胞减少症），广谱抗菌药物，免疫抑制剂应用，静脉留置导管，胆道、腹腔、尿道引流管，严重烧伤创面感染等	医院	

【治疗原则】

1.血流感染常病情危急，一旦临床高度怀疑血流感染，应即按患者原发病灶、免疫功能状况、发病场所及其他流行病学资料综合考虑其可能的病原，经验性选用适宜的抗菌药物治疗。

2.及早进行病原学检查，在给予抗菌药物治疗前应留取血液及感染相关其他标本（如导管尖头、尿液等）送培养，并尽早开始抗菌药物的经验治疗。获病原菌后进行药敏试验，按经验治疗效果及药敏试验结果调整抗菌方案。

3.宜选用杀菌剂并静脉给药，必要时可联合用药。

4.疗程一般需用药至体温恢复正常后7~10d。复杂性血流感染需全身使用抗菌药物4~6周。

5.去除感染诱因，如移除导管、输液港，脓液引流，梗阻解除，清创等。

【病原治疗】

在病原尚未明确前，可参考表2-13-16中患者发病时情况及处所，估计其最可能的病原菌，按表2-13-17中的抗菌方案予以经验治疗；在明确病原后，如果原治疗用药疗效不满意，应根据细菌药敏试验结果调整用药。

表2-13-17 血流感染的病原治疗

病原	宜选药物	可选药物	备注
金黄色葡萄球菌、凝固酶阴性葡萄球菌			
甲氧西林敏感株	苯唑西林或氯唑西林	头孢唑啉等第一代头孢菌素、头孢呋辛等第二代头孢菌素	有青霉素类抗菌药物过敏性休克史者不宜选用头孢菌素类
甲氧西林耐药株	糖肽类±磷霉素或利福平	达托霉素	

病原	宜选药物	可选药物	备注
肠球菌属	氨苄西林或青霉素+氨基糖苷类	糖肽类+氨基糖苷类、利奈唑胺	一般均需联合用药
肺炎链球菌	青霉素 G	阿莫西林、头孢唑啉、头孢呋辛	BSI肺炎链球菌多为青霉素敏感株，该菌对红霉素或克林霉素耐药者多见，需注意药敏试验结果。有青霉素类抗生素过敏性休克史者不宜选用头孢菌素类
大肠埃希菌	第三代头孢菌素或 β-内酰胺类/β-内酰胺酶抑制剂	无产 ESBLs 菌感染高危因素：头孢噻肟，头孢曲松等第三代头孢菌素，氟喹诺酮类，氨基糖苷类 有产 ESBLs 菌感染高危因素：碳青霉烯类，β-内酰胺类/β-内酰胺酶抑制剂	菌株之间对药物敏感性差异大，需根据药敏试验结果选药，并需注意对氟喹诺酮类耐药者多见
克雷伯菌属	第三代头孢菌素	无产 ESBLs 菌感染高危因素：第三代头孢菌素，氟喹诺酮类，氨基糖苷类 有产 ESBLs 菌感染高危因素：碳青霉烯类，β-内酰胺类/β-内酰胺酶抑制剂	菌株之间对药物敏感性差异大，需根据药敏试验结果选药
肠杆菌属、柠檬酸菌属，沙雷菌属	头孢吡肟或氟喹诺酮类	碳青霉烯类、氨基糖苷类	同上
不动杆菌属	头孢哌酮/舒巴坦、氨苄西林/舒巴坦	碳青霉烯类（厄他培南除外）、氟喹诺酮类、氨基糖苷类、多黏菌素类	同上
铜绿假单胞菌	头孢他啶、头孢吡肟、哌拉西林等抗假单胞菌β-内酰胺类+氨基糖苷类	抗假单胞菌β-内酰胺类/β-内酰胺酶抑制剂，碳青霉烯类（厄他培南除外），环丙沙星或左氧氟沙星，氨基糖苷类	同上，一般均需联合用药
脆弱拟杆菌等厌氧菌	甲硝唑	头霉素类、β-内酰胺类/β-内酰胺酶抑制剂合剂、克林霉素，碳青霉烯类	
念珠菌属	氟康唑，棘白菌素类	两性霉素 B	

（二）感染性心内膜炎

感染性心内膜炎分为自身瓣膜心内膜炎（NVE）、人工瓣膜心内膜炎（PVE），其病原菌分布见表 2-13-18。特殊人群尚有静脉药瘾者心内膜炎和心脏装置相关性心内膜炎，通常累及右心，后两者病原菌均以金黄色葡萄球菌为主。

表2-13-18　感染性心内膜炎的主要病原菌

NVE	PVE（发病距心脏手术时间）		
	≤2月	2~12月	12月
草绿色链球菌	凝固酶阴性葡萄球菌	凝固酶阴性葡萄球菌	链球菌
金黄色葡萄球菌	金黄色葡萄球菌	金黄色葡萄球菌	金黄色葡萄球菌
其他链球菌	需氧革兰阴性杆菌	肠球菌	肠球菌
肠球菌	肠球菌	链球菌	凝固酶阴性葡萄球菌
需氧革兰阴性杆菌	真菌	真菌	HACEK组*
真菌	棒状杆菌	需氧革兰阴性杆菌	需氧革兰阴性杆菌
凝固酶阴性葡萄球菌	链球菌		棒状杆菌
			真菌

注：*包括嗜血杆菌属（Haemophilus）、放线杆菌属（Actinobacillus）、心杆菌属（Cardiobacterium）、艾肯菌属（Eikenella）、金氏菌属（Kingella）。

【治疗原则】

治愈本病的关键在于杀灭心内膜或心瓣膜赘生物中的病原菌。

1.在给予抗菌药物前及时送血标本进行病原学检查，及早开始抗菌药物经验治疗。

2.获病原菌学检查结果后，根据治疗反应、结合药敏试验结果调整抗菌治疗方案。

3.根据病原选用杀菌剂，应选择具协同作用的两种抗菌药物联合应用。

4.宜采用足够剂量静脉给药，给药间隔时间应符合PK/PD要求。

5.疗程宜充足，一般4~6周；人工瓣膜感染性心内膜炎、真菌性心内膜炎疗程需6~8周或更长，以降低复发率。

6.部分患者尚需外科手术治疗。

【病原治疗】

见表2-13-19。

表2-13-19　感染性心内膜炎的病原治疗

病原	宜选药物	可选药物	备注
草绿色链球菌	青霉素+庆大霉素	头孢曲松、头孢噻肟+庆大霉素	有青霉素类过敏性休克史者不可选头孢菌素类
葡萄球菌属			
甲氧西林敏感株	苯唑西林、氯唑西林	头孢唑啉，万古霉素	同上
甲氧西林耐药株	糖肽类+磷霉素	糖肽类+利福平、达托霉素	
肠球菌属	青霉素或氨苄西林+庆大霉素	糖肽类+庆大霉素或磷霉素	仅在必要时应用糖肽类+氨基糖苷类，此时应监测两药的血药浓度，联合用药不宜>2周，用药期间应严密随访肾、耳毒性

续表

病原	宜选药物	可选药物	备注
肠杆菌科或铜绿假单胞菌	哌拉西林＋氨基糖苷类	第三代头孢菌素或β-内酰胺类/β-内酰胺酶抑制剂＋氨基糖苷类	
念珠菌属	两性霉素B＋氟胞嘧啶	棘白菌素类	

八、腹腔感染

本组疾病包括急性细菌性腹膜炎、腹腔脏器感染以及腹腔脓肿。通常为肠杆菌科细菌、肠球菌属和拟杆菌属等厌氧菌的混合感染。

【治疗原则】

1.在给予抗菌药物治疗之前应尽可能留取相关标本送病原学检查。

2.一旦确诊应尽早开始抗菌药物的经验治疗，应选用能覆盖革兰阴性肠杆菌和脆弱拟杆菌等厌氧菌的药物。获病原学检测结果后应根据治疗反应和检查结果调整治疗方案。

3.初始治疗时需静脉给药；病情好转后可改为口服或肌内注射。

4.应重视感染病灶的引流，有手术指征者应进行外科处理。手术过程中应采集感染部位标本送病原学检查。

5.急性胰腺炎早期为化学性炎症，但常易继发细菌感染。

【经验治疗】

见表2-13-20。

表2-13-20　腹腔感染的经验治疗

轻中度感染	重度感染
氨苄西林/舒巴坦、阿莫西林/克拉维酸	头孢哌酮/舒巴坦、哌拉西林/他唑巴坦、替卡西林/克拉维酸
厄他培南	亚胺培南/西司他丁、美罗培南、帕尼培南
头孢唑啉或头孢呋辛+甲硝唑	第三代或第四代头孢菌素（头孢噻肟、头孢曲松、头孢他啶、头孢吡肟）+甲硝唑
环丙沙星或左氧氟沙星+甲硝唑，莫西沙星	环丙沙星+甲硝唑 氨曲南+甲硝唑 替加环素（可用于中重度有耐药危险因素的腹腔感染）

【病原治疗】

见表2-13-21。

表2-13-21　腹腔感染的病原治疗

病原	宜选药物	可选药物	备注
大肠埃希菌、变形杆菌属	氨苄西林/舒巴坦，阿莫西林/克拉酸，第二代、第三代头孢菌素	头孢哌酮/舒巴坦、哌拉西林/他唑巴坦、替卡西林/克拉维酸，氟喹诺酮类，氨基糖苷类，碳青霉烯类	菌株之间对抗菌药物敏感性差异大，需根据药敏试验结果选药；大肠埃希菌对氟喹诺酮类耐药者多见
克雷伯菌属	第二代、第三代头孢菌素	β-内酰胺类/β-内酰胺酶抑制剂、氟喹诺酮类，氨基糖苷类，碳青霉烯类	
肠杆菌属	头孢吡肟或氟喹诺酮类	碳青霉烯类	同上
肠球菌属	氨苄西林或阿莫西林或青霉素+庆大霉素	糖肽类	
拟杆菌属等厌氧菌	甲硝唑	克林霉素，β-内酰胺类/β-内酰胺酶抑制剂，头霉素类，碳青霉烯类	

九、骨、关节感染

骨、关节感染包括骨髓炎和关节炎。急性骨髓炎最常见的病原菌为金黄色葡萄球菌，如1岁以上小儿亦可由A组溶血性链球菌引起，老年患者可由革兰阴性杆菌引起。需要注意的是慢性骨髓炎患者窦道流出液中分离出的微生物不一定能准确反映感染的病原体。

【治疗原则】

1.在留取血、感染骨标本、关节腔液进行病原学检查后开始经验治疗。经验治疗应选用针对金黄色葡萄球菌的抗菌药物。获病原检查结果后，根据治疗反应和药敏试验结果调整用药。

2.应选用骨、关节腔内药物浓度高且不易产生耐药性的抗菌药物。慢性感染患者应联合应用抗菌药物，并需较长疗程。用药期间应注意可能发生的不良反应。

3.不宜局部应用抗菌药物。

4.急性化脓性骨髓炎疗程4~6周，急性关节炎疗程2~4周；可采用注射和口服给药的序贯疗法。

5.外科处理去除死骨或异物以及脓性关节腔液引流极为重要。

【病原治疗】

见表2-13-22。

表2-13-22　骨、关节感染的病原治疗

病原	宜选药物	可选药物	备注
金黄色葡萄球菌			
甲氧西林敏感株	苯唑西林、氯唑西林，阿莫西林/克拉维酸，氨苄西林/舒巴坦	头孢唑啉，头孢呋辛	β-内酰胺类过敏患者可选用利奈唑胺或糖肽类

续表

病原	宜选药物	可选药物	备注
甲氧西林耐药株	糖肽类±磷霉素或利福平，利奈唑胺	SMZ/TMP，达托霉素，氨基糖苷类	SMZ/TMP、氨基糖苷类不宜单独应用
A组溶血性链球菌	青霉素、阿莫西林或阿莫西林/克拉维酸或氨苄西林/舒巴坦	第一代头孢菌素，红霉素、林可霉素类、头孢曲松	
肠球菌属	氨苄西林或青霉素±氨基糖苷类	糖肽类或利奈唑胺或达托霉素	
肠杆菌科细菌	氟喹诺酮类，氨苄西林/舒巴坦，阿莫西林/克拉维酸	第三代头孢菌素，哌拉西林或哌拉西林/他唑巴坦，氨基糖苷类	根据药敏试验结果选药，大肠埃希菌对氟喹诺酮类耐药者多见
铜绿假单胞菌	环丙沙星或哌拉西林或抗铜绿假单胞菌头孢菌素±氨基糖苷类	抗铜绿假单胞菌β-内酰胺类/β-内酰胺酶抑制剂或碳青霉烯类±氨基糖苷类	根据药敏试验结果选药，通常需联合用药。磷霉素通常与其他药物联合
拟杆菌属等厌氧菌	甲硝唑	克林霉素，β-内酰胺类/β-内酰胺酶抑制剂	

十、皮肤及软组织感染

毛囊炎、疖、痈通常为金黄色葡萄球菌感染。脓疱病几乎都由溶血性链球菌和（或）金黄色葡萄球菌所致。手术切口感染以金黄色葡萄球菌为主，腹腔、盆腔手术后切口感染大肠埃希菌等革兰阴性杆菌亦常见。创伤创面感染的最常见病原菌为金黄色葡萄球菌；烧伤创面感染的病原菌较为复杂，金黄色葡萄球菌是常见病原菌之一，早期更多见，此外还有大肠埃希菌、铜绿假单胞菌等，后者以医院感染多见。淋巴管炎及急性蜂窝织炎主要由A组溶血性链球菌引起。褥疮感染常为需氧菌与厌氧菌的混合感染。

【治疗原则】

1.轻症皮肤、软组织感染一般不需要全身应用抗菌药物，只需局部用药。局部用药以消毒防腐剂（如碘伏）为主，少数情况下亦可用某些主要供局部应用的抗菌药物。

2.中、重症或复杂性皮肤及软组织感染需全身应用抗菌药物。

3.抗菌药物治疗前应争取将感染部位标本送病原学检查，全身感染征象显著的患者应同时做血培养。慢性皮肤及软组织感染尚应送脓液做抗酸涂片及分枝杆菌培养，必要时做病理检查。

4.获病原检查结果后，根据治疗反应和药敏试验结果调整用药。

5.注重综合治疗及基础疾病治疗，有脓肿形成时须及时切开引流。

【经验治疗】

见表2-13-23。

表 2-13-23　皮肤、软组织感染的经验治疗

感染	伴随情况	病原体	宜选药物	可选药物
毛囊炎		金黄色葡萄球菌、念珠菌、铜绿假单胞菌	多可自愈，不需抗菌治疗	金黄色葡萄球菌感染可局部用莫匹罗星、念珠菌感染可局部使用抗真菌药物如克霉唑、咪康唑
疖，痈	病情轻	金黄色葡萄球菌	局部治疗为主，莫匹罗星软膏、鱼石酯软膏	SMZ/TMP，多西环素、米诺环素；病情复杂可用糖肽类或利奈唑胺
	病情重，伴脓毒症	金黄色葡萄球菌	耐酶青霉素如苯唑西林或头孢唑啉或头孢呋辛针对MRSA可选糖肽类	SMZ/TMP、多西环素、米诺环素；针对MRSA感染可用糖肽类或利奈唑胺或替加环素
脓疱病		金黄色葡萄球菌，A组溶血性链球菌	莫匹罗星软膏局部使用，青霉素，耐酶青霉素如苯唑西林	SMZ/TMP，多西环素、米诺环素，针对MRSA感染可用糖肽类或利奈唑胺
淋巴管炎，急性蜂窝织炎		A组溶血性链球菌	青霉素，阿莫西林	头孢唑啉等第一代头孢菌素，红霉素，克林霉素，阿莫西林/克拉维酸，头孢曲松
烧伤创面感染		金黄色葡萄球菌、铜绿假单胞菌、A组溶血性链球菌、肠杆菌、肠球菌等	根据感染情况选择苯唑西林，或头孢唑啉，或哌拉西林/他唑巴坦，或头孢哌酮/舒巴坦	伴脓毒症者，碳青霉烯类+糖肽类或利奈唑胺
手术切口感染	不涉及消化道和女性生殖道的手术	金黄色葡萄球菌为主	轻症，不伴毒血症状：仅需通畅引流；伴全身毒血症状：须通畅引流，氨苄西林/舒巴坦，或阿莫西林/克拉维酸，或头孢唑啉，或头孢呋辛	怀疑MRSA感染：糖肽类或利奈唑胺；重症可选碳青霉烯类+糖肽类或利奈唑胺或达托霉素或替加环素
手术切口感染	涉及消化道和女性生殖道的手术	金黄色葡萄球菌，肠杆菌科细菌、拟杆菌属等	轻症，不伴毒血症状：仅需通畅引流；伴全身毒血症状：哌拉西林/他唑巴坦或第三代头孢或头孢哌酮/舒巴坦+甲硝唑	怀疑MRSA感染：万古霉素或去甲万古霉素或替考拉宁；重症可选碳青霉烯类+糖肽类或达托霉素或替加环素
动物咬伤	猫、猪、狗、蝙蝠、鼠等咬伤	多杀巴斯德菌，金黄色葡萄球菌等多种细菌	阿莫西林/克拉维酸	多西环素、头孢呋辛、克林霉素

续表

感染	伴随情况	病原体	宜选药物	可选药物
气性坏疽		产气荚膜梭菌等	克林霉素+大剂量青霉素	头孢曲松，红霉素，头霉素类，多西环素
糖尿病足	溃疡，表浅炎症小于2cm	金黄色葡萄球菌多见，少数为链球菌	SMZ/TMP 或氟喹诺酮类或米诺环素口服	第二代或三代头孢菌素
	溃疡，表浅炎症大于2cm，且累及筋膜	常为混合感染，金黄色葡萄球菌、A组溶血性链球菌、B组链球菌、大肠埃希菌、厌氧菌	阿莫西林/克拉维酸+SMZ/TMP，或氟喹诺酮类口服	伴有毒血症状者，静脉使用哌拉西林/他唑巴坦或碳青霉烯类；怀疑MRSA时使用糖肽类或利奈唑胺或达托霉素
坏死性筋膜炎		A、C、G组溶血性链球菌、梭菌属、厌氧菌、MRSA或混合感染	大剂量青霉素+克林霉素	亚胺培南或美洛培南，若怀疑伴有MRSA感染加用糖肽类或达托霉素或利奈唑胺
葡萄球菌性烫伤样综合征		产毒素金黄色葡萄球菌	苯唑西林，第一代头孢如头孢唑啉	青霉素过敏或针对MRSA可选糖肽类或利奈唑胺或达托霉素

【病原治疗】

见表 2-13-24。

表 2-13-24　皮肤、软组织感染的病原治疗

主要病原菌	宜选药物	可选药物	备注
金黄色葡萄球菌、凝固酶阴性葡萄球菌			
甲氧西林敏感株	耐酶青霉素（如苯唑西林）局部可以使用莫匹罗星软膏	第一代头孢菌素（如头孢唑啉），第二代头孢（如头孢呋辛），克林霉素，SMZ/TMP	有青霉素类药物过敏性休克史者不宜选择头孢菌素类药物
甲氧西林耐药株	轻症：SMZ/TMP、多西环素、米诺环素，局部可以使用莫匹罗星软膏 中重症：糖肽类等	利奈唑胺、替加环素、达托霉素	病灶引流通畅
A组溶血性链球菌	青霉素类（如青霉素、阿莫西林），第一代头孢菌素（如头孢唑啉），第二代头孢（如头孢呋辛），克林霉素，米诺环素，SMZ/TMP	头孢曲松	病灶引流通畅

主要病原菌	宜选药物	可选药物	备注
产气荚膜梭菌等	克林霉素+青霉素	头孢曲松，红霉素，头霉素类，多西环素	引流通畅
大肠埃希菌	哌拉西林/他唑巴坦或氨苄西林/舒巴坦或阿莫西林/克拉维酸	无产 ESBLs 菌感染高危因素：头孢噻肟，头孢曲松等第三代头孢菌素，氟喹诺酮类，氨基糖苷类 有产 ESBLs 菌感染高危因素：碳青霉烯类	菌株之间对药物敏感性差异大，需根据药敏试验结果选药，并需注意对氟喹诺酮类耐药者多见
肺炎克雷伯菌等克雷伯菌属	第三代头孢菌素	无产 ESBLs 菌感染高危因素：氟喹诺酮类、β-内酰胺类/β-内酰胺酶抑制剂、氨基糖苷类 有产 ESBLs 菌感染高危因素：碳青霉烯类	菌株之间对药物敏感性差异大，需根据药敏试验结果选药
肠杆菌属、柠檬酸菌属，沙雷菌属	头孢吡肟或氟喹诺酮类	碳青霉烯类、氨基糖苷类	同上
不动杆菌属	头孢哌酮/舒巴坦、氨苄西林/舒巴坦	碳青霉烯类（厄他培南除外）、氟喹诺酮类、氨基糖苷类、多黏菌素类、替加环素	同上
铜绿假单胞菌	头孢他啶、头孢吡肟、哌拉西林等抗假单胞菌 β-内酰胺类+氨基糖苷类	头孢哌酮/舒巴坦，哌拉西林/他唑巴坦，碳青霉烯类（厄他培南除外），环丙沙星，氨基糖苷类	同上，一般均需联合用药
消化链球菌等革兰阳性厌氧菌	青霉素，克林霉素，阿莫西林	甲硝唑、替硝唑、奥硝唑	
脆弱拟杆菌	甲硝唑，头孢西丁	克林霉素，氨苄西林/舒巴坦，阿莫西林/克拉维酸，哌拉西林/他唑巴坦，替卡西林/克拉维酸，替加环素	
小螺菌（鼠咬伤）	阿莫西林/克拉维酸	多西环素	
多杀巴斯德菌（猫、狗咬伤）	阿莫西林/克拉维酸	多西环素、头孢呋辛、头孢噻肟、头孢曲松	不用头孢氨苄、克林霉素
放线菌属	氨苄西林或青霉素	多西环素，头孢曲松，克林霉素，红霉素	
奴卡菌属	SMZ/TMP+亚胺培南		

十一、口腔、颌面部感染

（一）口腔感染

【治疗原则】

1.以局部治疗为主，如清除牙石、菌斑，冲洗局部，炎症产物引流（开髓、牙周袋引流、切开等）等，并注意口腔卫生，抗菌治疗为辅助治疗。

2.局部严重红肿热痛，伴有发热等全身症状者或患有糖尿病等基础疾病的患者可短期口服抗菌药物3~7d。

3.必要时可局部使用抗菌药物。

【经验治疗】

见表2-13-25。

表2-13-25　口腔感染的经验治疗

口腔感染	宜选药物	可选药物	备注
牙周炎，冠周炎	阿莫西林或阿莫西林/克拉维酸，甲硝唑	青霉素，大环内酯类	有青霉素过敏史者慎用β-内酰胺类
急性根尖周围炎	同上	大环内酯类，克林霉素	
干槽症			局部处理
急性牙周脓肿	阿莫西林或阿莫西林/克拉维酸，甲硝唑	头霉素类，克林霉素	

（二）颌面部感染

颌面部感染大多是需氧菌和厌氧菌的混合感染。主要的病原菌有葡萄球菌属、链球菌属、肠杆菌科细菌，或消化链球菌、普雷沃菌、梭杆菌等厌氧菌；偶有铜绿假单胞菌等。颜面部疖、痈的病原菌主要是金黄色葡萄球菌。应注意鉴别颌面部分枝杆菌、放线菌、螺旋体等特异性感染。

【治疗原则】

1.尽早进行血液和脓液的病原微生物检查和药敏试验。

2.根据感染的来源和临床表现等推断可能的病原菌，尽早开始抗菌药物的经验治疗。

3.获知病原菌检查结果后，结合治疗反应调整用药。

4.及时进行脓液引流，感染控制后给予局部处理。

【病原治疗】

见表2-13-26。

表2-13-26　颌面部感染的病原治疗

病原	宜选药物	可选药物	备注
金黄色葡萄球菌			
甲氧西林敏感株	耐酶青霉素	第一代头孢菌素	面部疖、痈严禁局部挤压和热敷

续表

病原	宜选药物	可选药物	备注
甲氧西林耐药株	糖肽类±磷霉素或利福平	利奈唑胺，替加环素	
A组溶血性链球菌	青霉素，氨苄西林，阿莫西林	第一代头孢菌素	
肠杆菌科细菌	第二代或第三代头孢菌素	氟喹诺酮类、碳青霉烯类	注意耐药情况
厌氧菌	克林霉素，甲硝唑	氨苄西林/舒巴坦，阿莫西林/克拉维酸	
铜绿假单胞菌	具有抗铜绿假单胞菌作用的β-内酰胺类	环丙沙星±氨基糖苷类、碳青霉烯类	

十二、眼部感染

（一）细菌性结膜炎

常见病原菌为流感嗜血杆菌、肺炎链球菌、金黄色葡萄球菌、Kochweeks 杆菌、淋病奈瑟菌及 Morax-Axenfeld 双杆菌等。应尽早局部应用能覆盖常见病原菌的抗菌药物进行经验治疗。

【治疗原则】

1.患眼分泌物较多时，可先应用灭菌生理盐水、3%硼酸水冲洗结膜囊。切忌包扎。

2.白天用抗菌药滴眼液，睡前用抗菌药眼膏。

3.伴有咽炎或急性化脓性中耳炎者，或流感嗜血杆菌感染者，应同时口服抗菌药。

4.淋病奈瑟菌感染者应及时全身使用足量的抗菌药物，并同时对密切接触者中淋病奈瑟菌感染患者或病原菌携带者进行治疗。

5.对经验治疗效果不佳的患者，应进行结膜囊分泌物涂片及培养，查明病原菌后进行药敏试验，据以调整用药。

【病原治疗】

见表2-13-27。

表2-13-27 细菌性结膜炎的抗菌治疗（眼局部用）

病原	宜选药物	可选药物	备注
淋病奈瑟菌	左氧氟沙星，环丙沙星	氧氟沙星，四环素	可用大量生理盐水或3%硼酸水液冲洗结膜囊
流感嗜血杆菌	氧氟沙星，左氧氟沙星	庆大霉素，环丙沙星	眼部分泌物较多时宜用生理盐水冲洗结膜囊
肺炎链球菌	红霉素，氧氟沙星，	四环素，左氧氟沙星	同上
金黄色葡萄球菌	红霉素，氧氟沙星	利福平，左氧氟沙星	同上
Morax-Axenfeld 双杆菌	氧氟沙星	庆大霉素，环丙沙星	同上
变形杆菌属	妥布霉素	同上	同上
大肠埃希菌	庆大霉素	妥布霉素，环丙沙星	同上
假单胞菌属	妥布霉素，环丙沙星	多黏菌素	同上

（二）细菌性角膜炎

常见的病原菌为铜绿假单胞菌、金黄色葡萄球菌、肺炎链球菌、肠杆菌科细菌等。应尽早局部应用能覆盖常见病原菌的抗菌药物进行经验治疗。严重感染者可联合应用全身抗菌药。

【治疗原则】

1.应尽早进行病原学检查，争取在给予抗菌药物前，应进行角膜病变区刮片镜检、培养和药敏试验。

2.一经临床诊断，立即给予抗菌药物的经验治疗，并应首选广谱强效抗菌药。

3.主要给药途径为局部滴眼及结膜下注射。伴有大量前房积脓者，应同时静脉给药。

4.如果经验治疗效果不佳，应根据细菌培养及药敏试验的结果调整用药。

【病原治疗】

见表2-13-28。

表2-13-28　细菌性角膜炎的抗菌治疗（眼局部用）

病原	宜选药物	可选药物	备注
金黄色葡萄球菌	左氧氟沙星	氧氟沙星，环丙沙星，糖肽类	有青霉素类过敏性休克史者，不宜选用头孢菌素类
肺炎链球菌	左氧氟沙星	氧氟沙星，环丙沙星	
铜绿假单胞菌	妥布霉素，左氧氟沙星	环丙沙星，氧氟沙星	同上
肠杆菌科细菌	氧氟沙星、妥布霉素	环丙沙星	

（三）细菌性眼内炎

细菌性眼内炎多发生于眼外伤或内眼手术后。主要病原菌包括：革兰阳性球菌，如凝固酶阴性葡萄球菌或肺炎链球菌；革兰阴性杆菌主要为铜绿假单胞菌及肠杆菌科细菌等。

【治疗原则】

1.尽早进行病原学检查，在给予抗菌药物前，自前房或玻璃体腔采集标本，做涂片镜检、微生物培养和药物敏感试验，以便明确诊断和指导治疗。

2.一经临床诊断细菌性眼内炎，应立即给予经验性抗菌治疗。

3.首选广谱强效抗菌药物治疗，并应联合用药。

4.主要给药途径为结膜下注射及玻璃体腔注射给药。玻璃体腔内注射抗菌药物是治疗细菌性眼内炎的有效方式，严重感染需采用合并静脉给药。如感染不能控制，应立即施行玻璃体切除联合玻璃体腔内给药。

5.应用糖皮质激素有助于减轻炎症反应，但应在局部或全身应用抗菌药治疗有效的前提下应用。

【病原治疗】

药物的选用参见表2-13-29。

表2-13-29　细菌性眼内炎的抗菌治疗

眼内炎分类	常见病原菌	宜选药物	可选药物
白内障术后	凝固酶阴性葡萄球菌	糖肽类	阿米卡星、头孢唑啉、利奈唑胺
青光眼滤过术后	草绿色链球菌、肺炎链球菌、流感嗜血杆菌	头孢曲松、苯唑西林	头孢唑啉、左氧氟沙星阿米卡星（联合）
外伤后	蜡样芽孢杆菌	糖肽类+阿米卡星	左氧氟沙星
内源性	金黄色葡萄球菌、链球菌、革兰阴性杆菌	糖肽类+头孢他啶或头孢吡肟	环丙沙星±阿米卡星

十三、阴道感染

阴道感染分为细菌性阴道病、外阴阴道念珠菌（假丝酵母菌）病和滴虫阴道炎。细菌性阴道病的最常见病原体为阴道加德纳菌、各种厌氧菌和动弯杆菌属。外阴阴道念珠菌病的病原体主要为白色念珠菌。滴虫阴道炎的病原体为毛滴虫，可同时合并细菌或念珠菌感染。

【治疗原则】

1.取阴道分泌物做病原体检查，通常涂片检查即可诊断，必要时再做培养。获病原后做药敏试验，根据不同病原体选择抗菌药物。如为两种或以上病原体同时感染，如外阴阴道念珠菌病和滴虫阴道炎，可同时使用针对不同病原体的两种抗感染药物。

2.应注意去除病因，如停用广谱抗菌药物（假丝酵母菌）、控制糖尿病等。

3.治疗期间避免性生活。

4.巩固疗效，预防复发，必要时于月经后重复检查、治疗。

5.妊娠期应选择阴道局部用药，妊娠初3个月，禁用可能对胎儿有影响的药物。

6.单纯性外阴阴道念珠菌病患者应选择局部或口服抗真菌药物。严重患者应加大剂量或延长疗程；多次复发性患者应先强化治疗，再巩固半年。

7.可选用乳酸杆菌等制剂治疗菌群失调。

【病原治疗】

见表2-13-30。

表2-13-30　阴道感染的病原治疗

病原	宜选药物	用药途径	备注
厌氧菌或阴道加德纳菌	甲硝唑	全身和（或）局部	
	替硝唑或	全身	
	克林霉素	全身或局部	
念珠菌	制霉菌素	局部	
	咪康唑	局部	14d疗程
	克霉唑	局部	
	氟康唑	全身	
滴虫	甲硝唑	全身和（或）局部	宜单次口服大剂量（2g）
	替硝唑	全身	宜单次口服大剂量（2g）

十四、宫颈炎

黏脓性宫颈炎最常见的病原是淋病奈瑟菌和沙眼衣原体，均为性传播疾病；也可由葡萄球菌属、链球菌属和肠球菌属引起。

【治疗原则】

1.宫颈管分泌物做淋病奈瑟菌培养或核酸检测为阳性时，可诊断为淋菌性宫颈炎予以相应抗菌治疗；如衣原体抗原检测或核酸检测阳性，可诊断为沙眼衣原体感染予以相应抗菌治疗。

2.治疗期间避免性生活，并同时治疗性伴侣。

3.抗菌药物的剂量和疗程必须足够。

4.约半数淋菌性宫颈炎合并沙眼衣原体感染，应同时针对两种病原体用药。

【病原治疗】

见表2-13-31。

表2-13-31　宫颈炎的病原治疗*

疾病	病原体	宜选药物	可选药物
淋球菌性宫颈炎	淋病奈瑟菌	第三代头孢菌素	大观霉素
非淋球菌性宫颈炎	沙眼衣原体多见	多西环素，阿奇霉素	红霉素

注：*葡萄球菌属、链球菌属和肠球菌属等感染所致宫颈炎的病原治疗参阅"盆腔炎性疾病"。

十五、盆腔炎

盆腔内感染常见的病原体有淋病奈瑟菌、肠杆菌科细菌、链球菌属和脆弱拟杆菌、消化链球菌、产气荚膜杆菌等厌氧菌，以及沙眼衣原体、解脲脲原体和病毒等。

【治疗原则】

1.采取血、尿、宫颈管分泌物和盆腔脓液等标本做病原学检测。

2.发热等感染症状明显者，应全身应用抗菌药物。

3.盆腔炎病原大多为需氧菌、厌氧菌、沙眼衣原体及支原体等某些病原体的混合感染，建议治疗时应尽量覆盖上述病原微生物。获知病原菌检查结果后，结合治疗反应调整用药。

4.抗菌药物剂量应足够，疗程宜14d，以免病情反复发作或转成慢性。症状严重者初始治疗时宜静脉给药，病情好转后可改为口服。

【抗感染治疗】

1.宜选药物：通常选用二代或三代头孢菌素类+甲硝唑/替硝唑+多西环素/阿奇霉素，或青霉素类+甲硝唑/替硝唑+多西环素/阿奇霉素，或氧氟沙星/左氧氟沙星+甲硝唑/替硝唑。

2.如有病原学证据，应当参考药敏结果及治疗反应适当调整药物。

十六、性传播疾病

常见的性传播疾病包括梅毒、淋病、非淋菌性尿道炎（或宫颈炎）及生殖器疱疹等。

【治疗原则】

1.明确诊断后应参照原卫生部2000年颁布的《性病诊疗规范和性病治疗推荐方案》尽早开始规范治疗。

2.治疗期间禁止性生活。

3.同时检查和治疗性伴侣。

【病原治疗】

见表2-13-32。

表2-13-32　性传播疾病的病原治疗

疾病	病原	宜选药物	可选药物	备注
梅毒	梅毒螺旋体	普鲁卡因青霉素或苄星青霉素	红霉素，多西环素	青霉素过敏者可选用红霉素或多西环素，但妊娠患者不宜用多西环素，其新生儿可考虑采用青霉素补充治疗
淋病	淋病奈瑟菌	头孢曲松	大观霉素	必要时联合应用抗沙眼衣原体药，如多西环素
非淋菌尿道炎	衣原体或支原体	多西环素，阿奇霉素	红霉素	

十七、侵袭性真菌病

侵袭性真菌病病原菌分为致病性真菌和条件致病性真菌。致病性真菌多呈地区流行，包括组织浆胞菌、粗球孢子菌、马尔菲尼青霉菌、巴西副球孢子菌、皮炎芽生菌、暗色真菌、足分枝菌和孢子丝菌等。条件致病性真菌有念珠菌属、隐球菌属、曲霉属、毛霉属、放线菌属、奴卡菌属等，当前我国以念珠菌、曲霉和隐球菌常见。

【治疗原则】

1.治疗策略：①对尚未发生侵袭性真菌感染的高危患者可考虑进行预防性治疗；②对可能已发生侵袭性真菌感染的患者进行诊断性试验治疗；③对很可能已发生侵袭性真菌感染的患者进行经验治疗；④对确诊患者进行目标治疗。

2.治疗药物选择：根据感染部位、致病真菌种类及患者病理生理状态选择用药。在病原真菌未明确前，可参考常见的病原真菌给予经验治疗；明确病原真菌后，可根据经验治疗的疗效和药敏试验结果调整给药。

3.初始治疗：重症患者常需要静脉给药，或采用注射和口服给药的序贯疗法，通常不推荐常规联合治疗；严重感染者或初始治疗不能控制的感染，应采用有协同作用的抗真菌药物联合治疗。

4.疗程通常较长，需要考虑患者的免疫状态、感染病原菌和药物种类，一般在6~12周或以上。

5.辅助治疗：在应用抗真菌药物的同时，应积极治疗可能存在的基础疾病，增强机体免疫功能。

6.手术：有指征时需进行外科手术治疗。

【常见侵袭性真菌病的治疗原则】

1.曲霉病

（1）诊断侵袭性曲霉病后必须进行快速且强有力的针对性治疗。

（2）宜选药物：伏立康唑，两性霉素B及其含脂制剂；可选药物：伊曲康唑、泊沙康唑，卡泊芬净、米卡芬净。

（3）初始治疗时需要静脉给药，不推荐常规采用联合治疗，在标准治疗不能控制或多部位严重感染时可考虑联合治疗。

（4）纠正粒细胞缺乏状态在治疗中至关重要，可以应用粒细胞集落刺激因子或粒细胞/巨噬细胞集落刺激因子。

（5）部分患者需手术切除局部曲霉侵袭感染病灶。

（6）检测血清中半乳甘露聚糖（GM）水平有助于判断治疗效果和预后，但半乳甘露聚糖水平降至正常并不能作为停止抗真菌治疗的标准。

（7）抗曲霉治疗疗程通常较长，最短为6~12周，根据治疗反应其疗程可达数月或更长，需根据个体情况而定。

（8）停药指征：临床症状和影像学病灶基本消失，微生物学清除以及免疫抑制状态的逆转。

2.念珠菌病

念珠菌血症是当前最常见的系统性或侵袭性念珠菌病，白念珠菌是念珠菌血症最常见的致病原，但近年非白念的比例不断升高。

（1）诊断时需注意开放性标本（如痰标本）培养念珠菌阳性的价值有限，切忌仅根据痰标本培养阳性决定初始治疗。

（2）念珠菌血症应在明确诊断后尽早进行抗真菌治疗。念珠菌病开始治疗的时机取决于对危险因素的临床评价、侵袭性念珠菌病的血清标志物检测和非无菌部位真菌培养结果的综合分析。

（3）应重视念珠菌种属的鉴别及药物敏感试验结果。

（4）宜选药物：氟康唑、卡泊芬净、米卡芬净、两性霉素B及其含脂制剂；可选药物：伏立康唑、伊曲康唑、泊沙康唑、氟胞嘧啶。

（5）治疗方案应根据病情严重程度、病原体及其药敏情况、抗真菌药物暴露史及当地念珠菌流行病学状况做出相应调整。

（6）对于光滑念珠菌和克柔念珠菌引起的感染，宜选用棘白菌素类或两性霉素B治疗。

（7）念珠菌血症患者原则上应拔除深静脉置管，并进行眼底检查。

（8）念珠菌病的抗真菌治疗疗程因不同部位感染而异。念珠菌血症的抗真菌治疗疗程为血培养阴性后再用2周。骨髓炎的疗程通常为6~12月，关节感染的疗程至少为6周。其他念珠菌病治疗疗程尚不明确，一般认为一旦培养和（或）血清学检查结果转阴时应停止治疗，通常在2周以上。

3.隐球菌病

（1）对疑有播散，或伴有神经系统症状，或血清隐球菌荚膜多糖抗原检测阳性的患者，应行腰椎穿刺进行脑脊液隐球菌检查以判断是否有中枢神经系统感染。

（2）中枢神经系统隐球菌病治疗时，诱导治疗宜选两性霉素B或其含脂制剂联合氟胞嘧啶，如无法耐受者可选氟康唑治疗；巩固和维持治疗宜选氟康唑。诱导治疗疗程2~4周，巩固和维持治疗疗程6~12月。必要时可考虑脑脊髓液引流与局部应用两性霉素B。

（3）非中枢神经系统隐球菌病治疗时，免疫抑制和免疫功能正常的轻至中度隐球菌病患者宜用氟康唑治疗，疗程6~12月；重症隐球菌病和隐球菌血症患者的治疗同中枢神经系统感染。

（4）手术治疗适用于单个病灶需明确诊断或影像学持续异常且抗真菌治疗无效的患者。

【病原治疗】

临床应用中尚需依据患者的感染部位、严重程度、基础情况以及抗真菌药物在人体内分布特点及其毒性大小等，综合考虑个体化治疗方案，见表2-13-33。

表2-13-33 侵袭性真菌病的病原治疗

病原	宜选药物	可选药物
曲霉属	伏立康唑，两性霉素B及其含脂制剂	伊曲康唑，棘白菌素类，泊沙康唑
念珠菌属	氟康唑，棘白菌素类	两性霉素B及其含脂制剂，伏立康唑，伊曲康唑，泊沙康唑
隐球菌属	氟康唑，两性霉素B及其含脂制剂+氟胞嘧啶	伊曲康唑
毛霉	两性霉素B及其含脂制剂	泊沙康唑
组织浆胞菌	伊曲康唑	两性霉素B及其含脂制剂
球孢子菌	氟康唑、伊曲康唑	两性霉素B及其含脂制剂
皮炎芽生菌	伊曲康唑	两性霉素B及其含脂制剂，氟康唑
马尔尼菲青霉	两性霉素B（2周），继以伊曲康唑（静脉及口服），然后口服AIDS患者长期服用	伊曲康唑
暗色真菌	伊曲康唑、伏立康唑	泊沙康唑、氟胞嘧啶
孢子丝菌属	伊曲康唑	两性霉素B及其含脂制剂

十八、分枝杆菌感染

（一）结核分枝杆菌感染

【治疗原则】

1.贯彻抗结核化学药物治疗（以下简称化疗）的"十字方针"（早期、联合、适量、规则、全程）。

（1）早期：应尽可能早发现和早治疗。

（2）联合：联合应用多种抗结核病药物，提高杀菌力，防止细菌产生耐药性。

（3）适量：剂量适当，减少不良反应和细菌耐药性的产生。

（4）规则：按照化疗方案，按时、规范服药。

（5）全程：必须教育患者坚持完成全疗程治疗。

2.化疗方案的制订与调整用药的基本原则。

（1）按照患者不同的病变类型选用国际和国内推荐的标准化疗方案。

（2）对耐药患者的化疗方案中，至少包含有4种或4种以上患者未曾用过或病原菌对之敏感的药物。

（3）切忌中途单一换药或加药，亦不可随意延长或缩短疗程。掌握好停药或换药的原则。

（4）治疗过程中偶尔出现一过性耐药，无须改变正在执行的化疗方案。

（5）合并人类免疫缺陷病毒感染或艾滋病患者可以使用利福布汀代替利福平。

【病原治疗】

1.一般分为强化治疗阶段（强化期）和巩固治疗阶段（巩固期），标准短程化疗方案中强化阶段以4种药物联合应用2个月，巩固阶段以2~3种药物联合应用4个月。

2.初治菌阳/或菌阴结核推荐治疗方案：2HRZE/4HR（H：异烟肼，R：利福平，Z：吡嗪酰胺，E：乙胺丁醇）。强化期使用HRZE方案治疗2个月，继续期使用HR方案治疗4个月。疗程一般6个月。对于病情严重或存在影响预后的并发症的患者，可适当延长疗程。

3.复治结核推荐治疗方案：2SHRZE/6HRE或3HRZE/6HRE（S：链霉素）。强化期使用SHRZE方案治疗2个月，继续期使用HRE方案治疗6个月；或强化期使用HRZE方案治疗3个月，继续期使用HRE方案治疗6个月。获得患者抗结核药物敏感试验结果后，根据耐药谱以及既往治疗史选择合理治疗方案。疗程一般8个月。对于病情严重或存在影响预后的并发症的患者，可适当延长疗程。

4.耐多药结核推荐治疗方案：6 Z Am（Km，Cm）Lfx（Mfx）Cs（PAS）Pto/18 Z Lfx（Mfx）Cs（PAS）Pto方案（Lfx：左氧氟沙星，Mfx：莫西沙星，Am：阿米卡星，Km：卡那霉素，Cm：卷曲霉素，Pto：丙硫异烟胺，PAS：对氨基水杨酸，Cs：环丝氨酸）。

强化期使用Z Am（Km，Cm）Lfx（Mfx）Cs（PAS）Pto方案6个月，继续期使用ZLfx（Mfx）Cs（PAS）Pto方案18个月（括号内为可替代药品）。疗程一般24个月。对于病情严重或存在影响预后的并发症的患者，可适当延长疗程。特殊患者（如儿童、老年人、孕妇、使用免疫抑制以及发生药物不良反应等）可以在上述方案基础上调整药物剂量或药物。

（二）非结核分枝杆菌感染

【治疗原则】

1.不同种类的非结核分枝杆菌对药物治疗反应不一，故应尽早进行病原检查和药敏试验，选用敏感抗菌药物。

2.结核病用药的"十字方针"也适用于非结核分枝杆菌病，通常需联合用药，一般以3~5种药物为宜。

3.多数非结核分枝杆菌病，疗程为6~24个月。

4.某些快生长型非结核分枝杆菌病，可能需要同时外科手术治疗。

5.人类免疫缺陷病毒感染或艾滋病患者合并鸟分枝杆菌复合群感染者须终身用药，但应避免使用利福平。

【病原治疗】

非结核分枝杆菌病的主要病原菌有鸟分枝杆菌复合群（MAC）、龟分枝杆菌、脓肿分枝杆菌、偶然分枝杆菌、溃疡分枝杆菌等。

常用药物有新大环内酯类、利福霉素、氨基糖苷类、氟喹诺酮类、乙胺丁醇、四环素类、磺胺类、碳青霉烯类和头孢西丁等。

（三）麻风分枝杆菌感染

麻风分枝杆菌感染主要通过与麻风病患者的长期密切接触传播。

【治疗原则】

1.明确诊断后应尽早开始规范治疗。

2.世界卫生组织推荐用多种药物联合化疗，可提高疗效，降低复发率。

3.应密切注意治疗药物的不良反应，用药期间应定期检查血常规和肝功能。

【病原治疗】

世界卫生组织推荐的成人麻风病患者治疗方案如下：

1.多菌型：利福平+氨苯砜+氯法齐明，疗程12个月（亦有建议24个月者）。

2.少菌型：利福平+氨苯砜，疗程6个月。

十九、白喉

本病为由白喉棒状杆菌引起的急性传染病。

【治疗原则】

1.用药前，取咽喉部假膜边缘处分泌物做涂片革兰染色及细菌培养，以明确病原。

2.涂片见到疑似白喉棒状杆菌、有白喉患者接触史或去过白喉流行区、以往未接种过白喉疫苗者，应立即予以白喉抗毒素及抗菌药物治疗。

3.涂片找到疑似白喉棒状杆菌，即使无白喉患者接触史、未去过白喉流行区，亦需立即采取上述治疗措施，并等待细菌培养结果。

【病原治疗】

1.抗菌药物首选青霉素。青霉素过敏的患者可用红霉素。疗程7~10d，直至咽拭子培养阴性。

2.同时用白喉抗毒素。青霉素不能代替白喉抗毒素。

3.用青霉素及白喉抗毒素前均须先进行皮肤过敏试验。

二十、百日咳

本病为百日咳博德特菌引起的急性呼吸道传染病。

【治疗原则】

1.在给予抗菌药物前先取鼻咽分泌物标本做细菌培养及药敏试验，以明确病原。

2.有百日咳接触史、典型阵发性痉挛性咳嗽（新生儿及幼婴可无典型痉挛性咳嗽，成人或年长儿可仅有干咳及长期咳嗽）、周围血象示白细胞总数增高[$(20\sim30)\times10^9/L$]、分类淋巴细胞明显增加（0.60~0.80）者，百日咳临床诊断成立，应立即开始抗菌治疗。

3.痉挛性咳嗽后期患者不需用抗菌药物，对症治疗即可。

【病原治疗】

首选红霉素，备选SMZ/TMP，疗程2周。

二十一、猩红热

本病主要由A组溶血性链球菌引起，极少数可由C、G组溶血性链球菌引起。

【治疗原则】

有典型的猩红热临床表现者，应立即开始抗菌治疗。

【病原治疗】

1.首选青霉素，疗程10d。

2.对青霉素过敏的患者可用第一代或第二代头孢菌素（有青霉素过敏性休克史者不可用头孢菌素类），或红霉素等大环内酯类抗菌药物，疗程均需10d。

二十二、鼠疫

本病病原菌为鼠疫耶尔森菌，属甲类传染病。一旦发现，应立即向有关部门报告。

【治疗原则】

1.患者应强制住院，住单间病房，严格按甲类传染病消毒与隔离，病房环境应达到无鼠、无蚤。

2.禁止挤压淋巴结。

3.早期足量应用抗菌药物。

【病原治疗】

1.宜选药物：庆大霉素或链霉素。

2.可选药物：多西环素或环丙沙星。

二十三、炭疽

本病病原菌为炭疽芽孢杆菌，属乙类传染病。一旦发现，应立即向有关部门报告。

【治疗原则】

1.患者应强制住院，严格隔离。

2.皮肤损害禁忌挤压及手术切开。

3.尽早应用抗菌药物。

【病原治疗】

见表2-13-34。

表2-13-34 炭疽的病原治疗

疾病	宜选药物	可选药物	备注
皮肤炭疽	环丙沙星或左氧氟沙星	多西环素，阿莫西林	疗程60d
吸入炭疽	环丙沙星，多西环素或左氧氟沙星+克林霉素±利福平	青霉素G	开始治疗时用注射剂，疗程60d

二十四、破伤风

本病病原菌为破伤风梭菌。新生儿破伤风应按乙类传染病报告。

【治疗原则】

1.患者应住院治疗，环境要安静，避免刺激。

2.皮肤损害的清创应在使用抗菌药物、镇静剂后1h内进行。

3.及早应用抗毒素及抗菌药物。遇有较深伤口或污秽创伤时应预防注射破伤风抗毒素。

4.疗程视病情及感染程度酌情而定。

【病原治疗】

1.抗毒素：人抗破伤风抗毒素用前不需要做皮肤试验。马抗破伤风抗血清应用前做皮肤试验，阳性者应采用脱敏疗法。

2.抗菌药物：宜选药物为青霉素或甲硝唑。可选药物为多西环素（静脉给药）或红霉素。

二十五、气性坏疽

本病病原菌为产气荚膜梭菌。一旦发现，应立即以特殊感染病例报告医院感染管理部门。

【治疗原则】

1.患者住单间病房并实施床旁接触隔离。

2.尽早进行清创术，清除感染组织及坏死组织。取创口分泌物做需氧及厌氧培养。必要时应截肢。

3.早期足量应用抗厌氧菌药物，合并需氧菌感染时联合应用抗需氧菌药物。

4.疗程视病情及感染程度酌情而定。

【病原治疗】

1.宜选药物：青霉素。

2.可选药物：克林霉素、甲硝唑、头孢曲松或碳青霉烯类；多西环素，氯霉素。

二十六、伤寒和副伤寒等沙门菌感染

伤寒和副伤寒是一类常见的急性消化道传染病，除病原体、免疫性各不相同外，两者在病理变化、流行病学、临床特点及防治措施等方面均相近。

【治疗原则】

1.拟诊或确诊患者应按肠道传染病隔离，临床症状消失后，每隔5天取粪便标本做细菌培养，连续2次培养阴性可解除隔离。

2.在给予抗菌治疗前应留取血标本或粪、尿标本进行细菌培养，获病原菌后做药敏试验。必要时可按药敏试验结果调整用药。

3.疗程一般为10~14d。病情较重者病程初期可静脉给药，病情稳定后可改为口服给药。

4.抗菌治疗结束后仍需随访粪、尿培养，以除外带菌状态。如为带菌者，应予治疗。

【病原治疗】

1.首选氟喹诺酮类，但儿童和妊娠期、哺乳期患者不宜应用。

2.头孢曲松、头孢噻肟或阿奇霉素适用于儿童和妊娠期、哺乳期患者以及耐药菌所致伤寒患者。

3.敏感株仍可选用阿莫西林、氨苄西林、氯霉素、SMZ/TMP。新生儿、妊娠期患者及肝功能明显损害的患者避免应用氯霉素。应用氯霉素期间应定期复查周围血象，监测其血液系统毒性。

4.伤寒带菌者治疗可选用阿莫西林或氟喹诺酮类口服，疗程6周。

二十七、布鲁菌病

本病病原菌为布鲁菌属，属乙类传染病。一旦发现，应于24h内向有关部门报告。

【治疗原则】

早期足量应用抗菌药物，疗程需较长，必要时可重复疗程。

【病原治疗】

1.宜选药物：多西环素6周+庆大霉素2~3周。

2.可选药物：多西环素联合利福平6周，或SMZ/TMP6周+庆大霉素2周。

二十八、钩端螺旋体病

本病是由各种不同型别的致病性钩端螺旋体引起的急性全身性感染，属于乙类传染病。

【治疗原则】

1.早期发现、早期诊断、早期休息与就地治疗。

2.尽早进行抗菌药物治疗，可杀灭钩端螺旋体、减轻病情、减少器官损害及缩短病程。

3.为避免治疗后出现赫氏反应，初始治疗阶段抗菌药物的剂量宜小。

【病原治疗】

1.轻度感染：多西环素（8岁以下儿童及妊娠哺乳期妇女禁用四环素类）100mg口服，bid或阿莫西林500mg口服，qid，疗程7d。

2.中、重度感染：首选青霉素G160万U，静脉滴注或肌肉注射，q6h，为预防赫氏反应，也可首剂5万U，肌肉注射，4h后10万U，逐渐过渡至每次160万U；或头孢曲松1.0g静脉滴注，qd，或氨苄西林0.5~1.0g静脉滴注，q6h，疗程均为7d。

二十九、回归热

本病由回归热螺旋体引起，根据传播途径，可分为虱传回归热和蜱传回归热。

【治疗原则】

1.虱传回归热和蜱传回归热抗菌治疗原则相同。

2.初始治疗时抗菌药物的剂量不宜过大，以免出现赫氏反应，糖皮质激素不能预防该反应的发生。

3.对症支持治疗，谨慎降温。

【病原治疗】

1.虱传回归热：四环素500mg单剂口服，或红霉素500mg单剂静脉滴注或口服。

2.蜱传回归热：多西环素100mg口服，bid×7~10d（8岁以下儿童及妊娠哺乳期妇女禁用四环素类），或红霉素500mg（儿童10mg/kg）口服，qid×7~10d。

3.中枢神经系统感染：青霉素、头孢曲松、头孢噻肟静脉滴注，疗程14d。

三十、莱姆病

本病由伯氏疏螺旋体引起，为一种可能慢性化的虫媒传染病。

【治疗原则】

1.早期及时给予抗菌治疗。

2.在不同阶段选用抗菌药物有所不同，疗程应足够，以彻底杀灭螺旋体。

3.血清试验阳性，无临床症状者不需给予抗菌药。

4.8岁以下儿童及妊娠、哺乳期妇女禁用四环素类。

【病原治疗】

见表2-13-35。

表2-13-35　莱姆病病原治疗

疾病状况	宜选药物	可选药物	备注
游走性红斑 淋巴结炎、慢性萎缩性肢端皮炎	多西环素，阿莫西林	头孢呋辛 红霉素类（复发率较高）	疗程14~21d
心肌炎	头孢曲松，头孢噻肟，青霉素	多西环素，阿莫西林	疗程14~21d
面神经麻痹	多西环素，阿莫西林	头孢曲松	疗程14~21d

续表

疾病状况	宜选药物	可选药物	备注
脑膜（脑）炎	头孢曲松	头孢噻肟，青霉素	疗程14~28d
关节炎	多西环素，阿莫西林	头孢曲松，青霉素	疗程30~60d
孕妇	阿莫西林		青霉素过敏者用阿奇霉素等大环内酯类
晚期神经系统损害	头孢曲松、头孢噻肟或青霉素静脉滴注		疗程14~28d，治疗反应发生较为迟缓

三十一、立克次体病

立克次体病是由立克次体科，柯克斯体科，巴通体科中的多个属、种的病原微生物引起的感染病。

【治疗原则】

立克次体为细胞内寄生微生物，抗菌药物应用必须坚持完成全疗程。

【病原治疗】

见表2-13-36。

表2-13-36 立克次体病的病原治疗

疾病	病原体	宜选药物	可选药物	备注
斑疹伤寒群（流行性、地方性和丛林斑疹伤寒）	普氏立克次体莫氏立克次体恙虫病东方体	多西环素	环丙沙星氯霉素	疗程7d或体温正常后2d
Q热	伯纳特立克次体（贝纳柯克斯体）	多西环素	红霉素类，氯霉素	Q热心内膜炎：多西环素+羟氯喹，疗程1.5~3年。
慢性Q热	伯纳特立克次体	多西环素+利福平，或环丙沙星+利福平	环丙沙星+多西环素	疗程共3年
战壕热	五日热巴通体	多西环素		合并心内膜炎者多西环素起始治疗的2周加用庆大霉素
落矶山斑点热、纽扣斑点热、北亚热、昆士兰斑点热、立克次体痘和日本红斑热等	虱传立克次体等斑点热群立克次体	多西环素	阿奇霉素，克拉霉素，氯霉素	①疗程7d或体温正常后2d；②由于斑点热可危及生命，8岁以下儿童仍考虑用四环素；③妊娠哺乳患者不可用四环素类，宜用氯霉素
猫抓病	汉塞巴通体	阿奇霉素		疗程5~7d
无形体病	嗜吞噬细胞无形体	多西环素	四环素	疗程7~14d

三十二、中性粒细胞缺乏伴发热

中性粒细胞缺乏伴发热患者是一组特殊的疾病人群。由于免疫功能低下，感染的症状和体征常不明显，感染灶也不明确，发热可能是感染的唯一征象。其病情凶险，感染相关死亡率高。常见病原体以细菌为主。

【治疗原则】

1.尽早开始经验治疗。

2.选择药物应覆盖可能引起严重并发症，威胁生命的常见和毒力较强的病原菌，直至获得准确的病原学培养结果。

3.常规使用抗假单胞菌β-内酰胺类药物，如头孢他啶、头孢吡肟、哌拉西林/他唑巴坦、头孢哌酮/舒巴坦、碳青霉烯类可作为首选药物。

4.对于血流动力学不稳定者，可联合抗革兰阳性球菌的药物。

【病原治疗】

参照"血流感染"中的表2-13-17"血流感染的病原治疗"。

第三部分　不合理用药实例分析

第十四章　抗微生物不合理用药

一、青霉素类不合理用药

1.青霉素——用药频次错误

实例：患者女，15岁。因"咽痛、吞咽困难、发热3d"入院治疗，临床诊断为：急性扁桃体炎。给予青霉素静脉滴注治疗。

处方：

青霉素皮试（-）

0.9%氯化钠注射液　100ml

注射用青霉素钠　160万U

iv gtt　qd×9

分析：青霉素类抗生素是时间依赖性抗生素，抗菌的效果取决于其体内的血药浓度高于最低抑菌浓度的持续时间，每日应使用2~4次。随意减少药物的使用频次会影响药物的疗效。因此，该病例中一日一次的给药频次是错误的。

建议：

0.9%氯化钠注射液　100ml

注射用青霉素钠　160万U

iv gtt　tid×9

2.青霉素——溶媒选择错误

实例：患者女，8岁。因"咳嗽、咳痰、咽痛"入院治疗，临床诊断为：急性扁桃体炎。给予青霉素静脉滴注治疗。

处方：

青霉素皮试（-）

5%葡萄糖注射液　100ml

注射用青霉素钠　160万U

iv gtt　tid×10

分析：青霉素最适宜的pH值为6.0~6.8，在偏酸或者偏碱的溶液中，均可使之发生分解，降低效价。而5%葡萄糖注射液pH值为3.2~5.5，会加速青霉素的水解，降低其疗效，而且浓度越高，催化水解作用越强，因此不可作为青霉素的溶媒。临床建议用0.9%氯化钠注射液溶解，它的pH值为4.7~7.0，对青霉素的效价几乎没有影响。因此，该病例中青霉素溶媒选择不适宜。

建议：

青霉素皮试（-）

    0.9%氯化钠注射液　100ml

    注射用青霉素钠　160万U

  iv gtt　bid×10

3.青霉素——维生素C

实例：患者女，29岁。因"发热、咽痛3d"就诊。初步诊断：扁桃体炎。给予青霉素静脉滴注治疗，与维生素C同瓶静滴。

处方：

    青霉素皮试（-）

    10%葡萄糖注射液　500ml

    注射用青霉素钠　480万U

    维生素C注射液　3.0g

  iv gtt　bid×3

分析：青霉素与维生素C在同一输液瓶中混合静滴，由于pH值降低而使青霉素失活。实验证明维生素C注射液中的每一种成分，都能影响青霉素的稳定性，维生素C含烯二醇，具强还原性，使青霉素分解破坏而失效。此外，青霉素在葡萄糖注射液中易被催化分解。其他青霉素类抗生素（苯唑西林、氨苄西林、哌拉西林等）与维生素C可发生类似相互影响。

建议：在含青霉素类抗生素的输液中不宜加入维生素C注射液。静滴青霉素的溶媒不宜选择葡萄糖注射液，应选择生理盐水，溶于100ml液体内。

4.青霉素——氨茶碱

实例：患者男，72岁。因"咳嗽、咳痰、喘息5年，加重3d"就诊。初步诊断：慢性支气管炎。应用青霉素治疗呼吸道感染，应用氨茶碱平喘，两者同瓶静滴。

处方：

    青霉素皮试（-）

    0.9%氯化钠注射液　300ml

    注射用青霉素钠　480万U

    氨茶碱注射液　0.25g

  iv gtt　bid×3

分析：青霉素在水溶液pH值6~6.8时最稳定，如低于5或高于8时易分解。青霉素与氨茶碱同瓶静滴，混合后pH值>8，使青霉素失活。其他青霉素类抗生素（苯唑西林、氨苄西林等）与氨茶碱及其他碱性药物（碳酸氢钠、乳酸钠等）可发生类似相互作用。

建议：临床需要使用两药时，应分开静滴。

5.青霉素——细胞色素C

实例：患者男，65岁。因"咳嗽、咳痰、喘息12年，加重7d"就诊。初步诊断：慢性支气管炎、慢性肺心病并右心衰竭。应用青霉素、细胞色素C同瓶静滴。

处方：

    青霉素皮试（-）

    细胞色素C（-）

0.9%氯化钠注射液　250ml

注射用青霉素钠　480万U

细胞色素C注射液　30mg

iv gtt　bid×3

分析：细胞色素C为含铁结合蛋白，在细胞呼吸过程中起着重要的作用，微量的铁可以催化青霉素的分解，使疗效降低。其他青霉素类抗生素（苯唑西林、氨苄西林等）与细胞色素C可发生类似相互影响。

建议：青霉素类抗生素不宜与细胞色素C混合静脉滴注，临床需要使用两药时，应分开静滴。

6.青霉素——氯霉素

实例：患者女，59岁。因"咳嗽、咳痰8年，加重6d"就诊。初步诊断：慢性支气管炎急性发作。应用青霉素、氯霉素控制呼吸道感染。

处方：

青霉素皮试（－）

0.9%氯化钠注射液　250ml

注射用青霉素钠　480万U

氯霉素注射液　1.0g

iv gtt　qd×5

分析：氯霉素为快速抑菌剂，可抑制细菌蛋白质的合成，使细菌生长受抑制，不利于青霉素通过阻碍细菌胞壁合成而发挥杀菌作用。除治疗流行性脑脊髓膜炎和化脓性脑膜炎时可用青霉素联用氯霉素外，其余情况下，一般不主张联用。联用时可产生拮抗效应。

建议：不宜联用青霉素和氯霉素治疗呼吸道感染。本例应参考痰液细菌培养及药物敏感试验选择抗菌药物，常用的有青霉素类、大环内酯类、氟喹诺酮类及头孢菌素类等，青霉素使用一天应在2次以上。

7.青霉素——庆大霉素

实例：患者女，56岁。因"咳嗽、咳痰3年，加重3d"就诊。初步诊断：慢性支气管炎急性发作。应用青霉素、庆大霉素控制呼吸道感染。

处方：

青霉素皮试（－）

0.9%氯化钠注射液　250ml

注射用青霉素钠　320万U

庆大霉素注射液　24万U

iv gtt　bid×3

分析：青霉素与庆大霉素在同一输液瓶中混合静滴，青霉素结构中的β-内酰胺环与庆大霉素分子中的氨基发生交联，生成无生物活性的氨基酰胺化合物，可使庆大霉素失去活性，使庆大霉素的疗效显著降低。其他氨基糖苷类抗生素（阿米卡星、核糖霉素等）与青霉素及其他青霉素类抗生素（苯唑西林、羧苄西林、哌拉西林等）在体外混合时，可发生类似失活。

建议：青霉素类抗生素不宜与氨基糖苷类抗生素混合静脉滴注。临床需联用时，应分开给药。

8.青霉素——链霉素

实例：患者男，62岁。因"咳嗽、咳痰5年，加重1d"就诊。初步诊断：慢性支气管炎急性发作。应用青霉素、链霉素控制呼吸道感染。

处方：

> 青霉素皮试（-）
>
> 链霉素皮试（-）
>
> 注射用青霉素钠　80万U
>
> im　bid×3
>
> 注射用硫酸链霉素　0.5g
>
> im　bid×3

分析：国内在测定链霉素对支气管炎的5种致病菌的抗菌实验中发现，除对流感嗜血杆菌低度敏感外，其余肺炎双球菌，甲型和乙型链球菌及卡他链球菌都是耐药的，可见呼吸道感染并不是链霉素的适应证，因而在用青霉素治疗呼吸道感染时，加用链霉素是多余的，不仅无协同作用，也造成药品的浪费，并增加毒副反应。有人报道，在53例链霉素所致过敏性休克死亡的病例中，大多数是由于不必要地加用链霉素造成的。青霉素与链霉素联用，仅适用于治疗草绿色链球菌或肠球菌所致的心内膜炎。

建议：呼吸道感染不是链霉素的适应证。本例患者不宜加用链霉素，单用青霉素即可。

9.青霉素——罗红霉素

实例：患者男，12岁。因"发热、咽痛1d"就诊。初步诊断：化脓性扁桃体炎。应用青霉素、罗红霉素控制感染。

处方：

> 青霉素皮试（-）
>
> 罗红霉素胶囊　100mg×15粒
>
> sig：100mg　po　bid
>
> 灭菌注射用水　4ml
>
> 注射用青霉素钠　80万U
>
> im　bid×3

分析：青霉素为繁殖期杀菌剂，对生长旺盛的细菌作用强，罗红霉素属大环内酯类抗生素，为快速抑菌剂，能抑制细菌蛋白质的合成，使细菌由繁殖期进入静止期，从而减弱青霉素的杀菌作用。其他青霉素类抗生素（苯唑西林、氨苄西林等）与罗红霉素及其他大环内酯类抗生素（乙酰螺旋霉素、交沙霉素、阿奇霉素等）可发生类似相互影响。

建议：青霉素类抗生素不宜与大环内酯类抗生素联用，本例可单独应用青霉素。

10.青霉素——林可霉素

实例：患者男，30岁。因"左膝关节肿胀、疼痛15d"入住骨科。初步诊断：左膝关节滑囊炎。给予青霉素、林可霉素静滴。

处方：

　　青霉素皮试（−）

　　0.9%氯化钠注射液　500ml

　　注射用青霉素钠　480万U

　　iv gtt　bid×7

　　5%葡萄糖注射液　250ml

　　林可霉素注射液　0.6g

　　iv gtt　tid×7

分析：青霉素溶媒剂量偏大，滴注时间长，血药浓度低而疗效不佳。减少溶媒量可在较短时间内达到较高的血药浓度，还可减少药物分解产生的致敏物质。青霉素为繁殖期杀菌剂，对正在繁殖的细菌有强大的杀菌作用。林可霉素为快速抑菌剂，可减弱青霉素的杀菌作用，故青霉素不宜与林可霉素联用。

建议：单独使用青霉素。将青霉素480万U溶于生理盐水100ml中静滴，于0.5~1h内滴完，每日2次。

11.青霉素G钾——给药途径错误

实例：患者女，29岁。因"发热、咽痛2d"就诊。初步诊断：急性扁桃体炎。给予青霉素G钾治疗。

处方：

　　青霉素皮试（−）

　　50%葡萄糖注射液　20ml

　　青霉素G钾　400万U

　　iv　bid×7

分析：每100万U青霉素G钾中含钾量为65mg，400万U中含钾量为260mg，静脉注射钾盐有引起心搏骤停的危险。

建议：给药途径应更改为静脉滴注。

12.氨苄西林——溶媒选择错误

实例：患者男，81岁。因"排尿困难6个月，加重4d"入院。初步诊断：尿路感染。给予氨苄西林抗感染治疗。

处方：

　　青霉素皮试（−）

　　10%葡萄糖注射液　500ml

　　注射用氨苄西林钠　2.0g

　　iv gtt　bid×7

分析：氨苄西林在pH值6~6.8的水溶液中较稳定，偏离这一pH值后，可使青霉素的水解加速。5%葡萄糖注射液、10%葡萄糖注射液、葡萄糖氯化钠注射液pH值为3.2~

5.5，生理盐水pH值为4.7~7.0。因此，氨苄西林在生理盐水中较稳定，而在葡萄糖注射液或葡萄糖氯化钠注射液中易被催化分解。其他青霉素类抗生素（青霉素、苯唑西林等）在葡萄糖注射液或葡萄糖氯化钠注射液中均易被催化分解，在生理盐水中较稳定。

建议：静滴青霉素类抗生素的溶媒不宜选择葡萄糖注射液，应选择生理盐水。另外，宜将一次剂量的药物溶于100ml液体中，于0.5~1h内滴完，以保证在较短时间内达到较高血药浓度，并可减少药物分解及产生致敏物质，把青霉素类药物溶于500ml液体内静滴不妥。

13.氨苄西林——维生素C

实例：患者男，55岁。因"发热、咽痛"来医院就诊。初步诊断：扁桃体炎。应用氨苄西林钠、维生素C同瓶静滴。

处方：

  青霉素皮试（-）

  0.9%氯化钠注射液　250ml

  注射用氨苄西林钠　2.5g

  维生素C注射液　3.0g

  iv gtt　bid×7

分析：维生素C作为一种还原剂，可使氨苄西林钠结构中的A环分解为无活性的青霉素二酸和青霉烯酸，降低效价，故认为两者配伍不合理。

建议：将氨苄西林钠与维生素C分开输注。

14.氨苄西林——酚磺乙胺

实例：患者男，42岁。因"小腿刺伤流血"来医院就诊。给予氨苄西林钠、酚磺乙胺治疗。

处方：

  青霉素皮试（-）

  0.9%氯化钠注射液　250ml

  注射用氨苄西林钠　2.5g

  酚磺乙胺注射液　3.0g

  iv gtt　bid×7

分析：上述药物混合静滴时酚磺乙胺被氧化，溶剂颜色发生变化，氨苄西林含量亦发生改变，属配伍禁忌。另外，氨苄西林与维生素B_6在输液中合用发生浑浊或沉淀，为配伍不合理。与盐酸多巴胺合用，两药配伍在5%葡萄糖溶液中，23℃~25℃，6h分解36%，并伴有液体颜色改变，故属配伍不合理。氨苄西林与盐酸氯丙嗪合用，两药配伍在5%葡萄糖及生理盐水中即刻产生沉淀，为配伍禁忌。氨苄西林与硫酸庆大霉素合用，两药配伍在5%葡萄糖及生理盐水中，室温下12h分解50%，故两者合用亦属禁忌。氨苄西林与硫酸丁胺卡那霉素合用，两药配伍在5%葡萄糖注射液、5%葡萄糖氯化钠注射液及林格氏液中，25℃、4h分解率大于10%，故不能合用。

建议：临床在应用氨苄西林时最好避免与其他药物配伍，如果病情需要与其他注射用药物配伍，一定要慎重，切不可与禁忌药物混合注射。一般认为，氨苄西林钠与

0.9%氯化钠注射液和林格氏注射液混合静滴最为适宜，如果氨苄西林必须与葡萄糖注射液配伍使用，可采用每次剂量用5%葡萄糖液注射液100ml溶解，0.5h内滴完。

15.氨苄西林钠氯唑西林钠——选药不适宜

实例：患者男，7岁。右下腹股沟斜疝修补术。

处方：

　青霉素皮试（-）

　0.9%氯化钠注射液　100ml

　注射用氨苄西林钠氯唑西林钠　1.0g

　iv gtt　bid×3

分析：腹股沟斜疝修补术为Ⅰ类清洁手术，不必使用抗菌药物预防感染。

建议：该手术不必用抗菌药物预防细菌感染。

16.氨苄西林钠氯唑西林钠——前列腺炎

实例：患者男，72岁，慢性前列腺炎。

处方：

　青霉素皮试（-）

　0.9%氯化钠注射液　100ml

　注射用氨苄西林钠氯唑西林钠　2.0g

　iv gtt　bid×3

分析：氨苄西林钠氯唑西林钠主要用于耐青霉素酶的金黄色葡萄球菌感染，对以革兰阴性菌感染为主的慢性前列腺炎作用差，而且不能透过前列腺包膜，在前列腺组织中药物浓度低，故不宜用于前列腺炎的治疗。

建议：选用针对革兰阴性菌为主的敏感抗菌药物且能穿透前列腺包膜的氟喹诺酮类药、阿奇霉素、米诺环素等药治疗，左氧氟沙星常首选。

17.阿莫西林——罗红霉素

实例：患者女，25岁。因"发热、咽痛1d"就诊。初步诊断：扁桃体炎。应用阿莫西林胶囊、罗红霉素胶囊抗感染治疗。

处方：

　阿莫西林胶囊　0.25g×60粒

　sig：0.5g　po　tid

　罗红霉素胶囊　0.15g×12粒

　sig：0.15g　po　bid

分析：β-内酰胺类抗菌药物是快速杀菌剂，对迅速繁殖中的细菌作用最为强烈，对静止期细菌作用弱，而大环内酯类药物能抑制细菌活动，使之处于静止状态。两药合用，降低了β-内酰胺类药物抗菌作用。

建议：两药最好不要联用，如需合用，两药应间隔2~3h，先后服用。

18.哌拉西林——克林霉素

实例：患者女，28岁。因"左膝关节肿胀"来医院就诊。初步诊断：蜂窝织炎。给予哌拉西林钠、克林霉素磷酸酯静滴。

处方：

> 青霉素皮试（-）
> 0.9%氯化钠注射液　500ml
> 注射用哌拉西林钠　4g
> iv gtt　qd×7
> 5%葡萄糖注射液　250ml
> 注射用克林霉素磷酸酯　1.2g
> iv gtt　qd×7

分析：β-内酰胺类药物是快速杀菌剂，对迅速繁殖中的细菌作用最为强烈，对静止期细菌作用弱，而克林霉素磷酸酯是抑菌剂，能抑制细菌活动，使之处于静止状态。两药合用，降低了β-内酰胺类药物抗菌作用。

建议：两药最好不要联用，如需合用，两药应间隔2~3h，先后使用。另外，这两种抗菌药都是时间依赖性抗菌药，每天应2~4次给药。

二、头孢菌素类不合理用药

19.头孢氨苄——用药时机错误

实例：患者男，56岁。因"咳嗽、咳痰5d"就诊。初步诊断：急性支气管炎。给予头孢氨苄饭后服。

处方：

> 头孢氨苄片　0.25g×60片
> sig：0.5g　po　tid　饭后服

分析：餐时或餐后立即服用头孢氨苄，胃内容物的存在使头孢氨苄进入肠道吸收部位的时间延迟，可使其血浆药物峰浓度降低25%~50%。餐前1~2h服用头孢氨苄，可消除此种影响。其他口服头孢菌素类如头孢拉定、头孢克洛等的胃肠吸收也受胃内容物的影响。胃内容物的存在还可影响罗红霉素、林可霉素、土霉素、四环素、利福平的吸收，使血药浓度明显降低。

建议：改为餐前1~2h口服头孢氨苄。

20.头孢唑林、头孢哌酮、阿奇霉素——烧伤合并败血症

实例：患儿男，1岁。因沸水伤及全身伴哭闹30min入烧伤科。初步诊断：重度烫伤，烧伤面积19%。第3d体温骤升，出现持续高热，第6d做创面分泌物培养+血培养。结果均示：小肠结肠耶尔森菌生长，对阿米卡星敏感，对头孢唑林钠、头孢哌酮钠耐药。入院第9d病情无好转，转上级医院。先后给予头孢唑林钠、头孢哌酮钠、阿奇霉素。

处方：

> 0.9%氯化钠注射液　40ml
> 注射用头孢唑林钠　0.5g
> iv gtt　bid×3
> 0.9%氯化钠注射液　50ml

注射用头孢哌酮钠　0.75g

iv gtt　bid×3

0.9%氯化钠注射液　100ml

注射用阿奇霉素　0.25g

iv gtt　qd×2

5%葡萄糖注射液　250ml

注射用头孢哌酮钠　1.0g

iv gtt　bid×2

0.9%氯化钠注射液　100ml

注射用阿奇霉素　0.25g

iv gtt　qd×2

分析：烧伤全身性感染的预后严重，关键在早期诊断和治疗。本例第3d体温骤升，提示发生感染，应及早抽血送细菌培养。本例送检相应标本做细菌培养检查较晚，使用抗生素凭经验用药。本例抗感染治疗中，开始应用头孢唑林钠2d，改用头孢哌酮钠3d，再改用阿奇霉素2d，再改为阿奇霉素加头孢哌酮钠2d。如此频繁换药，将使各种抗生素维持有效血药浓度时间过短，低于有效血药浓度的时间过长，不能发挥疗效，反使细菌产生耐药性。头孢哌酮钠属繁殖期杀菌剂，阿奇霉素属速效抑菌剂。阿奇霉素与头孢哌酮钠合用时有导致头孢哌酮钠抗菌活性减弱的可能。

建议：为了获取准确的病原学诊断，力争在应用抗生素之前尽快采集相应临床标本，立即送至检验科进行细菌培养，同时要常规做药物敏感试验。近年烧伤感染的主要致病菌是革兰氏阴性杆菌。考虑诊断并发全身性感染时，可联合应用一种第三代头孢菌素和一种氨基糖苷类抗生素静脉滴注，待细菌学检查报告后，再予调整。应用抗生素切勿频繁调换。

21.头孢唑林——预防用药时间偏长

实例：患者男，49岁。因"摔伤"入院治疗，临床诊断为：左髌骨粉碎性骨折、高血压病三级。行左髌骨骨折切开复位内固定术治疗，术前、术后给予头孢唑林钠预防感染，具体如下：

处方：

0.9%氯化钠注射液　100ml

注射用头孢唑林钠　2g

iv gtt　qd×3

分析：根据《抗菌药物临床用药指导原则》（2015年版），该手术为Ⅰ类切口，为清洁手术，清洁手术的预防用药时间不超过24h。注射用头孢唑林钠说明书指出："本品用于预防外科手术后感染时，一般为术前0.5~1h肌注或静脉给药1g，手术时间超过2h者术中加用0.5~1g，术后每6~8h 0.5~1g，至手术后24h止"，因此，该患者使用注射用头孢唑林钠预防感染，单次用药剂量偏大、用药频次错误及用药时间偏长。

建议：

0.9%氯化钠注射液　100ml

注射用头孢唑林钠　　1g

iv gtt 术前30min 1次，术后8h追加1次。

22.头孢唑林、替硝唑——预防用药不适宜

实例：患者女，40岁。因排尿困难5h入外科。查体：T36.6℃。B超示双肾、输尿管、膀胱未见占位性病变。初步诊断：尿潴留。留置导尿1d后尿潴留缓解。应用头孢唑林钠、替硝唑预防感染。

处方：

0.9%氯化钠注射液　　500ml

注射用头孢唑林钠　　5.0g

iv gtt　　bid×3

替硝唑注射液　　100ml

iv gtt　　bid×3

分析：本例为尿潴留患者，无感染征象，预防应用抗菌药物无效，反而可能引起耐药菌感染，且易引起药物不良反应。

建议：本例不需用抗菌药物预防感染。

23.头孢唑林——无适应证用药

实例：患者男，4岁。因尿黄3d入儿科。肝功能：胆红素定量240μmol/L，ALT135U/L，HBsAg（-）。腹部B超示：肝弥漫性损伤。初步诊断：急性甲型黄疸性肝炎。应用头孢唑林钠预防感染。

处方：

5%葡萄糖注射液　　100ml

注射用头孢唑林钠　　0.8g

iv gtt　　bid×3

分析：本例为病毒性肝炎患者，未合并细菌感染，无应用抗生素的指征。抗生素不能控制病毒感染，本例应用抗生素可增加肝脏负担，不利于肝功能恢复。

建议：本例不宜用抗生素预防用药。

24.头孢唑林、左氧氟沙星——无适应证用药

实例：患者女，40岁。因口服氯氰菊酯10ml入内科。查体：T36.7℃，神清，心肺听诊正常。初步诊断：急性轻度氯氰菊酯中毒。应用头孢唑林钠、左氧氟沙星预防感染。

处方：

0.9%氯化钠注射液　　500ml

注射用头孢唑林钠　　5.0g

iv gtt　　bid×3

左氧氟沙星注射液　　200ml

iv gtt　　qd×3

分析：本例为轻度氯氰菊酯中毒患者，未合并感染，无应用抗生素的指征。应用两种抗生素更是错误的，易引起药物不良反应。

建议：本例不需用抗菌药物预防用药。

25.头孢唑林——清开灵

实例：患儿男，1岁。因急性扁桃体炎来院就诊，给予5%葡萄糖注射液250ml、清开灵注射液10ml、注射用头孢唑林钠0.5g静脉滴注，15滴/min。静滴液体量约20ml时，患儿突然出现口唇紫绀、口吐粉红色、白色混合泡沫痰，呼吸急促，点头样呼吸；体温39℃、心率210次/min、呼吸50次/min，双肺呼吸音粗，可闻及大量湿性啰音，立即停药，给予强心、利尿、持续高流量给氧、醒脑等抢救措施，3h后病情好转。

处方：

  5%葡萄糖注射液　250ml

  清开灵注射液　10ml

  注射用头孢唑林钠　0.5g

  iv gtt　qd×3

分析：清开灵注射剂应单独使用，禁忌与其他药品混合配伍。谨慎联合用药，如确需联合其他药品时，医护人员应谨慎考虑与清开灵注射剂的时间间隔以及药物相互作用等因素。

建议：清开灵注射液与注射用头孢唑林钠分开使用。用药期间医护人员密切观察，发现异常应及时停药，并及时采取救治措施。

26.头孢噻肟——新生儿脐炎

实例：患儿男，16d。因"脐部渗液3d"入住儿科。查体：T37.2℃。神清，心、肺听诊正常，脐部有淡黄色分泌物。血常规检验：WBC9.8×10^9/L，L0.64×10^9/L，M0.04×10^9/L，N%32%。初步诊断：新生儿脐部感染。选用头孢噻肟钠治疗。

处方：

  10%葡萄糖注射液　30ml

  注射用头孢噻肟钠　0.2g

  iv gtt　bid×3

分析：治疗新生儿脐炎轻者选用阿莫西林口服，严重者选用氨苄西林或哌拉西林静滴。本例为轻型新生儿脐炎，选用头孢噻肟钠依据不充分。滥用第三代头孢菌素，不仅杀伤非致病菌，且使细菌为了适应环境而产生耐药性蔓延。限制第三代头孢菌素的应用，改以广谱青霉素，可使第三代头孢菌素耐药明显减少。

建议：本例可选用氨苄西林或哌拉西林静滴。

27.头孢噻肟——扁桃体炎

实例：患者女，3岁。因"发热2d"入住儿科。查体：T37.5℃，双侧扁桃体一度肿大，左侧扁桃体表面可见脓苔。初步诊断：化脓性扁桃体炎。应用头孢噻肟钠治疗。

处方：

  5%葡萄糖注射液　150ml

  注射用头孢噻肟钠　0.8g

  iv gtt　bid×3

分析：急性扁桃体炎的致病菌多为化脓性链球菌。治疗首选青霉素G，次选红霉素或头孢唑林钠。对化脓性链球菌感染，第三代头孢菌素的疗效不及第一代和第二代头孢菌素和青霉素G。应用抗生素的原则：安全、有效，尽量用窄谱、低档抗生素。

建议：本例不宜应用头孢噻肟钠，可选用青霉素G。

28.头孢曲松——地塞米松

实例：患者男，30岁。因社区获得性肺炎入院治疗，给予头孢曲松、地塞米松同瓶静滴给药。

处方：

    0.9%氯化钠注射液　100ml

    注射用头孢曲松　2g

    地塞米松磷酸钠注射液　5mg

    iv gtt　qd×5

分析：头孢菌素类抗菌药物静脉输液中加入其他药物容易出现混浊，配伍禁忌药物多，应单独给药，不推荐联用其他药物。

建议：头孢曲松单独输注，不与任何其他药物配伍使用。

29.头孢曲松——磷霉素

实例：患者男，56岁。骨盆骨折合并肺部感染，选用头孢曲松、磷霉素抗感染治疗。

处方：

    0.9%氯化钠注射液　100ml

    注射用头孢曲松钠　2.0g

    iv gtt　qd×3（先用）

    5%葡萄糖注射液　250ml

    注射用磷霉素　4.0g

    iv gtt　bid×3（后用）

分析：磷霉素、头孢曲松都有干扰细菌细胞壁合成的作用，由于磷霉素是作用于细菌细胞壁合成的起始阶段，使细菌细胞壁完整性破坏，有利于其他抗菌药物随之进入菌体，通过不同的作用机制而杀灭细菌。因此两药联用时，应注意"时间差冲击疗法"，即先用磷霉素1h后再静滴头孢曲松，此时抗菌效果好，抗生素后效应（PAE）也最长。医嘱先用头孢曲松再用磷霉素是用药先后顺序错误，会影响药物疗效。

建议：先用磷霉素1h后再静滴头孢曲松。

30.头孢曲松、克林霉素——预防用药选药不适宜

实例：患者男，87岁。左胫骨骨折、皮肤软组织挫伤，有慢性前列腺炎史，选用头孢曲松、克林霉素预防感染。

处方：

    0.9%氯化钠注射液　100ml

    注射用头孢曲松钠　2.0g

    iv gtt　qd　术前30min

    术后：

```
0.9%氯化钠注射液    100ml
注射用头孢曲松钠    2.0g
iv gtt    qd×3
0.9%氯化钠注射液    100ml
注射用克林霉素    1.2g
iv gtt    bid×3
```

分析：骨折、皮肤软组织手术，主要感染病原菌是金黄色葡萄球菌，宜选用对葡萄球菌杀菌活性最强的第一代头孢菌素类如头孢唑啉钠1.0g，术前30min静滴，预防手术切口感染。第三代头孢菌素类中头孢曲松钠为广谱抗菌药，侧重于革兰阴性菌感染。此处选用抗生素的起点偏高，不足以预防金葡菌感染，反而易产生耐药性，增加不良反应的发生。克林霉素为抑菌剂，而围手术期宜选用杀菌剂，而且老年前列腺炎患者用大剂量克林霉素药可致尿潴留，故不宜选用。

建议：选用第一代头孢菌素类如头孢唑啉钠即可。

31.头孢曲松——葡萄糖酸钙

实例：患者女，46岁。肺部感染、荨麻疹，选用头孢曲松、葡萄糖酸钙治疗。

处方：

```
0.9%氯化钠注射液    100ml
注射用头孢曲松钠    2.0g
iv gtt    qd×3
10%葡萄糖注射液    100ml
葡萄糖酸钙注射液    20ml
iv gtt    qd×3
```

分析：头孢曲松可与钙离子结合生成头孢曲松钙，会沉淀。由于头孢曲松具有良好通透性，在肝、胆、脑内、肾组织中浓度高，可使头孢曲松钙沉积于上述重要器官引起结石、血栓栓塞而导致严重不良反应的发生。

建议：应换用其他敏感抗菌药物治疗，或停用钙制剂，改用其他抗过敏药物。

32.头孢曲松——复方新诺明

实例：新生儿，20d。流行性脑膜炎，选用头孢曲松、复方新诺明抗感染治疗。

处方：

```
0.9%氯化钠注射液    50ml
注射用头孢曲松钠    0.3g
iv gtt    qd×3
复方新诺明片    0.48g×30片
sig: 0.1g    po    bid
```

分析：头孢曲松、磺胺类药物易透过血脑屏障，在脑膜中血药浓度高，适于脑膜炎的治疗。但由于两者血浆蛋白结合率高达95%，在新生儿体内与胆红素竞争蛋白结合，使游离胆红素明显升高，胆红素透过血脑屏障进入中枢引起核黄疸。

建议：应停用上述药物，对新生儿脑膜炎的治疗宜选用头孢噻肟。

33.头孢曲松——用药剂量偏大

实例：患者男，41岁。前列腺炎。采用注射用头孢曲松钠治疗。

处方：

　　0.9%氯化钠注射液　　50ml

　　注射用头孢曲松钠　　2g

　　iv gtt　　bid×3

分析：注射用头孢曲松钠成人的常用剂量为1~2g/d，重症患者可将剂量增加到4g/d，该患者非重症患者，使用头孢曲松剂量过大，用药时间过久，可增加细菌的耐药性，严重的还会出现菌群失调、二重感染。另外，此药为长效抗生素，其有效杀菌浓度可维持24h，该患者1~2g/次1次/d给药即可，不需增加用药次数。

建议：

　　0.9%氯化钠注射液　　50ml

　　注射用头孢曲松钠　　2g

　　iv gtt　　qd×3

34.头孢曲松——超适应证用药

实例：患者女，43岁。因牙痛就诊，初步诊断为"牙周炎"，静脉滴注注射用头孢曲松钠治疗，过程中突然出现颜面潮红、四肢发冷、胸闷、烦躁不安、腹部痉挛性疼痛、双肺底呼吸音粗，血压60/40mmHg，心率128次/min，立即给予吸氧、异丙嗪、地塞米松等抢救治疗，约12h后病情稳定，血压正常，四肢转暖。

处方：

　　0.9%氯化钠注射液　　100ml

　　注射用头孢曲松钠　　2g

　　iv gtt　　qd×3

分析：牙周炎以厌氧菌和草绿色链球菌感染为主，治疗一般选用阿莫西林钠和甲硝唑治疗，其次选用乙酰螺旋霉素或交沙霉素。头孢曲松钠适用于敏感的革兰氏阴性杆菌和部分敏感的革兰阳性球菌所致严重感染，如呼吸道感染、败血症、腹腔感染、肾盂肾炎、盆腔炎性疾病、骨关节感染、皮肤软组织感染、中枢神经系统感染等。所以该患者用注射用头孢曲松钠治疗牙周炎不适宜，还可能引起严重的不良反应，甚至引起生命危险。

建议：该患者应选用阿莫西林钠和甲硝唑治疗。

35.头孢曲松——儿童超剂量用药

实例：患儿女，4岁，体重12kg。因支气管炎，给予注射用头孢曲松钠2g加入0.9%氯化钠注射液250ml中静脉点滴。1min后，患儿出现烦躁、流涕、口唇发绀等症状，立即关闭输液，肌注肾上腺素0.3mg、静脉推注地塞米松10mg，吸入氧气等抢救措施，60min后，患儿有所好转。

处方：

　　0.9%氯化钠注射液　　250ml

　　注射用头孢曲松钠　　2g

iv gtt　qd×3

分析：注射用头孢曲松钠药品说明书中明确提示，儿童静脉给药每日剂量按体重20~80mg/kg。所以该患儿的用量应为0.24~0.96g，用量过大不但不能增强抗菌作用，还可引起严重的不良反应。

建议：该患儿注射用头孢曲松钠的用量应视感染程度在0.24~0.96g之间选择。

36.头孢曲松——利巴韦林

实例：患者女，60岁。因上呼吸道感染，咳嗽，胸闷，全身疼痛去某卫生院就诊，初步诊断为上呼吸道感染，给予头孢曲松钠4g、利巴韦林600mg加入0.9%氯化钠注射液500ml中混合静脉滴注。约20min后突感呼吸困难，心慌，胸闷，言语不清，神志恍惚，立即停止输液，给予肾上腺素、静脉推注地塞米松10mg，吸入氧气等抢救措施，8h后患者病情稳定。

处方：

　　0.9%氯化钠注射液　500ml

　　注射用头孢曲松钠　4g

　　利巴韦林注射液　600mg

　　iv gtt　qd×3

分析：该处方有如下错误：①注射用头孢曲松钠用量过大，用量在1~2g为宜。②注射用头孢曲松钠不宜与其他药物混在同一瓶液体中静滴。头孢曲松钠药品说明书中明确提示："由于可能会产生药物间的不相容性，不能将本品与其他药物混合使用，需联合用药时应分开使用。"

建议：该患者注射用头孢曲松钠的用量应视感染程度在1~2g之间选择；注射用头孢曲松钠与利巴韦林分开静滴。

37.头孢曲松——乙醇

实例：患者男，55岁。既往无头孢菌素类药物过敏史，因急性尿路感染入院就诊，给予注射用头孢曲松钠2g加入0.9%氯化钠注射液250ml中静脉滴注。患者于用药当天晚饭时饮酒，2h后出现周身奇痒、恶心、嗜睡等双硫仑样反应。查体可见，患者颜面潮红呈醉酒状，眼结膜充血。给予对症治疗，2h后上述症状消失。

处方：

　　0.9%氯化钠注射液　250ml

　　注射用头孢曲松钠　2g

　　iv gtt　qd×3

分析：头孢曲松钠可影响乙醇代谢，使血中乙醛浓度上升，出现双硫仑样反应，表现为面部潮红、头痛、眩晕、腹痛、恶心、呕吐、气促、心率加快、血压降低、嗜睡、幻觉等。故用药期间及停药后1周内应避免饮酒，也应避免口服含乙醇类的药物、饮料或静脉输入含乙醇的药物。

建议：用药期间及停药后1周内应避免饮酒，也应避免口服含乙醇类的药物、饮料或静脉输入含乙醇的药物。

38.头孢曲松——预防用药选药不适宜

实例：患者男，34岁。因肾结石行体外碎石术后，给予头孢曲松钠2g加入5%葡萄糖注射液250ml中静脉点滴。滴注至剩余10ml时，患者自觉心悸、恶心、呕吐，紫绀，测血压80/50mmHg，立即停止输液，给予吸氧、地塞米松10mg静脉注射。10min后，患者出现呼吸困难、烦躁不安、牙关紧闭，立即给予肾上腺素1mg、阿托品1mg、地塞米松15mg静脉注射，多巴胺60mg静脉滴注，异丙嗪25mg肌内注射，去甲肾上腺素1mg静脉滴注，再次给予地塞米松15mg静脉注射，经用药后上述症状稍缓解。

处方：

    5%葡萄糖注射液　250ml

    注射用头孢曲松钠　2g

    iv gtt　qd×3

分析：根据《抗菌药物临床应用指导原则》中关于预防用药的有关规定，肾结石行体外碎石术不必预防使用抗菌药物。如果使用，不但起不到预防感染的目的，而且可以引起严重的不良反应，增加细菌的耐药性。

建议：本例患者不需用头孢曲松钠进行预防感染。

39.头孢曲松——新生儿高胆红素血症

实例：患儿男，9d。患高胆红素血症，给予头孢曲松钠、茵栀黄注射液、维生素C注射液、维生素B_6注射液、ATP、辅酶A等治疗。

处方：

    0.9%氯化钠注射液　50ml

    注射用头孢曲松钠　0.3g

    iv gtt　qd×3

    10%葡萄糖注射液　20ml

    茵栀黄注射液　10ml

    iv gtt　qd×3

    10%葡萄糖注射液　60ml

    维生素C注射液　0.25g

    维生素B_6注射液　25mg

    ATP　10mg

    注射用辅酶A　25U

    iv gtt　qd×3

分析：头孢曲松钠说明书中明确提示，头孢曲松钠可将胆红素从血清白蛋白上置换下来，患有高胆红素血症的新生儿（尤其是早产儿）可能发展成核黄疸，应慎用或避免使用本品。

建议：本例患儿不宜使用头孢曲松钠。

40.头孢哌酮、头孢唑林、阿米卡星——上消化道穿孔并弥漫性腹膜炎

实例：患者女，54岁。因全腹痛3h入院。初步诊断：上消化道穿孔并弥漫性腹膜炎。行十二指肠球部穿孔修补术后，给予抗生素静滴。

处方：

　　青霉素皮试（-）
　　5%葡萄糖氯化钠注射液　500ml
　　注射用头孢哌酮钠　2.0g
　　iv gtt　qd×1
　　5%葡萄糖氯化钠注射液　500ml
　　注射用头孢唑林钠　1.0g
　　iv gtt　qd×1
　　5%葡萄糖氯化钠注射液　500ml
　　阿米卡星注射液　0.4g
　　iv gtt　qd×1
　　5%葡萄糖氯化钠注射液　500ml
　　注射用青霉素钠　800万U
　　iv gtt　qd×1
　　5%葡萄糖氯化钠注射液　500ml
　　注射用头孢哌酮钠　2.0g
　　iv gtt　qd×2
　　5%葡萄糖氯化钠注射液　500ml
　　注射用青霉素钠　800万U
　　iv gtt　qd×1

分析：本例抗感染治疗中，第1d静滴头孢哌酮钠，次日换用头孢唑林钠及阿米卡星，隔日又换青霉素，3d后又换头孢哌酮钠，2d后又换青霉素，如此频繁换药，将使各种抗生素维持有效血药浓度时间过短，低于有效血药浓度的时间过长。一般药物欲达有效血药浓度需4~5个半衰期，并相对稳定于一定水平才能发挥疗效，抗菌药物更应注意血药浓度，如果调换频繁，药物无法达有效血药浓度，反而使细菌产生耐药性，抗生素疗效明显降低。青霉素在葡萄糖氯化钠注射液中易被催化分解。抗生素溶媒量大，滴注时间长，血药浓度低而疗效不佳，青霉素、头孢唑林钠、头孢哌酮钠为时间依赖性抗生素，一日给药1次疗效不佳。

建议：应用抗生素切勿调换频繁。静滴青霉素的溶媒不宜选择葡萄糖氯化钠注射液，应选择生理盐水。应将抗生素溶于100~200ml液体中静滴。除阿米卡星每日1次静滴外，其他应改为每日2次静滴。

41. 头孢哌酮——无适应证用药

实例：患者男，68岁。因高处坠落后腰痛、活动受限3h入骨科。脊椎正侧位片示第1、2、3腰椎体呈前窄后宽改变。初步诊断：腰椎单纯性楔形压缩性骨折。应用头孢哌酮钠预防感染。

处方：

　　5%葡萄糖氯化钠注射液　500ml
　　注射用头孢哌酮钠　2.0g

```
iv gtt    bid×3
```

分析：本例为腰椎骨折患者，未合并感染，没有应用抗生素的指征。应用昂贵抗生素更是不妥，可增加机会性感染，增加患者的经济负担。

建议：本例不需用抗生素预防用药。

42.头孢哌酮、头孢哌酮钠舒巴坦——大叶性肺炎

实例：患者男，59岁。因发热、咳嗽1d入内科。查体：T38℃。胸部正位片示右肺大叶性肺炎。入院诊断：大叶性肺炎。开始应用头孢唑林钠3d，改用头孢哌酮钠10d，再换用头孢哌酮钠舒巴坦钠3d。入院后第2d体温降至正常，咳嗽消失。第9d复查胸片显示炎性浸润明显吸收。

处方：

```
0.9%氯化钠注射液    200ml
注射用头孢唑林钠    2.0g
iv gtt    bid×3
0.9%氯化钠注射液    200ml
注射用头孢哌酮钠    3.0g
iv gtt    bid×10
0.9%氯化钠注射液    250ml
注射用头孢哌酮钠舒巴坦钠    4.0g
iv gtt    bid×3
```

分析：大叶性肺炎的致病菌多为肺炎球菌，治疗首选青霉素G，次选红霉素或头孢唑林钠。对于肺炎球菌肺炎，第三代头孢菌素的疗效不及第一代头孢菌素和青霉素G。抗生素疗程通常为5~7d。本例用头孢唑林钠1d后体温恢复正常，咳嗽消失，说明有效，宜继续应用头孢唑林钠6d。本例使用抗生素疗程过长，易引起不良反应，易使病菌产生耐药性。

建议：本例不宜应用头孢哌酮钠、头孢哌酮钠舒巴坦钠，可选用青霉素G或头孢唑林钠，应用抗生素避免疗程过长。

43.头孢哌酮、左氧氟沙星——慢性结肠炎

实例：患者男，63岁。因腹痛、腹泻4个月入内科。查体：T36.4℃。腹软，右下腹有轻压痛，无反跳痛。纤维结肠镜示慢性结肠炎。初步诊断：慢性结肠炎（轻型）。应用头孢哌酮钠、左氧氟沙星治疗。

处方：

```
0.9%氯化钠注射液    250ml
注射用头孢哌酮钠    3.0g
iv gtt    bid×3
左氧氟沙星注射液    200ml
iv gtt    qd×3
```

分析：治疗轻型慢性结肠炎可短期应用抗菌药物，首选小檗碱（黄连素）或吡哌酸，长期应用广谱抗生素易诱发肠道菌群失调。不加选择地将第三代头孢菌素作为常用

抗生素应用，必然会诱导产生对第三代头孢菌素交叉耐药的细菌。一旦这种耐药菌引起严重感染，则病情难以控制。本例选用第三代头孢菌素无依据。

建议：本例不宜应用第三代头孢菌素，可短期应用黄连素或吡哌酸。

44.头孢哌酮、哌拉西林钠他唑巴坦钠——急性阑尾炎

实例：患者男，28岁。因右下腹痛1d入外科。查体：T36.2℃。腹软，右下腹有压痛和反跳痛。腹部B超：右下腹回盲区可见长53mm、宽5mm低回声带。初步诊断：急性阑尾炎。行阑尾切除术。术后诊断：急性化脓性阑尾炎。术中及术后应用头孢哌酮钠、哌拉西林钠他唑巴坦钠5d。

处方：

5%葡萄糖氯化钠注射液　500ml

注射用头孢哌酮钠　3.0g

iv gtt　bid×5

0.9%氯化钠注射液　250ml

注射用哌拉西林钠他唑巴坦钠　4.5g

iv gtt　q8h×5

分析：急性阑尾炎致病菌主要有大肠杆菌、粪杆菌属、厌氧菌和肠球菌等。哌拉西林钠他唑巴坦钠与头孢哌酮抗菌谱重复，且前者抗菌谱更广，可覆盖大部分厌氧菌，因此，本例选用头孢哌酮联合哌拉西林钠他唑巴坦钠抗感染治疗不适宜。

建议：选用注射用哌拉西林钠他唑巴坦钠一种即可。

45.头孢哌酮——氢化可的松

实例：患者女，42岁。急性胆囊炎，选用头孢哌酮钠、氢化可的松治疗。

处方：

0.9%氯化钠注射液　250ml

注射用头孢哌酮钠　2.0g

氢化可的松注射液　100mg

iv gtt　bid×3

分析：头孢哌酮分子中含N-甲硫四氮唑基因，能抑制乙醛脱氢酶活性，当其与含乙醇制剂的氢化可的松注射液同用时，因抑制乙醇代谢过程导致乙醛蓄积，引起戒酒样反应。故使用含四氮唑基团的抗菌药物，如头孢孟多、头孢哌酮时不能饮酒，同时也不宜与含乙醇的氢化可的松、藿香正气水、十滴水等联用。

建议：用地塞米松代替氢化可的松即可。

46.头孢哌酮——罗红霉素

实例：患者男，30岁。因"左小腿被砸伤后畸形、活动受限2h"入院。初步诊断：左胫腓骨干开放性骨折。应用罗红霉素、头孢哌酮钠防治感染。

处方：

罗红霉素胶囊　150mg×15粒

sig：150mg　po　bid

5%葡萄糖氯化钠注射液　500ml

      注射用头孢哌酮钠　2.0g

      iv gtt　bid×3

分析：头孢哌酮钠为第三代头孢菌素，属繁殖期杀菌剂，作用机制在于可干扰细菌黏肽的合成，使细菌细胞壁缺如，胞质液泄出而死亡。对正在繁殖的细菌具有强大的杀菌作用，而对已合成细胞壁静止期细菌无作用。罗红霉素为快速抑菌剂，主要作用在于阻碍细菌蛋白质的合成，使细菌生长受抑制。罗红霉素使细菌处于静止期，头孢哌酮钠的杀菌作用无从发挥而被降效。因此，罗红霉素与头孢哌酮钠合用时有可能导致头孢哌酮钠抗菌活性减弱。其他头孢菌素类抗生素（头孢唑林、头孢噻肟等）与罗红霉素及其他大环内酯类抗生素（乙酰螺旋霉素、交沙霉素等）可发生类似相互影响。

建议：大环内酯类抗生素与头孢菌素类抗生素不宜联用，本例不宜应用罗红霉素，可单用头孢哌酮钠。

47.头孢他啶——预防用药选药不适宜

实例：患者女，60岁。因"腹痛"来院就诊，临床诊断为：右肾癌、脂肪肝，子宫全切术后。入院后行右肾部分切除术，术前、术后给予头孢他啶预防感染，具体如下：

处方：

      0.9%氯化钠注射液　250ml

      注射用头孢他啶　2g

      iv gtt　bid×4

分析：根据《抗菌药物临床用药指导原则》（2015年版），该手术为Ⅱ类切口，为清洁-污染手术，清洁-污染手术的预防用药时间原则上不超过24h，预防用药，应选第一、二代头孢菌素，或氟喹诺酮类，第一代为头孢唑林，第二代为头孢呋辛，而不应选用第三代的头孢他啶。

建议如下：

      0.9%氯化钠注射液　250ml

      注射用头孢呋辛钠　1.5g

      iv gtt　q8h×1

48.头孢他啶——肾功能不全

实例：患者男，68岁。慢性肾功能不全合并肺部感染。

处方：

      0.9%氯化钠注射液　100ml

      注射用头孢他啶　3.0g

      iv gtt　bid×3

分析：头孢他啶在体内几乎不发生代谢，以原形从肾排泄，对肾脏有一定的毒性，对65岁以上老年患者日剂量不超过3.0g。此患者为68岁老年肾功能不全患者，应根据血肌酐进行剂量调整或延长给药间隔，或选用肝胆双通道排泄的无肾毒性的第三代头孢类药物为妥。如头孢曲松2.0g静滴，每天1次。该药半衰期长，每天1次即可。且经肝肾双通道排泄，肾功能不全则通过胆道清除增加，对肾功能无影响，同时血液透析不会降低该药血药浓度，对治疗无影响。

建议：根据血肌酐进行剂量调整或延长给药间隔，或选用无肾毒性的第三代头孢菌素如头孢曲松。

49.头孢克肟——双歧杆菌活菌

实例：患儿男，6岁。因发热、咽痛1d就诊。初步诊断：扁桃体炎，有慢性肠炎史。给予头孢克肟干混悬剂和双歧杆菌活菌胶囊治疗。

处方：

双歧杆菌活菌胶囊　0.35g×10粒

sig：0.35g　po　bid

头孢克肟干混悬剂　50mg×6袋

sig：50mg　po　bid

分析：双歧杆菌活菌胶囊是双歧杆菌的活菌制剂，主要利用其对宿主无害的活性菌素来拮抗外袭菌，纠正菌群失调，联合应用头孢克肟干混悬剂，双歧杆菌活菌胶囊的活性菌易被抗菌药物头孢克肟干混悬剂杀死而失效。

建议：头孢克肟干混悬剂与双歧杆菌活菌胶囊不能同时使用。

50.头孢西丁——用药剂量偏大、用药频次错误

实例：患者男，36岁。因急性化脓性阑尾炎入院治疗，给予头孢西丁静滴治疗。

处方：

0.9%氯化钠注射液　100ml

注射用头孢西丁钠　4g

iv gtt　q12h×11

分析：注射用头孢西丁钠对于严重感染的患者单次使用最大剂量为3g，该病例中单次用量已经达到了4g，过高的剂量容易引起患者肾脏的损伤和其他严重的不良反应，因此应严格按照说明书规定的用量使用。

建议：

0.9%氯化钠注射液　100ml

注射用头孢西丁钠　2g

iv gtt　q6h×11

51.头孢米诺——替硝唑

实例：患者男，34岁。腹部外伤。

处方：

0.9%氯化钠注射液　100ml

注射用头孢米诺　2.0g

iv gtt　qd×3

替硝唑注射液　0.4g

iv gtt　qd×3

分析：头孢米诺为第三代头孢霉素类β内酰胺药，对革兰阴性菌、厌氧菌有较强的抗菌作用，与替硝唑联用抗菌谱重叠。

建议：本例中替硝唑没有使用的必要。

52.头孢硫脒——预防用药选药不适宜，用药时间偏长

实例：患者女，46岁。因摔伤来院就诊，诊断为腰2椎体骨折，给予手术治疗，头孢硫脒预防感染。

处方：

　　0.9%氯化钠注射液　　250ml

　　注射用头孢硫脒　　2g

　　iv gtt　　bid×4

分析：根据《抗菌药物临床用药指导原则》（2015年版），该手术为Ⅰ类切口，为清洁手术，清洁手术的预防用药时间不超过24h，而且《抗菌药物临床用药指导原则》明确指出："Ⅰ类切口手术预防用药为第一代头孢菌素头孢唑啉或第二代头孢菌素头孢呋辛。"《抗菌药物临床应用管理办法》第二十六条明确指出："医疗机构和医务人员应当严格掌握使用抗菌药物预防感染的指征。预防感染、治疗轻度或者局部感染应当首选非限制使用级抗菌药物；严重感染、免疫功能低下合并感染或者病原菌只对限制使用级抗菌药物敏感时，方可选用限制使用级抗菌药物"，而头孢硫脒是限制级抗菌药物。综合以上两点，该患者预防用药选用抗菌药物不适宜，并且预防用药时间偏长。

建议：选用头孢唑啉或头孢呋辛预防感染，术前半小时给药。

53.头孢唑肟——无适应证用药

实例：患者男，26岁。因"电击伤"入院治疗，临床诊断为：双手及背部电击伤、背部及右下肢皮肤擦伤。给予头孢唑肟钠预防感染。

处方：

　　0.9%氯化钠注射液　　100ml

　　注射用头孢唑肟钠　　1g

　　iv gtt　　bid×3

分析：从此病历可知，该病人年龄为26岁，在病程记录中，该患者神清、饮食、睡眠及二便均正常。虽然患者双手及背部电击伤，右下肢皮肤擦伤，但创伤小，无感染，不宜使用头孢唑肟钠预防感染。

建议：不使用抗菌药物或选用口服制剂即可。

54.拉氧头孢——预防用药选药不适宜

实例：患者男，35岁。因"腹痛"入院治疗，临床诊断为：胆绞痛、胆囊结石、贫血（轻度）。入院后行腹腔镜下胆囊切除术，术前给予拉氧头孢预防感染。

处方：

　　0.9%氯化钠注射液　　100ml

　　注射用拉氧头孢钠　　0.5g

　　iv gtt　　术前30min

分析：根据《抗菌药物临床用药指导原则》（2015年版），该手术为Ⅲ类切口，为污染手术，肝、胆系统手术预防用药时应选第一、二代头孢菌素或头孢曲松±甲硝唑，或头霉素类，第一代为头孢唑林，第二代为头孢呋辛，而不应该选择氧头孢烯类。因此，该患者使用拉氧头孢预防感染，存在的问题为：预防用药选药不适宜。

建议：

> 0.9%氯化钠注射液　250ml
>
> 注射用头孢呋辛钠　1.5g
>
> iv gtt　q8h×1

55.拉氧头孢、奥硝唑——预防用药选药不适宜、重复用药

实例：患者女，37岁。因"停经8月余，不规律性下腹痛1d"入院治疗。临床诊断为：孕34+3周孕2产1剖1早产男婴、胎膜早破、胎儿宫内窘迫、急性肺水肿、贫血（轻度）。入院后行剖宫术，术前、术后给予拉氧头孢、奥硝唑预防感染。

处方：

> 0.9%氯化钠注射液　250ml
>
> 注射用拉氧头孢钠　1g
>
> iv gtt　bid×1
>
> 奥硝唑氯化钠注射液（100ml/0.25g）　0.5g
>
> iv gtt　bid×1

分析：根据《抗菌药物临床用药指导原则》（2015年版），剖宫产术为Ⅱ类切口，为清洁-污染手术，围手术期预防用药可选择第一、二代头孢菌素±甲硝唑，第一代为头孢唑林，第二代为头孢呋辛。此外，奥硝唑与拉氧头孢均对厌氧菌具有良好抗菌活性，因此，该患者使用拉氧头孢、奥硝唑预防感染，预防用药选药不适宜，重复用药。

建议：

> 0.9%氯化钠注射液　250ml
>
> 注射用头孢呋辛钠　1.5g
>
> iv gtt　q8h×1
>
> 甲硝唑氯化钠注射液　0.5g
>
> iv gtt　q8h×1

三、β-内酰胺类抗生素/酶抑制剂的复方制剂不合理用药

56.阿莫西林钠克拉维酸钾——预防用药选药不适宜

实例：患者女，45岁。因"声音嘶哑伴咽部异物感1年余"入院治疗。临床诊断为：声带息肉、会厌囊肿。入院后行支撑喉镜下声带及会厌肿物切除术，术前给予阿莫西林克拉维酸钾预防感染。

处方：

> 0.9%氯化钠注射液　250ml
>
> 注射用阿莫西林钠克拉维酸钾　1.2g
>
> iv gtt　bid×1

分析：根据《抗菌药物临床用药指导原则》（2015年版），该手术为Ⅱ类切口，为清洁-污染手术，耳鼻喉科手术主要预防金黄色葡萄球菌，凝固酶阴性葡萄球菌，围手术期抗菌药物可选择第一、二代头孢菌素，第一代为头孢唑林，第二代为头孢呋辛。因

此，该患者使用阿莫西林克拉维酸钾预防感染，存在的问题为：预防用药选药不适宜。

建议：

　　0.9%氯化钠注射液　　100ml

　　注射用头孢唑林钠　　1g

　　iv gtt 术前30min 1次，术后8h再用1次。

57.阿莫西林钠克拉维酸钾——用药频次错误

实例：患者男，42岁。急性细菌性中耳炎。

处方：

　　青霉素皮试（-）

　　0.9%氯化钠注射液　　500ml

　　注射用阿莫西林钠克拉维酸钾　　3.6g

　　iv gtt　　qd×3

分析：阿莫西林钠克拉维酸钾半衰期短，为时间依赖性抗生素，每天1次给药根本无法满足抗菌要求，反而易引起耐药菌产生。其杀菌效果主要取决于血药浓度超过最低抑菌浓度（MIC）的时间，使其24h内血药浓度高于MIC至少60%的时间；或者一个给药间隔期内超过MIC时间必须大于40%~50%，方可达到良好的杀菌效果。此类抗菌药物无抗菌后效应（PAE），其用药原则是将时间间隔缩短，而不必每次大剂量给药。当血药浓度达到MIC4~5倍时，再增大药物剂量，抗菌效力并不增加，反而增大其毒副作用。一般3~4个半衰期给药1次，日剂量分3~4次给药。

建议：

　　0.9%氯化钠注射液　　100ml

　　注射用阿莫西林钠克拉维酸钾　　1.2g

　　iv gtt　　tid×3

58.哌拉西林钠他唑巴坦钠——预防用药选药不适宜、用药时间偏长

实例：患者男，72岁。因"尿频、尿痛"入院治疗，临床诊断为：膀胱颈痉挛、尿潴留、前列腺肥大（增生）、胆囊结石。入院后行经尿道膀胱颈切开+前列腺电切术，术前、术后给予哌拉西林钠他唑巴坦预防感染。

处方：

　　0.9%氯化钠注射液　　100ml

　　注射用哌拉西林钠他唑巴坦钠　　4.5g

　　iv gtt　　bid×6

分析：根据《抗菌药物临床用药指导原则》（2015年版），该手术为Ⅱ类切口，为清洁-污染手术，清洁-污染手术的预防用药时间原则上不超过24h。该类手术预防用药时应选第一、二代头孢菌素，或氟喹诺酮类，第一代为头孢唑林，第二代为头孢呋辛，因此，该患者使用哌拉西林钠他唑巴坦预防感染，存在的问题为：遴选药物不适宜，预防用药时间偏长。

建议：

　　0.9%氯化钠注射液　　250ml

注射用头孢呋辛钠　　1.5g

iv gtt　q8h×1

59. 头孢哌酮钠舒巴坦钠——单次剂量偏大

实例：患者男，71岁。因"排尿不畅3年，加重2个月"入外科。血 BUN 8.8mmol/L，Cr 150μmol/L。B超示：①前列腺体积增大；②尿潴留；③双肾积水。初步诊断：前列腺增生并尿潴留、双肾积水。应用头孢哌酮钠舒巴坦钠防治感染。

处方：

0.9%氯化钠注射液　250ml

注射用头孢哌酮钠舒巴坦钠　4.0g

iv gtt　qd×7

分析：头孢哌酮钠舒巴坦钠为复方制剂，其组分为头孢哌酮钠与舒巴坦钠（1∶1），为时间依赖性抗生素，一日给药1次疗效不佳，应分等量每12h静脉滴注1次。头孢哌酮钠舒巴坦钠在体内几乎不被代谢，以原形排出体外。所给剂量约84%舒巴坦钠和25%头孢哌酮经肾脏排泄，余下的头孢哌酮钠大部分由胆汁排泄。老年人呈生理性的肝、肾功能减退，应慎用头孢哌酮钠舒巴坦钠并减少剂量。肾功能不全者因舒巴坦清除率降低，使用头孢哌酮钠舒巴坦钠时应减少剂量。成人常用量为2~4g。本例为71岁高龄老人，有轻度肾功能不全，每日用4.0g剂量过大，应减少剂量。

建议：

0.9%氯化钠注射液　100ml

注射用头孢哌酮钠舒巴坦钠　1.0g

iv gtt　q12h×7

60. 头孢哌酮钠舒巴坦钠——乙醇

实例：患者男，53岁。因支气管炎就诊，给予注射用头孢哌酮钠舒巴坦钠2g加入0.9%生理盐水250ml静脉滴注，每日1次。连续用药3d，症状好转后停药。患者于停药第2d饮白酒100g左右，半小时后出现胸闷、心悸、头昏、头晕、呼吸困难，并进行性加重，出现面色苍白、大汗淋漓、口唇发绀、烦躁不安。入院查体：T 35℃，P 56次/min，R 32次/min，BP 60/38mmHg，呼吸急促，头面、颈部、躯干皮肤潮红，口唇发绀。给予平卧，吸氧，迅速开通两条静脉通道，给予地塞米松、多巴胺、生脉注射液、纳洛酮等静脉滴注，3min后患者自觉胸闷、气急明显好转，血压上升到90/60mmHg。2h后症状逐渐减轻。

处方：

0.9%氯化钠注射液　250ml

注射用头孢哌酮钠舒巴坦钠　2g

iv gtt　qd×3

分析：注射用头孢哌酮钠舒巴坦钠可影响乙醇代谢，使血中乙醛浓度上升，如在用药期间及停药后5d内饮酒，或者使用含乙醇成分的药物或食物，可能会出现双硫仑样反应。因此，医护人员应重视并警惕应用注射用头孢哌酮钠舒巴坦钠过程中的双硫仑样反应。用药前须仔细询问患者的饮酒习惯，对12h内有饮酒史者或使用含乙醇成分的药物或食物者，宜暂缓使用。对于使用该产品的患者，应告知在用药期间及停药后5d内避免饮酒，或者使用含乙醇成分的药物或食物，尤其老年人和心血管疾病患者更应注意。一旦出现双硫仑样反应，应及时停药和停用乙醇相关制品，严重者应积极对症治疗。

建议：使用注射用头孢哌酮钠舒巴坦钠期间及停药后5d内避免饮酒，或者使用含乙醇成分的药物或食物。

61.头孢哌酮钠舒巴坦钠——用药剂量偏大

实例：患儿男，3岁，体重16kg。因急性气管炎就诊，给予注射用头孢哌酮钠舒巴坦钠2.0g，溶于0.9%氯化钠注射液静脉滴注，约5min后，患儿突然出现呼吸困难、面色紫绀、神志丧失，立即停药，给予生理盐水维护通路，肾上腺素0.5mg、氟美松5mg、纳洛酮0.4mg静推，经吸氧、心肺复苏，5min后仍无心跳、呼吸。又连续两次给予肾上腺素0.5mg静推，呼吸心跳仍未恢复，抢救无效死亡。

处方：

    0.9%氯化钠注射液　250ml

    注射用头孢哌酮钠舒巴坦钠　2.0g

    iv gtt　qd×3

分析：注射用头孢哌酮钠舒巴坦钠说明书在"用法用量"部分都标注了儿童每日推荐剂量为体重40~80mg/kg。所以该患儿的用量应为0.64~1.28g，并同时说明应将每日推荐剂量"分成等量，每天2~4次"。因此该患儿用药剂量偏大，每日1次的用药方法也是错误的。注射用头孢哌酮钠舒巴坦钠用量过大不但不能增强抗菌作用，还可引起严重的不良反应。所以严格按照说明书规定的用法用量给药，注意将每日推荐剂量等量分次应用，尤其是儿童患者不得一次性超剂量、高浓度应用。

建议：该患儿使用注射用头孢哌酮钠舒巴坦钠的用量应为0.64~1.28g，分2~4次滴注，用药期间医护人员密切观察，发现异常应及时停药，并及时采取救治措施。

62.头孢哌酮钠舒巴坦钠——阿米卡星

实例：患者男，15岁。因上呼吸道感染及扁桃体炎就诊。给予复方氨基比林1支肌注，并顺次静滴三组液体，分别是甲硝唑100ml；利巴韦林0.5g、阿米卡星0.4g、5%葡萄糖注射液250ml；注射用头孢哌酮钠舒巴坦钠3.0g、地塞米松5mg、0.9%氯化钠注射液250ml。在输注第三组液体约5min时，患者出现胸闷、胸痛、四肢痉挛、口唇发绀、昏迷。立即停药，给予吸氧、肌注肾上腺素、静滴葡萄糖酸钙、地塞米松，2h后症状改善。

处方：

    复方氨基比林　1支

    im　st

    甲硝唑注射液　100ml

    iv gtt　qd×3

    5%葡萄糖注射液　250ml

    利巴韦林注射液　0.5g

    阿米卡星注射液　0.4g

iv gtt　qd×3

0.9%氯化钠注射液　250ml

注射用头孢哌酮钠舒巴坦钠　3.0g

地塞米松注射液　5mg

iv gtt　qd×3

分析：注射用头孢哌酮钠舒巴坦钠说明书"药物相互作用"项中指出："本品与氨基糖苷类抗生素之间有物理性配伍禁忌"、不能直接混合，如需联用，两药之间可用稀释液充分冲洗先前使用过的静脉输液管，或使用不同的静脉输液管，两药之间给药的时间间隔应尽可能长。注射用头孢哌酮钠舒巴坦钠与卡那霉素B、多西环素、阿马灵、苯海拉明、门冬氨酸钾镁不能混合以免发生沉淀，"本品与安太乐、普鲁卡因胺、氨茶碱、丙氯拉嗪、细胞色素C、镇痛新、抑肽酶混合后6h发生外观变化""本品与酸制剂、胺碱制剂配伍发生沉淀"。

建议：静脉给药时，注射用头孢哌酮钠舒巴坦钠单独使用，禁忌与其他药品混合配伍。谨慎联合用药，如确需联合其他药品时，医护人员应谨慎考虑与注射用头孢哌酮钠舒巴坦钠的时间间隔以及药物相互作用等因素。

63.头孢哌酮钠舒巴坦钠——预防用药不适宜

实例：患者女，50岁。因心悸、胸闷半月入内科。心电图示高侧壁心肌呈缺血性改变。心脏彩色B超示左室舒张功能降低。初步诊断：冠心病。应用头孢哌酮钠舒巴坦钠预防感染。

处方：

0.9%氯化钠注射液　20ml

注射用头孢哌酮钠舒巴坦钠　1.0g

iv gtt　bid×3

分析：本例为冠心病患者，未合并感染，无应用抗生素的指征。本例应用昂贵抗生素更是错误的，可增加机会性感染，增加患者的经济负担。抗生素的预防应用应严加控制。

建议：本例不需用抗生素预防用药。

64.结核性胸膜炎——应用多种抗生素

实例：患者女，18岁。因低热、干咳、盗汗1个月入内科。查体：T 37.3℃。胸部正位片示右下肺外高内低密度增高影。B超示右侧胸腔积液。胸腔积液常规：草黄色，Rivalta试验（+），WBC$1.3×10^9$/L，N%：13%，L：$0.87×10^9$/L。初步诊断：右侧结核性胸膜炎。长期给予抗结核组合药B_5、异烟肼。开始应用头孢哌酮钠舒巴坦钠5d，改用硫酸奈替米星11d，再换用左氧氟沙星1d。

处方：

抗结核组合药B_5

sig: 1板　po　qd

5%葡萄糖氯化钠注射液　500ml

异烟肼注射液　0.4g

iv gtt   qd×3

0.9%氯化钠注射液   250ml

注射用头孢哌酮钠舒巴坦钠   4.0g

iv gtt   qd×5

0.9%氯化钠注射液   250ml

硫酸奈替米星注射液   0.3g

iv gtt   qd×11

左氧氟沙星注射液   300ml

iv gtt   qd

分析：抗结核组合药每板含异烟肼0.3g、利福平0.45g、乙胺丁醇0.75g、吡嗪酰胺1.5g。异烟肼剂量为成人每日300mg，一次口服。增加剂量有可能并发周围神经炎。本例每日应用异烟肼0.7g，易引起周围神经炎等不良反应。应用头孢哌酮钠舒巴坦钠、硫酸奈替米星无抗结核作用，易引起不良反应，增加病人经济负担。左氧氟沙星为二线抗结核药，多与其他抗结核药联合用于成年人耐药结核的治疗。

建议：异烟肼不宜与抗结核组合药合用。结核性胸膜炎不宜应用头孢哌酮钠舒巴坦钠、硫酸奈替米星、左氧氟沙星。

四、碳青霉烯类不合理用药

65.亚胺培南/西司他丁——溶媒剂量偏小

实例：患者男，53岁。因重症肺炎、感染性休克入院治疗，给予亚胺培南西司他丁静滴治疗。

处方：

0.9%氯化钠注射液   100ml

注射用亚胺培南西司他丁钠   1g

iv gtt   q8h×5

分析：本品0.5g需要100ml溶媒配制才能溶解，因此该病例中亚胺培南西司他丁溶媒量偏小。

建议：

0.9%氯化钠注射液   250ml

注射用亚胺培南西司他丁钠   1g

iv gtt   q8h×5

五、氨基糖苷类不合理用药

66.阿米卡星——氯霉素

实例：患者女，55岁。因"转移性右下腹痛2d"就诊。初步诊断：急性阑尾炎。应用阿米卡星、氯霉素控制感染。

处方：

10%葡萄糖注射液   500ml

阿米卡星注射液　0.6g

iv gtt　qd×3

5%葡萄糖氯化钠注射液　500ml

氯霉素注射液　1.0g

iv gtt　qd×3

分析：阿米卡星属氨基糖苷类抗生素，主要是使细菌的蛋白聚合体分解，而氯霉素不但能稳定此聚合体，而且妨碍阿米卡星进入细菌体内发挥作用，故可拮抗氨基糖苷类抗生素的杀菌效能。阿米卡星阻滞外周神经肌肉接头传递，氯霉素可通过抑制呼吸中枢，影响膈神经放电。两药联合静滴有增毒作用，可引起呼吸抑制，甚至导致呼吸停止而死亡。其他氨基糖苷类抗生素（庆大霉素、妥布霉素等）与氯霉素可发生类似相互影响。

建议：氨基糖苷类抗生素与氯霉素为绝对的配伍禁忌，应避免两者联用。

67.阿米卡星——西咪替丁

实例：患者男，52岁。因全腹痛4h入院。初步诊断：上消化道穿孔并急性腹膜炎。应用阿米卡星控制感染，应用西咪替丁治疗溃疡。

处方：

5%葡萄糖氯化钠注射液　500ml

阿米卡星注射液　0.4g

iv gtt　qd×3

10%葡萄糖注射液　500ml

西咪替丁注射液　0.6g

iv gtt　qd×3

分析：庆大霉素和西咪替丁都有神经肌肉阻断作用，两者的此种作用可发生相加或协同。合用可引起呼吸抑制，危及病人生命。其他氨基糖苷类抗生素（庆大霉素、核糖霉素等）与西咪替丁可发生类似相互影响。

建议：西咪替丁不应与阿米卡星或其他氨基糖苷类抗生素同时应用。可用雷尼替丁代替西咪替丁，前者无神经肌肉阻断作用。

68.阿米卡星——妊娠

实例：患者女，24岁。因尿频、尿急3d就诊。停经3个月。初步诊断：①泌尿系感染；②宫内孕3个月。应用阿米卡星控制感染。

处方：

5%葡萄糖注射液　500ml

阿米卡星注射液　0.4g

iv gtt　qd×7

分析：孕期应用阿米卡星，该药可通过胎盘到达胎儿，在内耳淋巴液中达到较高浓度，且消除缓慢，造成胎儿内耳严重损害，可导致新生儿耳聋。其他氨基糖苷类抗生素（链霉素、庆大霉素、卡那霉素等）也有类似影响。妊娠妇女禁止使用的抗菌药物还有：①复方磺胺甲噁唑：（含磺胺甲噁唑和甲氧苄啶）。动物试验显示两者均有致畸作用。

②喹诺酮类抗菌药：可影响软骨发育。③咪唑类抗真菌药（酮康唑）：动物实验显示有致畸作用。④硝基呋喃类抗菌药（呋喃妥因、呋喃唑酮）：可引起新生儿溶血。⑤阿昔洛韦、利巴韦林（病毒唑）：动物实验显示有致畸作用。⑥甲苯咪唑、阿苯达唑（肠虫清）：有胎毒致畸作用。

建议：孕妇避免应用阿米卡星。应改用疗效确切而对胎儿安全的抗生素如氨苄西林。

69.阿米卡星——剂量过大

实例：患者男，71岁。因"尿频、尿急、尿痛3d"就诊。初步诊断：泌尿系感染。应用阿米卡星控制感染。

处方：

    10%葡萄糖注射液　500ml

    阿米卡星注射液　0.4g

    iv gtt　bid×7

分析：患者为71岁高龄老人，患泌尿系感染应用阿米卡星，0.8g×7d，未测肾功能。阿米卡星剂量过大易产生耳毒性、肾毒性，可发生耳聋、肾功能不全。老年人应慎用氨基糖苷类抗生素，如必须应用者，应减少剂量，并监测肾功能。氨基糖苷类属浓度依赖型抗生素，其杀菌作用取决于血药浓度的峰值，毒性作用取决于血药浓度的谷值。因此，将一日剂量1次给予可取得高峰值，以增强杀菌效果，取得低谷值，以减轻毒性作用，即使血药浓度低于最低抑菌浓度水平，仍能有效发挥抗生素后效应。故目前临床常将氨基糖苷类抗生素每日剂量溶于输液中每日1次静脉滴注。

建议：本例应减少阿米卡星剂量。方案：阿米卡星0.4g加10%葡萄糖注射液200ml缓慢静滴，每日1次。

70.庆大霉素——剂量过大

实例：患儿男，8个月，体重6.2kg。因"发热、咳嗽1d"就诊。初步诊断：急性支气管炎。给予庆大霉素静滴。

处方：

    5%葡萄糖注射液　100ml

    庆大霉素注射液　6万U

    iv gtt　qd×7

分析：本例为8个月婴儿，体重6.2kg，庆大霉素每日用量为2万~3万U。剂量过大易产生耳毒性、肾毒性，可发生耳聋、肾功能不全。应用庆大霉素要严格掌握适应证，详细询问家族史，如有家族耳聋史者禁用。用药剂量为3~5mg/（kg·d），不宜过大。

建议：本例应减少庆大霉素剂量。

71.庆大霉素——用药途径错误

实例：患儿男，8岁。因"腹泻3d"就诊。初步诊断：急性肠炎。口服庆大霉素注射液治疗。

处方：

    庆大霉素注射液　8万U×6支

sig：8万U　po　tid

分析：消化液的pH值及存在消化液的酶会破坏庆大霉素注射液或使庆大霉素注射液活性降低，食物也会影响庆大霉素注射液的作用。

建议：庆大霉素注射液换为庆大霉素片。

72.庆大霉素——核糖霉素

实例：患者男，46岁。因"发热、右上腹痛3d"就诊。初步诊断：急性胆囊炎。应用庆大霉素、核糖霉素控制感染。

处方：

　　10%葡萄糖注射液　500ml

　　庆大霉素注射液　24万U

　　iv gtt　qd×3

　　5%葡萄糖氯化钠注射液　500ml

　　注射用硫酸核糖霉素　2.0g

　　iv gtt　qd×3

分析：庆大霉素与核糖霉素同属氨基糖苷类抗生素，其抗菌机理及毒副作用相似。联用不能扩大抗菌范围，反使耳毒性及肾毒性相加，可引起听觉及前庭功能障碍及肾功能衰竭，还可使神经肌肉阻断作用毒性增加。任何两种氨基糖苷类抗生素合用，均发生类似结果。

建议：避免任何两种氨基糖苷类抗生素相互合用。

73.庆大霉素——林可霉素

实例：患者男，40岁。因"发热、咳嗽、咳痰5d"就诊。初步诊断：急性支气管炎。应用林可霉素和庆大霉素控制感染。

处方：

　　5%葡萄糖氯化钠注射液　500ml

　　庆大霉素注射液　24万U

　　iv gtt　qd×3

　　10%葡萄糖注射液　500ml

　　林可霉素注射液　1.8g

　　iv gtt　qd×3

分析：庆大霉素与林可霉素联用可引起急性肾功能衰竭。引起肾功能衰竭的确切机制尚不清楚，可能是因为两者肾毒性的相加或协同。其他氨基糖苷类抗生素（卡那霉素、阿米卡星等）与林可霉素及克林霉素可发生类似相互影响。

建议：氨基糖苷类抗生素不宜与林可霉素类抗生素联用。

74.庆大霉素——呋塞米

实例：患者女，58岁。因"咳嗽、咳痰8年，加重10d"就诊。初步诊断：慢性支气管炎、慢性肺心病并右心衰竭。应用庆大霉素控制感染，应用呋塞米利尿。

处方：

　　5%葡萄糖氯化钠注射液　500ml

　　庆大霉素注射液　24万U

　　iv gtt　qd×3

　　呋塞米注射液　40mg

　　iv　qd×3

　　分析：呋塞米属强效利尿药，有耳毒性，可能与其引起内耳淋巴液电解质成分改变，或损伤耳蜗管基底膜上毛细胞有关。庆大霉素属氨基糖苷类抗生素，有耳毒性，能在内耳外淋巴液中蓄积，可使内耳毛细胞膜上钾、钠离子泵发生障碍，而使毛细胞功能受损害。呋塞米与庆大霉素合用，较易发生耳毒性，表现为眩晕、耳鸣、听力减退、暂时性耳聋或永久性耳聋。呋塞米或依他尼酸（利尿酸）与庆大霉素及其他氨基糖苷类抗生素（阿米卡星、核糖霉素等）可发生类似相互影响。

　　建议：接受氨基糖苷类抗生素治疗的患者如需使用呋塞米或依他尼酸时应非常谨慎，最好避免合用，利尿药应尽量选择氢氯噻嗪、螺内酯（安体舒通）。

　　75.庆大霉素——维生素C

　　实例：患者男，38岁。因"腹泻3d"就诊。初步诊断：急性肠炎。应用庆大霉素、维生素C同瓶静滴。

　　处方：

　　10%葡萄糖注射液　500ml

　　庆大霉素注射液　24万U

　　维生素C注射液　3.0g

　　iv gtt　qd×3

　　分析：维生素C呈酸性，庆大霉素的抗菌作用受pH值的影响，在碱性环境中抗菌作用增强，在酸性环境中抗菌作用减弱。本处方庆大霉素与维生素C混合静滴，维生素C使庆大霉素疗效降低。其他氨基糖苷类抗生素（阿米卡星、核糖霉素等）与维生素C可发生类似相互影响。

　　建议：应避免同时应用庆大霉素与维生素C混合静滴。

　　76.庆大霉素——碳酸氢钠

　　实例：患者男，38岁。因"腹泻2d"就诊。初步诊断：急性肠炎。应用庆大霉素、碳酸氢钠。

　　处方：

　　5%葡萄糖注射液　500ml

　　庆大霉素注射液　24万U

　　iv gtt　qd×3

　　5%碳酸氢钠注射液　250ml

　　iv gtt　qd×3

　　分析：氨基糖苷类抗生素多以原形经肾排泄，其排泄速度部分取决于肾小管液中的pH值，碳酸氢钠碱化尿液，使氨基糖苷类抗生素在肾小管重吸收增加。同时应用庆大霉素和碳酸氢钠，庆大霉素的半衰期延长，血药浓度升高，作用增强，毒性增加。其他氨基糖苷类抗生素（阿米卡星、妥布霉素等）与碳酸氢钠及其他碱性药物（乳酸钠、氨茶碱等）可发生类似相互影响。

建议：最好避免将庆大霉素或其他氨基糖苷类抗生素与碳酸氢钠或其他碱性液体同时应用。如临床需要同用，庆大霉素或其他氨基糖苷类抗生素的剂量应适当减少。

77.庆大霉素——异丙嗪

实例：患者女，35岁。因"发作性喘息8年，再发6h"就诊。初步诊断：支气管哮喘急性发作。应用庆大霉素防治感染，应用异丙嗪辅助平喘。

处方：

5%葡萄糖氯化钠注射液　500ml

庆大霉素注射液　24万U

iv gtt　qd×3

异丙嗪片　12.5mg×20片

sig: 25mg　po　tid

分析：庆大霉素的耳毒性症状最初表现为眩晕、恶心、呕吐，异丙嗪可缓解眩晕、恶心和呕吐等症状，从而掩盖庆大霉素的早期耳毒性症状。其他H_1受体阻断药（苯海拉明、布可立嗪、美克洛嗪）也可使庆大霉素及其他氨基糖苷类抗生素（阿米卡星、核糖霉素、链霉素等）的耳毒性症状不易觉察。

建议：在应用氨基糖苷类抗生素治疗期间，不宜应用具有止吐和抗晕动作用的H_1受体阻断药，以免耳毒性先兆症状不易觉察，而继续用药致永久性耳损害。H_1受体阻断药可选择氯苯那敏（扑尔敏）、特非那定。

78.庆大霉素——地西泮

实例：患者女，22岁。因"口服剧毒杀鼠剂后抽搐半小时"入院。初步诊断：急性剧毒杀鼠剂中毒。立即洗胃、导泻，应用庆大霉素防治感染，应用地西泮控制抽搐发作。

处方：

5%葡萄糖氯化钠注射液　500ml

庆大霉素注射液　24万U

iv gtt　qd×3

地西泮注射液　10mg

iv　q1h×1

分析：氨基糖苷类抗生素能与突触前膜钙结合部位结合，阻止钙离子参与乙酰胆碱的释放，而地西泮有中枢性肌肉松弛作用。同时应用庆大霉素和地西泮，可导致神经肌肉阻断，引起严重呼吸抑制。其他苯二氮䓬类镇静催眠药（氯氮䓬、三唑仑等）与庆大霉素及其他氨基糖苷类抗生素（阿米卡星、妥布霉素等）可发生类似相互影响。

建议：尽量避免同时应用氨基糖苷类抗生素和苯二氮䓬类镇静催眠药。需要合用时，氨基糖苷类抗生素的滴速要慢，如果出现呼吸抑制，可用钙剂、新斯的明。

79.庆大霉素——硫酸镁

实例：患者，女，28岁。因发作性喘息3年，再发1h就诊。初步诊断：支气管哮喘急性发作。应用庆大霉素防治感染，应用硫酸镁平喘。

处方：

    5%葡萄糖氯化钠注射液　500ml

    庆大霉素注射液　24万U

    25%硫酸镁注射液　10ml

    iv gtt　qd×3

分析：庆大霉素和硫酸镁都有神经肌肉阻断作用，同时应用庆大霉素和硫酸镁，可导致神经肌肉阻断作用加强，引起严重呼吸抑制。其他氨基糖苷类抗生素（阿米卡星、核糖霉素等）与镁盐可发生类似相互影响。

建议：正在应用氨基糖苷类抗生素治疗的患者，最好避免静脉给予硫酸镁，如必须应用，滴速要慢，应备好人工呼吸设施。

80.庆大霉素——右旋糖酐-40

实例：患者男，68岁。因右侧偏瘫12h入院。既往有慢性支气管炎病史6年。初步诊断：①脑梗死；②慢性支气管炎。应用庆大霉素治疗呼吸道感染，应用右旋糖酐-40治疗脑梗死。

处方：

    右旋糖酐40注射液　500ml

    iv gtt　qd×3

    5%葡萄糖注射液　500ml

    庆大霉素注射液　24万U

    iv gtt　qd×3

分析：右旋糖酐-40与庆大霉素合用，肾毒性增强。其他氨基糖苷类抗生素（阿米卡星、核糖霉素等）与右旋糖酐-40可发生类似相互影响。

建议：避免同时应用氨基糖苷类抗生素和右旋糖酐-40，特别是肾功能不全的患者及老年患者。

81.依替米星——预防用药选药不适宜、用药时间偏长

实例：患者男，24岁。因"骨折术后"入院治疗，临床诊断为：右髌骨骨折术后。入院后行右髌骨骨折术后1年取内固定物术，术前、术后给予依替米星预防感染。

处方：

    0.9%氯化钠注射液　100ml

    硫酸依替米星注射液　200mg

    iv gtt　qd×3

分析：根据《抗菌药物临床用药指导原则》（2015年版），该手术为Ⅰ类切口，为清洁手术，清洁手术的预防用药时间不超过24h，预防用药应选择第一代头孢菌素头孢唑啉或第二代头孢菌素头孢呋辛，因此，该患者使用注射用硫酸依替米星预防感染，存在的问题为：遴选药物不适宜，预防用药时间偏长。

建议：

    0.9%氯化钠注射液　250ml

    注射用头孢呋辛钠　1.5g

iv gtt　q8h×1

六、四环素类不合理用药

82.土霉素——硫糖铝

实例：患者男，32岁。因上腹痛、纳差3个月就诊。初步诊断：慢性胃炎。应用土霉素抗幽门螺杆菌，应用硫糖铝保护胃黏膜。

处方：

> 土霉素片　0.25g×96片
>
> sig: 0.5g　po　qid
>
> 硫糖铝片　0.25g×100片
>
> sig: 1.0g　po　qid

分析：土霉素能与二价或三价金属离子如 Mg^{2+}、Ca^{2+}、Al^{3+}、Fe^{2+}、Zn^{2+} 等形成难溶难吸收的络合物，因而含这些离子的药物可影响土霉素的吸收。由于硫糖铝是一种铝盐，故可影响土霉素的吸收，使疗效降低。其他四环素类抗生素（四环素、多西环素、米诺环素等）与含有 Mg^{2+}、Ca^{2+}、Al^{3+}、Fe^{2+}、Zn^{2+} 的药物可发生类似相互作用。

建议：四环素类抗生素应避免与含有 Mg^{2+}、Ca^{2+}、Al^{3+}、Fe^{2+}、Zn^{2+} 的药物同服。若必须合用，应将两种药物间隔2~3h分服。

83.土霉素——泼尼松

实例：患者男，16岁。因全身水肿5d入院。初步诊断：肾病综合征。应用泼尼松消除尿蛋白，应用土霉素预防感染。

处方：

> 土霉素片　0.25g×96片
>
> sig: 0.5g　po　qid
>
> 泼尼松片　5mg×100片
>
> sig: 15mg　po　qd

分析：土霉素的广谱抗菌作用可导致菌群失调，长期单独应用也可引起白色念珠菌或其他耐药菌的二重感染。长期或大量应用糖皮质激素能抑制机体免疫作用，更容易发生二重感染。同时应用土霉素和泼尼松，二重感染的发生率增加。其他四环素类抗生素（四环素等）与泼尼松和其他糖皮质激素（地塞米松等）同时应用，也会导致二重感染的发生率增加。通常在激素治疗肾病综合征时无须应用抗生素预防感染，不但达不到预防目的，反而可能诱发二重感染。

建议：四环素类与糖皮质激素的长期合用应予避免。本例不宜应用土霉素预防感染。

84.土霉素——牛黄解毒片

实例：患者男，40岁。因咽痛3d就诊。初步诊断：急性咽炎。应用土霉素、牛黄解毒片。

处方：

> 土霉素片　0.25g×48片

　　sig: 0.5g　po　tid

　　牛黄解毒片　48片

　　sig: 3片　po　tid

　　分析：牛黄解毒片内含石膏，石膏主要成分是硫酸钙，与土霉素同服，钙离子与土霉素可形成络合物，使土霉素的吸收减少，疗效降低，同时，也影响牛黄解毒片药效的正常发挥。黄连上清丸与土霉素及其他四环素类抗生素（四环素等）可发生类似相互作用。

　　建议：两药不宜同服，必要时服药时间应间隔2~3h。

　　85.土霉素——复方罗布麻片

　　实例：患者女，54岁。因咳嗽、咳痰3d就诊。既往有高血压病史6年。初步诊断：①支气管炎；②高血压病。应用土霉素治疗呼吸道感染，应用复方罗布麻片降血压。

　　处方：

　　土霉素片　0.25g×96片

　　sig: 0.5g　po　qid

　　复方罗布麻片　100片

　　sig: 2片　po　tid

　　分析：复方罗布麻片中含泛酸钙与三硅酸镁，其钙、镁离子可与土霉素结合形成络合物，影响土霉素的肠道吸收，从而降低其疗效。其他四环素类抗生素（四环素等）与复方罗布麻片可发生类似的相互作用。

　　建议：两药不宜同服，必要时服药时间应间隔2~3h。

　　86.土霉素——妊娠

　　实例：患者女，28岁。因腹泻2d就诊。停经6个月。初步诊断：①急性肠炎；②宫内孕6个月。应用土霉素控制肠道感染。

　　处方：

　　土霉素片　0.25g×48片

　　sig: 0.5g　po　qid

　　分析：土霉素能与新形成的骨、牙中所沉积的钙相结合。妊娠5个月以上的妇女服用土霉素时，出生的幼儿乳牙可出现荧光、变色、牙釉质发育不全、畸形或生长抑制。土霉素不仅影响胎儿，而且易致孕妇肝损害。其他四环素类抗生素（四环素、多西环素、米诺环素等）也有类似影响。

　　建议：孕妇不宜应用四环素类抗生素。本例可改用小檗碱或阿莫西林。

　　87.土霉素——肾功能不全

　　实例：患者男，51岁。因发热、咽痛2d就诊。既往有慢性肾炎病史5年。血BUN 11mmol/L，Cr 160μmol/L。初步诊断：①扁桃体炎；②慢性肾炎并肾功能不全。应用土霉素控制感染。

　　处方：

　　土霉素片　0.25g×48片

　　sig: 0.5g　po　qid

分析：土霉素影响氨基酸代谢，对肾功能不全者可加重肾损害，导致血尿素氮和肌酐值升高。肾功能不全者禁用。肾功能减退时不宜应用的抗菌药物还有四环素、米诺环素、头孢噻啶、呋喃妥因等，因以上药物及其代谢产物主要经肾排泄，且有明显肾毒性。肾功能减退时剂量必须减少的抗菌药物有氨基糖苷类抗生素（包括庆大霉素、阿米卡星等）、多黏菌素类（包括多黏菌素B、黏菌素）、万古霉素、去甲万古霉素等，这些药物本身或其代谢产物主要经肾排出，且有较大肾毒性，肾功能减退者宜避免使用，如必须采用时，应根据肾功能减退程度减少剂量，并监测血药浓度。

建议：本例为肾功能不全患者，不宜应用土霉素。可改用阿莫西林或头孢氨苄。

88.土霉素——氨咖黄敏胶囊

实例：患者男，27岁。因"发热、胸痛3d"来医院就诊。初步诊断：上呼吸道感染。应用速效伤风胶囊、土霉素治疗。

处方：

速效伤风胶囊　0.4g×24粒

sig: 0.8g　po　tid

土霉素片　0.25g×24片

sig: 0.5g　po　qid

分析：本处方在基层治疗上呼吸道感染最常见。速效伤风胶囊属中西结合药物制剂，内含牛黄、咖啡因、扑尔敏、扑热息痛等中西药物。而土霉素属于四环素类抗生素，它与含有Ca^{2+}、Mg^{2+}、Al^{3+}等金属离子的药物并用，可形成难以吸收的络合物。牛黄的主要成分为胆酸、胆红素及钙盐，尚有铜、铁、镁等离子，因此二者配伍影响土霉素的疗效。

建议：将土霉素换成阿莫西林或复方新诺明。

七、酰氨醇类不合理用药

89.氯霉素——妊娠

实例：患者女，26岁。因咳嗽、咳痰3d就诊。停经8个月。初步诊断：①支气管炎；②宫内孕8个月。应用氯霉素控制呼吸道感染。

处方：

氯霉素片　0.25g×30片

sig: 0.5g　po　tid

分析：妊娠后期应用氯霉素，可通过胎盘进入胎儿血循环，可使新生儿发生再生障碍性贫血、灰婴综合征。

建议：妊娠后期禁用氯霉素。本例可改用青霉素V或阿莫西林。

90.氯霉素——慢性肝炎

实例：患者男，49岁。因尿频、尿急、尿痛2d就诊。有慢性肝炎病史2年。肝功能：胆红素48μmol/L，ALT 360U/L，HBsAg（+）。腹部B超示：肝弥漫性损伤。初步诊断：①泌尿系感染；②慢性乙型肝炎。应用氯霉素控制感染。

处方：

> 氯霉素片 0.25g×42 片
>
> sig: 0.5g po tid

分析：氯霉素代谢主要是在肝内与葡萄糖醛酸结合成葡萄糖醛酸结合物而失活。肝病时氯霉素半衰期从 2.3~2.9h 延长至 4.1~5.4h；清除率从每分钟 3.6~4.7μg/kg 下降至 2~2.8μg/kg。肝病患者即使服用常规量氯霉素也可引起骨髓抑制。

建议：本例为肝病患者，不宜应用氯霉素，可改用阿莫西林或氨苄西林。

91.氯霉素——新生儿

实例：患儿男，12d，体重 3.2kg。因嗜睡、厌食 5d 入院。初步诊断：新生儿败血症。应用氯霉素控制感染。

处方：

> 10% 葡萄糖注射液 100ml
>
> 氯霉素注射液 0.2g
>
> iv gtt qd×7

分析：新生儿肝脏葡萄糖醛酸结合机能不健全，肾脏排泄功能差，故不能有效地结合及排泄氯霉素，从而容易导致中毒。新生儿应用氯霉素，可致灰婴综合征。表现为腹胀、呕吐、肌肉松弛、体温过低、进行性皮肤苍白、循环衰竭。

建议：新生儿避免应用氯霉素。可改用氨苄西林或哌拉西林。

八、大环内酯类不合理用药

92.红霉素——山莨菪碱

实例：患者男，43 岁。因咳嗽、咳痰 5d 就诊。既往有十二指肠球部溃疡病史 3 年。初步诊断：①急性支气管炎；②十二指肠球部溃疡。应用红霉素治疗呼吸道感染，应用山莨菪碱治疗消化性溃疡。

处方：

> 红霉素片 0.125g×42 片
>
> sig: 0.25g po qid
>
> 山莨菪碱片 5mg×20 片
>
> sig: 10mg po tid

分析：山莨菪碱属 M 胆碱受体阻断药，可抑制胃排空，使红霉素在胃内的滞留时间延长，分解增加。另外，红霉素到达肠内的速度减慢，吸收延迟，从而导致血药浓度下降。同时应用红霉素和山莨菪碱，红霉素的血药浓度降低，疗效减弱。其他 M 胆碱受体阻断药（阿托品、溴丙胺太林、东莨菪碱等）与红霉素可发生类似相互影响。

建议：分开服用，口服红霉素 2h 后再服山莨菪碱。

93.红霉素——维生素 C

实例：患者女，25 岁。因"发热、咽痛 1d"就诊。初步诊断：扁桃体炎。应用红霉素、维生素 C 同瓶静滴。

处方：

> 10% 葡萄糖注射液 500ml

注射用乳糖酸红霉素　100万U

维生素C注射液　3.0g

iv gtt　qd×7

分析：红霉素属大环内酯类抗生素，它在碱性环境中抗菌能力强，当pH值在5.5~8.5之间时，抗菌强度随pH值增高而增高，pH值在3.2~3.5之间时红霉素被大量分解破坏。维生素C含烯二醇，显酸性，与红霉素同瓶静滴可使红霉素分解破坏。

建议：在含红霉素的输液中不宜加入维生素C。静滴红霉素的溶媒不宜选择葡萄糖注射液，应选择生理盐水，如果选葡萄糖注射液，应在500ml葡萄糖注射液中加入1g抗坏血酸钠或0.5ml 5%碳酸氢钠注射液，使pH值升高至6左右，则有助于稳定。

94.依托红霉素——慢性肝炎

实例：患者男，43岁。因发热、咳嗽3d就诊。有慢性肝炎病史5年。肝功能检查：总胆红素32μmol/L，ALT 220U/L，HBsAg（+）。腹部B超示：肝弥漫性损伤。初步诊断：①急性支气管炎；②慢性乙型肝炎。应用依托红霉素控制感染。

处方：

依托红霉素片　0.125g×36片

sig: 0.375g　po　tid

分析：依托红霉素为红霉素的无味口服制剂，有一定的肝毒性，主要表现为胆汁淤积、肝酶升高。肝功能不全者禁用。严重肝病者不宜应用的抗菌药物还有：四环素类抗生素（包括四环素、土霉素、多西环素）、利福平、两性霉素B、酮康唑。因以上药物对肝脏有损害，故不建议用于肝病患者。

建议：本例为肝病患者，不宜应用依托红霉素，可改用青霉素类或头孢菌素类抗生素。

95.罗红霉素——林可霉素

实例：患者女，32岁。因"发热、咽痛2d"就诊。初步诊断：扁桃体炎。应用罗红霉素、林可霉素治疗。

处方：

罗红霉素胶囊　150mg×15粒

sig: 150mg　po　bid

10%葡萄糖注射液　500ml

林可霉素注射液　0.6g

iv gtt　q8h×3

分析：罗红霉素与林可霉素抗菌作用机制基本相同，主要用于抑制细菌蛋白质的合成，罗红霉素与林可霉素作用于菌体蛋白质合成过程中的核糖体50S亚基而阻碍蛋白质合成，联用时可在作用部位竞争，相互拮抗，削弱抗菌作用，且并用可能引起伪膜性肠炎。其他大环内酯类抗生素（乙酰螺旋霉素、交沙霉素等）与林可霉素及其他林可酰胺类抗生素（克林霉素）可发生类似相互作用。

建议：大环内酯类抗生素不宜与林可酰胺类抗生素联用，本例可单用罗红霉素或林可霉素。

96.阿奇霉素——克林霉素

实例：患者女，65岁。支气管炎。

处方：

    5%葡萄糖注射液　250ml

    注射用阿奇霉素　0.5g

    iv gtt　qd×5

    0.9%氯化钠注射液　250ml

    注射用克林霉素　0.6g

    iv gtt　bid×5

分析：阿奇霉素与克林霉素都作用于细菌核糖体50S亚基，干扰细菌蛋白质合成。两药作用靶部位相同，联用产生药理拮抗作用，因此不宜同用。

建议：选择其中一种药物即可。

97.阿奇霉素——用药频次错误

实例：患者男，21岁。因"咳嗽、咳痰、发热"入院治疗，临床诊断为：社区获得性肺炎。行呼吸道九项联合检测提示：肺炎支原体（+），给予头孢呋辛、阿奇霉素静滴治疗。

处方：

    5%葡萄糖注射液　250ml

    注射用阿奇霉素　0.5g

    iv gtt　bid×3

分析：阿奇霉素半衰期为36~48h，每日使用1次即可。

建议：

    5%葡萄糖注射液　250ml

    注射用阿奇霉素　0.5g

    iv gtt　qd×3

98.阿奇霉素——药物稀释浓度不合理

实例：患者男，21岁。因社区获得性肺炎入院治疗，给予阿奇霉素静滴治疗。

处方：

    0.9%氯化钠注射液　100ml

    注射用阿奇霉素　0.5g

    iv gtt　qd×3

分析：注射用阿奇霉素说明书中指出：将本品用适量注射用水充分溶解后，配制成0.1g/ml，再加入至250ml或500ml的氯化钠注射液或5%葡萄糖注射液中，最终阿奇霉素浓度为1.0~2.0mg/ml，然后静脉滴注。该病例中，药物稀释浓度为5mg/ml，远远高于规定浓度，是不合理的。

建议：

    0.9%氯化钠注射液　250ml

    注射用阿奇霉素　0.5g

iv gtt qd×3

99.乙酰螺旋霉素——银翘解毒片

实例：患者女，22岁。因发热、咽痛1d就诊。初步诊断：上呼吸道感染。应用乙酰螺旋霉素、银翘解毒片。

处方：

乙酰螺旋霉素片 0.1g×36片

sig: 0.3g po tid

银翘解毒片 72片

sig: 4片 po tid

分析：银翘解毒片中含有豆豉，其有效成分与酵母菌等酶类有关。乙酰螺旋霉素可抑制中药中的微生物并破坏酶的活性，使银翘解毒片的解表发散作用减弱。其他抗菌药物与银翘解毒片等解表剂可发生类似相互作用。

建议：两药不宜同服，可单用中成药治疗。

九、糖肽类不合理用药

100.万古霉素——溶媒用量偏少

实例：患者女，55岁。因"发热伴寒战、腹痛"入院治疗，临床诊断为：腹腔感染、盆腔脓肿。入院后行血培养提示：耐甲氧西林金黄色葡萄球菌。给予万古霉素静滴抗感染治疗。

处方：

0.9%氯化钠注射液 100ml

注射用盐酸万古霉素 1g

iv gtt q12h×10

分析：注射用盐酸万古霉素说明书中指出：配制方法为在含有本品0.5g的小瓶中加入10ml注射用水溶解，再以至少100ml的生理盐水或5%葡萄糖注射液稀释，静滴时间在60min以上。超过此浓度输注容易引起红人综合征。因此，该病例中万古霉素的稀释浓度不合理。

建议：

0.9%氯化钠注射液 250ml

注射用盐酸万古霉素 1g

iv gtt q12h×10

十、林可酰胺类不合理用药

101.林可霉素——维生素C

实例：患者男，16岁。因"发热、咽痛1d"就诊。初步诊断：扁桃体炎。应用林可霉素、维生素C同瓶静滴。

处方：

0.9%氯化钠注射液 250ml

　　林可霉素注射液　　1.2g

　　维生素C注射液　　2.0g

　　iv gtt　　qd×3

　　分析：林可霉素可与维生素C发生氧化还原反应，生成新的复合物，使林可霉素失去抑菌活性。

　　建议：林可霉素与维生素C不宜同瓶静滴。

　　102.林可霉素——溶媒用量偏少

　　实例：患者女，32岁。因"咳嗽、咳痰2d"就诊。初步诊断：急性支气管炎。给予林可霉素静脉注射。

　　处方：

　　50%葡萄糖注射液　　20ml

　　林可霉素注射液　　1.8g

　　iv　　qd×7

　　分析：林可霉素有神经肌肉阻滞作用。静脉注射可致呼吸抑制、心搏暂停和血压降低，严禁静脉注射。静脉给药时，每0.6~1g林可霉素需用100ml以上液体稀释，滴注时间不少于1h。克林霉素、氨基糖苷类抗生素和多黏菌素B也有神经肌肉阻滞作用，可抑制呼吸，严禁静脉注射。

　　建议：应更正用法。正确用法：林可霉素0.9g加10%葡萄糖注射液200ml静脉滴注，每日2次。

　　10%葡萄糖注射液　　200ml

　　林可霉素注射液　　0.9g

　　iv gtt　　bid×7

　　103.克林霉素磷酸酯——超适应证使用

　　实例：患者女，43岁。因口唇疱疹来院就诊，给予克林霉素磷酸酯，静滴，输液近一半时，患者出现心悸、畏寒、寒战，血压60/30mmHg，给予多巴胺和间羟胺升压治疗，1h后病情缓解。

　　处方：

　　0.9%氯化钠注射液　　250ml

　　注射用克林霉素磷酸酯　　0.9g

　　iv gtt　　qd×3

　　分析：该患者应用克林霉素磷酸酯明显属超适应证用药。克林霉素注射剂说明书中明确指出，"适用于革兰氏阳性菌和厌氧菌引起的感染性疾病。"《抗菌药物临床应用指导原则》中明确说明，"克林霉素适用于厌氧菌、肺炎链球菌、其他链球菌属（肠球菌属除外）及敏感金葡菌所致的下呼吸道感染和皮肤软组织感染；并常与其他抗菌药物联合用于腹腔感染及盆腔感染。"临床医生使用克林霉素注射剂时，严格掌握适应证，用药前详细询问药物过敏史，过敏体质者慎用。

　　建议：本例不宜应用克林霉素磷酸酯。

104.克林霉素——预防用药选药不适宜

实例：患者女，63岁。因"左肱骨外科颈骨折（术后）1年10个月，欲取内固定"入院治疗。临床诊断为：骨质疏松症、左肱骨外科颈骨折术后、高血压3级（极高危）。入院后行左肱骨外科骨折术后内固定取出术，术前给予克林霉素预防感染，具体如下：

处方：

0.9%氯化钠注射液　100ml

注射用克林霉素磷酸酯　0.6g

iv gtt　bid×1

分析：根据《抗菌药物临床用药指导原则》（2015年版），该手术为Ⅰ类切口，为清洁手术，Ⅰ类手术通常不预防使用抗菌药物，若应用，应选择第一、二代头孢菌素，第一代为头孢唑林，第二代为头孢呋辛。头孢菌素过敏者，可选用克林霉素，该患者病历中未记载头孢菌素过敏史。因此，该患者使用克林霉素预防感染，存在的问题为：预防用药选药不适宜。

建议：

0.9%氯化钠注射液　100ml

注射用头孢唑林钠　1g

iv gtt术前30min 1次，术后8h再用1次。

105.克林霉素——溶媒用量偏少

实例：患者男，23岁。因骨髓炎入院治疗。给予克林霉素静滴治疗。

处方：

0.9%氯化钠注射液　100ml

注射用克林霉素磷酸酯　0.9g

iv gtt　q12h×9

分析：注射用克林霉素磷酸酯说明书规定其配制后的最大浓度不得超过6mg/ml，该组医嘱的配制后浓度为9mg/ml，已经超过规定浓度。浓度过高可能导致注射部位疼痛，增加患者不适。

建议：

0.9%氯化钠注射液　250ml

注射用克林霉素磷酸酯　0.9g

iv gtt　q12h×9

106.克林霉素——选药不适宜

实例：患者女，55岁。因急性脑梗死、高血压2级（高危）、肺部感染入院治疗。给予克林霉素静滴治疗。

处方：

0.9%氯化钠注射液　100ml

注射用克林霉素磷酸酯　0.6g

iv gtt　bid×8

分析：患者以急性脑梗死、肺部感染入院，首选克林霉素注射液静脉滴注抗感染，首先存在选药针对性不强的问题。成人肺部感染可能的致病菌有肺炎链球菌、肺炎支原体、流感嗜血杆菌、金黄色葡萄球菌、革兰阴性杆菌等，经验治疗宜选广谱青霉素类、第二代头孢菌素类和（或）大环内酯类，也可选第三代头孢菌素类、呼吸喹诺酮类等；其次，在未明确病原菌感染时，克林霉素不宜首选作为急性脑梗死患者的抗感染治疗，因为克林霉素具有中枢神经损害作用，同时，克林霉素主要用于厌氧菌（包括脆弱类杆菌、产气荚膜杆菌、放线菌等）引起的腹膜和妇科感染，或用于敏感的革兰阳性菌引起的呼吸道、关节和软组织、骨组织等感染，克林霉素对革兰阴性菌无效，所以克林霉素难以覆盖上述可能引起肺部感染的致病菌。

建议：

0.9%氯化钠注射液　100ml

注射用头孢他啶　2g

iv gtt　q12h×8

107.克林霉素磷酸酯——用法用量错误

实例：患者女，45岁。因子宫肌瘤伴慢性宫颈炎，拟行腹式子宫全切术，术前小便常规检查正常，肝功能正常，肾功能检查：肌酐51.4μmol/L，尿素3.98mmol/L。术前1d，给予患者注射用克林霉素磷酸酯2.4g，每日1次静脉滴注。术后第1d患者出现尿量减少。术后第2d，B超检查：双肾实质回声改变，双侧输尿管不扩张；肾功能检查：肌酐363.1μmol/L。

处方：

0.9%氯化钠注射液　250ml

注射用克林霉素磷酸酯　2.4g

iv gtt　qd×3

分析：克林霉素磷酸酯说明书中明确提示："本品可静脉滴注给药，也可肌内注射给药。成人，剂量如下：中度感染：0.6~1.2g/d，可分为2~4次给药；严重感染：1.2~2.4g/d，可分为2~4次给药，或遵医嘱。"该患者克林霉素磷酸酯用量明显偏大，一日1次给药也属错误给药。现在报道克林霉素注射剂的不良反应越来越多，因此，使用克林霉素注射剂时，严格按说明书中的用法、用量（包括用药次数和给药途径）使用，除必须静脉输液外，尽量选择口服或肌内注射方式给药；静脉给药注意避免剂量过大、滴注速度过快、浓度过高。老年人、儿童、肾功能不全等高危、特殊人群应慎用或在严格监护下使用。使用过程中医护人员应仔细观察患者的症状和体征，一旦发现异常应立即停药，并尽快明确诊断，及时给予对症治疗。

建议：克林霉素磷酸酯1.2g/d，可分为2~4次给药。

108.克林霉素——甲硝唑

实例：患者男，54岁。混合痔。

处方：

0.9%氯化钠注射液　250ml

注射用克林霉素　0.6g

iv gtt　qd×3

0.5%甲硝唑注射液　100ml

iv gtt　qd×3

分析：克林霉素、甲硝唑均具有强大抗厌氧菌作用，两者联用抗菌谱重叠。

建议：任意选用一种药即可。

十一、磷霉素不合理用药

109.磷霉素——溶媒用量偏少

实例：患者男，42岁。因尿路感染前来就诊，应用注射用磷霉素钠治疗。

处方：

0.9%氯化钠注射液　250ml

注射用磷霉素钠　4g

iv gtt　bid×3

分析：处方注射用磷霉素钠8g溶于0.9%氯化钠注射液250ml中静滴。虽然多数药物手册上讲可以这样用，但2015年由卫生部等联合发布的《抗菌药物临床应用指导原则》中明确规定，磷霉素钠静脉用药时，应将每4g磷霉素钠溶于至少250ml液体中，滴注速度不宜过快，以减少静脉炎的发生。《抗菌药物临床应用指导原则》对规范医疗机构的用药行为，促进临床合理用药具有重要意义，我们在工作中应切实遵循这些原则。当各种资料说法不一时，应以此为准。

建议：0.9%氯化钠注射液调整为500ml。

十二、磺胺类不合理用药

110.复方磺胺甲基异噁唑——头孢氨苄甲氧苄啶

实例：患者男，52岁。咽喉炎。

处方：

复方新诺明片　0.48g×30片

sig：0.96g　po　bid

头孢氨苄甲氧苄啶片　0.3g×21片

sig：0.3g　po　tid

分析：头孢氨苄甲氧苄啶片每片含甲氧苄啶25mg，复方新诺明片含甲氧苄啶80mg，两药联用，甲氧苄啶重复使用，易产生肾毒性，增加粒细胞减少、叶酸缺乏的不良反应。

建议：宜选用其一即可。

111.复方磺胺甲基异噁唑——用量错误

实例：患者男，51岁。因"咳嗽、咳痰2d，加重1d"就诊。初步诊断：肺部感染。口服复方新诺明片治疗。

处方：

复方新诺明片　0.48g×18片

sig：0.96g　po　tid

分析：复方新诺明在体内血中的半衰期（$t_{1/2}$）是12h左右，正常给药是一日2次，每次2片。每日3次，每次2片不但造成浪费，而且还可形成结晶尿以及出现其他不良反应。

建议：复方新诺明一日2次，每次2片，且多喝水。

112.复方磺胺甲基异噁唑——干酵母

实例：患者男，52岁。因腹泻1d就诊。初步诊断：急性肠炎。应用复方磺胺甲基异噁唑、干酵母。

处方：

  复方磺胺甲基异噁唑片　　0.48g×36片

  sig: 0.96g　po　bid

  干酵母片　0.3g×100片

  sig: 1.8g　po　tid

分析：干酵母中除了含有B族维生素外，尚含有对氨基苯甲酸。磺胺药通过与对氨基苯甲酸竞争二氢叶酸合成酶妨碍二氢叶酸的合成，从而发挥抗菌作用，故对氨基苯甲酸的增加可干扰其抗菌作用。因此同时应用磺胺甲基异噁唑和干酵母，使前者的抗菌作用减弱。其他磺胺类药物（磺胺嘧啶等）与干酵母可发生类似相互影响。

建议：应用复方磺胺甲基异噁唑等磺胺类药治疗时，不应给予干酵母。否则，应选用其他抗菌药。

113.复方磺胺甲基异噁唑——叶酸

实例：患者女，30岁。因腹泻2d就诊。既往有巨幼红细胞贫血病史2年。初步诊断：①急性肠炎；②巨幼红细胞贫血。应用复方磺胺甲基异噁唑控制肠道感染，应用叶酸治疗巨幼红细胞贫血。

处方：

  复方磺胺甲基异噁唑片　　0.48g×36片

  sig: 0.96g　po　bid

  叶酸片　5mg×100片

  sig: 10mg　po　tid

分析：复方磺胺甲基异噁唑有抗叶酸作用，机制不清。正在应用叶酸治疗巨幼红细胞贫血的患者，加用复方磺胺甲基异噁唑后，叶酸治疗巨幼红细胞贫血的疗效消失。

建议：用叶酸治疗巨幼细胞贫血时，应避免与复方磺胺甲基异噁唑合用。

114.复方磺胺甲基异噁唑——山莨菪碱

实例：患者女，26岁。因尿频、尿急、尿痛2d就诊。既往有十二指肠球部溃疡病史1年。初步诊断：①尿路感染；②十二指肠球部溃疡。应用复方磺胺甲基异噁唑治疗尿路感染，应用山莨菪碱治疗消化性溃疡。

处方：

  复方磺胺甲基异噁唑片　　0.48g×36片

  sig: 0.96g　po　bid

  山莨菪碱片　5mg×100片

  sig: 10mg　po　tid

分析：复方磺胺甲基异噁唑口服后主要在小肠吸收。山莨菪碱可降低胃排空速率，使复方磺胺甲基异噁唑的吸收延迟，导致血药浓度下降，疗效降低。其他M胆碱受体阻断药（阿托品、溴丙胺太林等）与复方磺胺甲基异噁唑可发生类似相互影响。

建议：可分别应用，口服复方磺胺甲基异噁唑2h后再服山莨菪碱。

115.复方磺胺甲基异噁唑——维生素C

实例：患者女，22岁。因"尿频、尿痛、尿急3d"就诊。初步诊断：尿路感染。应用复方磺胺甲基异噁唑、维生素C。

处方：

　　　复方磺胺甲基异噁唑片　　0.48×24片

　　sig：0.96g　po　bid

　　维生素C片　0.1g×100片

　　sig：0.3g　po　tid

分析：维生素C进入人体后，可代谢成草酸及二酮古乐糖酸，且维生素C结构中有烯醇羟基，酸性较强，可使尿液呈酸性。在酸性尿液中磺胺药的乙酰化合物溶解度低，容易析出沉淀，引起结晶尿、少尿、尿痛、尿闭及血尿等症状。

建议：复方磺胺甲基异噁唑与维生素C不宜合用。

116.复方磺胺甲基异噁唑——山楂丸

实例：患者男，52岁。因腹泻、腹胀2d就诊。初步诊断：急性肠炎。应用复方磺胺甲基异噁唑及山楂丸。

处方：

　　　复方磺胺甲基异噁唑片　　0.48g×36片

　　sig：0.96g　po　bid

　　山楂丸　9g×10丸

　　sig：1丸　po　tid

分析：山楂丸中的乌梅含有有机酸，服后能酸化尿液，与复方磺胺甲基异噁唑片同服时，使磺胺药的溶解度降低，形成结晶尿，可引起血尿、尿闭等不良反应。乌梅、山楂、五味子、女贞子、山茱萸等含有有机酸的中药及其制剂，如保和丸、乌梅丸、五味子丸、参麦散等与复方磺胺甲基异噁唑片及其他磺胺药可发生类似影响。

建议：在使用磺胺类药物时，不宜同时服含有有机酸的中药及其制剂。

117.复方磺胺甲基异噁唑——临产

实例：患者女，22岁。因停经9月余，阴道流液2h就诊。初步诊断：①宫内孕39周，临产；②胎膜早破。应用复方磺胺甲基异噁唑片防治感染。

处方：

　　　复方磺胺甲基异噁唑片　　0.48g×20片

　　sig：0.96g　po　bid

分析：磺胺药易通过胎盘进入胎儿循环。磺胺药可置换与白蛋白结合的胆红素，使其游离型增加，加上新生儿葡萄糖醛酸转换系统活性较低，使胆红素与葡萄糖醛酸结合较少，血-脑屏障不完全，血中游离型胆红素易进入脑组织，引起新生儿高胆红素血症，甚至胆红素脑病（核黄疸）。

建议：临近分娩的妇女禁用磺胺药。本例可改用阿莫西林或头孢氨苄。

118.复方磺胺甲基异噁唑——哺乳期妇女

实例：哺乳期妇女，23岁，产后10d。因"发热、咽痛2d"就诊。初步诊断：扁桃体炎。应用复方磺胺甲基异噁唑片控制感染。

处方：

  复方磺胺甲基异噁唑片 0.48g×20片

  sig: 0.96g po bid

分析：磺胺类药可自乳汁分泌，乳汁中浓度约可达母体血药浓度的50%~100%，磺胺药可与胆红素竞争在白蛋白上的结合部位，而新生儿葡萄糖醛酸转换系统未发育完善，使游离胆红素浓度升高，有引起胆红素脑病的危险，特别是原有高胆红素血症的新生儿。另外，在葡萄糖-6-磷酸脱氢酶缺乏的新生儿中应用，有引起溶血的危险。哺乳期妇女禁止使用的抗菌药物还有：①氯霉素：乳汁中浓度为母体血药浓度的50%，可导致骨髓抑制；②四环素类：乳汁中药物浓度较高，可致婴儿骨、乳齿发育不良；③红霉素：乳汁中浓度为母体血药浓度的50%，可引起婴儿肝脏损害；④异烟肼：乳汁中浓度与母体血药浓度相等，可引起婴儿肝脏损害；⑤硝基咪唑类：包括甲硝唑和替硝唑，乳汁中浓度与血药浓度相似。动物试验显示具致癌作用。

建议：应用复方磺胺甲基异噁唑片时可改用人工哺乳，或改用青霉素V或阿莫西林。

119.复方磺胺甲基异噁唑——新生儿

实例：患儿女，21d，体重3.2kg。因"发热、咳嗽1d"就诊。初步诊断：急性上呼吸道感染。应用复方磺胺甲基异噁唑片控制感染。

处方：

  复方磺胺甲基异噁唑片 0.48g×5片

  sig: 0.1g po bid

分析：新生儿应用磺胺药，可引起新生儿高胆红素血症，甚至核黄疸。

建议：新生儿禁用磺胺药。可改用青霉素G或氨苄西林。

120.复方磺胺甲基异噁唑——慢性肾炎

实例：患者男，33岁。因"发热、咽痛1d"就诊。有慢性肾炎病史1年。初步诊断：①扁桃体炎；②慢性肾炎。应用复方磺胺甲基异噁唑片控制感染。

处方：

  复方磺胺甲基异噁唑片 0.48g×24片

  sig: 0.96g po bid

分析：复方磺胺甲基异噁唑片在尿中溶解度低，容易形成结晶，引起血尿、尿痛、尿闭等症状。肾脏有病变者应用复方磺胺甲基异噁唑片后，有导致永久性肾功能受损的报道。其他在尿中溶解度低的磺胺药（如磺胺嘧啶等）也有类似影响。

建议：本例为肾脏病患者，不宜应用复方磺胺甲基异噁唑片，可改用青霉素或阿莫西林。

十三、硝基呋喃类不合理用药

121.呋喃妥因——碳酸氢钠

实例：患者男，37岁。因"尿频、尿急、尿痛3d"就诊。初步诊断：泌尿系感染。应用呋喃妥因和碳酸氢钠治疗。

处方：

呋喃妥因片　0.1g×20片

sig: 0.1g　po　tid

碳酸氢钠片　0.5g×24片

sig: 1.0g　po　tid

分析：该处方将呋喃妥因与碳酸氢钠片联合使用是不合理的。因为呋喃妥因必须在酸性环境下才能发挥抗菌作用，但因处方中有碳酸氢钠片，后者是碱性药物，pH值在8以上，和呋喃妥因联合用药的结果，使呋喃妥因失去抗菌活性，达不到治疗目的。

建议：本例不需碳酸氢钠片。

122.呋喃唑酮——参苓白术散

实例：患者男，51岁。因腹泻5d就诊。初步诊断：急性肠炎。应用呋喃唑酮、参苓白术散。

处方：

呋喃唑酮片　0.1g×21片

sig: 0.1g　po　tid

参苓白术散　10g×10袋

sig: 10g　po　tid

分析：参苓白术散中含有扁豆，而扁豆等中药含有丰富的酪胺。酪胺为氨基对二酚，是单胺类神经递质的前身。在正常情况下，食用含酪胺的药物，在酪胺到达全身循环前已被单胺氧化酶代谢失活。当与呋喃唑酮等单胺氧化酶抑制剂同服时，既能使内源性去甲肾上腺素蓄积，又使酪胺代谢受阻，可致酪胺反应。轻者出现恶心、呕吐，重者可发生高血压危象，甚至危及生命。

建议：在服用呋喃唑酮等单胺氧化酶抑制剂时，忌服含扁豆的中药复方制剂。

123.呋喃唑酮——复方利血平氨苯蝶啶片

实例：患者，男，46岁。因腹泻1d就诊。既往有高血压病史2年。初步诊断：①急性肠炎；②高血压病。应用呋喃唑酮控制肠道感染，应用复方利血平氨苯蝶啶片降血压。

处方：

呋喃唑酮片　0.1g×30片

sig: 0.1g　po　tid

复方利血平氨苯蝶啶片　20片

sig: 1片　po　qd

分析：正常情况下，机体肾上腺素能神经冲动，其末梢释放内源性去甲肾上腺素，部分被单胺氧化酶（MAO）所代谢失活。呋喃唑酮为单胺氧化酶抑制剂（MAOI），单胺氧化酶被抑制后，去甲肾上腺素蓄积。复方降压平为复方制剂，每片含利血平0.1mg。利血平主要作用：①抑制囊泡上的"胺泵"，即Mg^{2+}-ATP酶，妨碍递质摄回囊泡；②使原料多巴胺不能进入囊泡合成去甲肾上腺素；③使囊泡通透性改变，结果使贮存在囊泡中的递质漏到胞浆中被MAO破坏，使递质耗尽而降压。如先服MAOI，则使在交感神经末梢的去甲肾上腺素不受破坏而蓄积，再服含利血平的降压药时，又使蓄积在囊泡中的去甲肾上腺素大量漏到胞浆中，结果在受体区去甲肾上腺素浓度急剧增加，导致血压上升，引起高血压危象。其他MAOI如异卡波肼（闷可乐）等与含利血平的降压药物可发生类似相互影响。

建议：呋喃唑酮不宜与含利血平的降压药物合用，降压可用不含利血平的降压药，也可以小檗碱（黄连素）代替呋喃唑酮治疗肠炎。

124.呋喃唑酮——呋麻滴鼻液

实例：患者男，58岁。因腹泻2d就诊。既往有高血压病病史3年，有慢性鼻炎病史1年。初步诊断：①急性肠炎；②慢性鼻炎；③高血压病。应用呋喃唑酮治疗肠道感染，应用呋麻滴鼻液治疗慢性鼻炎。

处方：

  呋喃唑酮片 0.1g×30片

  sig: 0.1g po tid

  呋麻滴鼻液 10ml×1支

  sig: 2滴/次 滴鼻 tid

分析：呋喃唑酮为单胺氧化酶抑制剂，当体内单胺氧化酶受到抑制后，可引起去甲肾上腺素蓄积。呋麻滴鼻液为复方制剂，其成分为：盐酸麻黄碱100mg、呋喃西林2mg，多次滴用可通过鼻黏膜吸收。麻黄碱可直接激动肾上腺素受体，也可通过促进肾上腺素能神经末梢释放去甲肾上腺素，而间接激动肾上腺素受体，有升压作用，与呋喃唑酮合用，能导致升压作用增强，引起血压升高，对高血压患者可引起高血压危象。

建议：两药不能合用，可用小檗碱代替呋喃唑酮治疗肠炎。

十四、喹诺酮类不合理用药

125.诺氟沙星——山莨菪碱

实例：患者男，38岁。因腹泻、腹痛5h就诊。初步诊断：急性肠炎。应用诺氟沙星治疗肠道感染，应用山莨菪碱解痉止痛。

处方：

  诺氟沙星胶囊 0.1g×36粒

  sig: 0.2g po tid

  山莨菪碱片 5mg×20片

  sig: 10mg po tid

分析：大部分喹诺酮类抗菌药的胃肠吸收受pH值影响，胃液酸度降低时减少其吸收。山莨菪碱阻断M胆碱受体，抑制胃酸分泌，使胃肠道内的pH值升高，故使诺氟沙星的吸收减少。另外，山莨菪碱延迟胃排空，也可使诺氟沙星吸收减少。其他喹诺酮类抗菌药（依诺沙星、环丙沙星等）与山莨菪碱及其他抗胆碱药（溴丙胺太林等）之间，可发生类似相互影响。

建议：两种药物如果必须同时应用，建议口服诺氟沙星2h后再服山莨菪碱。

126.诺氟沙星——西咪替丁

实例：患者女，32岁。因腹泻2d就诊。既往有十二指肠球部溃疡病史1年。初步诊断：①急性肠炎；②十二指肠球部溃疡。应用诺氟沙星治疗肠道感染，应用西咪替丁治疗消化性溃疡。

处方：

　　诺氟沙星胶囊　　0.1g×36粒

　　sig：0.2g　po　tid

　　西咪替丁片　　200mg×100片

　　sig：200mg　po　tid

分析：西咪替丁阻断H_2受体，减少胃酸分泌，使胃肠道内的pH值升高，使诺氟沙星吸收减少，生物利用度下降。诺氟沙星与其他H_2受体阻断药（法莫替丁等）可发生类似相互影响。

建议：避免诺氟沙星与H_2受体阻断药合用。

127.氧氟沙星——无适应证用药

实例：患者男，11岁。因发热、呕吐、腹泻来医院就诊，初步诊断为胃肠型感冒。口服复方板蓝根冲剂的同时，静脉滴注氧氟沙星注射液。

处方：

　　复方板蓝根冲剂　　0.18g×9袋

　　sig：0.18g　po　tid

　　氧氟沙星注射液　　0.2g

　　iv gtt　qd×3

分析：氧氟沙星为喹诺酮类药，可影响软骨的发育，孕妇、未成年儿童应慎用或禁用。普通感冒大多由病毒引起，对症处理即可，除非合并细菌感染，否则不宜使用抗生素。

建议：本例不宜应用氧氟沙星注射液。

128.氧氟沙星——牡蛎碳酸钙咀嚼片

实例：患者男，62岁。因"发热、咽痛1d"就诊。初步诊断：化脓性扁桃体炎，合并骨质疏松。应用氧氟沙星和牡蛎碳酸钙咀嚼片治疗。

处方：

　　氧氟沙星片　　0.1g×12片

　　sig：0.2g　po　bid

　　牡蛎碳酸钙咀嚼片　　50mg×48片

　　sig：100mg　po　tid

分析：两者合用，氧氟沙星可与钙离子形成一种不溶性络合物，使钙片失去作用，同时也降低了氧氟沙星的抗菌效力。

建议：氧氟沙星不能和钙剂联用。

129.左氧氟沙星——泼尼松龙

实例：患者男，68岁。糖尿病合并肺部感染、关节炎。

处方：

    0.9%氯化钠注射液　100ml

    左氧氟沙星注射液　0.4g

    iv gtt　qd×3

    泼尼松龙混悬液　25mg

    关节腔注射

2d后患者血糖升高，脚跟疼痛。

分析：左氧氟沙星影响血糖稳定性，可使血糖升高或下降。对老年患者氟喹诺酮不宜与激素联用，氟喹诺酮类药有致脚跟肌腱病，引起脚跟疼痛，甚至跟腱断裂的严重不良反应，尤以60岁以上的老人居多，与激素并用则剧增。故老年人尤其是糖尿病患者对加替沙星、左氧氟沙星应慎用，且不应与激素合用。

建议：该患者控制感染可选用β内酰胺类药，如果青霉素、头孢类过敏可选用氨曲南或克林霉素、磷霉素等。

130.左氧氟沙星——儿童

实例：患者男，4岁。因发热、咳嗽、喘息2d入院。初步诊断：支气管肺炎。应用左氧氟沙星控制肺部感染。

处方：

    左氧氟沙星注射液　100ml:0.2g

    iv gtt　qd×7

分析：喹诺酮类抗菌药可影响软骨发育不宜常规用于各种小儿感染，尤其是在已知有其他有效且安全的治疗药物时。但针对儿童的某些特殊适应证，且目前尚无其他安全有效药物者，在充分权衡利弊后可采用喹诺酮类药，例如由敏感细菌（包括绿脓杆菌）所致的肺囊性纤维化患儿肺部感染急性发作、慢性化脓性中耳炎，肠道感染中的耐药伤寒、菌痢和霍乱，骨髓炎、粒细胞减低患儿预防脑膜炎（流行性脑膜炎、B组流感杆菌所致者）、复杂性尿路感染等。但在应用时仍需进行严格对照试验，以确定其治疗作用和远期安全性（骨、关节）。

建议：本例为儿童患支气管肺炎，可选择其他有效且安全的治疗药物，故不宜应用左氧氟沙星。支气管肺炎病原治疗首选氨苄西林或头孢唑啉。葡萄球菌肺炎首选苯唑西林钠或氯唑西林钠。肺炎、支原体肺炎和衣原体肺炎首选红霉素或罗红霉素。

131.左氧氟沙星——老年人

实例：患者男，78岁。因咳嗽、咳痰5年，加重1d就诊。初步诊断：慢性支气管炎。应用左氧氟沙星控制感染。

处方：

    0.9%氯化钠注射液　200ml

注射用左氧氟沙星　200mg

iv gtt　bid×7

分析：左氧氟沙星主要以原形从肾脏排泄。老年人肾脏功能减退，药物在体内滞留时间延长，使用左氧氟沙星时容易出现不良反应。老人使用左氧氟沙星时，应根据老年人的健康状况慎重确定剂量。

建议：本例为高龄老人，左氧氟沙星宜调整为200mg，每24h静滴1次。

132.左氧氟沙星——癫痫

实例：患者男，48岁。因咳嗽、咳痰5年，加重5d入院。既往有癫痫病史6年。初步诊断：①慢性支气管炎急性发作；②癫痫。应用左氧氟沙星控制呼吸道感染。

处方：

左氧氟沙星注射液　200ml

iv gtt　bid×3

分析：左氧氟沙星可抑制中枢抑制性递质γ-氨基丁酸的作用，从而降低惊厥阈。癫痫患者或有癫痫既往史的患者，应用左氧氟沙星可加重或诱发癫痫发作。有证据表明，其他喹诺酮类抗菌药（环丙沙星、氧氟沙星、培氟沙星等）对癫痫患者或有癫痫既往史的患者也有类似影响。

建议：本例既往有癫痫史，不宜应用左氧氟沙星。可改用青霉素类或大环内酯类抗生素。

133.左氧氟沙星——临床诊断不全

实例：患者女，66岁。临床诊断：糖尿病。医师处方如下：

处方：

盐酸左氧氟沙星滴眼液　8ml：24mg×1支

sig：2mg　滴眼　tid

分析：该患者诊断为糖尿病，处方开具盐酸左氧氟沙星滴眼液，该药主要适用于敏感菌引起的细菌性结膜炎，细菌性角膜炎。所以该处方为无适应证用药或临床诊断不全。

建议：增加临床诊断"细菌性角膜炎"。

134.左氧氟沙星——孕妇

实例：患者女，26岁。因"咽痛、腹部隐痛不适"来院就诊，临床诊断：早孕，上呼吸道感染，使用盐酸左氧氟沙星治疗，具体如下：

处方：

盐酸左氧氟沙星片　0.2g×24片

sig：0.4g　po　qd

分析：盐酸左氧氟沙星片药品说明书明确规定对孕妇及哺乳期妇女、18岁以下患者禁用。

建议：换为青霉素V钾片治疗。

135.左氧氟沙星——用药剂量偏大

实例：患者男，58岁。因"头昏，头晕，咳嗽"入院，诊断为细菌性脑炎、脑梗死、间质性肺炎，期间使用脱水、扩血管、抗病毒药物治疗的同时，选用乳酸左氧氟沙星注射液抗感染治疗，具体如下：

处方：

乳酸左氧氟沙星注射液 0.5g

iv gtt bid×6

分析：依据药品说明书、《中国医师药师临床用药指南》、《新编药物学》等资料，乳酸左氧氟沙星注射液，成人用量为0.5g（1瓶），一日1次，最大量为750mg，一日1次。因此该患者每天用量偏大，用药频次错误。

建议：

乳酸左氧氟沙星注射液 0.5g

iv gtt qd×6

136.左氧氟沙星——预防用药选药不适宜、用药时间偏长

实例：患者男，29岁。因"不慎摔伤"入院治疗，临床诊断为：左股骨干骨折、左大腿皮肤软组织挫伤。入院后行左股骨干骨折内固定术，术前、术后给予左氧氟沙星预防感染，具体如下：

处方：

盐酸左氧氟沙星氯化钠注射液 0.5g

iv gtt qd×2

分析：根据《抗菌药物临床用药指导原则》（2015年版），该手术为Ⅰ类切口，为清洁手术，清洁手术的预防用药时间不超过24h，预防用药应选择第一代头孢菌素头孢唑啉或第二代头孢菌素头孢呋辛，因此，该患者使用盐酸左氧氟沙星氯化钠注射液预防感染，存在的问题为：遴选药物不适宜，预防用药时间偏长。

建议：

0.9%氯化钠注射液 250ml

注射用头孢呋辛钠 1.5g

iv gtt q8h×1

137.依诺沙星——氯化钠

实例：患者男，20岁。泌尿系感染。

处方：

0.9%氯化钠注射液 100ml

依诺沙星注射液 0.2g

iv gtt bid×3

分析：依诺沙星、培氟沙星、氟罗沙星等氟喹诺酮类注射剂具酸碱两性，为大分子物质，用生理盐水等含氯离子的强电解质溶液稀释，因同离子效应而产生白色沉淀，故不宜合用。

建议：宜用5%或10%葡萄糖注射液100ml稀释后溶解，稀释后缓慢滴注60min以上，滴完后续接其他含氯离子输液前用葡萄糖注射液冲洗，以免输液管内余液析出沉淀。

138.环丙沙星——硫糖铝

实例：患者男，53岁。因脓血便1d就诊。既往有糜烂性胃炎病史6个月。初步诊断：①急性细菌性痢疾；②糜烂性胃炎。应用环丙沙星治疗肠道感染，应用硫糖铝保护胃黏膜。

处方：

    环丙沙星胶囊　0.25g×30片

    sig: 0.5g　po　bid

    硫糖铝片　0.25g×100片

    sig: 1.0g　po　tid

分析：环丙沙星可与Mg^{2+}、Al^{3+}、Zn^{2+}、Fe^{2+}、Ga^{2+}等多价阳离子发生螯合反应。硫糖铝是一种铝盐，故可影响环丙沙星的吸收，使疗效降低。其他喹诺酮类抗菌药（依诺沙星、洛美沙星等）与含有Mg^{2+}、Al^{3+}、Zn^{2+}、Fe^{2+}、Ga^{2+}的药物可发生类似的相互作用。

建议：两类药物联用时应间隔2~4h服用。

139.氟罗沙星——呋塞米

实例：患者女，42岁。肾脓肿。

处方：

    0.9%氯化钠注射液　100ml

    氟罗沙星注射液　0.2g

    iv gtt　bid×3

    呋塞米注射液　20mg

    iv　bid×3

分析：氟罗沙星等氟喹诺酮类药与碱性利尿剂呋塞米合用，使氟罗沙星抗菌作用增强，同时也使尿液碱化，氟罗沙星在肾及输尿管内溶解度下降，引起结晶尿和肾毒性。

建议：选用第三代头孢且无肾毒性的头孢哌酮/舒巴坦2.0g静滴，每天2次。

140.莫西沙星、阿莫西林克拉维酸钾——联合用药不适宜

实例：患者男，51岁。因"间歇性右上腹痛1年余"入院治疗。临床诊断为：胆绞痛、胆囊结石伴急性胆囊炎、肝囊肿、肾囊肿。入院后行腹腔镜下胆囊切除术，术前即开始给予阿莫西林克拉维酸钾+莫西沙星抗感染治疗，具体如下：

处方：

    0.9%氯化钠注射液　100ml

    注射用阿莫西林克拉维酸钾　1.2g

    iv gtt　tid×6

    0.9%氯化钠注射液　250ml

    盐酸莫西沙星注射液　0.4g

    iv gtt　qd×6

分析：《国家抗微生物治疗指南（第2版）》中指出，急性胆囊炎常见病原体为肠杆菌科（大肠埃希菌、肺炎克雷伯菌、肠杆菌属）多见，此外还有非发酵菌（不动杆菌、铜绿假单胞菌）、拟杆菌、肠球菌。首选治疗方案为第三代头孢菌素+甲硝唑，或头

孢哌酮/舒巴坦，或哌拉西林他唑巴坦，或厄他培南。《ABX指南（第2版）》中急性胆囊炎的治疗药物可选择：①无基础疾病且近期未用抗生素的社区获得性胆囊炎可用阿莫西林/舒巴坦、替卡西林/克拉维酸、厄他培南、头孢西丁、莫西沙星；②有近期抗生素使用史、近期胃肠道手术史或并发症患者可用哌拉西林他唑巴坦、美罗培南、亚胺培南、头孢菌素+甲硝唑。因此，该患者使用莫西沙星、阿莫西林克拉维酸钾抗感染，存在的问题为：联合用药不适宜。

建议：该患者无基础疾病且近期未用抗生素，选择莫西沙星和阿莫西林克拉维酸钾中的一种抗感染即可。

141. 莫西沙星——泌尿道感染

实例：患者男，37岁。因"尿痛、尿频5d"入院治疗，临床诊断为：泌尿道感染。给予莫西沙星静滴治疗。

处方：

    盐酸莫西沙星氯化钠注射液　0.4g

    iv gtt　qd×5

分析：莫西沙星主要经肾脏和肝脏两条途径排泄，只有约20%药物以原型经肾脏排泄，从而使其在尿液中浓度较低，因此不适用于泌尿道感染。

建议：可选择左氧氟沙星或环丙沙星。

142. 莫西沙星——丹毒

实例：患者女，60岁。因"左下肢出现红肿、疼痛3d"入院治疗，糖尿病病史7年，血糖控制不佳，临床诊断为：下肢丹毒，2型糖尿病。给予莫西沙星静滴治疗。

处方：

    盐酸莫西沙星氯化钠注射液　0.4g

    iv gtt　qd×7

分析：丹毒是一种细菌性皮肤感染，链球菌是导致丹毒的主要病原体，此外，也可能存在金黄色葡萄球菌感染的情况。莫西沙星抗菌谱广，抗菌作用强，价格相对较高，不宜作为丹毒患者首选治疗。同时应控制喹诺酮类药物在临床的滥用，减少耐药菌产生。

建议：可给予青霉素口服或肌注治疗，如患者对青霉素过敏，可以给予第一代头孢菌素。

143. 莫西沙星——胺碘酮

实例：患者女，63岁。因高血压、室性心律失常、肺部感染入院治疗，给予莫西沙星静滴，胺碘酮口服治疗。

处方：

    盐酸莫西沙星氯化钠注射液　0.4g

    iv gtt　qd×7

    盐酸胺碘酮片　0.2g×24片

    sig: 0.2g　po　bid

分析：胺碘酮和莫西沙星均可致Q-T间期延长，两者联用可进一步延长Q-T间期，使室性心律失常发生风险增加。提示医务人员在临床用药过程中，应重视对患者基础疾病状况及用药情况的评估，制定个体化的给药方案，及时监测患者的临床症状及体征，避免过度用药，保证其临床用药的合理性及安全性。

建议：调整莫西沙星为其他抗菌药物。

十五、硝基咪唑类不合理用药

144.甲硝唑——用法不合理

实例：患者女，22岁。因盆腔炎前来就诊，应用甲硝唑注射液。

处方：

甲硝唑注射液　　0.5g×5瓶

iv gtt　　qd×5

分析：甲硝唑用于厌氧菌感染时，许多医师常用的给药法是0.5g，iv gtt，qd。从未采用过"首剂加倍"法。近年来药学书籍推荐的给药方案都是静滴时首剂15mg/kg（一次最大剂量不超过1g），维持剂量7.5mg/kg，每8~12h 1次。这就意味着该药应该像复方新诺明的给药法一样，采用"首剂加倍"法。甲硝唑的$t_{1/2}$平均为8h，每8h静滴1次就可维持稳态血药浓度。在这种情况下首剂加倍可使第一次用药立即达到稳态血药浓度。如不采用首剂加倍法，则需用药后3.32个半衰期的时间血药浓度才能达到稳态浓度的90%。以甲硝唑$t_{1/2}$8h计算，8h×3.32=26.6h。不用首剂加倍法时，用药26.6h后血药浓度才能达到稳态浓度的90%。而对于严重厌氧菌感染的患者来说，延误26h的治疗时间后果是可想而知的（若达到稳态浓度的99%则需6.64个半衰期的时间）。因此我们一定要重视"首剂加倍"的原则，其次注意维持剂量和给药间隔。该药的消除半衰期为5~10h，一次给药只能维持药效12h。若患者体重67kg，每次维持剂量应给7.5mg×67=503mg，即0.5g，每8h或12h静滴1次。而绝大多数医师的0.5g，qd静滴法，日剂量只给了规定剂量的1/2或1/3，不仅剂量低了一半，一天1次静滴给药间隔也太长，24h中有一半时间不能维持有效血药浓度，不但不能杀灭厌氧菌，反而可使厌氧菌产生耐药的情况。

建议：如果每天多次静滴给药不便实施时，可采用每天1次静滴加2次口服的方法。甲硝唑口服吸收良好（>80%）。625mg×80%=500mg，故给予600mg口服片剂可大致相当于500mg静滴的剂量。

145.甲硝唑——苯巴比妥

实例：患者男，49岁。因牙龈肿痛2d就诊。既往有癫痫病史1年。初步诊断：①牙龈炎；②癫痫。应用甲硝唑治疗牙龈感染，应用苯巴比妥抗癫痫。

处方：

甲硝唑片　　0.2g×21片

sig：0.2g　po　tid

苯巴比妥片　　15mg×42片

sig：30mg　po　tid

分析：肝酶诱导剂苯巴比妥增加甲硝唑的肝代谢，使其血药浓度下降，因而抗厌氧菌作用减弱。其他巴比妥类（异戊巴比妥、戊巴比妥等）可与甲硝唑及替硝唑发生类似影响。

建议：避免两药同用。必须合用时，应增加甲硝唑的剂量。

146.甲硝唑——外用

实例：患者女，35岁。因"腹痛、腹胀"就诊。初步诊断：盆腔炎。应用阿莫西林胶囊，甲硝唑片治疗。

处方：

　　阿莫西林胶囊　0.25g×20粒

　　sig：0.5g　po　tid

　　甲硝唑片　0.2g×21片

　　sig：0.2g　qd　塞入阴道

分析：每次1片，1次/d，塞入阴道；将甲硝唑片直接塞入阴道，虽有一定的疗效，但效果不及阴道栓，因为片剂与栓剂从配方、制备工艺、给药方式到释药方式均不相同，栓剂进入阴道内，基质在体温下即可熔融液化而释出药物引起局部作用，将片剂作为阴道栓使用，药物崩解所需条件不足，药物释出需要较长时间而不能迅速在局部形成有效浓度，且片剂硬度大，有棱角会损伤黏膜，增加刺激性。

建议：用甲硝唑泡腾片或甲硝唑栓。

147.替硝唑——妊娠合并泌尿系感染

实例：患者女，30岁。以发热、尿频2d入外科。初步诊断：①泌尿系感染；②宫内孕3个月。给予青霉素、替硝唑静滴。

处方：

　　青霉素皮试（－）

　　0.9%氯化钠注射液　250ml

　　注射用青霉素钠　800万U

　　iv gtt　qd×3

　　替硝唑注射液　100ml

　　iv gtt　qd×3

分析：泌尿系感染主要致病菌是大肠埃希菌，其次为肠球菌属。治疗常采用氨苄西林、环丙沙星，对于少数全身感染中毒症状较重的肾盂肾炎，可选用第三代头孢菌素如头孢哌酮钠等。替硝唑为抗厌氧菌药，治疗尿路感染无效。孕妇及哺乳期妇女禁用替硝唑。青霉素对革兰阴性杆菌无抗菌作用，不用于治疗泌尿系感染。

建议：本例不宜应用替硝唑、青霉素。可选用疗效确切而对胎儿安全的抗生素如氨苄西林钠。

148.替硝唑——剂量过小

实例：患者男，46岁。因"发热、咳嗽8d"就诊。初步诊断：肺脓肿。应用替硝唑抗厌氧菌感染。

处方：

　　替硝唑注射液　100ml

iv gtt　qd×3

分析：替硝唑治疗厌氧菌感染用法为200ml（0.8g），每日1次，缓慢静脉滴注。剂量过小不能达到有效血药浓度，疗效明显降低。

建议：调整用药剂量。

十六、抗结核药不合理用药

149.异烟肼——维生素B_6

实例：患者男，23岁。因发热、右侧胸痛5d就诊。既往体健。初步诊断：右侧结核性胸膜炎。应用异烟肼、维生素B_6。

处方：

　　10%葡萄糖注射液　500ml

　　异烟肼注射液　0.3g

　　维生素B_6注射液　100mg

　　iv gtt　qd×7

分析：实验证明维生素B_6能降低异烟肼的抑菌力，使异烟肼抗结核作用减弱。另一方面，异烟肼与维生素B_6结构相似，两者在体内可竞争同一酶系，大量的异烟肼可妨碍维生素B_6的利用或两者结合由尿排出，故需同时加用维生素B_6，以预防周围神经炎的发生。异烟肼引起周围神经炎的频度与用量有关：常规量每日3~5mg/kg，发生率为1.22%；剂量增至6~10mg/kg为8%；剂量11~15mg/kg则上升至44%；但儿童即使用10~15mg/kg也很少发生周围神经炎。故常规用量和儿童用较大剂量时可不必加用维生素B_6。如果大剂量应用或孕妇、酗酒、营养不良、糖尿病者使用常规量的异烟肼需加用维生素B_6。

建议：本例应用异烟肼为常规量，不宜加用维生素B_6。

150.异烟肼——复方氢氧化铝片

实例：患者男，36岁。因发热、左侧胸痛1周就诊。既往有胃溃疡病史3年。初步诊断：①左侧结核性胸膜炎；②胃溃疡。应用异烟肼抗结核，应用复方氢氧化铝片抗酸。

处方：

　　异烟肼片　0.1g×100片

　　sig: 0.3g　po　qd

　　复方氢氧化铝片　100片

　　sig: 4片　po　tid

分析：复方氢氧化铝每片含氢氧化铝0.245g、三硅酸镁0.105g、颠茄流浸膏0.0026ml。异烟肼在胃肠道中可与Mg^{2+}、Al^{3+}等金属离子形成螯合物，从而影响异烟肼的吸收，降低疗效。另外，氢氧化铝和颠茄可延长胃排空时间，从而使异烟肼吸收减慢，使其峰浓度降低。异烟肼的抗结核作用与峰浓度有关，与血药浓度持续时间的长短关系不大。异烟肼峰浓度降低，必然影响疗效。异烟肼与含有Ca^{2+}、Fe^{2+}、Zn^{2+}的药物可发生类似的相互作用。

建议：避免两药同用或在口服异烟肼至少1h后再服复方氢氧化铝片。

151.异烟肼——癫痫

实例：患者女，32岁。因发热、右胸痛5d就诊。既往有癫痫病史2年。初步诊断：①右侧结核性胸膜炎；②癫痫。

处方：

　　异烟肼片　　0.1g×100片

　　sig: 0.3g　po　qd

分析：异烟肼能与体内的维生素B_6（吡多醛）结合成腙，然后排出体外，从而使维生素B_6血浓度降低，中枢神经系统兴奋性升高。有癫痫史的病人，应用异烟肼容易导致癫痫发作。

建议：本例患者有癫痫史，应慎用异烟肼。必须使用时，可加用维生素B_6，必要时加用抗惊厥药。

152.利福平——复方炔诺酮

实例：患者女，28岁。因发热、右侧胸痛5d就诊。正在服复方炔诺酮片避孕。初步诊断：右侧结核性胸膜炎。应用利福平抗结核。

处方：

　　利福平胶囊　　0.15g×100粒

　　sig: 0.6g　po　qd

　　复方炔诺酮片　　100片

　　sig: 1片　po　qd

分析：复方炔诺酮片属口服避孕药，每片含炔诺酮0.6mg及炔雌醇0.035mg。利福平具有肝药酶诱导作用，可使复方炔诺酮片代谢加速，血药浓度下降，降低避孕效果，导致避孕失败或突破性出血。

建议：两药不宜合用。服利福平时可改用其他避孕方法，或改用其他抗结核药物。

153.利福平——隐形眼镜

实例：患者女，20岁。高度近视，戴隐形眼镜。因发热、右胸痛5d就诊。初步诊断：右侧结核性胸膜炎。应用利福平抗结核。

处方：

　　利福平胶囊　　0.15g×100粒

　　sig: 0.45g　po　qd晨空服

分析：利福平可使泪液变成橙红色，同样，隐形眼镜也可被染成橙红色。着色的深浅取决于泪液中利福平的浓度。

建议：在给病人使用利福平前，首先应询问病人是否戴有隐形眼镜。利福平治疗的整个期间都必须摘下隐形眼镜。

154.利福平——环孢素

实例：患者男，43岁。因"骨髓移植术后3月，出现发热、乏力、胸痛、咳嗽、咳痰20d"入院治疗，临床诊断为：结核性胸膜炎。给予利福平抗结核治疗，环孢素免疫抑制治疗。

处方：

    利福平胶囊　0.15g×100 片

    sig：0.45g　po　qd

    环孢素软胶囊　25mg×100 粒

    sig：300mg　po　bid

分析：利福平是肝药酶细胞色素 P450 酶的诱导剂，而环孢素是 CYP3A4 底物，利福平与环孢素联用，能使后者的血药浓度降低，疗效明显减弱。

建议：利福平与环孢素合用时，须定期检查血中环孢素水平并相应调整环孢素的剂量。

155. 吡嗪酰胺——痛风

实例：患者男，62 岁。因低热、咳嗽 20d 就诊。既往有痛风病史 2 年。初步诊断：①浸润型肺结核；②痛风。应用吡嗪酰胺抗结核。

处方：

    吡嗪酰胺片　0.25g×100 片

    sig：1.0g　po　qd

分析：吡嗪酰胺抑制尿酸的排泄，可引起高尿酸血症。痛风患者应用吡嗪酰胺，可诱发或加重痛风发作。

建议：本例为痛风患者，不宜应用吡嗪酰胺，可改用其他抗结核药。

十七、抗真菌药不合理用药

156. 酮康唑——妊娠

实例：患者女，24 岁。因外阴瘙痒、白带增多 10d 就诊。停经 4 个月。阴道分泌物涂片找到白色念珠菌孢子和菌丝。初步诊断：①念珠菌阴道炎；②宫内孕 4 个月。应用酮康唑口服。

处方：

    酮康唑片　0.2g×10 片

    sig：0.2g　po　bid

分析：酮康唑为口服咪唑类抗真菌药，可透过胎盘，动物实验证实有致畸作用。其他咪唑类抗真菌药（氟康唑）也有类似影响。

建议：妊娠妇女禁用酮康唑。可改用制霉菌素泡腾片局部用药治疗阴道念珠菌感染。用法：制霉菌素泡腾片 1 片（10 万 U），每日 1 次，塞入阴道内，连用 10~14d。

157. 卡泊芬净——肝功能不全

实例：患者男，57 岁。因真菌性肺炎、肝功能不全、高血压病 3 级（高危组）入院治疗。入院查生化提示：血清总胆红素 55μmol/L，ALT 124U/L，AST 131U/L，给予卡泊芬净静滴抗真菌治疗。

处方：

    0.9%氯化钠注射液　100ml

    注射用醋酸卡泊芬净　50mg

iv gtt　qd×14

分析：卡泊芬净主要在肝内清除，依据《国家抗微生物治疗指南》（第2版），肝功能轻度损伤无须调整剂量，中度损伤维持剂量减至35mg/d，重度损伤可考虑进一步减量。该患者属于中度肝功能不全，因此，给予卡泊芬净50mg/d静滴治疗，剂量偏大，需调整。推荐在给予首次70mg负荷剂量后，根据药动学数据将本品的剂量调整为35mg/d为宜。

建议：

0.9%氯化钠注射液　100ml

注射用醋酸卡泊芬净　70mg

iv gtt　qd×1（首剂负荷剂量）

0.9%氯化钠注射液　100ml

注射用醋酸卡泊芬净　35mg

iv gtt　qd×13

十八、抗病毒药不合理用药

158.阿昔洛韦——维生素C

实例：患者男，38岁。带状疱疹。

处方：

5%葡萄糖注射液　250ml

注射用阿昔洛韦　0.25g

维生素C注射液　2.0g

iv gtt　bid×3

分析：阿昔洛韦注射液碱性高，pH值为10.5~11.6，不宜与酸性的葡萄糖及维生素C配伍。

建议：宜用0.9%氯化钠注射液250ml，阿昔洛韦0.25g静滴，每天2~3次，缓慢静滴，每次滴注1h。

159.阿昔洛韦——超适应证使用

实例：患者男，45岁。因上呼吸道感染入院就诊，给予阿昔洛韦、头孢氨苄片治疗。

处方：

0.9%氯化钠注射液　250ml

注射用阿昔洛韦　0.75g

iv gtt　qd×3

头孢氨苄片　0.25g×18片

sig: 0.5g　po　tid饭前服用

分析：阿昔洛韦说明书中明确提示：适用于单纯疱疹病毒感染、带状疱疹、免疫缺陷者水痘的治疗。该患者为上呼吸道感染，用阿昔洛韦属超适应证用药。

建议：阿昔洛韦换为利巴韦林注射液即可。

160.阿昔洛韦——静脉点滴速度过快

实例：患者男，44岁。因生殖器疱疹来院就诊，给予阿昔洛韦0.75g加入0.9%氯化钠250ml静脉滴注，20余分钟滴完。患者自诉站起准备离去时，突觉两侧腰部剧烈疼痛，呈刀割样，遂平卧休息10多分钟后稍好转。当晚因疼痛而无法入睡。次日就诊于医院，查BUN 12.44mmol/L，Scr 392μmol/L，尿常规：尿蛋白（++），隐血（−），B超：无异常。期间腰痛感呈晨轻暮重，无缓解。转至上一级医院查BUN 12.9mmol/L，Scr 470μmol/L，尿常规：尿蛋白（−），急诊入院。予对症处理。

处方：

> 0.9%氯化钠注射液　250ml
>
> 注射用阿昔洛韦　0.75g
>
> iv gtt　qd×3

分析：阿昔洛韦说明书中明确提示："仅供静脉滴注，每次滴注时间要求在1h以上。静脉滴注时宜缓慢，否则可发生肾小管内药物结晶沉淀，引起肾功能损害。"该患者用药时静脉滴注速度过快，可能是引起不良反应的主要原因。

建议：阿昔洛韦静脉滴注时间要在1h以上。

161.阿昔洛韦——浓度过大

实例：患者男，44岁。因患带状疱疹，来院就诊，给予阿昔洛韦0.75g加入生理盐水50ml，静脉滴注。次日，用药后10min出现腰痛、全身不适而停止，休息半个小时后自觉好转后继续再药，用完后上述症状加重，转院，诊断为急性肾衰。

处方：

> 0.9%氯化钠注射液　50ml
>
> 注射用阿昔洛韦　0.75g
>
> iv gtt　qd×3

分析：阿昔洛韦说明书中有关药液的配制明确提示："该药配制最后药物浓度不超过7g/L。"而该例患者阿昔洛韦的达到15g/L，远远超过规定的浓度。

建议：本例患者生理盐水用量应加大，使阿昔洛韦的浓度不超过7g/L。

162.阿昔洛韦——复方磺胺甲基异噁唑

实例：患者男，46岁。因病毒性角膜炎，来院就诊，给予阿昔洛韦1.0g静滴；每日1次，复方新诺明2片口服，每日2次。后出现上腹不适，恶心、呕吐，呕吐物为胃内容物，小便量减少，500~600ml/d，3d后查Scr 594μmol/L，BUN 16.9mmol/L。然后进行血液透析治疗1次后缓解。

处方：

> 0.9%氯化钠注射液　250ml
>
> 注射用阿昔洛韦　1.0g
>
> iv gtt　qd×3
>
> 复方磺胺甲基异噁唑片　0.48g×18片
>
> sig: 0.96g　po　bid

分析：阿昔洛韦具有肾毒性，与有肾毒性的药物复方磺胺甲基异噁唑合用可加重肾毒性，特别是肾功能不全者更易发生。

建议：阿昔洛韦避免与其他肾毒性药物配伍使用，用药期间应监测尿常规和肾功能。一旦发现异常应立即停药，并尽快明确诊断，及时给予对症治疗。

第十五章　神经系统不合理用药

一、中枢神经系统兴奋药不合理用药

163.乙酰谷酰胺——用药剂量偏大

实例：患者女，26岁。因腰丛神经损伤，腰2椎体爆裂骨折并不全瘫入院治疗。给予乙酰谷酰胺静滴治疗。

处方：

　　5%葡萄糖注射液　　250ml

　　注射用乙酰谷酰胺　1.2g

　　iv gtt　qd×14

分析：注射用乙谷酰胺说明书规定：静滴注时每次0.1~0.6g，成人一日1次，用5%或10%葡萄糖溶液250ml稀释后缓慢滴注。该病例中，乙酰谷酰胺单次使用剂量为1.2g，用药剂量偏大。

建议：

　　5%葡萄糖注射液　　250ml

　　注射用乙酰谷酰胺　0.6g

　　iv gtt　qd×14

164.乙酰谷酰胺——氯化钠

实例：患者男，47岁。因"出车祸"来院就诊，临床诊断：重度胸外伤，右锁骨骨折。给予注射用乙酰谷酰胺治疗，具体如下：

处方：

　　0.9%氯化钠注射液　250ml

　　注射用乙酰谷酰胺　0.4g

　　iv gtt　qd×7

分析：注射用乙酰谷酰胺的药品说明书用法用量项明确指出："静脉滴注。每次0.1~0.6 g（1/3 ~2 支），成人一日1次，用5%或10%葡萄糖溶液250ml稀释后缓慢滴注。"因此，注射用乙酰谷酰胺用0.9%氯化钠注射液做溶媒是不适宜的。

建议：

　　5%葡萄糖注射液　　250ml

　　注射用乙酰谷酰胺　0.4g

　　iv gtt　qd×7

二、解热镇痛抗炎药不合理用药

165.洛索洛芬——醋酸泼尼松

实例：患者男，55岁。因"膝关节疼痛"来院就诊，问诊得知有黑便，检查后诊断为：痛风、上消化道出血，用洛索洛芬钠片联合醋酸泼尼松片治疗，具体如下：

处方：

洛索洛芬钠片 200mg×6 片

sig: 200mg po qd

醋酸泼尼松片 5mg×36 片

sig: 10mg po tid

分析：洛索洛芬钠片为非甾体抗炎药，可引起严重的消化性溃疡或大肠、小肠的消化道出血，禁用于消化性溃疡患者。醋酸泼尼松为糖皮质激素，可引起严重消化道溃疡，禁用于胃与十二指肠溃疡。因此该方案中洛索洛芬、泼尼松均可引起胃肠黏膜损害，两者联用容易导致消化道出血，使该患者的出血症状加重。对痛风发作时疼痛严重者，可采用以下的联合用药，如秋水仙碱+糖皮质激素+质子泵抑制剂或秋水仙碱+非甾体抗炎药+质子泵抑制剂。本处方属联合用药不适宜。

建议：使用秋水仙碱+糖皮质激素+质子泵抑制剂或秋水仙碱+非甾体抗炎药+质子泵抑制剂的给药方案。

166.氯诺昔康——用法用量不适宜

实例：患者男，23岁。因肩锁关节脱位，胫腓骨骨折入院治疗，给予氯诺昔康肌肉注射治疗。

处方：

灭菌注射用水 2ml

注射用氯诺昔康 16mg

im qd×5

分析：本品为非甾体类镇痛抗炎药，$t_{1/2}$为3~5h，用于镇痛治疗每日剂量应为8~16mg，分2~3次给药，方能保持良好的镇痛效果。

建议：

灭菌注射用水 2ml

注射用氯诺昔康 8mg

im bid×5

167.酮咯酸氨丁三醇——用药时间偏长

实例：患者女，64岁。因左肱骨大结节骨折、全身多处二度烧伤、患肢皮肤感觉异常入院治疗，给予酮咯酸氨丁三醇注射液肌肉注射治疗。

处方：

酮咯酸氨丁三醇注射液 60mg

im qd×9

分析：酮咯酸氨丁三醇注射液说明书中指出：本品连续用药时间不超过5d。因此，该病例中酮咯酸氨丁三醇注射液用药时间偏长。

建议：酮咯酸氨丁三醇注射液用药疗程不要超过5d。

168.硫辛酸——无适应证用药

实例：患者男，72岁。因"颈部疼痛"来院就诊，入院后进行相关检查，最后诊断为亚急性甲状腺炎，给予硫辛酸注射液治疗。

处方：

　　0.9%氯化钠注射液　250ml

　　硫辛酸注射液　0.6g

　　iv gtt　qd×3

分析：硫辛酸注射液主要用于糖尿病周围神经病变引起的感觉异常。该患者没有糖尿病相关疾病，所以为无适应证用药。

建议：该患者不应选用硫辛酸注射液进行治疗。

169.氟比洛芬——胃、肠痉挛

实例：患者男，35岁。因"腹部疼痛"入院治疗。临床诊断为：胃、肠痉挛。给予氟比洛芬酯注射液静脉滴注。

处方：

　　0.9%氯化钠注射液　250ml

　　氟比洛芬酯注射液　50mg

　　iv gtt　qd×3

分析：《新编药物学》（第17版）中对解热、镇痛抗炎药的镇痛作用解释为：对头痛、牙痛、关节痛、肌肉痛及月经痛等中等度的钝痛效果较好，对外伤性剧痛及内脏平滑肌绞痛无效。因NSAIDs镇痛药有天花板效应，不适用于外伤性剧痛的治疗；内脏平滑肌绞痛并非由前列腺素引起，因此氟比洛芬酯对内脏平滑肌绞痛无效。胃痉挛、肠痉挛性疼痛的产生，主要是平滑肌痉挛致肠道缺血、缺氧，此时一般很少产生前列腺素等致痛物质，而氟比洛芬酯既无松弛胃肠道平滑肌作用，对内脏绞痛也无效，因此不适用于单纯绞痛的患者，这类疾病治疗主要以解痉药为主。

建议：可给予盐酸消旋山莨菪碱注射液10mg肌肉注射治疗。

170.氟比洛芬——肾炎

实例：患者女，52岁。因肾炎、血尿入院治疗。给予氟比洛芬酯注射液静脉滴注。

处方：

　　0.9%氯化钠注射液　250ml

　　氟比洛芬酯注射液　50mg

　　iv gtt　qd×3

分析：肾脏分泌的前列腺素对维持肾灌注起到代偿作用，使用NSAIDs药物可导致前列腺素生成减少，继而使肾血流量减少，损害肾功能。此外氟比洛芬酯还可引起急性肾衰，肾病综合征等严重不良反应，因此对肾炎、血尿这类肾脏原发病不清楚的患者应慎用NSAIDs类药物包括氟比洛芬酯。

建议：本例患者不宜使用氟比洛芬酯注射液。

171.美索巴莫——用药时间偏长

实例：患者男，68岁。因"机械外力撞击后"来院就诊，临床诊断：颈部损伤，周围神经损伤。入院后给予美索巴莫注射液治疗。

处方：

> 5%葡萄糖注射液　250ml
>
> 美索巴莫注射液　10ml
>
> iv gtt　qd×5

分析：美索巴莫注射液说明书用法用量项明确指出："配0.9%氯化钠注射液或5%葡萄糖注射液中静脉滴注，滴速不宜过快，1.0g的稀释量不应超过250ml。使用剂量和次数根据病情和治疗效果来决定，成人一次使用剂量为1.0g，一日最大剂量为3.0g，连续使用不得超过3d，若病情持续，在停药48h后可再重复给予一次疗程"。该患者连续使用5d，用药时间偏长。

建议：该患者在使用美索巴莫注射液3d后停药，停药期间如持续疼痛，可考虑使用其他的止痛药物。若病情持续，在停药48h后可再重复给予一次疗程。

三、抗痛风药不合理用药

172.别嘌醇——痛风急性发作

实例：患者男，34岁。因"左膝关节可出现刀割样疼痛，伴红肿热痛，活动受限"来院就诊，临床诊断为痛风急性发作，用别嘌醇治疗。

处方：

> 别嘌醇片　100mg×42片
>
> sig: 100mg　po　tid

分析：别嘌醇适应证为"用于原发性和继发性高尿酸血症，尤其是尿酸生成过多而引起的高尿酸血症；反复发作或慢性痛风者；痛风石；尿酸性肾结石和（或）尿酸性肾病；有肾功能不全的高尿酸血症"。别嘌醇及其代谢产物氧嘌呤醇通过抑制黄嘌呤氧化酶的活性减少尿酸的生成，为降尿酸药物。该患者为痛风急性发作期，治疗重点为积极止痛缓解症状，应及早、足量使用非甾体抗炎药、秋水仙碱、糖皮质激素，而不应只考虑降尿酸治疗。

建议：加用非甾体抗炎药、秋水仙碱或糖皮质激素治疗以控制急性症状。一般急性症状缓解2周后开始降尿酸治疗，已服用降尿酸药物者急性发作时不需停用。

173.别嘌醇——用法、用量不适宜

实例：患者男，62岁。因痛风来医院就诊，用别嘌醇联合塞来昔布治疗。

处方：

> 别嘌醇片　100mg×105片
>
> sig: 500mg　po　tid
>
> 塞来昔布　200mg×7粒
>
> sig: 200mg　po　qd

分析：别嘌醇片药品说明书明确规定："别嘌醇成人常用量：初始剂量每次50mg

（半片），每日1~2次，每周可递增50~100mg（0.5~1片），至每日200~300mg（2~3片），
分2~3次服。每2周测血和尿中尿酸水平，如已达正常水平，则不再增量，如仍高可再
递增。但每日最大量不得大于600mg（6片）。"因此本处方属用法、用量不适宜。

建议：建议调整别嘌醇片用法、用量。经与处方医师电话沟通，处方调整为：

别嘌醇片　100mg×105片

sig：100mg　po　tid

塞来昔布　200mg×7粒

sig：200mg　po　qd

四、抗癫痫药不合理用药

174. 卡马西平——罗红霉素

实例：患者女，35岁。因咽痛1d就诊。既往有癫痫病史5个月。初步诊断：①急性
扁桃体炎；②癫痫。应用罗红霉素抗菌，卡马西平抗癫痫。

处方：

罗红霉素胶囊　150mg×21粒

sig：150mg　po　bid

卡马西平片　0.1g×21片

sig：0.1g　po　tid

分析：罗红霉素可抑制卡马西平的代谢，使卡马西平的血药浓度升高，出现头痛、
头晕、恶心、呕吐、眼球震颤和共济失调等卡马西平中毒征象。

建议：两药不宜合用，可选用阿莫西林代替罗红霉素。

175. 卡马西平——西咪替丁

实例：患者男，62岁。因发作性上腹痛20d就诊。既往有癫痫病史1年。纤维胃镜
检查示胃溃疡。初步诊断：①胃溃疡；②癫痫。应用西咪替丁治疗溃疡，卡马西平抗
癫痫。

处方：

西咪替丁片　0.2g×21片

sig：0.2g　po　tid

卡马西平片　0.1g×21片

sig：0.1g　po　tid

分析：西咪替丁可抑制肝微粒体酶，影响卡马西平的代谢。两药合用后卡马西平的
血药浓度可增加50%，半衰期延长18%。

建议：两药不宜合用，可选用法莫替丁代替西咪替丁。

176. 卡马西平——维拉帕米

实例：患者女，53岁。因头痛、头晕5个月就诊。既往有癫痫病史8个月。血压：
160/102mmHg。初步诊断：①原发性高血压；②癫痫。应用维拉帕米抗高血压，卡马西
平抗癫痫。

处方：

　　维拉帕米片　　40mg×21 片

　　sig: 40mg　po　tid

　　卡马西平片　　0.1g×21 片

　　sig: 0.1g　po　tid

分析：维拉帕米可抑制卡马西平的代谢，使卡马西平血药浓度升高约46%。另外钙拮抗药地尔硫卓与卡马西平之间有类似相互影响。二氢吡啶类钙拮抗药（硝苯地平、尼群地平等）与卡马西平不发生类似相互影响。

建议：两药不宜合用，可用硝苯地平代替维拉帕米。

177.卡马西平——复方降压平

实例：患者男，52岁。因头痛、头晕2个月就诊。既往有癫痫病史1年。血压126/88mmHg。初步诊断：①原发性高血压；②癫痫。应用复方降压平抗高血压，卡马西平抗癫痫。

处方：

　　复方降压平片　　7 片

　　sig: 1 片　po　qd

　　卡马西平片　　0.1g×21 片

　　sig: 0.1g　po　tid

分析：复方降压平为复方制剂，每片含利血平0.1mg。利血平可降低癫痫的痉挛阈值，使本来已得到良好控制的癫痫患者出现癫痫发作。

建议：使用卡马西平等抗癫痫药治疗的患者，不宜应用含利血平的降压药。本例可改用不含利血平的降压药如依那普利。

178.卡马西平——药物相互作用

实例：患者男，38岁。因间断性抽搐4年，频繁发作抽搐、昏迷2h入神经内科。初步诊断：癫痫持续状态。应用地西泮、苯巴比妥、卡马西平、苯妥英钠抗癫痫，应用吲哚美辛退热，应用左氧氟沙星防治感染。

处方：

　　吲哚美辛片　　25mg×21 片

　　sig: 25mg　tid　鼻饲

　　卡马西平片　　0.1g×63 片

　　sig: 0.3g　tid　鼻饲

　　苯妥英钠片　　0.1g×42 片

　　sig: 0.2g　tid　鼻饲

　　苯巴比妥注射液　　10mg

　　iv　qd×7

　　地西泮注射液　　10mg

　　iv　qd×7

　　5%葡萄糖注射液　　500ml

　　胞二磷胆碱注射液　　0.75g

iv gtt   qd×7

0.9%氯化钠注射液   500ml

注射用左氧氟沙星   0.2g

iv gtt   bid×7

分析：苯妥英钠、苯巴比妥、卡马西平为抗癫痫药，均属于肝药酶诱导剂。苯巴比妥使苯妥英钠、卡马西平的血浓度降低，卡马西平使苯妥英钠的血浓度降低，苯妥英钠使卡马西平的血浓度降低。以上三种药物相互作用复杂，联合用药使疗效降低，且易致中毒，故主张单一用药。治疗癫痫持续状态，常选用地西泮和苯妥英钠。可先静注地西泮10~20mg，单次最大剂量不超过20mg，速度每分钟3~5mg。必要时15min后重复1次。由于它的作用只能维持20~30min，所以要加用长效抗癫痫药苯妥英钠。可用苯妥英钠150~250mg加生理盐水20~40ml，在6~10min缓慢静脉注射，每分钟不超过50mg，必要时30min后再注射100~150mg。苯妥英钠治疗癫痫持续状态，不宜鼻饲，因鼻饲吸收慢，且不规则，难以见效。当以上方法效果不佳时，选用利多卡因静脉注射常可奏效，且无呼吸抑制作用，不影响患者意识。用法：利多卡因100mg在2min内静脉注射，若有效后再加1次量，以后以每小时3.5mg/kg的剂量静滴维持疗效。氟喹诺酮类药物抑制中枢性递质GABA（γ-氨基丁酸）与受体的结合，从而降低惊厥阈，可诱发或加重癫痫发作。而非甾体抗炎药（阿司匹林除外）及其代谢产物能显著增加氟喹诺酮类药物抑制GABA受体的作用。非甾体抗炎药（阿司匹林除外）与氟喹诺酮类药物联用可增加神经系统毒性，诱发惊厥或痉挛。故癫痫患者不宜用氟喹诺酮类，禁止联用这两类药物（阿司匹林除外）。胞二磷胆碱为中枢兴奋药，癫痫患者应用胞二磷胆碱可诱发大发作。

建议：本例抗癫痫宜选用地西泮、苯妥英钠，如无效，可选用利多卡因。防治感染不宜应用左氧氟沙星，可选用氨苄西林。退热尽量给予物理降温，必要时鼻饲阿司匹林，禁用胞二磷胆碱。

五、抗精神病药不合理用药

179.氯丙嗪——甲氧氯普胺

实例：患者男，36岁。因呃逆3d就诊。初步诊断：顽固性呃逆。给予氯丙嗪、甲氧氯普胺口服。

处方：

氯丙嗪片   25mg×42片

sig：50mg   po   tid

甲氧氯普胺片   10mg×42片

sig：20mg   po   tid

分析：氯丙嗪及甲氧氯普胺皆能阻断中枢多巴胺受体，可使锥体外系反应的发生率明显增高。

建议：避免两药合用，本例可单用氯丙嗪。

180.氯丙嗪——地西泮

实例：患者男，62岁。因高热惊厥入院，用氯丙嗪、地西泮治疗。

处方：

  地西泮片   2.5mg×18 片

  sig: 5mg po   tid

  氯丙嗪注射液   25mg

  iv   qd×3

分析：地西泮具有镇静、肌肉松弛和抗惊厥作用，大剂量易导致共济失调、肌无力，甚至昏迷和呼吸抑制。氯丙嗪为抗精神失常药，有较强的中枢抑制作用，两药并用易引起显著的中枢抑制及呼吸循环意外。

建议：两药选其中一种即可。

六、抗躁狂药不合理用药

181.碳酸锂——卡托普利

实例：患者女，36 岁。因头晕 1 个月就诊。既往有躁狂症病史 3 个月。血压 190/106mmHg。初步诊断：①原发性高血压；②躁狂症。应用卡托普利抗高血压，碳酸锂抗躁狂。

处方：

  卡托普利片   25mg×21 片

  sig: 25mg po   tid

  碳酸锂片   0.25g×21 片

  sig: 0.25g po   tid

分析：卡托普利与碳酸锂合用时，碳酸锂的血药浓度明显升高，可导致锂盐中毒，出现意识模糊、共济失调、震颤、癫痫发作等。依那普利与碳酸锂合用可发生类似相互影响。

建议：避免两者合用。本例可用硝苯地平代替卡托普利。

182.碳酸锂——氨茶碱

实例：患儿男，4 岁。因咳嗽、咳痰、喘息 5d 就诊。既往有躁狂症病史 5 个月。初步诊断：①急性支气管炎；②躁狂症。应用氨茶碱平喘，碳酸锂抗躁狂症。

处方：

  氨茶碱片   0.1g×21 片

  sig: 0.1g po   tid

  碳酸锂片   0.25g×21 片

  sig: 0.25g po   tid

分析：氨茶碱可增加锂的肾排泄，使血锂浓度降低。同时接受碳酸锂和氨茶碱的躁狂病人，可致躁狂症状恶化。二羟丙茶碱（喘定）、胆茶碱与碳酸锂合用可发生类似相互影响。

建议：避免两药合用。本例可用选择性 β_2-受体激动药特布他林代替氨茶碱。

七、抗抑郁药不合理用药

183.丙咪嗪——西咪替丁

实例：患者女，28岁。因发作性上腹痛20d就诊。既往有抑郁症病史3个月。纤维胃镜示十二指肠球部溃疡。初步诊断：①十二指肠溃疡；②抑郁症。应用西咪替丁治疗十二指肠溃疡，丙咪嗪抗抑郁症。

处方：

西咪替丁片　0.2g×21片

sig：0.2g　po　tid

丙咪嗪片　25mg×21片

sig：25mg　po　tid

分析：西咪替丁影响丙咪嗪的清除，使其血浓度升高，从而增加其抗胆碱副作用（视力模糊、口干、心悸、尿潴留等）。

建议：避免两者合用。本例可用法莫替丁代替西咪替丁。

184.阿米替林——硫糖铝

实例：患者男，40岁。因上腹痛1个月就诊。既往有抑郁症病史5个月。初步诊断：①慢性胃炎；②抑郁症。应用硫糖铝保护胃黏膜，阿米替林抗抑郁症。

处方：

硫糖铝片　0.25g×84片

sig：1.0g　po　tid

阿米替林片　25mg×21片

sig：25mg　po　tid

分析：硫糖铝明显影响阿米替林的吸收，可使其血药浓度明显降低，抗抑郁作用减弱。

建议：将硫糖铝和阿米替林间隔2~3h给予，可避免相互影响。

八、抗脑血管病药不合理用药

185.丹参川芎嗪——用药剂量偏大

实例：患者男，74岁。因慢性心力衰竭、冠状动脉粥样硬化心脏病、不稳定性心绞痛、心功能Ⅲ级、冠脉支架植入术后入院治疗，给予丹参川芎嗪静滴治疗。

处方：

0.9%氯化钠注射液　250ml

丹参川芎嗪注射液　15ml

iv gtt　qd×7

分析：丹参川芎嗪注射液说明书中指出：本品静脉滴注时，每次5~10ml，用5%~10%葡萄糖注射液或生理盐水250~500ml稀释。有研究表明，川芎嗪是造成丹参川芎嗪注射液存在不良反应的主要原因，该药引起的不良反应与患者年龄、给药剂量有很大关系，年龄越大，给药剂量越大，不良反应发生率越高。因此，该病例中丹参川芎嗪用药剂量偏大。

建议：

    0.9%氯化钠注射液　250ml

    丹参川芎嗪注射液　5ml

    iv gtt　qd×7

186.丹参川芎嗪——慢性盆腔炎

实例：患者女，36岁。因"腰痛及下腹不适"来院就诊，临床诊断：贫血、慢性盆腔炎、阴道炎、肾积水。入院后给予丹参川芎嗪注射液治疗。

处方：

    5%葡萄糖注射液　250ml

    丹参川芎嗪注射液　10ml

    iv gtt　qd×5

分析：丹参川芎嗪注射液说明书适应证项明确指出："用于闭塞性脑血管疾病，如脑供血不全、脑血栓形成、脑栓塞及其他缺血性心血管疾病，如冠心病的胸闷、心绞痛、心肌梗死、缺血性中风等症。"而此病人为贫血、慢性盆腔炎、阴道炎、肾积水，故认为是适应证不适宜。

建议：该患者不应选用丹参川芎嗪注射液进行治疗。

187.盐酸川芎嗪——瘢痕子宫

实例：患者女，35岁。临床诊断：瘢痕子宫。给予注射用盐酸川芎嗪治疗。

处方：

    5%葡萄糖注射液　250ml

    注射用盐酸川芎嗪　0.24g

    iv gtt　qd×5

分析：注射用盐酸川芎嗪的适应证为"用于缺血性脑血管病，如：脑供血不足、脑血栓形成、脑栓塞及其他缺血性血管疾病如冠心病，脉管炎等"。该患者使用注射用盐酸川芎嗪为无适应证用药。

建议：该患者不应选用注射用盐酸川芎嗪进行治疗。

188.盐酸川芎嗪——用法用量

实例：患者女，59岁。因"头痛、头晕"来院就诊，临床诊断：高血压2级（高危组）。给予注射用盐酸川芎嗪治疗。

处方：

    5%葡萄糖注射液　250ml

    注射用盐酸川芎嗪　0.24g

    iv gtt　qd×7

分析：注射用盐酸川芎嗪的药品说明书用法用量项明确指出："用5%葡萄糖注射液或0.9%氯化钠注射液250~500ml　稀释后缓慢静脉滴注，每次80~120mg，一日1~2次，10~15d为1疗程。"因此，注射用盐酸川芎嗪单次用药剂量偏大。

建议：

  5%葡萄糖注射液　　250ml

  注射用盐酸川芎嗪　　0.12g

  iv gtt　　qd×7

189.盐酸川芎嗪——灯盏花素

  实例：患者女，69岁。因"剧烈头痛、视力障碍"来院就诊，临床诊断：高血压2级（高危组）。给予注射用盐酸川芎嗪与注射用灯盏花素治疗。

  处方：

  5%葡萄糖注射液　　250ml

  注射用灯盏花素　　50mg

  iv gtt　　qd×7

  5%葡萄糖注射液　　250ml

  注射用盐酸川芎嗪　　0.12g

  iv gtt　　qd×7

  分析：注射用灯盏花素的药品说明书适应证项明确指出："活血化瘀，通络止痛。用于中风及其后遗症，冠心病，心绞痛。"注射用盐酸川芎嗪的药品说明书适应证项明确指出："用于缺血性脑血管病，如：脑供血不足、脑血栓形成、脑栓塞及其他缺血性血管疾病如冠心病，脉管炎等。"因此，注射用盐酸川芎嗪与注射用灯盏花素属于重复用药。

  建议：任意选用其中一种药物治疗即可。

190.奥扎格雷——葡萄糖

  实例：患者女，55岁。因急性脑梗死入院治疗。给予注射用奥扎格雷钠静脉滴注。

  处方：

  5%葡萄糖注射液　　250ml

  注射用奥扎格雷钠　　120mg

  iv gtt　　bid×14

  分析：注射用奥扎格雷钠具有抗血小板聚集作用，用于治疗急性血栓性脑梗死和脑梗死所伴随的运动障碍。其药品说明书中要求一次剂量为80mg，加入500ml生理盐水或5%葡萄糖溶液稀释，静脉滴注；而该病例中一次剂量超过80mg，并只使用250ml液体稀释，使得进入体内奥扎格雷钠的血药浓度过高，易导致不良反应的发生。

  建议：

  5%葡萄糖注射液　　500ml

  注射用奥扎格雷钠　　80mg

  iv gtt　　bid×14

191.曲克芦丁脑蛋白水解物——右眼翼状胬肉

  实例：患者女，43岁。因"右眼不适"来院就诊，临床诊断：右眼翼状胬肉。入院后给予曲克芦丁脑蛋白水解物注射液治疗。

  处方：

  0.9氯化钠注射液　　250ml

　　曲克芦丁脑蛋白水解物注射液　　6ml

　　iv gtt　　qd×3

　　分析：曲克芦丁脑蛋白水解物注射液说明书适应证项明确指出："用于治疗脑血栓、脑出血、脑痉挛等急慢性脑血管疾病，以及颅脑外伤及脑血管疾病（脑供血不全、脑梗死、脑出血）所引起的脑功能障碍等后遗症；闭塞性周围血管疾病、血栓性静脉炎、毛细血管出血以及血管通透性升高引起的水肿"。因此，该患者使用曲克芦丁脑蛋白水解物注射液为无适应证用药。

　　建议：该患者不应选用曲克芦丁脑蛋白水解物注射液进行治疗。

192.长春西汀——溶媒剂量偏小

　　实例：患者女，62岁。因脑梗死、脑动脉硬化、眩晕综合征入院治疗。给予长春西汀静脉滴注。

　　处方：

　　　　0.9%氯化钠注射液　　250ml

　　　　长春西汀注射液　　30mg

　　　　iv gtt　　qd×7

　　分析：长春西汀输注浓度不得超过0.06mg/ml，否则易引起溶血反应，该药30mg至少需500ml输液配置。因此，该病例中长春西汀的稀释浓度不合理。

　　建议：

　　　　0.9%氯化钠注射液　　500ml

　　　　长春西汀注射液　　30mg

　　　　iv gtt　　qd×7

193.长春西汀——腰椎管狭窄

　　实例：患者女，48岁。因"腰部疼痛"来院就诊，临床诊断：腰椎管狭窄。入院后给予长春西汀注射液治疗。

　　处方：

　　　　5%葡萄糖注射液　　250ml

　　　　长春西汀注射液　　20mg

　　　　iv gtt　　qd×14

　　分析：长春西汀注射液说明书适应证项明确指出："改善脑梗死后遗症、脑出血后遗症、脑动脉硬化症等诱发的各种症状。"因此，该患者使用长春西汀注射液为无适应证用药。

　　建议：该患者不应选用长春西汀注射液进行治疗。

194.依达拉奉——溶媒选择不适宜

　　实例：患者男，64岁。因右侧半卵圆中心脑梗死（亚急性期）、左侧侧脑室陈旧脑梗死、高血压病3级（很高危组）、脑动脉供血不足入院治疗。给予依达拉奉静滴治疗。

　　处方：

　　　　5%葡萄糖注射液　　100ml

　　　　依达拉奉注射液　　30mg

　　iv gtt　bid×14

　　分析：依达拉奉说明书中指出，一次30mg，每日2次，加入适量的生理盐水中稀释后静脉滴注，30min内滴完。本品与各种含有糖分的输液混合时，可使依达拉奉的浓度降低。因此，该病例中选择5%葡萄糖注射液为溶媒是不适宜的。

　　建议：

　　0.9%氯化钠注射液　100ml

　　依达拉奉注射液　30mg

　　iv gtt　bid×14

　　195.依达拉奉——腰椎间盘突出症

　　实例：患者女，62岁。因"腰疼"来院就诊，临床诊断：急性腰椎间盘突出症。住院后行手术治疗，术后使用依达拉奉注射液治疗。

　　处方：

　　0.9%氯化钠注射液　250ml

　　依达拉奉注射液　30mg

　　iv gtt　bid×5

　　分析：依达拉奉注射液说明书中明示："本品用于改善急性脑梗死所致的神经症状、日常生活活动能力和功能障碍。"因此该患者使用依达拉奉注射液为无适应证用药。

　　建议：该患者不应选用依达拉奉注射液进行治疗。

　　196.依达拉奉——用药频次偏小

　　实例：患者男，59岁。因"头痛，眩晕，耳鸣"来院就诊，临床诊断：急性脑梗死。入院后使用依达拉奉注射液治疗。

　　处方：

　　0.9%氯化钠注射液　250ml

　　依达拉奉注射液　30mg

　　iv gtt　qd×3

　　分析：依达拉奉注射液说明书中用法用量项指出："一次30mg，临用前加入适量生理盐水中稀释后静脉滴注，30min内滴完。每日2次，14d为1个疗程。"因此该患者使用依达拉奉注射液，一日1次，静脉滴注进行治疗，用药频次偏小。

　　建议：

　　0.9%氯化钠注射液　250ml

　　依达拉奉注射液　30mg

　　iv gtt　bid×3

　　197.七叶皂苷——溶媒选择不适宜

　　实例：患者男，86岁。因右股骨转子间粉碎性骨折、高血压病3级（高危）、心房颤动、完全性右束支传导阻滞、升主动脉粥样硬化、肺动脉高压（轻度）入院治疗，给予七叶皂苷静滴治疗。

　　处方：

　　5%葡萄糖注射液　250ml

> 注射用七叶皂苷钠　　10mg
>
> iv gtt　　qd×10

分析：临床静滴七叶皂苷钠有多例静脉炎的不良反应报道，分析其原因大致有以下4个：①溶液 pH 值不稳定；②溶液的渗透压不合适；③滴速、静脉穿刺部位不同；④药物本身存在刺激性。有关试验表明，该药品在酸性条件下使用，会导致静脉炎发生率上升。在七叶皂苷钠葡萄糖溶液中加入5%碳酸氢钠5~20ml调 pH 至7.4左右，可减小对人体外周静脉的刺激性，降低静脉炎发生率。因此，该病例中七叶皂苷钠溶媒选择不适宜。

建议：

> 0.9%氯化钠注射液　　250ml
>
> 注射用七叶皂苷钠　　10mg
>
> iv gtt　　qd×10

198.七叶皂苷——10%木糖醇

实例：患者男，20岁。因"不慎从高处跌落"来院就诊，临床诊断：右锁骨粉碎性骨折。给予注射用七叶皂苷钠治疗。

处方：

> 10%木糖醇注射液　　250ml
>
> 注射用七叶皂苷钠　　10mg
>
> iv gtt　　qd×12

分析：注射用七叶皂苷钠的药品说明书用法用量项明确指出："成人按体重一日0.1~0.4mg/kg，或取本品5~10mg，溶于10%葡萄糖注射液或0.9%氯化钠注射液250ml中供静脉滴注。"因此，注射用七叶皂苷钠用10%木糖醇注射液做溶媒是不适宜的。

建议：

> 0.9%氯化钠注射液　　250ml
>
> 注射用七叶皂苷钠　　10mg
>
> iv gtt　　qd×12

199.七叶皂苷——用药剂量偏大

实例：患者女，66岁。因脑水肿、腰椎间盘突出入院治疗，给予七叶皂苷静滴治疗。

处方：

> 0.9%氯化钠注射液　　250ml
>
> 注射用七叶皂苷钠　　10mg
>
> iv gtt　　q8h×7

分析：注射用七叶皂苷钠说明书中指出：成人按体重一日0.1~0.4mg/kg或取本品5~10mg溶于10%葡萄糖注射液或0.9%氯化钠注射液250ml中供静脉滴注；也可取本品5~10mg溶于10%葡萄糖注射液或0.9%氯化钠注射液10~20ml中供静脉推注。重症病人可多次给药，但一日总量不得超过20mg。疗程7~10d。该患者因给药频次过高而使单日总量超过极量的情况，容易导致肝损害。

建议：

    0.9%氯化钠注射液　250ml

    注射用七叶皂苷钠　10mg

    iv gtt　q12h×7

九、抗老年痴呆和改善脑代谢药不合理用药

200.胞磷胆碱——辅酶Q_{10}氯化钠

实例：患者女，43岁。因"头痛"来院就诊，临床诊断：大脑动脉狭窄。给予注射用胞磷胆碱钠治疗。

处方：

    辅酶Q_{10}氯化钠注射液　250ml

    注射用胞磷胆碱钠　1g

    iv gtt　qd×15

分析：注射用胞磷胆碱钠的药品说明书明确标示："静脉滴注：一日0.25~0.5g（0.25g：1支；0.5g：2支）；用5%或10%的葡萄糖注射液稀释后缓慢滴注，5~10d为1疗程。"因此，注射用胞磷胆碱钠用辅酶Q_{10}氯化钠注射液做溶媒是错误的，另外，注射用胞磷胆碱钠的单次用药剂量偏大。

建议：

    5%葡萄糖注射液　100ml

    注射用胞磷胆碱钠　0.5g

    iv gtt　qd×7

201.脑蛋白水解物——头皮血肿

实例：患者女，39岁。因"不慎摔伤"来院就诊，临床诊断：头皮血肿。入院后给予注射用脑蛋白水解物治疗。

处方：

    0.9氯化钠注射液　250ml

    注射用脑蛋白水解物　60mg

    iv gtt　qd×12

分析：注射用脑蛋白水解物说明书适应证项明确指出："用于颅脑外伤、脑血管病后遗症伴有记忆减退及注意力集中障碍的症状改善。"因此，该患者使用注射用脑蛋白水解物为无适应证用药。

建议：该患者不应选用注射用脑蛋白水解物进行治疗。

202.脑蛋白水解物——单次用药剂量偏大

实例：患者女，81岁。因"头昏、肢体麻木"来院就诊，临床诊断：脑梗死。给予注射用脑蛋白水解物治疗。

处方：

    5%葡萄糖注射液　250ml

    注射用脑蛋白水解物　90mg

　　　iv gtt　qd×5

　　分析：注射用脑蛋白水解物的药品说明书用法用量项明确指出："用注射用水溶解后，静脉滴注，每一疗程最好连续注射，参考病人年龄、病情以决定疗程长短及剂量。一般使用60mg（以总氮含量计），稀释于250ml生理盐水中缓慢滴注，每日1次。"因此，注射用脑蛋白水解物单次用药剂量偏大，选用5%葡萄糖注射液做溶媒是不适宜的。

　　建议：

　　　0.9%氯化钠注射液　250ml

　　　注射用脑蛋白水解物　60mg

　　　iv gtt　qd×5

　　203.脑苷肌肽——左膝关节损伤

　　实例：患者男，47岁。因"意外摔伤"来院就诊，临床诊断：左膝关节损伤。入院后给予脑苷肌肽注射液治疗。

　　处方：

　　　5%葡萄糖注射液　250ml

　　　脑苷肌肽注射液　10ml

　　　iv gtt　qd×9

　　分析：脑苷肌肽注射液说明书适应证项明确指出："用于治疗脑卒中、老年性痴呆、新生儿缺氧缺血性脑病、颅脑损伤、脊髓损伤及其他原因引起的中枢神经损伤。用于治疗创伤性周围神经损伤、糖尿病周围神经病变、压迫性神经病变等周围神经损伤。"因此，该患者使用脑苷肌肽注射液为无适应证用药。

　　建议：该患者不应选用脑苷肌肽注射液进行治疗。

　　204.天麻素——单次用药剂量偏大

　　实例：患者女，51岁。因"眩晕、复视"来院就诊，临床诊断：脱髓鞘性白质脑病。给予天麻素注射液治疗。

　　处方：

　　　5%葡萄糖注射液　250ml

　　　天麻素注射液　1.2g

　　　iv gtt　qd×7

　　分析：天麻素注射液的药品说明书用法用量项明确指出："静脉滴注，每次0.6g，一日1次，用5%葡萄糖注射液或0.9%氯化钠注射液250~500ml稀释后使用。"因此，天麻素注射液单次用药剂量偏大。

　　建议：

　　　5%葡萄糖注射液　250ml

　　　天麻素注射液　0.6g

　　　iv gtt　qd×7

　　205.马来酸桂哌齐特——焦虑状态

　　实例：患者女，49岁。因"心慌、心悸、胸闷"来院就诊，临床诊断：焦虑状态。

入院后给予马来酸桂哌齐特注射液治疗。

处方：

　　5%葡萄糖注射液　250ml

　　马来酸桂哌齐特注射液　240mg

　　iv gtt　qd×4

分析：马来酸桂哌齐特注射液说明书适应证项明确指出："脑血管疾病：脑动脉硬化，一过性脑缺血发作，脑血栓形成，脑栓塞，脑出血后遗症和脑外伤后遗症。心血管疾病：冠心病，心绞痛，如用于治疗心肌梗死，应配合有关药物综合治疗。外周血管疾病：下肢动脉粥样硬化病，血栓闭塞性脉管炎，动脉炎，雷诺氏病等。"因此，该患者使用马来酸桂哌齐特注射液为无适应证用药。

建议：该患者不应选用马来酸桂哌齐特注射液进行治疗。

206.鼠神经生长因子——右肩胛骨骨折

实例：患者女，39岁。因"意外摔伤"来院就诊，临床诊断：右肩胛骨骨折。入院后给予注射用鼠神经生长因子治疗。

处方：

　　注射用鼠神经生长因子　20μg

　　灭菌注射用水　2ml

　　im　qd×6

分析：注射用鼠神经生长因子说明书适应证项明确指出："正己烷中毒性周围神经病。本品通过促进神经损伤修复发挥作用。"因此，该患者使用注射用鼠神经生长因子为无适应证用药。

建议：该患者不应选用注射用鼠神经生长因子进行治疗。

207.甲钴胺——给药途径错误

实例：患者女，49岁。因多发性骨髓瘤（髓外复发）、脊髓髓外占位，双肺肺炎、周围神经炎入院治疗，给予甲钴胺静滴治疗。

处方：

　　0.9%氯化钠注射液　250ml

　　甲钴胺注射液　0.5mg

　　iv gtt　qd×5

分析：甲钴胺为大环金属络合物，对光线较敏感，经光照后会被降解为VitB$_{12}$的还原态，进一步被氧化成为羟钴胺，且甲钴胺在加入溶媒稀释后对光的通透性增加。甲钴胺药物说明书中表明药物取出后应避免光线照射，从避光保护袋中拿出后应立即进行注射。据相关研究发现，甲钴胺在静脉滴注状态下若受到自然光照射会影响临床疗效，若红光照射超过30min，则药物疗效会变为不合格。因此，甲钴胺注射液不应静脉滴注给药。

建议：甲钴胺注射液一旦取出应立即进行静脉注射或肌内注射，尽量避免静脉滴注。

208.三磷酸胞苷二钠——用药剂量偏大

实例：患者男，49岁。因脑外伤神经症性反应、颈部挫伤、胸部浅表损伤入院治疗。给予三磷酸胞苷二钠静滴治疗。

处方：

    0.9%氯化钠注射液　250ml

    三磷酸胞苷二钠注射液　80mg

    iv gtt　qd×6

分析：三磷酸胞苷二钠是一种辅酶，说明书规定，20mg本品加入5%葡萄糖注射液或生理盐水250ml中，或者40mg本品加入500ml液体中静脉滴注使用。该医嘱用量为80mg加入250ml液体中，不但属于超剂量用药，还增大了药物浓度，该药物在浓度过大或滴速过快的情况下容易引起低血压等严重不良反应，严重者可危及生命，因此应严格按照说明书用法及用量使用。

建议：

    0.9%氯化钠注射液　250ml

    三磷酸胞苷二钠注射液　20mg

    iv gtt　qd×6

十、拟肾上腺素药和抗肾上腺素药不合理用药

209.拉贝洛尔——西咪替丁

实例：患者男，59岁。因高血压、心绞痛、胃肠溃疡入院治疗。用拉贝洛尔和西咪替丁治疗。用药后患者出现体位性低血压和心动过缓。

处方：

    拉贝洛尔片　0.1g×14片

    sig: 0.1g　po　bid

    西咪替丁片　0.2g×14片

    sig: 0.2g　po　tid

分析：该患者有高血压、心绞痛，同时有胃肠溃疡，拉贝洛尔合并使用西咪替丁，可以发生相互作用，导致拉贝洛尔的生物利用度增加，疗效增强，使药物相对过量。

建议：两者合用时，应该注意调整拉贝洛尔的剂量。

210.普萘洛尔——胺碘酮

实例：患者男，52岁。因高血压、室性心律失常入院治疗。给予普萘洛尔、胺碘酮治疗。

处方：

    盐酸普萘洛尔片　10mg×100片

    sig: 10mg　po　tid

    盐酸胺碘酮片　0.2g×24片

    sig: 0.2g　po　bid

分析：胺碘酮与β受体阻滞剂合用可加重窦性心动过缓、窦性停搏及房室传导阻

滞。故不推荐两药合用。

建议：如果必须联用时需定期进行临床及心电图监测。如疑有相互作用，应停用普萘洛尔或上述两种药品，必要时给予β受体激动剂。

211.普萘洛尔——地高辛

实例：患者女，62岁。因充血性心力衰竭、高血压3级入院治疗。给予普萘洛尔、地高辛治疗。

处方：

　　盐酸普萘洛尔片　10mg×100片

　　sig：10mg　po　tid

　　地高辛片　0.25mg×40片

　　sig：0.25mg　po　qd

分析：普萘洛尔片与地高辛合用，可能发生房室传导阻滞而使心率减慢，故不推荐两药合用。

建议：谨慎联合，如果两药联用，建议监测地高辛血药浓度，监测患者心功能。

212.索他洛尔——用药剂量偏大

实例：患者女，35岁。因心律失常入院治疗。有肾病史，用盐酸索他洛尔治疗。用药后，患者出现心动过缓、低血压和低血糖。

处方：

　　盐酸索他洛尔片　160mg×14片

　　sig：160mg　po　bid

分析：患者出现心动过缓、低血压和低血糖是药物过量的主要症状，该患者虽然年轻，但是有肾病史，而且出现了肾功能不全，肾功能监测显示，其肌酐清除率为8ml/min。对于这样的患者，需要实行个体化给药，必须减小用药剂量。

建议：应该从小剂量开始，逐渐加量。注意剂量个体化，防止过量中毒。

第十六章　心血管系统不合理用药

一、钙通道阻滞药不合理用药

213.维拉帕米——心绞痛合并高血压

实例：患者男，82岁。因心绞痛、高血压入院。用盐酸维拉帕米治疗。

处方：

　　　　盐酸维拉帕米片　　40mg×42 片

　　　　sig: 80mg　po　tid

分析：该患者患有心绞痛合并高血压，虽然使用盐酸维拉帕米可以治疗心绞痛和高血压，但是该患者使用硝苯地平效果最好。两者虽然都能够有效地治疗变异型心绞痛或典型心绞痛，但是硝苯地平的外周血管扩张作用更强，而对窦房结及房室结传导的作用较小，因此更适应于治疗心绞痛合并高血压。

建议：该患者使用硝苯地平效果较好。

214.硝苯地平——氨氯地平

实例：患者男，66岁。因冠心病、高血压入院治疗。给予苯磺酸氨氯地平片、硝苯地平控释片口服治疗。

处方：

　　　　苯磺酸氨氯地平片　　5mg×28 片

　　　　sig: 5mg　po　qd

　　　　硝苯地平控释片　　30mg×28 片

　　　　sig: 30mg　po　qd

分析：两药均为钙离子拮抗剂，药理机制相同，属于重复用药。

建议：选择其中一种即可，如血压仍控制不好，可联合其他类型的降压药。

215.尼卡地平——碳酸氢钠

实例：患者女，34岁。因高血压、冠心病入院。用药碳酸氢钠注射液、盐酸尼卡地平加入 250ml 0.9% 氯化钠注射液，每分钟 0.5μg/min 快速滴注。

处方：

　　　　0.9% 氯化钠注射液　　250ml

　　　　碳酸氢钠注射液　　50ml

　　　　注射用盐酸尼卡地平　　60mg

　　　　iv gtt　qd×3

分析：该药物配伍中，碳酸氢钠属于碱性，而盐酸尼卡地平属于酸性，两者容易发生化学反应，降低疗效，存在配伍禁忌。

建议：两药不宜在一起配伍使用。如果使用，应该分开，不可置于同一输液中。

216.尼群地平——克咳胶囊

实例：患者男，81岁。因高血压住院治疗。用尼群地平和克咳胶囊治疗。

处方：

尼群地平片　10mg×7 片

sig: 10mg　po　qd

克咳胶囊　21粒

sig: 3粒　po　tid

分析：该患者因为气管炎发作，咳嗽时使用了治咳药物克咳胶囊，该药物含有麻黄素，与尼群地平合用时这两种药物可以发生相互作用，麻黄素可以降低尼群地平的抗高血压疗效。

建议：使用尼群地平治疗时，应该避免服用含有麻黄素的制剂。

二、治疗慢性心功能不全药不合理用药

217.地高辛——胺碘酮

实例：患者女，51岁。因活动后心悸、气促6个月入内科。心电图示快速心房颤动。初步诊断：风湿性心脏病、二尖瓣狭窄，快速心房颤动，心功能Ⅱ级。给予地高辛、胺碘酮口服。

处方：

地高辛片　0.25mg×3 片

sig: 0.125mg　po　qd

胺碘酮片　0.2g×9 片

sig: 0.1g　po　tid

分析：胺碘酮能减少地高辛肾清除率，可使地高辛的血药浓度升高70%~100%。

建议：两者联用时应将地高辛用量减少1/3~1/2。

218.地高辛——维拉帕米

实例：患者女，63岁。因活动后心悸、气促1年就诊。血压：180/110mmHg，心电图示快速心房颤动。初步诊断：高血压性心脏病，快速心房颤动。给予地高辛、维拉帕米口服。

处方：

地高辛片　0.25mg×7 片

sig: 0.125mg　po　qd

维拉帕米片　40mg×42 片

sig: 80mg　po　tid

分析：维拉帕米能导致地高辛动力学的改变，抑制肾小管主动排泄地高辛，降低其肾清除率及代谢清除率，两者合用可使地高辛稳态血药浓度增加60%~80%。

建议：两者联用时应将地高辛剂量减少33%~55%。

219.地高辛——复方罗布麻

实例：患者男，54岁。因活动后心悸、气促9个月就诊。血压190/100mmHg。初步诊断：高血压性心脏病，心功能Ⅱ级。给予地高辛、复方罗布麻片口服。

处方：

地高辛片　0.25mg×7片

sig: 0.125mg　po　qd

复方罗布麻片　42片

sig: 2片　po　tid

分析：复方罗布麻片含有罗布麻、野菊花、汉防己等。罗布麻根中含强心苷，即罗布麻苷及毒毛旋花子苷元等，有强心利尿作用，也有降压镇静作用。罗布麻与强心苷有类似的药理效应，两药合用可引起洋地黄中毒反应。

建议：避免两者合用。可用卡托普利代替复方罗布麻片降血压。

220.地高辛——复方降压片

实例：患者女，68岁。因头晕2年，心悸、气促3个月就诊。血压：150/100mmHg。初步诊断：高血压性心脏病，心功能Ⅱ级。给予地高辛、复方降压片口服。

处方：

地高辛片　0.25mg×7片

sig: 0.125mg　po　qd

复方降压片　42片

sig: 2片　po　tid

分析：复方降压片含利血平、氢氯噻嗪等。利血平使迷走神经兴奋，可抑制窦房结的自律性，延长房室传导时间。与强心苷合用可引起心动过缓、传导阻滞，严重时可诱发多源性室性期前收缩。氢氯噻嗪可引起低钾。低钾时心肌应激性增强，能提高心肌对强心苷的敏感性，可导致心率加快、心律失常如期前收缩、心动过速，甚至心室颤动。

建议：两药不宜合用，可用依那普利代替复方降压片降血压。

221.地高辛——六神丸

实例：患者男，42岁。因咽痛5d就诊。既往有风湿性心脏病病史5年。初步诊断：①急性咽炎；②风湿性心脏病，二尖瓣狭窄，心功能Ⅱ级。给予地高辛、六神丸口服。

处方：

地高辛片　0.25mg×7片

sig: 0.125mg　po　qd

六神丸　210粒

sig: 10粒　po　tid

分析：六神丸含蟾酥，经水解后，生成蟾苷配基、辛二酸、精氨酸，结构似强心苷，易引起心律失常。与地高辛并用，可导致强心苷中毒。

建议：使用强心苷时，不宜同时用六神丸，本例可用蓝芩口服液代替六神丸。

222.地高辛——复方氢氧化铝

实例：患者女，42岁。因纳差20d就诊。既往有冠心病病史2年。初步诊断：①慢性胃炎；②冠心病，心功能Ⅱ级。给予地高辛、复方氢氧化铝口服。

处方：

地高辛片　0.25mg×7片

sig：0.125mg　po　qd

复方氢氧化铝片　42片

sig：2片　po　tid

分析：三硅酸镁能降低地高辛吸收的99.5%，氢氧化铝降低11.4%。复方氢氧化铝含三硅酸镁、氢氧化铝，故能降低地高辛的吸收。

建议：不可合用，可用猴头菌片代替复方氢氧化铝。

223.地高辛——甲氧氯普胺

实例：患者男，65岁。因纳差、恶心1周就诊。既往有冠心病病史5年。初步诊断：①慢性胃炎；②冠心病，心功能Ⅱ级。给予地高辛、甲氧氯普胺口服。

处方：

地高辛片　0.25mg×7片

sig：0.125mg　po　qd

甲氧氯普胺片　5mg×42片

sig：10mg　po　tid

分析：地高辛的吸收部位在小肠上端，甲氧氯普胺能加快肠蠕动，在地高辛尚未完全溶解与吸收前就通过小肠，使地高辛血药浓度减低而影响疗效。

建议：使用强心苷时，不宜同时用甲氧氯普胺。可用三九胃泰颗粒代替甲氧氯普胺。

224.地高辛——溴代丙胺太林

实例：患者女，49岁。因发作性上腹痛1月余就诊。既往有冠心病病史5年。内镜示十二指肠球部溃疡。初步诊断：①十二指肠球部溃疡；②冠心病，心功能Ⅱ级。给予地高辛、溴代丙胺太林口服。

处方：

地高辛片　0.25mg×7片

sig：0.125mg　po　qd

溴代丙胺太林片　15mg×21片

sig：15mg　po　tid

分析：地高辛的溶解及吸收较慢，丙胺太林能减慢胃排空时间，使地高辛在小肠上端通过时间延长，增加地高辛溶解及在小肠的吸收，易引起地高辛中毒。

建议：两药不宜合用，可应用西咪替丁代替溴代丙胺太林。

225.地高辛——六神丸——罗红霉素

实例：患者男，64岁。因心力衰竭入院。一直服用地高辛0.25mg/d，心衰症状控制较好，心率72次/min。后因急性咽喉炎，服用六神丸，每日3次，每次10粒及罗红霉素150mg，2次/d。3d后患者心率减至50次/min，并出现恶心、厌食、腹泻。

处方：

地高辛片　0.25mg×7 片

sig: 0.25mg　po　qd

六神丸　210 粒

sig: 10 粒　po　tid

罗红霉素胶囊　75mg×28 粒

sig: 0.15g　po　bid

分析：出现恶心、厌食、腹泻是由于药物联用不当引起。①六神丸含蟾酥，有类似于地高辛的强心作用，与地高辛合用，强心作用增强。②罗红霉素能抑制 P 糖蛋白，而 P 糖蛋白在肠和肾内是一个药物输送泵，通过抑制 P 糖蛋白，减少地高辛泵回肠腔及抑制地高辛在肾小管的分泌，增加地高辛吸收，使其血药浓度升高。三药合用，会引起地高辛中毒症状，出现胃肠道症状，心率减慢。

建议：停用六神丸和罗红霉素。

226.地高辛——葡萄糖酸钙

实例：患者女，62 岁。因充血性心力衰竭、高血压入院治疗。长期医嘱为：地高辛片 0.25mg，每日 1 次；葡萄糖酸钙注射液 20ml，0.9% 氯化钠注射液 500ml，静脉滴注，每日 1 次。

处方：

地高辛片　0.25mg×7 片

sig: 0.25mg　po　qd

0.9% 氯化钠注射液　500ml

葡萄糖酸钙注射液　20ml

iv gtt　qd×7

分析：地高辛是一种强心药，与心肌细胞膜上 K^+-Na^+-ATP 酶结合，促进 Ca^{2+} 内流，使肌浆内 Ca^{2+} 浓度升高，加强了心肌的兴奋与收缩偶联而发挥强心作用。如与钙类制剂合用，会使心肌收缩力增加，从而引起心律失常，甚至造成心脏猝死，静脉注射时，更容易发生，一旦发生后果非常严重。

建议：两药不宜配伍使用。

227.地高辛——用药剂量偏大

实例：患者男，45 岁。因室上性心动过速、充血性心力衰竭入院治疗，开始使用地高辛 0.25mg，每日 3 次给药。患者用药 5d 后，出现呕吐、头痛和心悸现象，后诊断为地高辛中毒，停用地高辛和利尿药物，症状减轻。

处方：

地高辛片　0.25mg×21 片

sig: 0.25mg　po　tid

分析：地高辛为强心苷类药物，因为其治疗指数狭窄，如果剂量过小，难以发挥疗效；剂量过大，又容易出现毒性反应，给其使用带来了困难。

建议：在临床使用时，应该从小剂量开始，逐渐加量。注意剂量个体化，有条件的要监测地高辛血药浓度，防止地高辛过量中毒。

228.地高辛——呋塞米

实例：患者女，62岁。因充血性心力衰竭就诊。用地高辛和呋塞米治疗，发生心律失常。

处方：

地高辛片　0.25mg×100 片

sig: 0.125mg　po　bid

呋塞米片 20mg×48 片

sig: 20mg　po　tid

分析：地高辛为强心苷药，可抑制 Na^+-K^+-ATP 酶；低血钾症时，可供与细胞内钠交换的细胞外钾减少，膜电位降低。另外，细胞外钾减少时，对地高辛竞争性抑制作用减弱。呋塞米为强效排钾排钠药，可造成体内血钾离子下降，使地高辛对心肌的应激性上升，引起地高辛中毒。

建议：用地高辛并需利尿剂处理高血压或水肿时，最好选用留钾利尿剂，如果必须用速尿时，可同时补钾，这样可减少地高辛的毒性。

229.地高辛——维拉帕米

实例：患者女，78岁。临床诊断：冠心病，心律紊乱，房颤加扑动，心功能Ⅰ级，慢性支气管炎，肺心病，风湿性心脏病。给予氢氯噻嗪，10% 氯化钾，异搏定，地高辛治疗。患者用药 8d 后开始恶心、呕吐，胃纳极差，厌食等。急查心电图显示洋地黄效应，房颤，测血钾 313mmol/L，地高辛血药浓度大于 4μg/L。

处方：

氢氯噻嗪片　25mg×21 片

sig: 25mg　po　tid

10% 氯化钾注射液　10ml×21 支

sig: 10ml　po　tid

盐酸维拉帕米缓释片　40mg×21 片

sig: 40mg　po　tid

地高辛片　0.25mg×7 片

sig: 0.25mg　po　qd

分析：地高辛与异搏定合用时，减少地高辛肾清除率以及代谢清除率，抑制肾小管主动排泄地高辛，使地高辛血药浓度增高，诱发中毒，发生严重的心动过缓，心跳停止。异搏定还可使心肌对洋地黄发生敏化作用，从而使低浓度地高辛诱发中毒。

建议：异搏定在合用地高辛时用量减半，老年人和洋地黄化的患者禁止合用异搏定。

230.地高辛——甘草制剂

实例：患者男，70岁。因"心悸、气促、咳嗽半年"入院治疗。临床诊断为：快速心房颤动、心功能Ⅳ级、慢性支气管炎急性加重。入院后给予地高辛片、复方甘草片口服。

处方：

地高辛片　0.25mg×15 片

sig: 0.125mg　po　qd

复方甘草片　100 片

sig: 3 片　po　tid

分析：甘草具有去氧皮质酮样作用可保钠排钾，使体内钾离子减少导致心肌对强心苷类药物的敏感性增高，易发生中毒反应，故临床医师使用中成药必须了解中医药的有关知识按辨证论治用药。

建议：可将复方甘草片调整为其他止咳药，如枸橼酸喷托维林、右美沙芬等。

231.去乙酰毛花苷丙——氨茶碱

实例：患者女，49 岁。因心悸、气促 2 个月入内科。初步诊断：冠心病并左心衰，心功能Ⅳ级。给予去乙酰毛花苷丙、氨茶碱静脉注射。

处方：

5% 葡萄糖注射液　40ml

去乙酰毛花苷丙注射液　0.4mg

25% 氨茶碱注射液　10ml

iv　qd×7

分析：去乙酰毛花苷丙为玄参科植物毛花洋地黄叶中分离所得的强心苷类，强心苷即强心配糖体，是由配基（系甾体化合物）和糖（1~4分子）结合而成，其有效部分为配基，但其水溶性低，与糖结合成苷后，其水溶性、细胞通透性和附着力均提高而显强心作用。如在含去乙酰毛花苷丙的输液中加入氨茶碱，pH 值提高呈碱性，强心苷水解析出配基而导致药效降低。

建议：可分别将两药加入 5% 葡萄糖注射液40ml 中缓慢静注。

232.去乙酰毛花苷丙——心力衰竭并低钾血症

实例：患者男，69 岁。因心悸、气促 2 个月，加重 20d 入内科。BP：130/80mmHg。血 K^+：3.28mmol/L，Na^+：134mmol/L，Cl^-：96mmol/L，Ca^{2+} 1mmol/L。心电图示窦性心动过速，室内传导阻滞，偶发室性期前收缩，侧壁心肌呈缺血型改变。心脏彩色 B 超示扩张性心肌病，全心普大，各瓣膜反流，左室壁运动幅度减弱。初步诊断：扩张型心肌病并全心功能衰竭，心功能Ⅲ级。给予去乙酰毛花苷丙、呋塞米、葡萄糖酸钙静脉注射，氢氯噻嗪口服。

处方：

50% 葡萄糖注射液　20ml

去乙酰毛花苷丙注射液　0.2mg

呋塞米注射液　40mg

iv　qd×7

50% 葡萄糖注射液　20ml

10% 葡萄糖酸钙注射液　10ml

iv　qd×7

氢氯噻嗪片　25mg×28 片

sig:　25mg　po　tid

螺内酯片　　20mg×28 片

sig:　20mg　po　tid

分析：低钾时心肌应激性增强，能提高心肌对强心苷的敏感性，可导致期前收缩、心动过速，甚至发生心室颤动。血钾浓度从 3.15mmol/L 降至 3.10mmol/L 时，心肌对强心苷的敏感性增加 50%。低钾血症时，容易发生强心苷中毒。对血钾低的患者应补充钾盐后再应用强心苷。葡萄糖酸钙含钙离子，钙离子为应激性离子，体内 Ca^{2+} 能加强心肌收缩力，抑制 Na^+-K^+-ATP 酶，与强心苷合用，因强心苷抑制 Na^+-K^+-ATP 酶，使细胞内 Na^+ 不能被充分泵出而有所增加，从而促进 Na^+ 与细胞外 Ca^{2+} 交换，促 Ca^{2+} 内流，增加细胞内 Ca^{2+} 量。结果能加强心肌收缩力，引起心律失常等。如快速静注钙剂，可引起死亡。强心苷和呋塞米合用，呋塞米可引起低钾和低镁，易发生强心苷中毒性心律失常。两者合用时，应注意适当补钾，用药过程中监测血钾水平。呋塞米与氢氯噻嗪联用，可协同排钾，引起低钾血症。心力衰竭除有本身的病理生理改变外，还与镁缺乏因素有关。实验证明，缺镁可产生心肌代谢改变，容易发生心肌纤维坏死，并可影响心肌收缩力。而且缺镁尚可诱发缺钾，并使低钾难以纠正。镁可以激活 Na^+-K^+-ATP 酶和心肌腺苷环化酶，并能维持心肌细胞线粒体的完整性与促进其氧化磷酸化过程，进而改善心肌代谢，增强心肌收缩力，增加心排血量。此外，镁还具有扩张血管和利尿作用，从而减轻心脏的前后负荷，改善心功能。心衰患者在给洋地黄、利尿剂的同时补镁，可加快心衰纠正，减少洋地黄用量及毒性反应，且能防治低钾血症，避免心律失常发生。在强心苷、利尿药治疗的同时，选用美托洛尔及血管紧张素转换酶抑制剂，从小剂量开始，视症状、体征调整用量，长期口服。这样不但能控制心衰，而且还能延长存活时间，5 年存活率可增至 70%。本例为老年扩张型心肌病患者，伴有低钾，易发生洋地黄中毒。在低钾时应用毛花苷丙、葡萄糖酸钙、呋塞米、氢氯噻嗪，更易引起洋地黄中毒，甚至可导致死亡。

建议：本例应补充适量钾盐，然后应用毛花苷丙。利尿药可选择呋塞米、螺内酯。可缓慢静脉滴注葡萄糖酸钙。在应用强心苷、利尿药的同时，可静脉滴注硫酸镁，口服美托洛尔及卡托普利。

233.氨力农——呋塞米

实例：患者男，71 岁。因急性心力衰竭入院治疗。入院后立即静脉给氨力农，给予负荷剂量 60mg 及呋塞米 40mg 治疗。

处方：

0.9% 氯化钠注射液　　250ml

氨力农注射液　　60mg

呋塞米注射液　　40mg

iv gtt　qd×3

分析：氨力农为非强心苷类强心药物，用于各种急性心力衰竭和慢性难治性心力衰竭的短期治疗，疗效肯定。但是该药物与呋塞米一起合用，会立即产生沉淀。

建议：两者不宜一起配伍使用。

三、抗心律失常药不合理用药

234.奎尼丁——肾功能不全

实例：患者女，37岁。因心房颤动入院治疗。肌酐为356~707μmol/L，肾清除率为10ml/min。用硫酸奎尼丁治疗。

处方：

硫酸奎尼丁片　0.2g×21片

sig: 0.2g　po　tid

分析：该患者为心房颤动患者，使用硫酸奎尼丁是其适应证，但是该患者存在肾功能不全，使用硫酸奎尼丁时，应该属于禁忌证，不宜使用。

建议：本例患者不宜使用硫酸奎尼丁。

235.奎尼丁——利福平

实例：患者女，62岁。因心律失常、肺结核住院治疗。用药医嘱为：硫酸奎尼丁0.2g，每天3次；利福平每天0.6g，顿服。

处方：

硫酸奎尼丁片　0.2g×21片

sig: 0.2　po　tid

利福平胶囊　0.15g×28片

sig: 0.6g　po　qd

分析：该患者为心律失常，心房颤动，选用硫酸奎尼丁是适宜的，但是该药物可以与利福平发生药物相互作用，利福平可以增加本药的肝脏内代谢，减低血中药物浓度，所以不宜联合使用。

建议：如果联合使用，应该酌情调整剂量。

236.普罗帕酮——选药不适宜、联合用药不适宜

实例：患者男，56岁。因慢性阻塞性肺疾病急性加重期、肺源性心脏病失代偿期入院治疗。患者入院突发急性左心衰，查心电图示：窦性心动过速，完全性右速支传导阻滞，心率130次/min。给予普罗帕酮、地高辛口服，随后给予美托洛尔、波立维、拜阿司匹林口服，用药后患者心率降至70次/min，血压测不到。

处方：

盐酸普罗帕酮片　50mg×100片

sig: 100 mg　po　tid

地高辛片　0.25mg×3片

sig: 0.125mg　po　顿服

酒石酸美托洛尔片　25mg×28片

sig: 12.5mg　po　bid

硫酸氢氯吡格雷片　75mg×21片

sig: 300mg　po　首次顿服以后1片　po　qd

阿司匹林肠溶片　100mg×30片

sig: 300mg　po　首次顿服以后1片　po　qd

分析：普罗帕酮属Ⅰc类抗心律失常药，适用于阵发性室性心动过速、阵发性室上性心动过速及预激综合征伴室上性心动过速、心房扑动及心房颤动的预防，也可用于各种早搏的治疗。该例患者心电图示窦性心动过速，窦性心动过速如需使用抗心律失常药，一般可选用β受体阻滞剂，如普萘洛尔、阿替洛尔。该患者使用普罗帕酮控制心率存在用药禁忌，普罗帕酮的用药注意事项包括：有严重心脏疾病的患者尽量不用该药，心肌严重损害者慎用、窦房结功能障碍、严重的房室传导阻滞、双束支传导阻滞、心功能不全、心源性休克、严重阻塞性肺疾部患者禁用，该例患者属慢性阻塞性肺疾病急性加重期，肺源性心脏病失代偿期，伴急性左心衰、完全性右束支传导阻滞，心肌缺血，不宜使用普罗帕酮控制窦性心动过速，否则可加重心衰；普罗帕酮并用美托洛尔（为选择性β_1受体阻滞剂，其负性肌力作用及变时相可使心排出量减少，也可加重心衰）应尽量避免。

建议：停用普罗帕酮片。

四、防治心绞痛药不合理用药

237.单硝酸异山梨酯——存在用药禁忌

实例：患者女，65岁。因冠心病、原发性闭角型青光眼入院治疗。给予单硝酸异山梨酯静滴治疗。

处方：

5%葡萄糖注射液　250ml

单硝酸异山梨酯注射液　20mg

iv gtt　qd×5

分析：单硝酸异山梨酯注射液说明书中指出青光眼为禁忌证，因其可引起眼压升高的不良反应，故青光眼患者不推荐使用硝酸酯类药物。

建议：停用单硝酸异山梨酯注射液。

238.银杏达莫——溶媒剂量偏小

实例：患者男，67岁。因冠心病、肝囊肿、慢性支气管炎、高脂血症入院治疗。给予银杏达莫静滴治疗。

处方：

5%葡萄糖注射液　250ml

银杏达莫注射液　20ml

iv gtt　bid×8

分析：银杏达莫注射液说明书中指出：成人一次10~25ml，加入0.9%氯化钠注射液或5%~10%葡萄糖注射液500ml中，一日2次。因此，该病例中银杏达莫稀释浓度不合理。

建议：

5%葡萄糖注射液　500ml

银杏达莫注射液　20ml

iv gtt　bid×8

五、降血压药不合理用药

239.可乐定——肾性高血压

实例：患者女，45岁。因高血压、冠心病入院治疗，有肾病史。用可乐定治疗。

处方：

　　盐酸可乐定片　　0.1mg×14 片

　　sig: 0.1mg　po　bid

分析：该患者虽然是高血压，但属于肾性高血压，选择可乐定不恰当。该药物不仅是治疗高血压的二三线药物，而且对于肾性高血压效果并不好。

建议：最好使用治疗肾性高血压效果好的肼屈嗪。

240.哌唑嗪——抑郁症

实例：患者男，47岁。因高血压入院治疗。有抑郁症史，因阿替洛尔不够理想，用哌唑嗪治疗。

处方：

　　哌唑嗪片　　1mg×7 片

　　sig: 1mg　po　qd

分析：该患者使用一线抗高血压药物阿替洛尔不够理想，虽换成二线药物哌唑嗪，但是该药物有神经系统不良反应，会导致头痛、失眠、疲劳、抑郁、情绪改变等。该患者以前有抑郁症史，属于使用禁忌。

建议：本例患者不宜使用哌唑嗪。

241.利血平——芬布芬

实例：患者男，55岁。因高血压、风湿性关节炎住院治疗。用利血平、芬布芬缓释胶囊治疗。

处方：

　　利血平片　　0.1mg×21 片

　　sig: 0.1mg　po　tid

　　芬布芬缓释胶囊　　0.3g×14 粒

　　sig: 0.3g　po　bid

分析：芬布芬与利血平会发生相互作用，导致利血平降压效果降低。

建议：两者不宜联合使用。

242.卡托普利——阿司匹林

实例：患者女，68岁。因高血压就诊。用阿司匹林、卡托普利治疗。

处方：

　　阿司匹林肠溶片　　25mg×100 片

　　sig: 50mg　po　tid

　　卡托普利片　　25mg×48 片

　　sig: 25mg　po　tid

分析：阿司匹林是一种前列腺素合成酶抑制剂，能抑制前列腺素的合成和释放，可对抗卡托普利借助前列腺素释放而达到降压和激活血管紧张肽原酶的作用。

建议：上述两药同用时，应密切观察患者血压，如血压难以控制，可考虑停用阿司匹林。

243.卡托普利——螺内酯——氢氯噻嗪——地高辛

实例：患者女，55岁。因高血压、全身水肿入院治疗。用卡托普利、螺内酯、氢氯噻嗪、地高辛治疗。

处方：

　　　卡托普利片　　25mg×100

　　　sig：25mg　po　tid

　　　螺内酯片　　50mg×60

　　　sig：50mg　po　tid

　　　氢氯噻嗪片　　25mg×60

　　　sig：25mg　po　tid

　　　地高辛片　　0.25mg×40

　　　sig：0.25mg　po　qd

分析：此处方用于治疗充血性心力衰竭。卡托普利是血管紧张素转化酶抑制剂，能改善心力衰竭患者的心脏功能，又不增加心率和钠水潴留等特点。因此常与地高辛配伍治疗充血性心力衰竭。螺内酯为保钾利尿剂，氢氯噻嗪为排钾利尿剂，二者配伍可减少不良反应，利尿作用增强，对心力衰竭具有辅助治疗作用。据报道，常规计量（12.5~25mg，3次/d）的卡托普利可使心力衰竭患者的血清地高辛浓度显著升高，甚至达到中毒水平，并可使血清钾升高。螺内酯也可抑制地高辛的清除，降低其排泄，而地高辛的有效治疗浓度较窄（0.5~2.0μg/L）。因此，上述药物联合应用，有引起地高辛中毒危险的可能性，血钾也可能升高。

建议：停用螺内酯，并监测地高辛的浓度。

244.依那普利——坦索罗辛

实例：患者男，57岁。因冠心病、高血压入院治疗。用马来酸依那普利、盐酸贝那普利治疗。

处方：

　　　马来酸依那普利片　　20mg×7片

　　　sig：20mg　po　qd

　　　盐酸贝那普利片　　10mg×14片

　　　sig：20mg　po　qd

分析：该患者用的药物马来酸依那普利和盐酸贝那普利，都是血管紧张素转换酶抑制剂，作用机理相同，降压作用类似，同时使用等于是重复用药。这种临床上搞不清商品名而导致的用药失误，时有发生。

建议：选用其中的一种就可以。

245.依那普利——肾动脉狭窄

实例：患者男，72岁。因"头昏、头晕、乏力"来院就诊。检查结果为：双侧肾动脉狭窄、继发性高血压、脑梗死。主要给予降血压、稳定斑块、抗凝治疗，具体如下：

处方：

苯磺酸氨氯地平片　5mg×28片

sig：5mg　po　qd

阿托伐他汀钙片　10mg×28片

sig：10mg　po　qd

马来酸依那普利片　10mg×28片

sig：10mg　po　qd

阿司匹林肠溶片　100mg×30片

sig：100mg　po　qd

分析：依那普利为ACEI类药品。双侧肾动脉狭窄患者使用ACEI可因急性肾缺血肾小球灌注压不足而引起急性肾损伤，因此肾动脉狭窄患者禁用ACEI类药品，此患者选用依那普利不适宜。钙通道阻滞剂（CCB）特别是二氢吡啶类CCB适用于大多数无禁忌证的高血压患者的初始和维持治疗，尤其是合并动脉粥样硬化的高血压患者，对于高血压合并心动过速，合并动脉粥样硬化的高血压患者也同样适用。β受体拮抗剂适用于伴有快速心律失常、冠心病、慢性心力衰竭、交感神经活性增高及高动力状态的高血压患者。

建议：停用马来酸依那普利，选用CCB或β受体拮抗剂联合苯磺酸氨氯地平的治疗方案。

246.缬沙坦——尿毒症

实例：患者女，52岁。临床诊断为"糖尿病足、高血压、尿毒症"。使用缬沙坦降压治疗。

处方：

缬沙坦胶囊　80mg×28粒

sig：80mg　po　bid

分析：缬沙坦为ARB类降压药，ARB扩张肾小球出球小动脉的作用强于扩张肾小球入球小动脉，使肾小球滤过压下降，肾功能减退，肾小球滤过率（GFR）降低，血肌酐和血钾水平升高。因此，对慢性肾脏病4或5期患者，应使ARB的初始剂量减半并严密监测血钾、血肌酐水平及GFR的变化。血肌酐水平≥265μmol/L者慎用ARB类降压药。缬沙坦70%以原型经胆排泄、30%经肾排泄，严重肾衰竭（肌酐清除率<10ml/min）患者禁用。患者的临床诊断为尿毒症，为慢性肾脏病5期患者，不建议使用缬沙坦胶囊。

建议：停用缬沙坦胶囊，改用以CCB为基础并联合β受体拮抗剂的治疗方案。该治疗方案血压仍无法控制，需要联用ARB，可选择肾功能不全无须调整剂量的ARB，如氯沙坦或者厄贝沙坦。

247.替米沙坦——贝那普利

实例：患者女，61岁。因肝癌、肝功能不全、高血压病3级、类风湿关节炎入院治疗。入院后测得血压：181/100mmHg、血清总胆红素55μmol/L。给予替米沙坦片、贝那普利片口服降压治疗。

处方：

　　　替米沙坦片　　40mg×28 片

　　　sig: 40mg　po　qd

　　　盐酸贝那普利片　　10mg×28 片

　　　sig: 10mg　po　qd

分析：二者均属于肾素–血管紧张素–醛固酮系统抑制剂，依据《高血压合理用药指南》，血管紧张素转化酶抑制剂（ACEI）和血管紧张素Ⅱ受体拮抗剂（ARB）联用并不优于单药加倍剂量，研究结果显示，与仅使用 ACEI 或 ARB 的患者比较，两药联用者肾衰竭和高钾血症发生风险均增加 1 倍以上；更应注意的是，联用 ARB 和 ACEI 的患者中，86% 仍发生蛋白尿或症状性左室收缩功能不全；此外，低血压发生率也升高。

建议：联用其他类型的降压药物。

六、抗休克的血管活性药不合理用药

248. 去甲肾上腺素——氨茶碱

实例：患者男，47 岁。急性心肌梗死，入院抢救。用去甲肾上腺素和氨茶碱治疗。

处方：

　　　0.9% 氯化钠注射液　　250ml

　　　去甲肾上腺素注射液　　1mg

　　　氨茶碱注射液　　0.25g

　　　iv gtt　　bid×3

分析：去甲肾上腺素是人工合成的拟肾上腺素，可以用于治疗急性心肌梗死、体外循环引起的低血压等，但是在治疗时，如果与偏碱性药物，如氨茶碱配伍注射使用，容易失效。

建议：两药不宜配伍使用。

七、调节血脂药及抗动脉粥样硬化药不合理用药

249. 非诺贝特——选药不适宜

实例：患者女，60 岁。因类风湿关节炎、子宫附件切除手术后、肝损伤、高脂血症入院治疗。入院查血脂提示：三酰甘油（TG）3.49mmol/L，高密度脂蛋白胆固醇（HDL-C）1.53mmol/L，低密度脂蛋白胆固醇（LDL-C）3.49mmol/L，给予非诺贝特缓释胶囊口服降血脂治疗。

处方：

　　　非诺贝特缓释胶囊　　0.25g×20 粒

　　　sig: 0.25g　po　qn

分析：依据《2014 年中国胆固醇教育计划血脂异常防治专家建议》，低密度脂蛋白胆固醇升高是导致动脉粥样硬化形成的关键，在降脂治疗中，应将 LDL-C 作为主要干预靶点，而他汀类药物是干预血脂异常的主要药物。随机临床研究虽然证实贝特类可降低 TG 并升高 HDL-C，但未能显著减少受试者主要心血管终点事件与全因死亡率，因此

不推荐首选用于血脂异常药物的干预，若TG严重升高（≥5.6mmol/L），为降低急性胰腺炎风险，可首选贝特类或烟酸类治疗。本例TG未严重升高，患者无他汀类药物禁忌证，建议首选他汀类药物调脂。

建议：

阿托伐他汀钙片　10mg×28片

sig: 10mg　po　qd

250.辛伐他汀——胺碘酮

实例：患者男，45岁。因高脂血症、心房扑动入院治疗。给予辛伐他汀片、胺碘酮片口服治疗。

处方：

辛伐他汀片　20mg×21片

sig: 30mg　po　qn

盐酸胺碘酮片　0.2g×24片

sig: 0.2g　po　bid

分析：辛伐他汀说明书中指出：同时服用胺碘酮的病人，辛伐他汀的剂量不应超过20mg。当日剂量超过20mg时会增加横纹肌溶解症发生的风险，这是一种极罕见的肌损伤。联合用药时，除非带来的临床益处超过肌病增加的危险，应该避免辛伐他汀的剂量超过每天20mg。

建议：应将辛伐他汀的剂量调整至不超过20mg。

第十七章　呼吸系统不合理用药

一、祛痰药不合理用药

251.溴己新——无适应证用药

实例：患者男，76岁。因"尿痛、尿频、排尿困难"入院，临床诊断为：尿潴留、前列腺肥大（增生）。经尿道前列腺电切术治疗，术后给予盐酸溴己新葡萄糖注射液。

处方：

　　盐酸溴己新葡萄糖注射液　　100ml

　　iv gtt　　bid×3

分析：此病人年龄为76岁。年龄偏大，从病程记录可知，虽为手术病人，但术前术后都无呼吸道不适症状，根据注射用盐酸溴己新说明书适应证，主要用于慢性支气管炎及其他呼吸道疾病如哮喘、支气管扩张、矽肺等有痰不宜咳出的患者。因此，该患者使用盐酸溴己新葡萄糖注射液属于无适应证用药。

建议：停用盐酸溴己新葡萄糖注射液。

252.溴己新——幼儿

实例：患儿男，3岁。因"咳嗽2d，加重伴呼吸困难1d"入院，临床诊断为：重症肺炎、21-三体综合征、先天性心脏病、完全性心内膜垫缺损（A型）。给予溴己新静滴治疗。

处方：

　　5%葡萄糖注射液　　50ml

　　注射用盐酸溴己新　　4mg

　　iv gtt　　qd×7

分析：2018年11月12日国家药品监督管理局发布盐酸溴己新注射剂说明书修订公告：不推荐婴幼儿使用。

建议：停用溴己新，可给予氨溴索祛痰治疗。

253.溴己新——雾化吸入

实例：患者男，45岁。因"外伤致双上肢疼痛伴全身活动受限6h"入院，诊断为：C_{3-7}脊髓水肿、高位截瘫、腰椎退行性变、脑白质脱髓鞘改变、右鼻骨骨折、鼻中隔偏曲、上颌窦积血、窦性心动过缓、Ⅰ度房室传导阻滞、2型糖尿病。给予溴己新雾化吸入治疗。

处方：

　　0.9%氯化钠注射液　　5ml

　　注射用盐酸溴己新　　8mg

雾化吸入 bid×2

分析：注射用盐酸溴己新说明书中指出本品可用于肌内注射或静脉注射。此外，《雾化吸入疗法合理用药专家共识（2019年版）》中指出，不推荐以静脉制剂替代雾化吸入制剂使用。因此，该病例中盐酸溴己新给药途径不合理。

建议：可调整为吸入用乙酰半胱氨酸溶液雾化治疗。

254. 溴己新——氨溴索

实例：患者女，63岁。因"间断咳嗽、咳痰10d，加重伴气短5d"入院，临床诊断为：慢性阻塞性肺疾病急性加重期、慢性肺源性心脏病、心力衰竭。给予盐酸溴己新、盐酸氨溴索静滴治疗。

处方：

5%葡萄糖注射液 100ml
注射用盐酸溴己新 4mg
iv gtt bid×5
5%葡萄糖注射液 100ml
盐酸氨溴索注射液 30mg
iv gtt bid×5

分析：氨溴索为溴己新的活性代谢产物，两药同时应用属于重复用药。

建议：给予一种即可。

255. 氨溴索——用药剂量偏大

实例：患者女，76岁。因"咳嗽、咳痰10年，胸闷、气短1月余"入院治疗，临床诊断为：慢性支气管炎、肺气肿、呼吸衰竭、高血压2级（高危）。给予氨溴索静滴治疗。

处方：

5%葡萄糖注射液 100ml
盐酸氨溴索注射液 60mg
iv gtt bid×9

分析：盐酸氨溴索注射液说明书中指出：成人及12岁以上儿童：每天2~3次，每次15mg，慢速静脉注射；严重病例可增至每次30mg。或将药物加入到葡萄糖注射液（或生理盐水）中，静脉点滴使用。药物过量使用容易导致药品在体内蓄积，引起不良反应，应严格按照说明书规定的用量用药。该病例中使用氨溴索60mg，bid，与药品说明书用量不符，用药剂量偏大。

建议：

5%葡萄糖注射液 100ml
盐酸氨溴索注射液 30mg
iv gtt bid×9

256. 氨溴索+糜蛋白酶+氯化钠——雾化吸入

实例：患者女，43岁。因"外伤后呼吸困难"入院，临床诊断为：胸外缘右侧第6肋骨骨折、创伤性血气胸、肺炎。给予氨溴索注射液、糜蛋白酶雾化吸入。

处方：

　　0.9%氯化钠注射液　40ml

　　盐酸氨溴索注射液　30mg

　　注射用糜蛋白酶　4000U

　　雾化吸入　tid×5

分析：盐酸氨溴索注射液、注射用糜蛋白酶雾化吸入属于超说明书用药。2016年《雾化吸入疗法在呼吸疾病中的应用专家共识》中指出α-糜蛋白酶无雾化剂型，对视网膜毒性较强，雾化时接触眼睛容易造成损伤，遇血液迅速失活，不能用于咽部、肺部手术患者，有报道该药对肺组织有损伤，吸入气道内可致炎症加重并诱发哮喘。故不适合雾化吸入。《雾化吸入疗法合理用药专家共识（2019年版）》中指出，不推荐以静脉制剂替代雾化吸入制剂使用。静脉制剂中常含有酚、亚硝酸盐等防腐剂，吸入后可诱发哮喘发作。而且非雾化吸入制剂的药物无法达到有效雾化颗粒要求，无法经呼吸道清除，可能沉积在肺部，从而增加肺部感染的发生率。因此盐酸氨溴索注射液雾化吸入是不合理的。

建议：停用上述药物，可给予吸入用乙酰半胱氨酸溶液雾化治疗。

257.氨溴索——用药频次偏小

实例：患者女，11岁。因"口腔溃烂2d，发热3d，咳嗽、咳痰、呼吸困难2d"入院，临床诊断为：重症肺炎、口腔炎、脑性瘫痪、营养不良（重度）、脓毒血症。给予氨溴索静滴治疗。

处方：

　　5%葡萄糖注射液　30ml

　　盐酸氨溴索注射液　15mg

　　iv gtt　qd×7

分析：盐酸氨溴索注射液说明书中指出：6~12岁儿童：每天2~3次，每次15mg。因此，该病例中氨溴索用药频次偏小。

建议：

　　5%葡萄糖注射液　30ml

　　盐酸氨溴索注射液　15mg

　　iv gtt　bid×7

258.乙酰半胱氨酸——头孢氨苄

实例：患者男，51岁。因咳嗽、咳痰1周就诊。初步诊断：急性支气管炎。应用乙酰半胱氨酸祛痰，头孢氨苄抗感染。

处方：

　　乙酰半胱氨酸片　0.25g×21片

　　sig：0.25g　po　tid

　　头孢氨苄片　0.25g×42片

　　sig：0.5g　po　tid

分析：乙酰半胱氨酸可减弱头孢氨苄的抗菌活性。其他口服头孢菌素（头孢羟氨苄等）与乙酰半胱氨酸可发生类似相互作用。

建议：两药应间隔2~3h口服。

二、平喘药不合理用药

259.氨茶碱——苯巴比妥

实例：患者女，63岁。因失眠1个月就诊。既往有慢性支气管炎病史9年，经常服用氨茶碱。初步诊断：①神经官能症；②慢性支气管炎。应用氨茶碱平喘，苯巴比妥催眠。

处方：

　　　氨茶碱片　　0.1g×21片

　　sig: 0.1g　po　tid

　　　苯巴比妥片　　0.03g×14片

　　sig: 0.06g　po　qd　睡前服

分析：苯巴比妥诱导肝药酶，使氨茶碱代谢加速，血清氨茶碱清除率增加34%，血药浓度降低，平喘作用减弱。茶碱衍生物二羟丙茶碱（喘定）与苯巴比妥不发生类似相互作用，因为二羟丙茶碱主要以原形经肾脏排泄。

建议：两药同用时氨茶碱应增加用量30%，或用二羟丙茶碱代替氨茶碱。

260.氨茶碱——卡马西平

实例：患者男，42岁。因发作性意识丧失、抽搐1个月就诊。既往有慢性支气管炎病史3年。初步诊断：①癫痫大发作；②慢性支气管炎。应用氨茶碱平喘，卡马西平抗癫痫。

处方：

　　　氨茶碱片　　0.1g×21片

　　sig: 0.1g　po　tid

　　　卡马西平片　　0.1g×21片

　　sig: 0.1g　po　tid

分析：卡马西平诱导肝药酶，使氨茶碱代谢加速，血药浓度降低。二羟丙茶碱与卡马西平不发生类似相互作用。

建议：避免两药合用，本例可用二羟丙茶碱代替氨茶碱。

261.氨茶碱——利福平

实例：患者男，56岁。因发热、咳嗽、咯血、喘息1个月就诊。初步诊断：浸润性肺结核。应用氨茶碱平喘，利福平抗结核。

处方：

　　　氨茶碱片　　0.1g×21片

　　sig: 0.1g　po　tid

　　　利福平胶囊　　0.15g×21粒

　　sig: 0.45g　po　qd

分析：利福平通过诱导肝药酶而加速氨茶碱的清除。二羟丙茶碱与利福平不发生类似相互作用。

建议：避免两药合用，本例可用二羟丙茶碱代替氨茶碱。

262.氨茶碱——左甲状腺素

实例：患者女，43岁。因怕冷、乏力、纳差3个月就诊。既往有慢性支气管炎病史6年，经常服用氨茶碱。初步诊断：①甲状腺功能减退症；②慢性支气管炎。应用氨茶碱平喘，左甲状腺素替代治疗。

处方：

　　氨茶碱片　0.1g×21片

　　sig: 0.1g　po　tid

　　左甲状腺素片　50μg×7片

　　sig: 50μg　po　qd

分析：左甲状腺素促进氨茶碱的代谢，使其血药浓度降低，作用减弱。

建议：甲状腺功能减退患者在氨茶碱治疗期间给予左甲状腺素替代治疗时，应适当增加氨茶碱的剂量。

263.氨茶碱——甲巯咪唑

实例：患者男，27岁。因急躁、心悸、多汗2个月就诊。既往有支气管哮喘病史2年，经常服用氨茶碱。初步诊断：①甲状腺功能亢进症；②支气管哮喘。应用氨茶碱平喘，甲巯咪唑治疗甲状腺功能亢进症。

处方：

　　氨茶碱片　0.1g×21片

　　sig: 0.1g　po　tid

　　甲巯咪唑片　5mg×42片

　　sig: 10mg　po　tid

分析：抗甲状腺药通过抑制甲状腺素的合成，减少甲状腺素的释放，可减慢机体对氨茶碱的代谢，使其血药浓度升高，增强其作用。正在使用氨茶碱治疗的甲状腺功能亢进患者，若不减少氨茶碱的剂量就给予抗甲状腺药，氨茶碱血浓度可明显升高。

建议：氨茶碱治疗期间加用甲巯咪唑时，应适当减少氨茶碱的剂量。

264.氨茶碱——西咪替丁

实例：患者男，57岁。因发作性上腹痛2个月就诊。既往有慢性支气管炎病史5年，经常服用氨茶碱。胃镜示胃溃疡。初步诊断：①胃溃疡；②慢性支气管炎。应用氨茶碱平喘，西咪替丁抗溃疡。

处方：

　　氨茶碱片　0.1g×21片

　　sig: 0.1g　po　tid

　　西咪替丁片　0.2g×21片

　　sig: 0.2g　po　tid

分析：氨茶碱主要在肝脏代谢，仅10%以原型从尿中排出。西咪替丁可抑制肝药酶，影响氨茶碱的代谢，使其血药浓度升高。氨茶碱安全范围小，有效血药浓度按茶碱计算为 10~20mg/L，大于 20mg/L 即可出现毒性症状，大于 40mg/L 可出现心律失常、谵妄、精神失常、惊厥、昏迷，甚至呼吸及心脏停搏。两药合用，西咪替丁使氨茶碱清除率减少 39%，半衰期延长 73%，血药浓度增加，易引起氨茶碱中毒。雷尼替丁与氨茶碱不发生类似相互作用。

建议：避免两药合用，本例可用雷尼替丁代替西咪替丁。

265. 氨茶碱——红霉素

实例：患者女，69 岁。因咳嗽、咳痰、喘息 3 年，加重 3d 就诊。经常服用氨茶碱。初步诊断：慢性支气管炎急性发作。应用氨茶碱平喘，红霉素抗感染。

处方：

氨茶碱片　0.1g×21 片

sig: 0.1g　po　tid

红霉素片　0.125g×63 片

sig: 0.375g　po　tid

分析：红霉素可抑制氨茶碱的代谢，使其血药浓度升高。

建议：接受氨茶碱治疗的病人，开始应用红霉素时，氨茶碱剂量应减少 25.0%。

266. 氨茶碱——环丙沙星

实例：患者男，68 岁。因咳嗽、咳痰、喘息 6 年，加重 10d 就诊。初步诊断：慢性支气管炎急性发作。应用氨茶碱平喘，环丙沙星抗感染。

处方：

氨茶碱片　0.1g×21 片

sig: 0.1g　po　tid

环丙沙星片　0.25g×12 片

sig: 0.5g　po　bid

分析：环丙沙星可抑制氨茶碱的代谢，改变其分布容积，使氨茶碱的总清除率降低，血药浓度升高。可出现严重恶心、呕吐，少数出现心动过速和头痛等副作用。洛美沙星与氨茶碱不发生类似相互作用。

建议：避免两药合用，本例可用洛美沙星代替环丙沙星。

267. 氨茶碱——山梗菜碱、尼可刹米

实例：患者男，75 岁。因咳嗽、咳痰、喘息 6 年，嗜睡 1d 入院。初步诊断：慢性支气管炎，慢性肺心病，肺性脑病。给予氨茶碱、山梗菜碱、尼可刹米同瓶静滴。

处方：

5% 葡萄糖注射液　500ml

氨茶碱注射液　0.25g

山梗菜碱注射液　15mg

尼可刹米注射液　1.875g

iv gtt　qd×3

分析：氨茶碱水溶液呈碱性，遇酸性物时被中和而析出茶碱，山梗菜碱溶液呈酸性，pH 值 2.5~4.5，在氨茶碱溶液中析出沉淀。尼可刹米为烟酰胺的衍生物，在氨茶碱溶液中，水解为烟酸及乙二胺，呈现混浊。

建议：山梗菜碱、尼可刹米与氨茶碱避免同瓶静滴。

268.氨茶碱——维生素C

实例：患者女，56岁。因咳嗽、咳痰、喘息5年，加重1周入院。初步诊断：慢性支气管炎急性发作。给予氨茶碱、维生素C同瓶静滴。

处方：

　　5%葡萄糖注射液　　500ml

　　氨茶碱注射液　　0.25g

　　维生素C注射液　　3.0g

　　iv gtt　　qd×7

分析：氨茶碱注射液pH值9.0~9.5，在pH值8以下时氨茶碱不稳定，易变色，降效，甚至形成结晶。维生素C注射液pH值5.0~6.0，与氨茶碱混合后，一方面析出氨茶碱，另一方面又促使维生素C被氧化而破坏，同时还可使氨茶碱的解离度增大，不易被肾小管重吸收，导致排泄增加，血药浓度降低。氨茶碱与维生素C在同一容器中混合静滴，将促使两药效价均下降。

建议：氨茶碱与维生素C不可同瓶混合静滴。本例可单用氨茶碱静滴。

269.氨茶碱——别嘌呤醇

实例：患者男，65岁。因咳嗽、咳痰2周，加重3d就诊。初步诊断：支气管炎急性发作，并有痛风史。应用氨茶碱平喘，头孢氨苄抗感染，别嘌呤醇治疗痛风。

处方：

　　氨茶碱片　　0.1g×21片

　　sig: 0.2g　po　tid

　　头孢氨苄片　　0.25g×42片

　　sig: 0.5g　po　tid

　　别嘌呤醇片　　0.1g×21片

　　sig: 0.1g　po　tid

分析：别嘌呤醇化学结构类似黄嘌呤，能抑制黄嘌呤氧化酶及次嘌呤氧化酶，使尿酸合成减少，减少尿酸盐在骨关节及肾脏沉着，用于痛风治疗。但黄嘌呤氧化酶又是催化氨茶碱中间代谢物的功能酶，该酶被别嘌呤醇抑制后，使氨茶碱清除率降低，从而引起氨茶碱中毒，导致引起恶心、呕吐、心悸等不良反应发生。

建议：氨茶碱减量使用，有条件的医院进行血药浓度监测。

270.氨茶碱——地塞米松——葡萄糖

实例：患者女，48岁。因肺心病急性发作入院，应用氨茶碱、醋酸地塞米松治疗。

处方：

　　5%葡萄糖注射液250ml

　　氨茶碱注射液0.25g

　　醋酸地塞米松注射液10mg

　　iv gtt　　qd×7

分析：氨茶碱为碱性药物，醋酸地塞米松为酸性药物，两药同瓶混滴起中和反应，降低药效。

建议：氨茶碱和醋酸地塞米松不宜混合使用。

第十八章　血液系统不合理用药

一、促凝血药不合理用药

271.维生素K_1——垂体后叶素

实例：患者女，58岁。因乏力、纳差、腹胀2年，呕血2h入院。胃镜：食管静脉曲张破裂出血。初步诊断：肝硬化并食管静脉曲张破裂大出血。应用垂体后叶素、维生素K_1止血，两药同瓶静滴。

处方：

    10%葡萄糖注射液　500ml

    垂体后叶素注射液　20U

    维生素K_1注射液　40mg

    iv gtt　qd×7

分析：垂体后叶素含催产素及加压素，可用于食管及胃底静脉曲张破裂出血、肺出血。维生素K_1为肝脏合成凝血酶原的必需物质，还参与凝血因子Ⅶ、Ⅸ、Ⅹ的合成，用于维生素K_1缺乏引起的出血，如梗阻性黄疸、胆瘘所致出血。肝硬化患者出血使用维生素K_1无效。垂体后叶素分子结构中含有酚羟基，与维生素K_1注射液合用时，由于后者含7%聚山梨酯-80，聚山梨酯-80为非离子型表面活性剂，内含聚氧乙烯基，能与含酚羟基化合物氢键结合形成复合物而降效。

建议：两药不能置同一容器中静滴，本例可单用垂体后叶素。

272.维生素K_1——维生素C

实例：患者男，54岁。因鼻腔出血就诊，用维生素K_1注射液和维生素C注射液治疗。

处方：

    10%葡萄糖注射液　100ml

    维生素K_1注射液　20mg

    维生素C注射液　3.0g

    iv gtt　qd×7

分析：两药合用，在体液中相遇发生氧化-还原反应，维生素C失去电子被氧化成去氢抗坏血酸，维生素K_1得到电子还原成甲萘己酚，其结构均发生变化，导致作用减退甚至消失。

建议：两药不能混合使用。

273.氨基己酸——前列腺切除术后

实例：患者男，63岁。因尿频、排尿困难2年入院。初步诊断：前列腺增生症。前列腺切除术后渗血不止，应用氨基己酸止血。

处方：

> 10%葡萄糖注射液　500ml
>
> 氨基己酸注射液　8g
>
> iv gtt　qd×7

分析：氨基己酸能抑制纤维蛋白溶酶原的激活因子，使纤维蛋白溶酶原不能激活为纤维蛋白溶酶，从而抑制纤维蛋白的溶解，产生止血作用。氨基己酸从肾脏排泄，且能抑制尿激酶，可引起血凝块而形成尿路阻塞，故一般不用于泌尿道出血。氨甲环酸不易形成血凝块，故可用于泌尿道出血。

建议：可用氨甲环酸。

274.氨甲苯酸——选药不适宜

实例：患者男，37岁。因上消化道出血入院，给予氨甲苯酸静脉滴注治疗。

处方：

> 5%葡萄糖注射液　100ml
>
> 氨甲苯酸注射液　200mg
>
> iv gtt　bid×7

分析：对于消化道出血的患者，临床常用氨甲苯酸、维生素 K_1 等促凝血药物。其中维生素 K_1 是肝脏合成凝血因子Ⅱ、Ⅶ、Ⅸ、Ⅹ所必需的物质，用于低凝血因子Ⅱ血症及口服抗凝血药过量的治疗。氨甲苯酸为抗纤溶药，能竞争性抑制纤维蛋白的赖氨酸与纤溶酶结合，主要用于原发性纤维蛋白溶解亢进所引起的出血。但上消化道出血患者往往凝血酶原系列正常，在这种情况下，由于患者的凝血机制不存在问题，故不应使用此类凝血药物。

建议：停用氨甲苯酸注射液。

275.酚磺乙胺——肌苷

实例：患者男，51岁。因乏力、纳差、肝区不适2年，牙龈出血2d入院。肝功能：总胆红素36μmol/L，ALT 86U/L，HBsAg（+）。初步诊断：慢性乙型肝炎。应用酚磺乙胺止血，肌苷保肝，两药同瓶静滴。

处方：

> 10%葡萄糖注射液　500ml
>
> 酚磺乙胺注射液　1.0g
>
> 肌苷注射液　0.6g
>
> iv gtt　qd×7

分析：酚磺乙胺能增强血小板功能及血小板黏附性，缩短凝血时间，并能降低毛细血管通透性与防止血液渗透作用。酚磺乙胺含对酚羟基结构，注射液的pH值为3.5~6.5，当与碱性药物配伍，易发生氧化变色反应，变色点的pH值为6.7。肌苷注射液pH值为8.8，肌苷注射液与酚磺乙胺配伍后，混合液的pH值为7.12，导致酚磺乙胺氧化变色，止血效应降低。

建议：两药不宜直接配伍后静滴，可分瓶静滴。

276.卡巴克络——苯海拉明

实例：患者男，42岁。因鼻出血2d就诊。既往有慢性荨麻疹病史6个月，正在服苯海拉明。初步诊断：①鼻出血；②慢性荨麻疹。应用卡巴克络止血，应用苯海拉明抗过敏。

处方：

卡巴克络片　2.5mg×21片

sig: 2.5mg　po　tid

苯海拉明片　25mg×21片

sig: 25mg　po　tid

分析：卡巴克络能增强毛细血管对损伤的抵抗力，降低毛细血管的通透性，促进受损的毛细血管端回缩而止血。抗组胺药苯海拉明有抗胆碱作用，能扩张血管，从而减弱了卡巴克络的血管收缩作用，降低其止血疗效。

建议：尽量避免两药合用。如必须合用时，应加大卡巴克络的用量。

277.蛇毒血凝酶——用药途径

实例：患者男，67岁。因"鼻腔反复出血"来院就诊，临床诊断：鼻出血。入院后给予蛇毒血凝酶注射液治疗。

处方：

5%葡萄糖注射液　100ml

蛇毒血凝酶注射液　1U

iv gtt　qd×5

分析：蛇毒血凝酶注射液说明书中用法用量项指出："本品可静注、肌肉或皮下注射，也可局部用药。"该患者将蛇毒血凝酶注射液静脉滴注，属用药途径不适宜。

建议：

蛇毒血凝酶注射液1U

iv　qd×5

278.垂体后叶素——慢性肺源性心脏病

实例：患者女，56岁。因咳嗽、咳痰12年，咯血3h入院。初步诊断：支气管扩张，慢性肺源性心脏病并大咯血。应用垂体后叶素止血。

处方：

5%葡萄糖注射液　500ml

垂体后叶素注射液　20U

iv gtt　qd×7

分析：垂体后叶素含加压素，加压素能收缩小动脉，对肺出血有较好的止血效果。垂体后叶素也能引起冠状动脉收缩，可导致心肌缺氧，故慢性肺源性心脏病、冠心病患者禁用。

建议：本例不宜应用垂体后叶素，可用山莨菪碱代替垂体后叶素治疗肺出血。

二、抗凝血药不合理用药

279.肝素——复方炔诺酮

实例：患者女，29岁。因右下肢肿胀、疼痛2d就诊。正在服复方炔诺酮避孕。初步诊断：右下肢静脉血栓形成。应用肝素抗凝。

处方：

    复方炔诺酮片   22片
    sig: 1片   po   qd
    0.9%氯化钠注射液   1000ml
    肝素钠注射液   10000U
    iv gtt   qd×7

分析：复方炔诺酮属口服避孕药，在服避孕药期间应用肝素，口服避孕药中所含的雌激素可使Ⅱ、Ⅶ、X等凝血因子浓度增加，使肝素的抗凝作用减弱。

建议：正在应用口服避孕药避孕期间，肝素的需要量可能增加。如果需要长期应用肝素钠，可改口服避孕为器具避孕。

280.低分子肝素——更换频繁

实例：患者女，81岁。因右股骨颈骨折、瓣膜性心脏病、肝功能不全入院治疗。入院后查生化示：血清总胆红素53μmol/L，血清白蛋白30.1g/L，ALT 141U/L，行右侧人工股骨头置换术，术后先后给予低分子肝素钠注射液、那屈肝素钙注射液、依诺肝素钠注射液皮下注射抗凝治疗。

处方：

    低分子肝素钠注射液   4250U
    ih   qd×6
    那屈肝素钙注射液   4100U
    ih   qd×3
    依诺肝素钠注射液   4000U
    ih   q12h×5

分析：依据低分子肝素钠注射液说明书，低分子肝素的相对分子质量和抗Xa活性及剂量可能因生产方法的不同而不同，因此治疗过程中不建议更换产品的品牌。而依诺肝素钠注射液说明书亦指出，由于生产过程、相对分子质量、抗Xa活性及剂量等不同，不同的低分子肝素不可互相替代使用。

建议：使用一种即可。

281.那屈肝素钙、利伐沙班——肾功能不全

实例：患者男，57岁。因下肢急性深静脉血栓形成入院治疗。拟择期行"下腔静脉取栓术+下腔静脉滤器植入术"，入院查生化提示：肌酐259.1μmol/L，估算肾小球滤过率22.2ml/min。给予那屈肝素钙注射液皮下注射，利伐沙班片口服。

处方：

    那屈肝素钙注射液   0.4ml

ih　q12h×5

利伐沙班片　10mg×24片

sig：15mg　po　bid

分析：患者肾小球滤过率为22.2ml/min，属于严重肾功能损害，那屈肝素钙与利伐沙班的剂量都偏大。

建议：那屈肝素钙注射液剂量调整为0.4ml，qd；利伐沙班片对CrCl 15~29ml/min的患者，降低剂量为15mg，qd。

282.华法林——选药不适宜

实例：患者女，66岁。因冠心病、糖尿病、心功能Ⅳ级入院治疗。给予华法林口服治疗。

处方：

华法林钠片　2.5mg×60片

sig：2.5mg　po　qd

分析：冠心病患者主要为动脉血栓风险，应选择阿司匹林或氯吡格雷等抗血小板药物治疗，故该患者使用华法林抗凝是不合理的。

建议：停用华法林，给予阿司匹林或氯吡格雷抗血小板治疗。

283.华法林——剂量偏大

实例：患者男，72岁。因缺血性心肌病、快速性心房颤动、肝功能不全入院治疗。给予华法林3mg，po，qd抗凝治疗，入院的第1d INR 1.41，第2d INR 1.69，华法林增至4.5mg，po，qd，第5d患者出现牙龈出血，INR 5.12，立即停用华法林，并给予维生素K_1注射液5mg，im，st、凝血酶冻干粉1000U+0.9%氯化钠注射液20ml含服。

处方：

华法林钠片　2.5mg×60片

sig：3mg　po　qd×1

　　　4.5mg　po　qd×4

分析：该患者为老年患者，一方面老年人各脏器功能低下，另一方面该患者合并肝功能不全，凝血因子的合成和成熟都会出现障碍，华法林几乎全部通过肝脏P450酶代谢，肝功能异常时可能引起肝药酶合成障碍，影响华法林的代谢，导致华法林消除半衰期延长，华法林抗凝作用增强，导致出血。因此在使用华法林的过程中，应逐渐调整剂量、监测INR，避免因剂量偏大导致出现出血等不良反应。

建议：待患者INR降至<2.0时，且患者未再有出血现象，可调整华法林为达比加群酯胶囊。达比加群酯口服吸收后水解为活性产物达比加群，这种水解过程不受细胞色素P_{450}同工酶或其他氧化还原酶影响，可减少因华法林过度抗凝引起的出血的发生。

达比加群酯胶囊　110mg×20粒

sig：110mg　po　bid

284.双香豆素——奥美拉唑

实例：患者男，47岁。因上腹痛2周就诊。既往有风湿性心脏病并心房颤动病史5年，正在服双香豆素。胃镜：十二指肠溃疡。初步诊断：①十二指肠溃疡；②风湿性心脏病并心房颤动。应用双香豆素抗凝，应用奥美拉唑治疗溃疡。

处方：

双香豆素片　0.1g×100 片

sig：0.1g　po　qd

奥美拉唑胶囊　40mg×7 粒

sig：40mg　po　qd

分析：奥美拉唑抑制负责双香豆素代谢的肝药酶，从而减慢双香豆素的代谢，抗凝作用增强，有可能导致出血。

建议：两药同用期间需监测凝血酶原时间，必要时减少双香豆素的剂量。

285.双香豆素——苯乙双胍

实例：患者女，59 岁。因多饮、多尿、多食 2 个月就诊。既往有冠心病并心房颤动病史 2 年，正在服双香豆素。空腹血糖：11.6mmol/L。初步诊断：①2 型糖尿病；②冠心病并心房颤动。应用双香豆素抗凝，应用苯乙双胍降血糖。

处方：

双香豆素片　0.1g×100 片

sig：0.1g　po　qd

苯乙双胍片　25mg×21 片

sig：25mg　po　tid

分析：苯乙双胍抑制负责双香豆素代谢的肝药酶，使双香豆素血浓度升高，抗凝作用增强，有可能导致出血。二甲双胍与双香豆素无类似相互作用，因为二甲双胍主要以原形经肾脏排泄，对肝药酶无抑制作用。

建议：避免两药合用，可用二甲双胍代替苯乙双胍降血糖。

286.双香豆素——泼尼松

实例：患者女，35 岁。因流涕、鼻塞、鼻痒 2 周就诊。既往有风湿性心脏病并心房颤动病史 1 年，正在服双香豆素。初步诊断：①变应性鼻炎；②冠心病并心房颤动。应用双香豆素抗凝，应用泼尼松抗过敏。

处方：

双香豆素片　0.1g×100 片

sig：0.1g　po　qd

泼尼松片　10mg×21 片

sig：10mg　po　tid

分析：糖皮质激素使红细胞及血红蛋白的含量增加，大剂量时可使血小板增多并提高纤维蛋白原浓度，缩短凝血时间，从而减弱双香豆素的抗凝作用。另外，糖皮质激素使胃酸、胃蛋白酶分泌增加，抑制胃黏液分泌，降低胃肠黏膜的抵抗力，故可诱发消化性溃疡，甚至造成消化道出血。泼尼松与双香豆素合用，易诱发消化性溃疡并出血。

建议：应用双香豆素治疗的病人应尽可能避免给予糖皮质激素，如果必须同时应用，应监测凝血酶原时间，随时调整双香豆素的剂量，同时应用胃黏膜保护药。本例可用抗组胺药扑尔敏或用二丙酸倍氯米松气雾剂喷鼻代替泼尼松。

三、抗贫血药不合理用药

287.硫酸亚铁——复方氢氧化铝

实例：患者男，48岁。因上腹痛10d就诊。既往有缺铁性贫血病史1个月，正在服硫酸亚铁。胃镜：胃溃疡。初步诊断：①胃溃疡；②缺铁性贫血。应用硫酸亚铁治疗缺铁性贫血，应用复方氢氧化铝抗酸。

处方：

硫酸亚铁片　0.3g×21片

sig：0.3g　po　tid

复方氢氧化铝片　42片

sig：2片　po　tid

分析：硫酸亚铁在酸性环境中易溶，而在碱性环境中仅略溶。抗酸药复方氢氧化铝使胃液pH值升高，可降低硫酸亚铁的溶解度和解离度。复方氢氧化铝还可与硫酸亚铁形成不易吸收的巨分子亚铁复合物。复方氢氧化铝与硫酸亚铁合用时，铁离子吸收减少，其作用减弱。

建议：硫酸亚铁与复方氢氧化铝同用时，应间隔数小时服用。

288.硫酸亚铁——西咪替丁

实例：患者女，34岁。因上腹痛1周就诊。既往有缺铁性贫血病史2周，正在服硫酸亚铁。胃镜：糜烂性胃炎。初步诊断：①糜烂性胃炎；②缺铁性贫血。应用硫酸亚铁治疗缺铁性贫血，应用西咪替丁治疗胃炎。

处方：

硫酸亚铁片　0.3g×21片

sig：0.3g　po　tid

西咪替丁片　0.2g×35片

sig：0.2g　po　tid　睡前加服0.4g

分析：H_2受体阻断药西咪替丁抑制胃酸分泌，使胃内pH值升高，硫酸亚铁的溶解度和解离度降低，吸收减少，作用减弱。

建议：硫酸亚铁治疗期间，可应用硫糖铝代替西咪替丁。

289.硫酸亚铁——牛黄解毒片

实例：患者女，28岁。因咽痛2d就诊。既往有缺铁性贫血病史1个月，正在服硫酸亚铁。初步诊断：①急性咽炎；②缺铁性贫血。应用硫酸亚铁治疗缺铁性贫血，应用牛黄解毒片治疗咽炎。

处方：

硫酸亚铁片　0.3g×21片

sig：0.3g　po　tid

牛黄解毒片　63片

sig：3片　po　tid

分析：牛黄解毒片含人工牛黄、黄芩、石膏等。其中石膏主要成分是硫酸钙。钙离子能与铁离子在胃肠道形成溶解度低的复合物，降低铁吸收，影响疗效。

建议：应先服硫酸亚铁，隔2h后再服牛黄解毒片。

290.蔗糖铁——溶媒剂量偏小

实例：患者女，45岁。因缺铁性贫血，营养不良入院治疗。给予蔗糖铁注射液静滴治疗。

处方：

0.9%氯化钠注射液　250ml

蔗糖铁注射液　10ml

iv gtt　biw×6

分析：蔗糖铁注射液为保证药液的稳定，浓度不宜小于1∶20，10ml本品最多稀释到200ml 0.9%氯化钠注射液中。因此，该病例中蔗糖铁注射液稀释浓度不合理。

建议：

0.9%氯化钠注射液　150ml

蔗糖铁注射液　10ml

iv gtt　biw×6

291.腺苷钴胺——冠心病

实例：患者男，65岁。因"胸痛"入院治疗，临床诊断：冠心病。给予注射用腺苷钴胺治疗。

处方：

注射用腺苷钴胺　1.5mg

im　qd×3

分析：注射用腺苷钴胺的适应证为"巨幼细胞贫血，营养不良性贫血、妊娠期贫血、多发性神经炎、神经根炎、三叉神经痛、坐骨神经痛、神经麻痹。也可用于营养性神经疾患以及放射线和药物引起的白细胞减少症"。该患者使用注射用腺苷钴胺为无适应证用药。

建议：该患者不应选用注射用腺苷钴胺进行治疗。

292.甲钴胺——用法用量错误

实例：患者男，39岁。因"肢体感觉障碍"来院就诊，临床诊断：周围神经病。入院后给予注射用甲钴胺治疗，具体如下：

处方：

5%葡萄糖注射液　250ml

注射用甲钴胺　1mg

iv gtt　qd×10

分析：注射用甲钴胺说明书中用法用量项指出："用前加注射用水1ml溶解后使用。治疗周围神经病时，成人一日1次，一次0.5mg，一周3次，肌内注射或静脉注射，可按年龄、症状酌情增减。"该患者一次1mg，一日1次，单次用药剂量偏大，用药次数偏多。

建议：

　　　　5%葡萄糖注射液　　250ml

　　　　注射用甲钴胺　　0.5mg

　　　　iv gtt　　tiw

四、抗血小板药不合理用药

293.阿司匹林——铝镁匹林

实例：患者女，55岁。因冠心病、类风湿性关节炎入院治疗。给予阿司匹林肠溶片、铝镁匹林片口服治疗。

处方：

　　　　阿司匹林肠溶片　　100mg×30 片

　　　　sig：100mg　　po　　qd

　　　　铝镁匹林片（Ⅱ）　　81mg×14 片

　　　　sig：81mg　　po　　qd

分析：铝镁匹林片为复方制剂，其组分为每片含阿司匹林81mg，重质碳酸镁22mg，甘羟铝11mg。其中含有阿司匹林，因此与阿司匹林肠溶片同时使用时，可能会因为剂量过大导致患者出现不良反应，属于重复用药。

建议：停用铝镁匹林片。

294.阿司匹林——吲哚美辛

实例：患者女，57岁。因风湿性关节炎就诊，用阿司匹林片和消炎痛治疗。

处方：

　　　　阿司匹林片　　0.3g×18 片

　　　　sig：0.6g　　po　　tid

　　　　吲哚美辛片　　25mg×9 片

　　　　sig：25mg　　po　　tid

分析：两药均为镇痛、消炎抗风湿类药，不良反应相似，均可造成胃肠损害，引起胃肠出血倾向，出现胃肠功能障碍，合用时使其不良反应增加。

建议：两药只用一种即可。

295.氯吡格雷——奥美拉唑

实例：患者男，67岁。因冠心病、高血压、高脂血症、胃溃疡入院治疗，给予硫酸氢氯吡格雷片、奥美拉唑肠溶胶囊口服治疗。

处方：

　　　　硫酸氢氯吡格雷片　　75mg×21 片

　　　　sig：75mg　　po　　qd

　　　　奥美拉唑肠溶胶囊　　20mg×14 粒

　　　　sig：20mg　　po　　qd

分析：氯吡格雷经CYP2C19活化后发挥药效，奥美拉唑为该酶的中、强效抑制剂，可显著降低前者的血药浓度，不推荐其与氯吡格雷联用。5种PPI对CYP2C19抑制强度为：奥美拉唑>埃索美拉唑>兰索拉唑>泮托拉唑>雷贝拉唑，建议选择相互作用较小的

PPI与氯吡格雷联用。

建议：可调整奥美拉唑肠溶胶囊为雷贝拉唑或泮托拉唑。

296.氯吡格雷——红霉素

实例：患者女，45岁。因非ST段抬高性急性冠脉综合征、肺部感染入院治疗。给予硫酸氢氯吡格雷、红霉素口服治疗。

处方：

  硫酸氢氯吡格雷片　75mg×21片

  sig：75mg　po　qd

  红霉素片　0.25g×24片

  sig：0.5g　po　tid

分析：氢氯吡格雷抑制血小板的聚集，红霉素为CYP3A4的抑制剂，而氢氯吡格雷在肝脏中由CYP3A4氧化代谢水解生成其活性代谢产物，从而发挥其抗血小板聚集的作用。因此两种药物同时使用时，需注意它们之间的相互作用。

建议：当两药联合应用时，监测氯吡格雷的疗效，或者将红霉素片调整为阿奇霉素。

第十九章　降血糖药不合理用药

一、胰岛素不合理用药

297.胰岛素——普萘洛尔

实例：患者女，64岁。因头晕、头痛1个月就诊。既往有2型糖尿病病史10年，正在应用胰岛素治疗。BP：160/95mmHg。空腹血糖：6.3mmol/L。初步诊断：2型糖尿病并高血压病。应用普萘洛尔降血压，应用胰岛素降血糖。

处方：

　　普萘洛尔片　　10mg×42片

　　sig：20mg　po　tid

　　胰岛素注射液　　10ml

　　sig：12U（早）　8U（中）　10U（晚）　三餐前30min皮下注射

　　精蛋白锌胰岛素注射液1支

　　sig：8U　睡前皮下注射

分析：普萘洛尔为非选择性β受体阻断药，可抑制心血管系统对胰岛素所致低血糖的反应，故可掩盖低血糖的症状，使病人不宜觉察。另外，普萘洛尔能抑制交感神经引起的糖原分解，使低血糖恢复减慢。选择性β受体阻断药（如阿替洛尔、美托洛尔）与胰岛素之间无类似相互作用。

建议：本例不宜应用普萘洛尔，可用美托洛尔代替普萘洛尔。

298.胰岛素——氨茶碱

实例：患者男，52岁。因咳嗽、咳痰、喘息5d入院。既往有2型糖尿病病史6年。空腹血糖：14.8mmol/L。初步诊断：①急性支气管炎；②2型糖尿病。给予胰岛素、氨茶碱同瓶静滴。

处方：

　　0.9%氯化钠注射液　　500ml

　　胰岛素注射液　　10U

　　氨茶碱注射液　　0.25g

　　iv gtt　qd×7

分析：氨茶碱呈碱性，若与胰岛素混合，可使胰岛素降效。其他碱性药物（碳酸氢钠等）与胰岛素混合可发生类似相互作用。

建议：胰岛素改为皮下注射，单独使用。

299.胰岛素——精蛋白锌胰岛素

实例：患者男，55岁。有2型糖尿病病史8年，应用胰岛素（三餐前用胰岛素，睡前用精蛋白锌胰岛素）5个月，患者要求减少注射次数。空腹血糖：5.8mmol/L。初步诊断：2型糖尿病。应用胰岛素加精蛋白锌胰岛素混合注射。

处方：

胰岛素注射液　1支

精蛋白锌胰岛素注射液　1支

sig：胰岛素注射液　10U

精蛋白锌胰岛素注射液　10U

混合后于早、晚餐前30min皮下注射

分析：胰岛素又称短效胰岛素，其特点为皮下注射后30min起效，2~4h效力最强。精蛋白锌胰岛素为长效胰岛素，作用特点是皮下注射后3~4h起效，4~20h效力最强。短效加长效胰岛素混合注射适用于经短效胰岛素治疗，血糖已满意控制者，为减少注射次数，可将短效加长效胰岛素混合注射。短效与长效胰岛素的混合比例一般为（2~4）：1，混合比例偏小时短效胰岛素作用难以发挥，难以控制餐后高血糖。

建议：短效与长效胰岛素的混合比例应改为（2~4）：1。

300.甘精胰岛素——用法用量不适宜

实例：患者男，58岁。因"慢性肾病5期，糖尿病肾病，高血压病2级"来院就诊。医师用门冬胰岛素笔芯注射液、甘精胰岛素注射液及缬沙坦给予治疗。

处方：

门冬胰岛素笔芯注射液　3ml：300U×1支

sig：10U　ih　tid

甘精胰岛素注射液　3ml：300U×1支

sig：10U　ih　tid

缬沙坦胶囊　80mg×14粒

sig：80mg　po　qd

分析：甘精胰岛素注射液为超长效胰岛素类似物，用法应为每晚1次，且该患者同时使用了超短效胰岛素类似物门冬胰岛素，用法为每日3次，上述胰岛素使用方法易导致低血糖。药师建议处方及用法用量如下：

处方：

门冬胰岛素笔芯注射液　3ml：300U×1支

sig：10U　ih　tid

甘精胰岛素注射液　3ml：300U×1支

sig：10U　ih　qn

缬沙坦胶囊　80mg×14粒

sig：80mg　po　qd

301.甘精胰岛素——皮下注射

实例：患者男，58岁。因"2型糖尿病"来院就诊。医师用甘精胰岛素注射液及瑞格列奈给予治疗。

处方：

　　甘精胰岛素注射液　3ml：300U×1支

　　sig：10U　iv　tid

　　瑞格列奈片　1mg×14片

　　sig：1mg　po　qd

分析：甘精胰岛素注射液用法不正确。甘精胰岛素注射液说明书明确规定"本品是胰岛素类似物。具有长效作用，应该每天一次在同一时间皮下注射给药"，所以该药不能静脉注射，如果静脉注射，可发生严重低血糖反应；另外该药品应该每日1次在固定的时间给药，通常在每晚睡前给药1次。

建议：更正甘精胰岛素注射方式及调整给药频次，正确处方及用法用量如下：

处方：

　　甘精胰岛素注射液　3ml：300U×1支

　　sig：10U　ih　qn

　　瑞格列奈片　1mg×14片

　　sig：1mg　po　qd

二、口服降糖药不合理用药

302.甲苯磺丁脲——保泰松

实例：患者女，43岁。因双膝关节痛3周就诊。既往有2型糖尿病病史1年，正在服甲苯磺丁脲。初步诊断：①风湿性关节炎；②2型糖尿病。应用甲苯磺丁脲降血糖，应用保泰松抗风湿。

处方：

　　甲苯磺丁脲片　0.5g×21片

　　sig：0.5g　po　tid

　　保泰松片　0.1g×21片

　　sig：0.1g　po　tid

分析：保泰松可置换与血浆蛋白结合的甲苯磺丁脲，使甲苯磺丁脲的血中浓度升高，还可抑制甲苯磺丁脲的代谢和排泄。两者合用，可能会发生严重的低血糖反应。

建议：尽量避免两药合用。如必须并用应严密监测血糖，适当减少甲苯磺丁脲的剂量。本例可用风湿骨痛胶囊代替保泰松抗风湿。

303.甲苯磺丁脲——双香豆素

实例：患者女，56岁。因多饮、多尿、体重下降1个月就诊。既往有冠心病并心房颤动病史2年，正在服双香豆素。空腹血糖：10.6mmol/L。初步诊断：①2型糖尿病；②冠心病并心房颤动。应用甲苯磺丁脲降血糖，应用双香豆素抗凝。

处方：

　　甲苯磺丁脲片　0.5g×21片

　　sig：0.5g　po　tid

　　双香豆素片　0.05g×14片

　　sig：0.1g　po　qd

分析：双香豆素可抑制甲苯磺丁脲的肝代谢，并可置换与血浆蛋白结合的甲苯磺丁脲，使甲苯磺丁脲在血中浓度升高，可致急性低血糖症。此种作用通常始于双香豆素治疗后4d之内。双香豆素与其他磺脲类降糖药（格列本脲、格列吡嗪）也可发生类似相互作用。

建议：同时应用双香豆素和甲苯磺丁脲，应经常测定血糖浓度。在加用或停用双香豆素时，需酌情调整甲苯磺丁脲的剂量。

304.甲苯磺丁脲——复方磺胺甲基异噁唑

实例：患者女，46岁。因尿频、尿急、尿痛3d就诊。既往有2型糖尿病病史2年，正在服甲苯磺丁脲。初步诊断：①急性膀胱炎；②2型糖尿病。应用甲苯磺丁脲降血糖，应用复方磺胺甲基异噁唑抗感染。

处方：

　　甲苯磺丁脲片　　0.5g×21片

　　sig: 0.5g　po　tid

　　复方磺胺甲基异噁唑片　　0.48g×28片

　　sig: 0.96g　po　bid

分析：复方磺胺甲基异噁唑含磺胺甲基异噁唑和甲氧苄啶。磺胺甲基异噁唑可抑制甲苯磺丁脲的肝内氧化，并置换与血浆蛋白结合的甲苯磺丁脲，使甲苯磺丁脲的降糖作用增强。两药合用可发生低血糖。磺胺甲噻二唑、磺胺苯吡唑与甲苯磺丁脲可发生类似相互作用。磺胺嘧啶与甲苯磺丁脲不发生类似相互作用。

建议：避免两药合用。本例可用吡哌酸抗感染。

305.甲苯磺丁脲——氯霉素

实例：患者男，65岁。因腹痛、腹泻3h就诊。既往有2型糖尿病病史2年，正在服甲苯磺丁脲。初步诊断：①急性肠炎；②2型糖尿病。应用甲苯磺丁脲降血糖，应用氯霉素治疗肠炎。

处方：

　　甲苯磺丁脲片　　0.5g×42片

　　sig: 1.0g　po　tid

　　氯霉素片　　0.25g×42片

　　sig: 0.5g　po　tid

分析：氯霉素为酶抑药物，能抑制肝脏微粒体内药酶的活性，使甲苯磺丁脲的代谢减慢，半衰期延长，从而使甲苯磺丁脲的作用和毒副反应增强，可能导致严重低血糖。

建议：避免两药合用，本例可用左氧氟沙星代替氯霉素治疗肠炎。

306.甲苯磺丁脲——泼尼松

实例：患者女，42岁。因两手指间关节肿痛2月就诊。既往有2型糖尿病病史9个月，正在服甲苯磺丁脲。初步诊断：①类风湿性关节炎；②2型糖尿病。应用甲苯磺丁脲降血糖，应用泼尼松抗风湿。

处方：

　　甲苯磺丁脲片　　0.5g×21片

sig: 0.5g　po　tid

泼尼松片　　5mg×42 片

sig: 10mg　po　tid

分析：泼尼松属糖皮质激素，能促进肝糖原分解，促进糖异生，同时又阻止周围组织对葡萄糖的摄取，从而引起血糖升高。泼尼松与甲苯磺丁脲合用，泼尼松可减弱甲苯磺丁脲的降血糖效果。其他磺脲类降糖药（格列本脲等）与其他糖皮质激素（地塞米松等）可发生类似相互影响。

建议：糖尿病患者尽量避免长期应用糖皮质激素，如果必须应用，应根据病情增加降糖药的剂量，并监测血糖。

307.甲苯磺丁脲——氢氯噻嗪

实例：患者男，59 岁。因头痛、头晕 1 个月就诊。既往有 2 型糖尿病病史 4 年，正在服甲苯磺丁脲。BP：160/90mmHg。初步诊断：①高血压病；②2 型糖尿病。应用甲苯磺丁脲降血糖，应用氢氯噻嗪降血压。

处方：

甲苯磺丁脲片　　0.5g×21 片

sig: 0.5g　po　tid

氢氯噻嗪片　　25mg×14 片

sig: 25mg　po　bid

分析：氢氯噻嗪属噻嗪类利尿药，能直接抑制胰岛 β 细胞的功能，抑制胰岛素的分泌，使血浆胰岛素水平下降，血糖升高。氢氯噻嗪与甲苯磺丁脲合用，氢氯噻嗪可减弱甲苯磺丁脲的降血糖效果。氢氯噻嗪与其他磺脲类降糖药（格列齐特等）可发生类似相互影响。

建议：糖尿病患者尽量避免应用氢氯噻嗪，如果必须应用，应根据病情增加降糖药的剂量，并监测血糖。本例可用卡托普利代替氢氯噻嗪降血压。

308.甲苯磺丁脲——消渴丸

实例：患者男，53 岁。因多饮、多尿、体重下降 1 年就诊。空腹血糖 9.6mmol/L。初步诊断：2 型糖尿病。应用消渴丸、甲苯磺丁脲降血糖。

处方：

消渴丸　　200 粒

sig: 10 粒　po　tid

甲苯磺丁脲片　　0.5g×21 片

sig: 0.5g　po　tid

分析：消渴丸为中西药复合剂，每 10 粒消渴丸含格列本脲 2.5mg。格列本脲和甲苯磺丁脲均属磺脲类降糖药，两药合用，不增加疗效，且易引起低血糖。促胰岛素分泌剂包括磺脲类（甲苯磺丁脲、格列本脲、格列吡嗪、格列齐特、格列喹酮、格列美脲等）和格列奈类（瑞格列奈、那格列奈）。任何两种促胰岛素分泌剂联合，不仅不能增强疗效，还容易引起低血糖等不良反应。

建议：本例可单用消渴丸。

309.格列本脲——普萘洛尔

实例：患者男，38岁。因头晕20d就诊。既往有2型糖尿病病史2年，正在服格列本脲。查体：P 96次/min，BP 160/96mmHg。初步诊断：①高血压病；②2型糖尿病。应用格列本脲降血糖，应用普萘洛尔降血压。

处方：

格列本脲片 2.5mg×42片

sig：5mg po tid

普萘洛尔片 10mg×42片

sig：20mg po tid

分析：普萘洛尔为非选择性β受体阻断药，能抑制交感神经兴奋引起的糖原分解，易导致低血糖，并且抑制由于低血糖引起代偿性交感肾上腺活动增加所致的症状，使低血糖反应不易察觉。

建议：糖尿病人需用β受体阻断药时要有选择性。本例可用美托洛尔代替普萘洛尔降血压。

310.格列本脲——糖尿病并冠心病

实例：患者男，62岁。因发作性胸骨后疼痛2周就诊。既往有2型糖尿病病史8年。空腹血糖：11.5mmol/L。心电图：下壁心肌呈缺血性改变。初步诊断：2型糖尿病并冠心病。应用格列本脲降血糖。

处方：

格列本脲片 2.5mg×42片

sig：5mg po tid

分析：近年来临床研究证明格列本脲对缺血性心肌细胞是有害的，可加重心肌缺血。格列美脲和格列齐特不加重心肌缺血，格列吡嗪加重心肌缺血作用很轻。有研究发现格列齐特有明显抗氧化应激作用，并能改善血液黏滞度，能有效防治糖尿病血管病变。《磺脲类药物应用专家共识》认为对于一般未发生心脏事件的2型糖尿病患者，根据病情选用磺脲类药物治疗是安全的；对于有心血管病高危因素的患者或以往已发生过心肌梗死者，如用磺脲类药物宜选择格列美脲、格列齐特或格列吡嗪，而不用格列本脲；对于发生急性心肌梗死的患者，在急性期尽可能用胰岛素静脉滴注控制高血糖，继之以胰岛素皮下注射，急性期过后，按糖尿病病情拟用磺脲类药物者，选择同上。

建议：本例不宜应用格列本脲，可选择格列美脲或格列齐特代替格列本脲降血糖。

311.格列本脲——糖尿病肾病，肾功能不全

实例：患者男，64岁。因多饮、多尿8年，面部水肿2周就诊。尿常规：蛋白（+）。空腹血糖：11mmol/L，血尿素氮（BUN）：9.8mmol/L，肌酐（Cr）：137μmol/L。初步诊断：2型糖尿病并糖尿病肾病（V期）。应用格列本脲降血糖。

处方：

格列本脲片 2.5mg×42片

sig：5mg po tid

分析：格列喹酮（糖适平）为第二代磺脲类降糖药，其代谢产物95%通过胆汁从

肠道排出，只有5%经肾脏排出，因此对肾脏影响很小而且日剂量范围大。除格列喹酮外的其他磺脲类药大部分由肾脏排出，当肾功能不全时，导致药物蓄积，可引起顽固的低血糖反应。非磺脲类胰岛素促分泌剂瑞格列奈92%通过胆汁从肠道排出，小于8%经肾脏排出。轻中度肾功能不全患者而不接受胰岛素治疗者，宜选用格列喹酮或瑞格列奈。重度肾功能不全者，应用格列喹酮、瑞格列奈也可能有蓄积，只宜采用胰岛素治疗。

建议：本例为2型糖尿病合并轻度肾功能不全患者，不宜应用格列本脲，可选择格列喹酮或瑞格列奈。

312.格列本脲——1型糖尿病

实例：患者男，12岁。因多饮、多尿、多食、体重下降1个月就诊。祖母有糖尿病史。身高141cm，体重32kg。空腹血糖：18mmol/L，尿常规：尿糖（++++），尿酮（++）。初步诊断：1型糖尿病。应用格列本脲降血糖。

处方：

格列本脲片　2.5mg×42片

sig：5mg　po　tid

分析：青少年发病，起病急，糖尿病症状严重，有明显的体重减轻，体形消瘦，尿酮阳性，诊断为1型糖尿病。1型糖尿病胰岛素分泌绝对不足，需要用胰岛素终身替代治疗。1型糖尿病应用磺脲类降糖药可促进胰岛β细胞衰竭，易引起酮症酸中毒，甚至致死。

建议：本例不宜应用磺脲类药，应采用胰岛素治疗。

313.格列本脲——餐后高血糖的2型糖尿病

实例：患者男，45岁。因口干、乏力2个月就诊。空腹血糖：6.7mmol/L，餐后2h血糖：12.2mmol/L。初步诊断：2型糖尿病。应用格列本脲降血糖。

处方：

格列本脲片　2.5mg×42片

sig：5mg　po　tid

分析：主要表现为餐后高血糖的患者优先选用α-糖苷酶抑制剂。在糖类的吸收过程中，小肠黏膜表面的α-糖苷酶起着关键的作用。由多个葡萄糖连接而成的大分子糖类不能进入小肠黏膜，它们只有在α-糖苷酶的作用下分解为单个葡萄糖后，才能够进入小肠黏膜，被人体吸收。服用α-糖苷酶抑制剂后，药物与α-糖苷酶结合，将其封闭，糖类不能分解为葡萄糖，餐后血糖自然就会得到控制。目前，α-糖苷酶抑制剂主要有3个品种，即阿卡波糖、伏格列波糖和米格列醇。格列本脲为长效、强效磺脲类降糖药，适用于空腹血糖明显增高者，单纯餐后高血糖的2型糖尿病患者，应用格列本脲易引起低血糖。

建议：本例不宜应用格列本脲，可选用阿卡波糖。

314.消渴丸——2型糖尿病伴肝硬化

实例：患者女，50岁。因腹胀1年，加重1周入院。有2型糖尿病病史6年。空腹血糖：15mmol/L，白蛋白（A）：31g/L，球蛋白（G）：39g/L，总胆红素（TB）：33μmol/L，丙氨酸氨基转移酶（ALT）：86 U/L，乙肝表面抗原（HBsAg）：（+）。B超：肝硬化腹水。初步诊断：①肝硬化腹水；②2型糖尿病。应用消渴丸降血糖。

处方：

    消渴丸　200粒

    sig：10粒　po　tid

分析：消渴丸为中西药复合剂，每10粒消渴丸含格列本脲2.5mg。有严重肝脏病变者（如肝硬化）应用磺脲类药易引起低血糖。有严重肝脏病变者不宜应用口服降糖药，应采用胰岛素治疗。

建议：本例不宜用消渴丸，应改用胰岛素治疗。

315. 消渴丸——脑梗死并高血糖

实例：患者女，78岁。因左侧肢体无力2d入院。既往无糖尿病病史。空腹血糖：7.7mmol/L。头颅CT：右基底核区梗死。初步诊断：右基底核区脑梗死并高血糖。应用消渴丸降血糖。

处方：

    消渴丸　200粒

    sig：10粒　po　tid

分析：急性脑梗死43%合并高血糖，其中55%为糖尿病，45%为应激性高血糖。脑梗死合并高血糖者，如果既往无糖尿病病史，应查糖化血红蛋白确定有无糖尿病，或脑梗死后1个月查血糖，达到糖尿病诊断标准者可确诊为糖尿病，如空腹血糖测定不能确诊，可行75g葡萄糖耐量试验。高血糖与急性脑梗死及预后显著相关，血糖正常有利于病情恢复。急性期应使用胰岛素控制血糖。用适量胰岛素，早、午、晚餐前30min皮下注射，如需静脉滴注葡萄糖液，可每3~4g葡萄糖加入1U胰岛素。老年人血糖控制标准：空腹血糖6.7~8.3mmol/L，餐后2h血糖8.9~11.1mmol/L。但应注意发生低血糖可加重脑梗死，要避免发生低血糖，不宜在短时间内将血糖降至正常水平。老年人肾脏功能减退，肾小球滤过率随年龄增加而下降，因此老年人容易发生药物蓄积而诱发低血糖。由于老年人交感反应不敏感，故低血糖症状不易发现和及时处理，有可能发展成为严重低血糖，可诱发脑血管病或心肌梗死。老年糖尿病人对低血糖的耐受性差，容易造成不可逆的损害。故老年糖尿病更要避免发生低血糖。糖尿病患者经饮食、运动、心理治疗血糖仍不能得到满意控制时，可根据病情选用口服降糖药治疗。老年糖尿病应用磺脲类药物宜选择作用温和、短效的药物如格列吡嗪、格列喹酮，不宜用作用强、长效的药物如格列本脲，以防止发生低血糖。应从小剂量开始，缓慢增加用量，同时监测血糖，密切观察用药后的反应。消渴丸为中西药复合剂，每10粒消渴丸含2.5mg格列本脲。消渴丸绝对不可以像普通中成药一样应用！否则，极有可能发生严重的低血糖。

建议：本例为脑梗死合并高血糖的患者，不宜应用消渴丸。急性期应使用胰岛素控制血糖。1个月后查血糖达糖尿病标准者可确认为老年糖尿病。经饮食、运动、心理治疗血糖控制不满意时，可选用格列吡嗪，从小剂量开始，缓慢增加用量。

316. 格列吡嗪——阿司匹林

实例：患者男，45岁。因双肘关节疼痛2周就诊。既往有2型糖尿病病史5年，正在服格列吡嗪。初步诊断：①风湿性关节炎；②2型糖尿病。应用格列吡嗪降血糖，应用阿司匹林抗风湿。

处方：

格列吡嗪片　5mg×21片

sig：5mg　po　tid

阿司匹林肠溶片　0.3g×42片

sig：0.6g　po　tid

分析：中等剂量的阿司匹林具有降糖作用，其作用依赖胰岛β细胞的功能，并与改变肝糖生成、抑制肠道对葡萄糖的摄取及促进组织对糖的利用有关。

建议：两药合用时应注意血糖变化，必要时减少格列吡嗪的剂量。

317.格列吡嗪——乙醇

实例：患者男，50岁。因乏力1个月就诊。有饮酒习惯。空腹血糖：8.1mmol/L。初步诊断：2型糖尿病。应用格列吡嗪降血糖，服药第2d午饭前饮白酒300ml。

处方：

格列吡嗪片　2.5mg×21片

sig：2.5mg　po　tid

分析：酒内含乙醇，具有干扰肝内糖原异生作用，可使口服降糖药疗效和毒性作用增加，引起低血糖。

建议：对用口服降糖药的患者，应避免饮酒及含乙醇的饮料。

318.格列吡嗪——糖尿病并肺结核

实例：患者女，67岁。因咳嗽、咳痰、痰中带血1个月入院。有2型糖尿病病史6年。尿常规：尿糖（++），尿蛋白（±），酮体（+++）。ESR：30mm/h。空腹血糖：22mmol/L。胸部正位片：浸润型肺结核。初步诊断：2型糖尿病合并浸润型肺结核。应用异烟肼、利福平抗结核，应用格列吡嗪降血糖。

处方：

异烟肼片　0.1g×21片

sig：0.3g　po　qd

利福平胶囊　0.15g×21粒

sig：0.45g　po　qd

格列吡嗪片　2.5mg×21片

sig：5mg　po　tid

分析：糖尿病患者在合并肺结核时，容易出现代谢紊乱迅速恶化。因此，应尽早使用胰岛素，使血糖短期内降至正常，同时应用抗结核药物。已合并酮症者，必须立即输液，应用胰岛素。

建议：本例不宜应用口服降糖药，应立即输液，用小剂量普通胰岛素持续静脉滴注。尿酮体消失后，胰岛素改为皮下注射。结核病变至稳定期后改用口服降糖药。

319.格列齐特——肥胖的2型糖尿病

实例：患者女，48岁。因口干、多饮6个月就诊。既往有高血压病病史6年。体检：身高：161cm，体重：89kg。空腹血糖：8.3mmol/L。初步诊断：肥胖的2型糖尿病。应用格列齐特降血糖。

处方：

格列齐特片　2.5mg×42片

sig：5mg　po　tid

分析：目前认为，肥胖的2型糖尿病患者血糖增高的原因一般以胰岛素抵抗为主，同时患者分泌胰岛素的能力也有降低。在发病初期，单独纠正胰岛素抵抗即可使血糖恢复正常，到了后期，则还需要在此基础上促进胰岛素的分泌。对于肥胖的2型糖尿病患者来说，最适合使用的药物是二甲双胍和TZD。其原因在于：①这些药物均可以明显消除胰岛素抵抗；②这些药物不会增加体内的胰岛素数量，不会使体重继续增加；③这些药物单独使用几乎不会发生低血糖。比较而言，二甲双胍不仅不会使体重增加，还能够降低体重，同时价格低廉，因此适合绝大多数的患者。其缺点在于胃肠道的副作用比较明显。对于经济条件较好，使用二甲双胍副作用比较明显的患者，TZD则是一个较好的选择。如果在治疗一段时间以后，血糖仍然不能降低到理想的范围，可以采用二甲双胍联合TZD。研究表明，这种治疗方法更加有效地增加胰岛素的敏感性，使血糖进一步下降。肥胖的2型糖尿病患者在发病初期一般不宜使用磺脲类药物，原因在于磺脲类药物可加重高胰岛素血症，增加体重，也有引起低血糖的危险。

建议：本例不宜应用格列齐特，可改用二甲双胍和吡格列酮。

320．二甲双胍——2型糖尿病并妊娠

实例：患者女，36岁。因停经2个月就诊。既往有2型糖尿病病史3年。初步诊断：2型糖尿病并妊娠。应用二甲双胍降血糖。

处方：

二甲双胍片　0.25g×42片

sig：0.5g　po　tid

分析：因口服降糖药可通过胎盘进入胎儿体内，易引起胎儿受损，故妊娠期妇女禁用口服降糖药。胰岛素不能通过胎盘进入胎儿体内，故孕妇可应用。但母亲的抗胰岛素抗体可通过胎盘并且可结合胎儿胰岛素。母亲的抗胰岛素抗体不仅可以造成母亲的高血糖，而且可以造成胎儿的高胰岛素血症。人胰岛素与动物胰岛素相比免疫原性显著下降。因此，妊娠期间应使用人胰岛素控制血糖。

建议：口服降糖药的糖尿病患者准备妊娠前，应停用口服降糖药物，改用人胰岛素控制血糖，维持孕前及孕期血糖正常。

321．二甲双胍——2型糖尿病伴慢性乙型肝炎

实例：患者男，66岁。因食欲不振、腹胀、乏力1个月就诊。既往有2型糖尿病病史4年。空腹血糖：10.6mmol/L，总胆红素（TB）：36μmol/L，丙氨酸氨基转移（ALT）：200U/L，乙肝表面抗原（HBsAg）：（+）。初步诊断：①慢性乙型肝炎；②2型糖尿病。应用二甲双胍降血糖。

处方：

二甲双胍片　0.25g×42片

sig：0.5g　po　tid

分析：糖尿病合并肝脏功能障碍者，乳酸清除减少，容易发生乳酸酸中毒。一旦发生乳酸酸中毒，常危及生命。因此，肝功能障碍者不可使用双胍类降糖药，应采用胰岛素治疗。

建议：本例不宜应用二甲双胍，应改为胰岛素治疗。

322. 二甲双胍——糖尿病肾病，肾功能不全

实例：患者女，57岁。因多饮、多尿8年，面部水肿1周就诊。身高155cm，体重44kg。尿常规：蛋白（++）。空腹血糖：11mmol/L，血尿素氮（BUN）：14mmol/L，肌酐（Cr）：182μmol/L。初步诊断：2型糖尿病并糖尿病肾病（V期）。应用二甲双胍口服。

处方：

二甲双胍片　0.25g×42片

sig：0.5g　po　tid

分析：因二甲双胍在体内不经代谢以原形经肾脏排出，在肾功能不全情况下，二甲双胍可在血中蓄积，引起乳酸酸中毒。有人统计乳酸酸中毒病例中83%有肾功能不全。应用二甲双胍时，须定期检查肾功能，血肌酐>120μmol/L者禁用二甲双胍。

建议：本例禁用二甲双胍，应改用胰岛素治疗。

323. 二甲双胍——2型糖尿病伴慢性肺心病

实例：患者男，65岁。因多饮、多尿、乏力2年就诊。既往有慢性肺心病病史6年。空腹血糖：8.9mmol/L。初步诊断：①2型糖尿病；②慢性肺心病。应用二甲双胍降血糖。

处方：

二甲双胍片　0.25g×42片

sig：0.5g　po　tid

分析：严重的组织缺氧性疾病（如慢性支气管炎发作期、支气管哮喘、慢性肺心病、心力衰竭、血管栓塞）禁用二甲双胍，因二甲双胍可加重缺氧造成的乳酸生成增多，而导致乳酸酸中毒。

建议：本例禁用二甲双胍，可用格列吡嗪降血糖。

324. 二甲双胍——碘造影剂

实例：患者女，56岁。因右腰部绞痛1d就诊。既往有2型糖尿病病史2年，正在服用二甲双胍。初步诊断：①右肾结石；②2型糖尿病。静脉注射有机碘造影剂做排泄性尿路造影。继续应用二甲双胍降血糖。

处方：

二甲双胍片　0.25g×42片

sig：0.5g　po　tid

分析：为了便于诊断病情，可能需要对患者做某些X线检查，如在做这些X线检查的过程中需要注射碘造影剂，此时，患者必须暂时停服二甲双胍。因为碘造影剂会损害肾脏。如果患者肾脏一旦受到损害，服用的二甲双胍将不能及时通过肾脏排出。在这种情况下，如患者仍继续服用二甲双胍，药物在血液中就会越积越多，极有可能引起乳酸

酸中毒。

建议：应在造影检查前48h至检查后48h内停用二甲双胍。在检查48h后，应检查肾功能，如结果正常，可恢复服用二甲双胍。

325.二甲双胍——消瘦的2型糖尿病

实例：患者女，52岁。因多饮、多尿3个月就诊。身高：160cm，体重：42kg。空腹血糖9.2mmol/L。诊断：2型糖尿病。应用二甲双胍降血糖。

处方：

  二甲双胍片 0.25g×42片

  sig：0.5g po tid

分析：双胍类降糖药有抑制肝糖原输出，抑制糖、维生素、无机盐的吸收和减肥的作用，主要适用于肥胖的2型糖尿病患者，消瘦的2型糖尿病患者不宜用双胍类降糖药。消瘦的2型糖尿病患者一般均以胰岛素分泌能力不足为主，因此原则上应当选择促进胰岛素分泌的药物进行治疗。但是，对于符合以下条件的患者最好先使用一段时间的胰岛素，待病情缓解后再换用促进胰岛素分泌的药物：①实际体重比标准体重低10%以上者，使用胰岛素治疗可以增加患者的体重，增强体质；②40岁以下者，有时候难以与某些特殊类型的1型糖尿病相区别；③空腹血糖超过13.9mmol/L者，采用胰岛素治疗能够更快地控制血糖。

建议：本例不宜应用二甲双胍，可使用胰岛素治疗。

326.苯乙双胍——老年2型糖尿病

实例：患者男，70岁。因多饮、多尿、多食、体重下降4年就诊。身高172cm，体重80kg。空腹血糖：9.1mmol/L。初步诊断：老年2型糖尿病。应用苯乙双胍降血糖。

处方：

  苯乙双胍片 25mg×42片

  sig：50mg po tid

建议：苯乙双胍较易发生乳酸酸中毒，多数国家已停止使用，国内在临床上的应用亦日趋减少。老年人应用双胍类药，易发生乳酸酸中毒；年龄>65岁者禁用苯乙双胍；应用二甲双胍必须很谨慎，如有严重肝病、肾功能不全、慢性严重呼吸道疾病、心力衰竭、心肌梗死、贫血、缺氧、酗酒者应禁用。苯乙双胍常用量为75mg/d，>100mg/d易发生乳酸酸中毒。本例糖尿病患者年龄70岁，应用苯乙双胍150mg/d，极易发生乳酸酸中毒。老年2型糖尿病患者经饮食、运动等治疗而血糖未能得到满意控制时，可根据病情选用以下口服降糖药治疗：①磺脲类药：宜选用格列吡嗪、格列喹酮，不宜应用格列本脲；②非磺脲类胰岛素促分泌剂：瑞格列奈；③噻唑烷二酮类：罗格列酮、吡格列酮。

建议：本例不宜应用苯乙双胍，可选用格列吡嗪或瑞格列奈或罗格列酮。

327.吡格列酮——糖尿病伴甲亢

实例：患者女，43岁。因心悸、焦虑、乏力3个月就诊。既往有2型糖尿病病史2年。查体：突眼，甲状腺中度肿大，双下肢胫前黏液性水肿。三碘甲状腺氨酸（T_3）：6.72ng/ml（正常值：0.7~2.4ng/ml），甲状腺素（T_4）：264ng/ml（正常值：43~134ng/

ml），促甲状腺素（TSH）：0.27μIU/ml（正常值：0.5~5.0μIU/ml），空腹血糖：8.2mmol/L。初步诊断：①甲状腺功能亢进症（甲亢）；②2型糖尿病。应用甲巯咪唑治疗甲亢，应用吡格列酮降血糖。

处方：

吡格列酮片　30mg×30片

sig: 30mg　po　qd

甲巯咪唑片　5mg×21片

sig: 5mg　po　tid

分析：2型糖尿病合并甲亢在临床上并非少见，有些甲亢病人有甲状腺以外的表现，如突眼和胫前黏液性水肿。吡格列酮属噻唑烷二酮类（TZD）胰岛素增敏剂，通过提高2型糖尿病患者肌肉、脂肪、肝脏对胰岛素的敏感性而降低血糖。TZD具有以下作用：①水潴留；②眼球后脂肪细胞增多和体积增大；③促进或加强自身免疫反应。而甲亢突眼和胫前黏液性水肿的发病机制都是自身免疫引起的。故TZD可使甲亢突眼和胫前黏液性水肿加重。停用TZD后，症状虽可缓解，但不一定能恢复到服药前的状态。糖尿病合并甲亢突眼和胫前黏液性水肿者不宜应用TZD。

建议：本例不宜应用吡格列酮，可用二甲双胍代替吡格列酮降血糖。

328. 吡格列酮——2型糖尿病并冠心病心力衰竭

实例：患者女，62岁。因活动后心悸、气促1个月就诊。有2型糖尿病病史11年。空腹血糖：8.6mmol/L。初步诊断：2型糖尿病并冠心病心力衰竭。应用吡格列酮降血糖。

处方：

吡格列酮片　30mg×30片

sig: 30mg　po　qd

分析：TZD药物主要有吡格列酮、罗格列酮，通过改善胰岛素抵抗而控制血糖。TZD可增加血容量，通常在治疗的第1周即出现。可能与其降低肾钠排泄，导致水钠潴留以及改变血管内皮的渗透性有关。当患者存在充血性心力衰竭（CHF）时，TZD很可能加重CHF。心功能Ⅰ、Ⅱ级患者慎用TZD，心功能Ⅲ、Ⅳ级患者禁用TZD。

建议：本例不宜应用吡格列酮，应改为胰岛素治疗。

329. 吡格列酮——2型糖尿病伴慢性乙型肝炎

实例：患者男，53岁。因纳差、腹胀2个月就诊，既往有2型糖尿病病史5年。空腹血糖：8.9mmol/L，总胆红素（TB）：31μmol/L，丙氨酸氨基转移酶（ALT）：160U/L，乙型肝炎表面抗原（HBSAg）：（+）。初步诊断：①慢性乙型肝炎；②2型糖尿病。应用吡格列酮降血糖。

处方：

吡格列酮片　30mg×30片

sig: 30mg　po　qd

分析：TZD药物中首个制剂曲格列酮在临床推广应用的过程中出现严重肝损害，已停止使用。与曲格列酮不同，目前研究仍未发现罗格列酮和吡格列酮有明显的肝毒性，但作为同类药，仍然应当注意对肝脏的影响。如病人有活动性肝病的证据或 ALT 水平超过正常上限 2.5 倍，不应服用 TZD 治疗。

建议：本例不宜应用吡格列酮，应改为胰岛素治疗。

330.吡格列酮——选药不适宜

实例：患者男，42 岁。因脂肪肝、肝功能不全、2 型糖尿病、高血压病入院治疗。入院测得空腹血糖 8.9mmol/L、餐后血糖 13.1mmol/L，ALT 161U/L，AST 65U/L。给予吡格列酮片口服治疗。

处方：

    盐酸吡格列酮片　　30mg×14 片

    sig：15mg　po　qd

分析：依据盐酸吡格列酮片说明书，如患者 ALT 水平超过正常上限的 2.5 倍，不应用本品治疗。而该患者 ALT 161U/L（正常值 0~40U/L）是正常值上限的 4 倍。故该患者不应使用吡格列酮片降糖治疗。

建议：调整为其他降糖药物。

331.吡格列酮——心力衰竭

实例：患者男，82 岁。因"糖尿病、心力衰竭"来院就诊。医师用盐酸吡格列酮胶囊及琥珀酸美托洛尔缓释片给予治疗。

处方：

    盐酸吡格列酮胶囊　　30mg×7 粒

    sig：30mg　po　qd

    琥珀酸美托洛尔缓释片　　47.5mg×7 片

    sig：47.5mg　po　qd

分析：吡格列酮为噻唑烷二酮类药物，研究显示该类药物应用后心力衰竭发生率增加，说明书明确规定心力衰竭患者禁用。该患者诊断为心力衰竭，不建议使用噻唑烷二酮类药物。

建议：可选用二甲双胍、阿卡波糖、瑞格列奈等其他对心脏不良反应较小的降血糖药物。而心功能严重不全的应改用胰岛素治疗。

332.阿卡波糖——用法错误

实例：患者男，56 岁。因口干、乏力 6 个月就诊。空腹血糖：7.2mmol/L，餐后 2h 血糖：12.9mmol/L。初步诊断：2 型糖尿病。应用阿卡波糖降血糖。

处方：

    阿卡波糖片　　50mg×21 片

    sig：50mg　po　tid　饭前 30min

分析：阿卡波糖为 α-糖苷酶抑制剂，因其作用为抑制肠道内把淀粉分解为葡萄糖的 α-糖苷酶，如果提前服（如餐前半小时），由于没有作用底物，作用无从发挥。餐后服则葡萄糖已被吸收，失去了用药的意义。因此，要将药物与第一口饭一起嚼碎服用。磺脲类药物以餐前半小时服用较适宜，既可以更好地控制餐后血糖，又能够避免发生低血糖。列奈类药物起效快，主张餐前 15min 内服用。二甲双胍餐中服或餐后即时服，可减少消化道反应。TZD 药物起效时间较慢，服药时间大约在每天同一时间，与是否进餐无关。另外，对于做成控释、缓释胶囊或肠衣等特殊剂型的降糖药，注意不要掰开服用。

建议：更正用法。

333.阿卡波糖——严重肾功能损伤

实例：患者女，78 岁。因"乏力、食欲明显减退、进食后即感上腹不适和饱胀，恶心、甚至呕吐"来院就诊，进一步检查明确为"肝硬化失代偿期、2 型糖尿病"，住院期间发现严重肾功能损伤。使用阿卡波糖降糖治疗。

处方：

阿卡波糖片　50mg×100 片

sig: 50mg　po　tid

分析：阿卡波糖说明书提示"严重肾功能不全（肌酐清除率<25ml/min）的患者禁用"，因此该患者使用阿卡波糖降糖治疗是不适宜的，应选用利格列汀或瑞格列奈降糖治疗。利格列汀主要通过胆汁和肠道排泄，肾脏排泄率仅为5%，为目前肾脏排泄率最低的二肽基肽酶-4抑制剂。利格列汀具有良好的肾脏安全性，对于肾功能不全患者无须调整剂量，无须进行与药物有关的肾功能监测。瑞格列奈为非磺脲类胰岛素促泌剂，主要由肝脏代谢、胆汁排泄，经肾脏排泄比例不足8%，且代谢产物无降糖活性，其血药浓度基本不受肾功能影响。低血糖发生率低，且与肾功能损伤程度无关。瑞格列奈可用于糖尿病肾脏疾病全程且无须调整剂量。

建议：选用利格列汀或瑞格列奈降糖治疗。

334.阿卡波糖——地高辛

实例：患者男，72 岁。因"冠心病并慢性心力衰竭，心功能三级；2 型糖尿病"来门诊就诊。医师用阿卡波糖片、地高辛片给予治疗。

处方：

地高辛片　0.25mg×14 片

sig: 0.25mg　po　qd

阿卡波糖片　50mg×30 片

sig: 50mg　po　tid

分析：地高辛属于洋地黄类的强心药物，这个药目前在临床当中应用比较广泛，属于比较经典的用药。其可以用于治疗心力衰竭，同时也可以用于控制房颤患者的心室率，尤其对于心房纤颤患者，应用β受体阻断剂后仍然心率控制不佳的人，可以结合选择应用地高辛这类的药物。阿卡波糖降糖机制是抑制小肠壁细胞活性及其与α-葡萄糖苷酶的可逆性结合，从而延缓碳水化合物的降解，造成肠道葡萄糖的吸收缓慢，降低餐后血糖水平。小肠壁细胞活性被抑制，则地高辛吸收亦减少。同时，阿卡波糖可吸附地高辛，阿卡波糖口服后很少被吸收，主要在肠道降解或以原形方式随粪便排泄，这也必然影响人体对地高辛吸收，降低地高辛的生物利用度，有导致糖尿病合并充血性心衰患者心衰症状加重的风险。

建议：用伏格列波糖替换阿卡波糖。伏格列波糖仅抑制双糖酶而不影响淀粉酶，伏格列波糖在持续抑制受试者餐后血糖升高的同时不影响地高辛的药效学效应,两者联用未见不良反应发生。如果必须同时使用阿卡波糖片和地高辛片,则阿卡波糖应随每餐第一口饭服用,地高辛则于晚9点后服用,同时通过监测地高辛血药浓度来设计和调整给药方案。

335.西格列汀、格列美脲——1型糖尿病

实例:患者男,38岁。因"1型糖尿病"来门诊就诊。医师用磷酸西格列汀、格列美脲及盐酸二甲双胍给予治疗,具体处方如下:

处方:

　　磷酸西格列汀片　　100mg×28片

　　sig: 100mg　po　qd

　　格列美脲片　　2mg×30片

　　sig: 2mg　po　qd

　　盐酸二甲双胍片　　0.5g×60片

　　sig: 0.5g　po　tid

分析:1型糖尿病发病机制为胰岛素分泌绝对不足,需要终生依赖胰岛素以控制血糖及维持生存,绝大多数口服降糖药物不宜用于1型糖尿病的治疗。处方中的西格列汀和格列美脲仅适用于2型糖尿病,本处方属选药不适宜。

建议:从处方来看,适应证不适宜。患者用药偏于2型糖尿病的治疗方案,而诊断为1型糖尿病,存在成人晚发自身免疫性糖尿病(LADA)的可能,应明确诊断和分型,如暂未能分型,可短期使用口服降糖药物,一旦明确诊断,应改为强化胰岛素治疗方案。

第二十章　糖皮质激素不合理用药

336.氢化可的松——碳酸氢钠

实例：患者男，41岁。因发作性喘息6年，加重2d入院。初步诊断：支气管哮喘急性重度发作并代谢性酸中毒。应用碳酸氢钠纠正代谢性酸中毒，应用氢化可的松治疗支气管哮喘。

处方：

　　5%碳酸氢钠注射液　250ml

　　氢化可的松注射液　100mg

　　iv gtt　qd×3

分析：碳酸氢钠用于治疗代谢性酸中毒。氢化可的松水溶液不稳定，配制后应立即使用。氢化可的松与碳酸氢钠伍用时，虽其溶液澄明，但氢化可的松的效价已降低。这是由于氢化可的松在碱性条件下易氧化成脱氢可的松以致含量降低。其他碱性药（乳酸钠、氨茶碱等）与氢化可的松之间可发生类似相互作用。

建议：两药不宜同瓶静滴，应分瓶给药。

337.泼尼松——卡马西平

实例：患者女，46岁。因发作性左侧面肌抽搐20d就诊。既往有肾病综合征病史9个月，正在服维持量泼尼松。初步诊断：①偏侧面肌抽搐；②肾病综合征。应用卡马西平治疗面肌痉挛，应用泼尼松治疗肾病综合征。

处方：

　　卡马西平片　0.1g×100片

　　sig: 0.1g　po　tid

　　泼尼松片　5mg×100片

　　sig: 10mg　po　qd

分析：卡马西平可诱导肝微粒体药物代谢酶，加速泼尼松的代谢。两药合用，卡马西平使泼尼松的清除率增加，半衰期缩短，从而降低泼尼松的作用。卡马西平与其他糖皮质激素（可的松、地塞米松等）之间可发生类似相互作用。

建议：避免两药合用。如确需合用，应适当增加泼尼松的用量。本例可应用A型肉毒素局部注射代替卡马西平治疗偏侧面肌抽搐。

338.泼尼松——苯妥英钠

实例：患者男，28岁。因发作性右侧面部电击样疼痛1个月就诊。既往有系统性红斑狼疮病史1年，正服维持量泼尼松。初步诊断：①三叉神经痛；②系统性红斑狼疮。应用苯妥英钠治疗神经痛，应用泼尼松治疗系统性红斑狼疮。

处方：

苯妥英钠片　50mg×100 片

sig: 100mg　po　tid

泼尼松片　5mg×100 片

sig: 10mg　po　qd

分析：苯妥英钠属肝药酶诱导剂，可加快泼尼松的代谢，从而降低泼尼松的药效。

建议：避免两药合用。如确需合用应适当增加泼尼松的用量。

339. 泼尼松——利福平

实例：患者女，39 岁。因发热、干咳、右侧胸痛 1 周就诊。初步诊断：右侧结核性胸膜炎。应用利福平抗结核，应用泼尼松促使胸腔积液消退。

处方：

利福平胶囊　0.15g×100 粒

sig: 0.45g　po　qd　早晨空腹

泼尼松片　5mg×100 片

sig: 5mg　po　tid

分析：对于以渗出为主的结核病急性期，如结核性脑膜炎、胸膜炎、心包炎、腹膜炎，在早期应用抗结核药物的同时辅以短程糖皮质激素，可迅速退热，减轻炎症渗出，使积液消退，减少愈合过程中发生的纤维增生及粘连。在有效抗结核药物的作用下，糖皮质激素的治疗并不引起结核病灶的恶化。利福平可诱导肝药酶，增加泼尼松的代谢，削弱泼尼松的作用。利福平与其他糖皮质激素（氢化可的松、地塞米松等）之间可发生类似相互作用。

建议：利福平与泼尼松合用期间，应适当增加泼尼松的用量。

340. 泼尼松——酮康唑

实例：患者女，45 岁。因双脚趾间、足底瘙痒 1 个月就诊。既往有类风湿关节炎病史 7 年，正服用泼尼松。初步诊断：①足癣；②类风湿关节炎。应用酮康唑抗真菌，应用泼尼松治疗类风湿关节炎。

处方：

酮康唑片　0.2g×10 片

sig: 0.2g　po　qd

泼尼松片　5mg×100 片

sig: 10mg　po　tid

分析：酮康唑为广谱抗真菌药，口服可有效地治疗深部、皮下及浅表真菌感染，并可局部用药治疗表浅部真菌感染。酮康唑可抑制泼尼松在肝脏的代谢，使泼尼松的血浓度升高。治疗真菌感染时，泼尼松血浓度升高可导致免疫抑制过度而使真菌感染扩散。酮康唑与其他糖皮质激素（氢化可的松、地塞米松等）之间可发生类似相互作用。

建议：避免两药合用。如确需合用，泼尼松的用量以减少 50% 为宜。本例可应用克霉唑局部用药代替酮康唑口服。

341. 泼尼松——氢氧化铝

实例：患者男，37 岁。因节律性上腹痛、反酸 1 个月就诊。既往有肾病综合征病史

10个月，正在服维持量泼尼松。胃镜：十二指肠溃疡。初步诊断：①十二指肠溃疡；②肾病综合征。应用氢氧化铝治疗十二指肠溃疡，应用泼尼松治疗肾病综合征。

处方：

氢氧化铝片　0.3g×100片

sig: 0.6g　po　tid

泼尼松片　5mg×100片

sig: 10mg　po　qd

分析：含有氢氧化铝和/或氢氧化镁的抗酸药，可吸附泼尼松，降低口服泼尼松的生物利用度，使泼尼松的作用减弱。抗酸药具中和胃酸作用，可迅速缓解疼痛症状。但促进溃疡愈合需大剂量一日内多次服药，由此而带来的不便及不良反应限制其应用。H_2受体拮抗剂可抑制基础胃酸分泌和夜间胃酸分泌，治疗溃疡病的疗程短，溃疡愈合率较高，不良反应较少。

建议：避免两药合用。如确需合用，两药服用应间隔2h。本例可用H_2受体拮抗剂代替氢氧化铝治疗十二指肠溃疡。

342.泼尼松——阿司匹林

实例：患者男，33岁。因双膝关节痛2周就诊。初步诊断：风湿性关节炎。应用阿司匹林、泼尼松治疗风湿性关节炎。

处方：

阿司匹林片　0.3g×100片

sig: 0.6g　po　tid

泼尼松片　5mg×100片

sig: 10mg　po　tid

分析：正常情况下消化道黏膜不断进行细胞分裂，产生脱落与新生。长期应用糖皮质激素能抑制消化道黏膜细胞分裂，使胃酸、胃蛋白酶等作用于受损的黏膜而诱发溃疡。阿司匹林能水解成水杨酸盐，对胃黏膜有刺激作用。阿司匹林能不可逆抑制环氧酶，对血小板合成血栓素A_2有强大而持久抑制作用，使血小板凝集受到抑制，血液不易凝固，出血时间延长，当黏膜受损后可产生隐性出血。阿司匹林还可减少胃壁黏液形成，使胃壁失去保护屏障作用。两药并用，可引起消化性溃疡，甚至造成消化道出血或穿孔。阿司匹林与其他糖皮质激素（地塞米松等）之间可发生类似相互作用。

建议：避免两药长期合用。如确需合用，则应间隔给药，加用硫糖铝等胃黏膜保护剂。本例宜单用阿司匹林。

343.泼尼松——吲哚美辛

实例：患者女，29岁。因双肩、肘关节痛1个月就诊。初步诊断：风湿性关节炎。应用吲哚美辛、泼尼松治疗风湿性关节炎。

处方：

吲哚美辛片　25mg×30片

sig: 25mg　po　tid

泼尼松片　5mg×60片

sig: 10mg po tid

分析：糖皮质激素可刺激胃酸、胃蛋白酶的分泌，抑制胃黏液分泌，降低胃肠黏膜的抵抗力，阻碍组织修复，使溃疡愈合迟缓。吲哚美辛有较强的解热镇痛作用，胃肠道的副作用较多，如可引起上消化道溃疡，甚至穿孔、出血。故两药合用对胃的刺激作用相加。吲哚美辛与其他糖皮质激素（地塞米松等）之间可发生类似相互作用。

建议：避免两药长期合用，如确需合用时须间隔用药，并加用硫糖铝以保护胃黏膜。本例宜单用吲哚美辛。

344. 泼尼松——青光眼

实例：患者女，36岁。因双膝关节痛3周就诊。既往有青光眼病史3年。初步诊断：①风湿性关节炎；②青光眼。应用泼尼松治疗风湿性关节炎。

处方：

泼尼松片 5mg×100片

sig: 10mg po tid

分析：糖皮质激素可引起眼压增高，不论局部应用或口服给药，疗程超过2~4周时，少数患者可发生青光眼，多数为慢性青光眼，停药后眼压多在数月后恢复。引起眼压增高原因为虹膜角膜角（前房角）的巩膜小梁水肿而致房水流通障碍。在生理情况下，溶酶体中的水解酶可使前房角中未解聚的黏多糖保持解聚状态。糖皮质激素可稳定溶酶体膜，阻止了溶酶体中蛋白水解酶的释放，致前房角中未解聚的黏多糖无法解聚而发生水化，造成肿胀，引起前房角的巩膜小梁间隙变窄，房水流通受阻，眼压增高。故青光眼患者禁用糖皮质激素。

建议：本例不宜应用泼尼松，可用阿司匹林代替泼尼松治疗风湿性关节炎。

345. 泼尼松——高血压病

实例：患者男，43岁。因双肘关节痛3周就诊。既往有高血压病史5年。初步诊断：①风湿性关节炎；②高血压病。应用泼尼松治疗风湿性关节炎。

处方：

泼尼松片 5mg×100片

sig: 10mg po tid

分析：糖皮质激素有水钠潴留作用，可致血容量增加。高血压患者应用泼尼松后，可使血压进一步升高或难以控制，有引起脑出血的危险。

建议：本例不宜应用泼尼松，可用阿司匹林代替泼尼松治疗风湿性关节炎。

346. 泼尼松——精神分裂症

实例：患者女，33岁。因发作性喘息2个月就诊。既往有精神分裂症病史2年。初步诊断：①支气管哮喘；②精神分裂症。应用泼尼松治疗支气管哮喘。

处方：

泼尼松片 5mg×100片

sig: 10mg po tid

分析：用泼尼松治疗的病人，可发生行为障碍。一般认为，原有行为障碍的患者应用泼尼松后，易导致急性精神分裂症；而精神分裂症患者应用泼尼松后，可使病情加重，甚至导致精神分裂症危象。其他糖皮质激素（可的松、氢化可的松、地塞米松等）也有类似的影响。

建议：精神分裂症患者禁用糖皮质激素。本例可用氨茶碱代替泼尼松平喘。

347.泼尼松——骨质疏松

实例：患者女，53岁。因发作性喘息6个月就诊。既往有骨质疏松病史2年。初步诊断：①支气管哮喘；②骨质疏松。应用泼尼松治疗支气管哮喘。

处方：

泼尼松片　5mg×100片

sig：10mg　po　tid

分析：泼尼松可直接抑制成骨细胞的活动，也可抑制肠道钙的吸收，使甲状旁腺素分泌增加，甲状旁腺素可增强破骨细胞的活动。前者导致骨形成减少，后者使骨重吸收增加。泼尼松可引起骨质疏松，严重者可导致脊柱压缩性骨折。原有骨质疏松的病人应用泼尼松后，可加重病情。其他糖皮质激素（可的松、氢化可的松、地塞米松等）也有类似的影响。

建议：本例不宜应用泼尼松，可用氨茶碱代替泼尼松平喘。

348.甲泼尼龙琥珀酸——红霉素

实例：患者男，32岁。因发作性喘息8个月，加重3d入院。初步诊断：支气管哮喘急性重度发作。应用甲泼尼龙琥珀酸钠治疗哮喘，应用红霉素控制肺部感染。

处方：

5%葡萄糖注射液　500ml

注射用乳糖酸红霉素　1.0g

iv gtt　qd×3

0.9%氯化钠注射液　250ml

甲泼尼龙琥珀酸钠注射液　120mg

iv gtt　qd×3

分析：红霉素抑制甲泼尼龙在体内的代谢，从而延长其半衰期，增强其作用及毒性。

建议：红霉素与甲泼尼龙琥珀酸钠合用期间，应注意观察有无甲泼尼龙琥珀酸钠过量的症状和体征，必要时适当减少甲泼尼龙琥珀酸钠的用量。

349.甲泼尼龙琥珀酸——复方甘露醇

实例：患者男，50岁。因"双腿疼痛"来院就诊，临床诊断：类风湿性关节炎。给予注射用甲泼尼龙琥珀酸钠治疗。

处方：

复方甘露醇注射液　125ml

注射用甲泼尼龙琥珀酸钠　20mg

iv gtt　bid×3

分析：注射用甲泼尼龙琥珀酸钠说明书禁忌项中明确指出："为避免相容性和稳定性问题，无论通过静脉注射还是静脉输注，都尽可能将甲泼尼龙琥珀酸钠与其他药物分开。"该患者用药时将注射用甲泼尼龙琥珀酸钠与复方甘露醇注射液混合输注，增加了患者用药的风险。

建议：将注射用甲泼尼龙琥珀酸钠单独输注，如确实需要使用复方甘露醇注射液治疗，建议分开输注，并在两药输注之间冲管，以保证用药安全。

350. 地塞米松——苯巴比妥

实例：患者女，49岁。因失眠、多梦1个月就诊。既往有类风湿关节炎病史12年，正服用地塞米松。初步诊断：①神经官能症；②类风湿关节炎。应用苯巴比妥催眠，应用地塞米松治疗类风湿关节炎。

处方：

　　苯巴比妥片　　30mg×4片

　　sig：60mg　po　qd　睡前

　　地塞米松片　　0.75mg×100片

　　sig：0.75mg　po　tid

分析：苯巴比妥可诱导肝微粒体药物代谢酶，加速地塞米松的代谢，从而降低地塞米松的疗效。苯巴比妥和其他巴比妥类（戊巴比妥、异戊巴比妥等）与其他糖皮质激素（氢化可的松、泼尼松等）之间可发生类似相互作用。

建议：避免两药合用。如确需合用，应密切观察糖皮质激素的疗效是否减弱。如果疗效减弱，应适当增加地塞米松的用量。

351. 地塞米松——复方炔诺酮

实例：患者女，31岁。因发作性喘息5个月，加重1d入院。患者正在服用口服避孕药复方炔诺酮避孕。初步诊断：支气管哮喘急性重度发作。应用地塞米松治疗哮喘。

处方：

　　复方炔诺酮片　　100片

　　sig：1片　po　qd　用22d为1周期

　　10%葡萄糖注射液　　500ml

　　地塞米松磷酸钠注射液　　20mg

　　iv gtt　qd×3

分析：复方炔诺酮每片含炔诺酮0.625mg及炔雌醇0.035mg，属口服短效避孕药，又名避孕片1号。复方炔诺酮可抑制肝脏对地塞米松的代谢，使地塞米松的血浓度升高，从而增强其作用及毒性。复方炔诺酮和其他口服避孕药与其他糖皮质激素（氢化可的松、泼尼松等）之间可发生类似相互作用。

建议：口服避孕药与地塞米松合用期间，需密切观察有无地塞米松过量的症状和体征，必要时适当减少地塞米松的用量。

352. 地塞米松——维生素A

实例：患者女，36岁。因胸部瘙痒不适2周就诊。既往有类风湿关节炎病史3年，正在服用地塞米松。初步诊断：①毛囊角化病；②类风湿关节炎。应用维生素A治疗毛囊角化病，应用地塞米松治疗类风湿关节炎。

处方：

维生素A胶丸　　500U×100粒

sig:　500U　po　tid

地塞米松片　　0.75mg×100片

sig:　0.75mg　po　tid

分析：维生素A能使细胞中的溶酶体内脂蛋白膜的通透性增大，稳定性降低，使溶酶体破裂。此外，维生素A还能将溶酶体中无活性的水解酶，如酸性磷酸酶、核糖核酸酶运送到溶酶体膜外，这些释放出的酶被激活，导致炎症发生。糖皮质激素使溶酶体膜稳定，制止膜内蛋白水解酶的释放，从而防止血浆和组织蛋白质分解、产生和释放5-羟色胺、缓激肽类物质，减少这些致炎物质对细胞的刺激而产生抗炎作用。故两药作用拮抗。两药合用，糖皮质激素的抗炎作用将受到抑制。维生素A与其他糖皮质激素（氢化可的松、泼尼松等）之间可发生类似相互作用。

建议：避免两药合用。可待激素治疗完成一定疗程后，再用维生素A。

353.地塞米松——上呼吸道感染

实例：患儿男，5岁。因发热2d就诊。查体：T 39.1℃，咽充血，扁桃体不肿大。两肺未闻及干、湿性啰音。初步诊断：上呼吸道感染。应用地塞米松退热。

处方：

10%葡萄糖注射液　　250ml

利巴韦林注射液　　200mg

地塞米松注射液　　5mg

iv gtt　qd×7

分析：由于糖皮质激素能抑制细菌或病毒感染时内源性致热原的释放，抑制体温中枢对致热原的反应，可使体温下降。但是，由于糖皮质激素抑制炎症反应，使机体抵抗力降低，故可致感染扩散。而且应用糖皮质激素后使体温下降、食欲精神好转，掩盖病情真相，常会耽误诊断和治疗。故不能把激素当成退热药使用。

建议：本例不宜应用地塞米松退热，可用对乙酰氨基酚退热。

354.地塞米松——甘露醇

实例：患者男，39岁。因脑水肿入院治疗。给予甘露醇静滴治疗。

处方：

甘露醇注射液　　125ml

地塞米松磷酸钠注射液　　10mg

iv gtt　bid×5

分析：20%甘露醇注射液为过饱和溶液，不宜加入其他药物，与地塞米松混合，可使甘露醇结晶析出、并易引起电解质紊乱，导致低血钾。因此，两药不宜配伍。

建议：两药分开滴注。

355.地塞米松——维生素B$_6$

实例：患者女，57岁。因2型糖尿病、糖尿病周围神经病变、类风湿性关节炎入院治疗。给予地塞米松、维生素B$_6$静滴治疗。

处方：

> 5% 葡萄糖注射液　250ml
>
> 地塞米松磷酸钠注射液　10mg
>
> 维生素 B_6 注射液　0.1g
>
> iv gtt　qd×6

分析：地塞米松注射液 pH 值 7.0~8.5，维生素 B_6 注射液 pH 值 2.5~4.0，两者 pH 值差异较大，混合后易产生浑浊，导致降低效价、不良反应增加。

建议：两药分开给药。

356. 地塞米松+庆大霉素+氯化钠——雾化吸入

实例：患者女，46 岁。因"右侧肢体不自主抖动 5 年，加重伴行动迟缓半年"入院，临床诊断为：甲状腺右侧叶结节性甲状腺肿、右侧乳腺纤维腺瘤、慢性咽炎、颈椎病、右侧腕关节月骨无菌坏死。给予地塞米松、庆大霉素雾化吸入。

处方：

> 0.9% 氯化钠注射液　5ml
>
> 地塞米松磷酸钠注射液　5mg
>
> 硫酸庆大霉素注射液　16 万 U
>
> 雾化吸入　bid×3

分析：《成人慢性气道疾病雾化吸入治疗专家共识》中指出，由于雾化吸入的地塞米松与气道黏膜组织结合较少，导致肺内沉积率低，气道内滞留时间短，难以通过吸入而发挥局部抗炎作用。另外，由于其生物半衰期较长，在体内容易蓄积，对丘脑下部-垂体-肾上腺轴的抑制作用也增强，因此不推荐雾化使用。庆大霉素在我国临床应用较多，但其疗效及安全性尚缺乏充分的循证医学证据。此外，《雾化吸入疗法合理用药专家共识（2019 年版）》中指出，不推荐以静脉制剂替代雾化吸入制剂使用。静脉制剂中常含有酚、亚硝酸盐等防腐剂，吸入后可诱发哮喘发作。而且非雾化吸入制剂的药物无法达到有效雾化颗粒要求，无法经呼吸道清除，可能沉积在肺部，从而增加肺部感染的发生率。因此，上述两种药品雾化吸入是不合理的。

建议：停用上述两种药物，可给予吸入用布地奈德混悬液雾化吸入。

357. 可的松——单纯疱疹性角膜炎

实例：患者男，38 岁。因左眼畏光、异物感 2d 就诊。查体：左眼角膜上皮呈树枝状浸润，角膜感觉减退。初步诊断：左侧单纯疱疹性角膜炎。应用阿昔洛韦滴眼液、可的松滴眼液治疗。

处方：

> 阿昔洛韦滴眼液　10ml×1 支
>
> sig: 2 滴　滴眼　qid
>
> 可的松滴眼液　3ml×1 支
>
> sig: 2 滴　滴眼　qid

分析：单纯疱疹性角膜炎患者局部应用可的松后，可使疾病进展加速，导致角膜不可逆损害。其他糖皮质激素（氢化可的松、泼尼松、地塞米松等）也有类似的影响。

建议：单纯疱疹性角膜炎患者应避免应用糖皮质激素。

第二十一章　避孕药不合理用药

358.复方炔诺酮——红霉素

实例：患者女，29岁。因咳嗽、咳痰3d就诊。患者正在用口服避孕药复方炔诺酮避孕。初步诊断：急性支气管炎。应用红霉素控制感染。

处方：

　　复方炔诺酮片　　100片

　　sig：1片　po　qd

　　红霉素片　　0.125g×100片

　　sig：0.25g　po　tid

分析：复方炔诺酮含炔诺酮及炔雌醇。红霉素可与肠道中的炔诺酮及炔雌醇结合，从而影响其重吸收。同时应用口服避孕药和红霉素的妇女，有可能发生突破性出血或避孕失败。

建议：两药同用期间，应附加其他避孕措施。

359.复方炔诺酮——阿莫西林

实例：患者女，26岁。因尿频、尿急、尿痛2d就诊。患者正在服用复方炔诺酮避孕。初步诊断：尿路感染。应用阿莫西林控制感染。

处方：

　　复方炔诺酮片　　20片

　　sig：1片　po　qd

　　阿莫西林胶囊　　0.25g×50粒

　　sig：1.0g　po　tid

分析：雌激素和孕激素主要以葡萄糖醛酸络合物的形式经胆汁排泄。这些络合物在肠道中被细菌分解，经肝肠循环重吸收，最终经尿排泄。阿莫西林抑制肠道内细菌的生长繁殖，妨碍了避孕药中雌激素和孕激素的重吸收，故经粪便排出增多，经尿排泄减少。应用口服避孕药的妇女，给予阿莫西林后，可致突破性出血和避孕失败。所有广谱抗生素（广谱青霉素类、广谱头孢菌素类等）都可抑制肠道内细菌的生长繁殖，干扰避孕药络合物的分解和肠肝循环，从而降低避孕效果。

建议：两药同用期间，应附加其他避孕措施。

360.复方炔诺酮——去痛片

实例：患者女，27岁。因头痛1周就诊。正在服用复方炔诺酮避孕。初步诊断：紧张性头痛。应用索米痛片（去痛片）治疗头痛。

处方：

　　复方炔诺酮片　　20片

     sig：1片　po　qd

    去痛片　20片

     sig：1片　po　tid

分析：去痛片含氨基比林、非那西丁等。氨基比林可促进口服避孕药的代谢，使口服避孕药作用减弱。在应用口服避孕药避孕期间给予氨基比林，可致突破性出血和避孕失败。其他含有氨基比林的复方解热镇痛药（如安痛定注射液等）与复方炔诺酮之间可发生类似相互作用。

建议：两药同用期间，应附加其他避孕措施。

361.复方炔诺酮——苯巴比妥

实例：患者女，28岁。因失眠1个月就诊。正在服用复方炔诺酮避孕。初步诊断：神经官能症。应用苯巴比妥催眠。

处方：

    复方炔诺酮片　20片

     sig：1片　po　qd

    苯巴比妥片　30mg×14片

     sig：60mg　po　qn

分析：苯巴比妥是一种很强的肝微粒体酶诱导剂，可加速雌激素和孕激素的代谢。苯巴比妥也可促进孕激素与性激素结合球蛋白的结合，因此，使游离孕激素血浓度降低。在应用口服避孕药之前，或在应用口服避孕药的同时给予苯巴比妥，可导致避孕失败。

建议：两药同用期间，应附加其他避孕措施。

362.复方炔诺酮——苯妥英钠

实例：患者女，25岁。要求避孕。既往有癫痫大发作病史1年，正在服用苯妥英钠。应用复方炔诺酮避孕。

处方：

    复方炔诺酮片　20片

     sig：1片　po　qd

    苯妥英钠片　50mg×100片

     sig：0.1g　po　tid

分析：苯妥英钠可诱导肝微粒体酶，从而增加口服避孕药的代谢。两药合用，可致突破性出血和避孕失败。应用苯妥英钠抗癫痫期间，同时应用口服避孕药，可致液体潴留，使癫痫发作失去控制。

建议：本例不宜应用口服避孕药，可采用宫内器具避孕。

363.复方炔诺酮——卡马西平

实例：患者女，29岁。因发作性右侧面肌抽搐（痉挛）10d就诊。正在服用复方炔诺酮避孕。初步诊断：偏侧面肌痉挛。应用卡马西平治疗面肌痉挛。

处方：

    复方炔诺酮片　100片

　　sig: 1 片　po　qd

　　卡马西平片　0.1g×42 片

　　sig: 0.1g　po　tid

　　分析：卡马西平诱导肝药酶，从而加速口服避孕药中所含雌激素及孕激素的代谢。同时应用卡马西平和口服避孕药，可致突破性出血和避孕失败。

　　建议：两药同用期间，应附加其他避孕措施。

第二十二章　妊娠、哺乳期、婴儿及新生儿不合理用药

一、妊娠期不合理用药

364.妊娠——苯妥英钠

实例：患者女，24岁。因发作性左侧面部电击样疼痛20d就诊。停经4个月。初步诊断：①三叉神经痛；②宫内孕4个月。应用苯妥英钠治疗神经痛。

处方：

苯妥英钠片　0.1g×21片

sig: 0.1g　po　tid

分析：妊娠期妇女服用苯妥英钠后，有10%婴儿可能引起神经管缺陷、先天性心脏病、手指畸形、腭裂等。其他抗癫痫药卡马西平、丙戊酸钠、苯巴比妥有类似作用。

建议：妊娠期妇女不宜应用苯妥英钠，可改用局部注射疗法。

365.妊娠——地西泮

实例：患者女，23岁。因失眠1个月就诊。停经2个月。初步诊断：①神经官能症；②宫内孕2个月。应用地西泮治疗失眠。

处方：

地西泮片　2.5mg×14片

sig: 5mg　po　qd　睡前

分析：地西泮口服后能通过胎盘进入胎儿，并分布至胎儿骨髓、脑等组织，妊娠前3个月为胎儿各器官开始形成期，此期应用地西泮，易引起胎儿先天性畸形。在分娩时使用地西泮，由于地西泮在胎儿肝脏内不能代谢，故能影响新生儿的体温调节，延长生理黄疸期，并可引起高胆红素血症，故地西泮亦不应用于临产期。其他镇静催眠药如氯氮䓬、水合氯醛有类似作用。

建议：本例不宜应用地西泮。

366.妊娠——普萘洛尔

实例：患者女，21岁。因头晕1个月就诊。停经5个月。BP：150/95mmHg。初步诊断：①原发性高血压；②宫内孕5个月。应用普萘洛尔降血压。

处方：

普萘洛尔片　10mg×21片

sig: 10mg　po　tid

分析：妊娠期妇女应用普萘洛尔，可致胎儿生长迟缓、心动过缓、新生儿低血糖、呼吸抑制及红细胞增多。

建议：妊娠期妇女不宜应用普萘洛尔，可应用氨氯地平代替普萘洛尔降血压。

367. 妊娠——泼尼松

实例：患者女，23岁。因发作性喘息1个月就诊。停经4个月。初步诊断：①支气管哮喘；②宫内孕4个月。应用泼尼松治疗支气管哮喘。

处方：

　　泼尼松片　　5mg×42片

　　　sig: 10mg　po　tid

分析：泼尼松能增加钙、磷的排泄，还有抗维生素D的作用，减少钙的吸收，如长期应用能抑制骨细胞的活力，减少蛋白质和黏多糖合成，使骨质形成障碍而造成骨质疏松，妊娠妇女长期应用可增加流产及腭裂等婴儿先天性缺损。其他糖皮质激素如可的松、氢化可的松、地塞米松等有类似作用。

建议：妊娠期妇女不宜长期应用泼尼松，可吸入倍氯米松代替泼尼松口服。

368. 妊娠——甲巯咪唑

实例：患者女，25岁。因停经2个月就诊。既往有甲状腺功能亢进症病史5个月，正在服用甲巯咪唑。初步诊断：①甲状腺功能亢进症；②宫内孕2个月。应用甲巯咪唑治疗甲状腺功能亢进。

处方：

　　甲巯咪唑片　　5mg×14片

　　　sig: 10mg　po　qd

分析：抗甲状腺药都可通过胎盘，引起胎儿甲状腺功能低下，导致神经系统和骨骼发育迟缓。抗甲状腺药物中，丙硫氧嘧啶不易通过胎盘，是治疗妊娠妇女甲状腺功能亢进的首选药物，初始剂量300mg/d，维持剂量50~150mg/d对胎儿是安全的。

建议：本例不宜应用甲巯咪唑，可应用维持量丙硫氧嘧啶代替甲巯咪唑。

369. 妊娠——异丙嗪

实例：患者女，22岁。因全身皮肤瘙痒1周就诊。停经2个月。初步诊断：①全身性瘙痒症；②宫内孕2个月。应用异丙嗪治疗瘙痒。

处方：

　　异丙嗪片　　12.5mg×21片

　　　sig: 12.5mg　po　tid

分析：妊娠期间服用抗组胺药（H_1受体阻断药）后，婴儿可能出现腭裂。其中异丙嗪致畸的可能性大一些，而氯苯那敏、苯海拉明、赛庚啶的致畸可能性小一些。

建议：本例避免应用异丙嗪，可用葡萄糖酸钙代替异丙嗪。

370. 妊娠——维生素A

实例：患者女，22岁。因胸部瘙痒不适1个月就诊。停经3个月。初步诊断：①毛囊角化病；②宫内孕3个月。应用维生素A治疗毛囊角化病。

处方：

　　维生素A糖丸　　2500U×21丸

　　　sig: 2500U　po　tid

分析：妊娠期妇女服用大剂量维生素A后，婴儿可能出现脑积水、小耳、小眼、腭裂、外耳道闭锁、先天性心脏病、泌尿生殖器官畸形等。

建议：妊娠期妇女不宜应用大剂量维生素A，维生素A用量每日不宜超过5000U。

二、哺乳期不合理用药

371.哺乳期妇女——阿米卡星

实例：患者女，24岁，哺乳期妇女。因发热、咳嗽、咳痰2d就诊。初步诊断：急性支气管炎。应用阿米卡星控制感染。

处方：

    0.9%氯化钠注射液　250ml

    阿米卡星注射液　0.6g

    iv gtt　qd×7

分析：哺乳期妇女使用阿米卡星后，阿米卡星能进入乳汁中。据报道，乳汁中药物浓度为母体血中药物浓度的40%~70%。当乳儿大量吸入母乳后，有相当量的阿米卡星进入乳儿体内。由于新生儿肾血流量及肾小球滤过率均较成人为低，为成人的30%~40%，故药物半衰期长。阿米卡星能损害第8对颅神经，使耳蜗受到损害，听力减退，轻症可以恢复，严重者引起耳聋。其他氨基糖苷类抗生素如卡那霉素、庆大霉素、链霉素等有类似作用。

建议：应用阿米卡星等氨基糖苷类抗生素时，可改人工哺乳。

372.哺乳期妇女——红霉素

实例：患者女，23岁。哺乳期妇女。因发热、咽痛2d就诊。初步诊断：急性扁桃体炎。应用红霉素控制感染。

处方：

    红霉素肠溶片　0.125g×63片

    sig: 0.375g　po　tid

分析：红霉素能进入乳汁中，口服红霉素后乳汁中药物浓度为母体血药浓度的50%。红霉素进入体内后，胆汁中的浓度可达血药浓度的40倍，并可引起胆汁淤积性肝炎、黄疸、转氨酶升高等不良反应，婴儿肝内生物转化酶系发育尚不完全，故长期应用可引起婴儿肝脏损害，而出现黄疸及转氨酶升高。

建议：哺乳期妇女应用红霉素时，可改人工哺乳。

373.哺乳期妇女——地西泮

实例：患者女，25岁。哺乳期妇女。因失眠、多梦1个月就诊。初步诊断：神经官能症。应用地西泮治疗失眠。

处方：

    地西泮片　2.5mg×14片

    sig: 5mg　po　qd　睡前

分析：根据实验，每日服地西泮10mg，共6d，乳汁中地西泮浓度为17~48μg/L。地西泮及其代谢产物奥沙西泮均能影响新生儿，故母亲服用地西泮后喂奶，可引起婴儿昏睡、体重减轻、新生儿黄疸。

建议：哺乳期妇女应用地西泮时，可改人工哺乳。

三、婴儿不合理用药

374.婴儿肠炎——阿莫西林+磺胺甲基异噁唑

实例：某男婴，8个月。因腹泻每日4~5次就诊，便中查出大肠杆菌，诊断为肠炎，给予阿莫西林合用复方新诺明，连用2周。结果导致肠炎未治愈，又激发了霉菌感染。

处方：

　　复方磺胺甲基异噁唑片　0.48g×7片

　　sig: 0.12g　po　bid

　　阿莫西林胶囊　0.25g×7粒

　　sig: 0.125g　po　bid

分析：此例用药不合理之处在于选药品种不当，合并用药不当，给药时间过长。一是阿莫西林对大肠杆菌性肠炎效果不好，且容易产生耐药性；二是不宜合用复方新诺明，更不该连用2周，磺胺类药物连用1周以上就可以破坏婴儿的肠道菌群平衡。这两种药物联合用于肠道感染也是不适当的，况且两药均不是首选药。其结果是在原发病的基础上又增加了继发病，使得病程延长，还增加了痛苦。

建议：本病例用黄连素即可。

375.婴儿——维生素AD

实例：患儿男，1岁。应用浓维生素AD滴剂预防佝偻病。

处方：

　　浓维生素AD滴剂　10ml×1瓶

　　sig: 8滴　po　qd

分析：浓维生素AD滴剂每1g内含维生素A50 000U，维生素D5000U，维生素A为维生素D的10倍。有人将维生素AD作为营养品，长期大量给婴儿服用，在维生素D已达治疗量时，维生素A已大大超量，可出现夜间哭闹、头发上竖。维生素A的蓄积中毒能影响小儿发育，以慢性发病为主，尤其对1~2岁婴儿可出现毛发脱落、奇痒、食欲减退、头围增大、颅压增高等。

建议：小儿预防佝偻病宜用纯维生素D制剂如维生素D_2胶丸。

四、新生儿不合理用药

376.新生儿——复方磺胺甲基异噁唑

实例：患儿男，7d。因发热、咳嗽1d就诊。初步诊断：急性支气管炎。应用复方磺胺甲基异噁唑片控制感染。

处方：

　　复方磺胺甲基异噁唑片　0.48g×7片

　　sig: 0.1g　po　bid

分析：由于新生儿胃肠道处于发育阶段，磺胺类药物几乎全部吸收。新生儿血脑屏障发育不完善，药物易进入脑脊液达一定浓度。而且新生儿蛋白结合力低，致用药后结合型少，游离型药物多。磺胺类药物的蛋白结合力大大强于胆红素，能竞争机体内源性胆红素的蛋白结合点，致使胆红素游离，造成新生儿黄疸，且胆红素可透过血脑屏障进入脑组织，导致核黄疸。故新生儿不宜服用磺胺类药物。

建议：本例不宜应用复方磺胺甲基异噁唑片，可改用头孢氨苄抗感染。

第二十三章 消化系统不合理用药

一、治疗消化性溃疡和胃食管反流病药物不合理用药

(一) 抗酸药不合理用药

377. 氢氧化铝——阑尾炎

实例: 患者女, 54岁。有3年胃溃疡病史, 发作时, 疼痛伴有恶心、呕吐、嗳气、反酸, 并有烧灼等症状。经常服用氢氧化铝片。患者上周无诱因突发急性阑尾炎, 仍继续服用上述药物, 阑尾炎症状逐渐加重, 幸亏抢救及时, 没有发生穿孔。

处方:

氢氧化铝片　0.3g×100片

sig: 0.3g　po　tid

分析: 在该患者用药中, 明显忽视了一个问题, 就是对于阑尾炎患者, 使用氢氧化铝片可能会使阑尾炎病情越来越重, 甚至导致穿孔的危险, 所以在有阑尾炎时, 是不宜使用氢氧化铝片的, 否则不治病反致病。

建议: 该患者不宜用氢氧化铝。

378. 复方氢氧化铝——乳果糖

实例: 患者女, 33岁。半年前出现腹部疼痛、大便干结等症状, 同时有反酸表现, 经过相关检查未发现器质性病变, 诊断为功能性便秘。目前用药如下: 口服乳果糖每次10g, 每天2次; 口服复方氢氧化铝片, 每次0.6g, 每天3次, 餐前服用。

处方:

乳果糖颗粒　10g×20袋

sig: 10g　po　bid

复方氢氧化铝片　0.3g×42片

sig: 0.6g　po　tid　餐前服用

分析: 该患者使用的口服氢氧化铝与乳果糖存在相互作用。氢氧化铝属于碱性药物, 可以使肠道内pH值升高, 降低乳果糖药物的疗效。

建议: 两者不宜联合使用。

379. 碳酸氢钠片——复方丹参

实例: 患者女, 46岁。平时经常反酸, 被诊断为胃酸分泌过多, 同时还有冠心病, 使用碳酸氢钠片和复方丹参片治疗。

处方:

碳酸氢钠片　0.3g×21片

sig: 0.3g　po　tid

复方丹参片   60 片

sig: 3 片   po   tid

分析：该患者使用碳酸氢钠与复方丹参片合用是错误的。因为复方丹参片与抗酸类药物，如碳酸氢钠、氢氧化铝等可以形成螯合物，从而降低其生物利用度，可以使血药浓度下降，导致疗效降低。

建议：两药不宜合用。

（二）胃酸分泌抑制剂不合理用药

380.西咪替丁——阿米卡星

实例：患者男，44岁。因胃溃疡、下呼吸道感染入院治疗。用西咪替丁和硫酸阿米卡星治疗。

处方：

西咪替丁片   200mg×42 片

sig: 200mg   po   tid

0.9% 氯化钠注射液   250ml

硫酸阿米卡星注射液   0.6g

iv gtt   qd×7

分析：该患者同时使用抗感染药物硫酸阿米卡星和抗溃疡药物西咪替丁，两者都有相似的神经肌肉阻断作用，合用可能导致呼吸抑制或停止。

建议：使用硫酸阿米卡星时，是不宜选择西咪替丁的，可以选择其他药物，如质子泵抑制剂奥美拉唑、泮托拉唑等。

381.西咪替丁——硫酸亚铁

实例：患者男，63岁。因胃溃疡及缺铁性贫血就诊，医生用甲氰咪胍和硫酸亚铁治疗。

处方：

西咪替丁片   0.2g×100 片

sig: 0.2g   po   tid

硫酸亚铁片   0.3g×100 片

sig: 0.6g   po   tid

维生素 C 片   0.1g×100 片

sig: 0.2g   po   tid

维生素 B_6 片   10mg×100 片

sig: 20mg   po   tid

分析：本处方用于治疗消化性溃疡及缺铁性贫血。硫酸亚铁在酸性环境中吸收较快，配伍维生素 C 可增加硫酸亚铁的吸收。维生素 B_6 可减轻硫酸亚铁的胃肠道反应，而西咪替丁是 H_2 受体阻滞剂，可抑制胃酸的分泌，因此，西咪替丁与硫酸亚铁同服，可降低硫酸亚铁的疗效。

建议：将西咪替丁换成胶态枸橼酸铋，因本品既不抑制胃酸分泌也不中和胃酸，而是在胃液 pH 条件下，在溃疡的表面形成保护膜，且疗效优于西咪替丁。

382.西咪替丁——普萘洛尔

实例：患者女，48岁。因稳定型心绞痛、高血压3级（高危）、胃溃疡入院治疗。给予西咪替丁、普萘洛尔口服治疗。

处方：

西咪替丁片　0.2g×30片

sig: 0.2g　po　bid

盐酸普萘洛尔片　10mg×30片

sig: 10mg　po　tid

分析：西咪替丁的咪唑环与细胞色素P_{450}结合而抑制肝药酶的活性，同时还通过阻断血管上的H_2受体而减少肝动脉的血流量，抑制普萘洛尔的代谢，使普萘洛尔的血药浓度增加3~6倍，可致严重的心动过缓及低血压。

建议：必须合用时应减小普萘洛尔的剂量，监测其不良反应的发生。

383.雷尼替丁——硫糖铝

实例：患者男，46岁。因"腹痛1月。近3d排黑便"就诊，胃镜示胃溃疡。初步诊断：胃溃疡。应用雷尼替丁、硫糖铝治疗。

处方：

雷尼替丁胶囊　150mg×20粒

sig: 150mg　po　bid

硫糖铝片　0.25g×21片

sig: 0.25g　po　bid

分析：雷尼替丁为组胺H_2受体拮抗剂，与硫糖铝合用时，由于前者化学结构与组胺相似，可通过选择性阻断外源性或内源性组胺作用于胃腺体壁细胞的H_2受体，抑制胃酸分泌，硫糖铝在酸性环境中生成阳离子，再与胃蛋白酶络合而发挥抗溃疡作用（有的资料说硫糖铝阳离子覆盖在溃疡表面，阻止胃蛋白酶进一步攻击胃体而起抗溃疡作用）。两药联用后，可使硫糖铝作用减弱。其他H_2受体拮抗药如西咪替丁、法莫替丁、罗沙替丁等与硫糖铝之间可发生类似的相互影响。

建议：两药不能联合应用。

384.雷尼替丁——乳酶生

实例：患者男，42岁。因"消化不良"就诊，胃镜示胃溃疡。应用雷尼替丁、乳酶生治疗。

处方：

雷尼替丁胶囊　150mg×20粒

sig: 150mg　po　bid饭前服

乳酶生　0.5g×42片

sig: 1.0g　po　bid　饭前服

分析：雷尼替丁是H_2受体拮抗剂，抑制胃酸的作用比大剂量抗胆碱药更为安全。乳酶生为活乳酸菌干燥剂，在肠内分解糖类而产生乳酸，使肠内的酸度增高，从而抑制腐败菌，防止蛋白质发酵。常用于治疗消化不良，雷尼替丁降低酸度，乳酶生增高酸度，两者作用相互拮抗。

建议：两药不能联合使用。

385.雷尼替丁——多潘立酮

实例：患者女，35岁。因消化道溃疡来院就诊。医生为其使用雷尼替丁、多潘立酮治疗。

处方：

雷尼替丁胶囊   150mg×12粒

sig: 150mg po   bid

多潘立酮片   10mg×12片

sig: 10mg   po   tid

分析：雷尼替丁等主要抑制胃酸分泌，使溃疡面修复，其疗效与胃内滞留时间密切相关。而多潘立酮、甲氧氯普胺均能促进胃肠蠕动，使雷尼替丁等在胃内停留时间缩短而降低生物利用度。

建议：两药不宜联合使用。

386.法莫替丁——肾功能不全

实例：患者女，43岁。一年前患胃溃疡，2个月前明显加重，上腹部疼痛明显，疼痛时伴有恶心、呕吐、嗳气、反酸，上腹部有烧灼感。肾功能检查提示：内生肌酐清除率为48ml/min。就医后，医生开具法莫替丁治疗。

处方：

法莫替丁胶囊   20mg×12粒

sig: 20mg po   tid

分析：患者所患胃溃疡，使用法莫替丁确实是适应证，但是该用药方案的使用剂量存在缺陷。

建议：因为患者为中度肾功能不全，在使用法莫替丁时，应该将口服剂量降低为正常剂量的一半，或者是根据患者的临床反应，将用药间隔延长到36~48h使用1次。

（三）质子泵抑制剂不合理用药

387.奥美拉唑——果胶铋

实例：患者男，42岁。因胃部疼痛伴有恶心、呕吐、嗳气、反酸，并有烧灼，因消化道溃疡来院就诊，胃镜显示为胃溃疡.医生使用奥美拉唑、果胶铋治疗。

处方：

奥美拉唑胶囊   20mg×14粒

sig: 20mg po   qd

果胶铋胶囊   50mg×24粒

sig: 100mg po   tid

分析：铋剂需在胃酸的作用下才能以铋盐的形式沉积于胃黏膜，保护溃疡面并发挥抗幽门螺旋杆菌的作用。质子泵抑制剂能阻断壁细胞微泌管膜上的质子泵，使H^+排出细胞受阻。口服后迅速提高胃内pH值。两者合用，铋剂因失去酸性环境而不能发挥有效功能。

建议：两药不宜联合使用。

388.奥美拉唑——用法错误

实例：患者男，38岁。因胃溃疡就诊，医生用奥美拉唑肠溶片治疗。

处方：

　　奥美拉唑肠溶片　　20mg×7片

　　　sig:　10mg　po　qd

分析：包肠溶衣的目的一是遮盖不良气味，二是避免药物被胃液或其他消化液破坏，三是减少胃刺激，故肠溶衣片不能掰开服。

建议：奥美拉唑肠溶片不能掰开使用。

389.奥美拉唑——溶媒选择错误

实例：患者男，33岁。因十二指肠溃疡、胆囊炎入院治疗。给予奥美拉唑静滴治疗。

处方：

　　注射用奥美拉唑钠　　40mg

　　10%葡萄糖注射液　　100ml

　　　iv gtt　qd×12

分析：注射用奥美拉唑钠说明书中指出：本品应溶于100ml 0.9%氯化钠注射液或100ml 5%葡萄糖注射液中静脉滴注。禁止用其他溶剂或药物溶解和稀释。因此，该患者选择10%葡萄糖注射液为溶媒是不合理的。

建议：可选择5%葡萄糖注射液或0.9%氯化钠注射液为溶媒。

390.奥美拉唑——选药不适宜

实例：患者男，51岁。因慢性萎缩性胃炎（胃体为主）入院治疗。给予奥美拉唑肠溶片口服治疗。

处方：

　　奥美拉唑肠溶片　　10mg×14片

　　　sig:　20mg　po　qd

分析：奥美拉唑是质子泵抑制剂，能有效抑制胃酸分泌，而慢性萎缩性胃炎（胃体为主）患者胃酸分泌减少或丧失，所以使用奥美拉唑不但不能达到治疗目的，反而会加重病情。因此，该患者使用奥美拉唑肠溶片治疗是不合理的。

建议：用替普瑞酮胶囊50mg，po，tid（饭后服用）替换奥美拉唑肠溶片。替普瑞酮是内源性黏膜保护剂，能够改善黏膜的各种防御能力，包括增加胃黏液的分泌，维持黏液和疏水层的正常结构及功能，提高胃黏膜的氨基己糖水平，促进内源性前列腺素的合成，增加胃黏膜血流量，促进细胞再生，维持胃黏膜细胞的动态平衡，抑制中性粒细胞渗透，减少氧化损伤，治疗慢性萎缩性胃炎效果显著。

391.奥美拉唑——无指征用药

实例：患者男，27岁。无基础疾病，因鼻骨骨折复位术后入院治疗。给予奥美拉唑静滴治疗。

处方：

 0.9%氯化钠注射液　100ml

 注射用奥美拉唑钠　40mg

 iv gtt　qd×7

分析：各种困难、复杂的重大手术术前（预期手术时间不低于4h），如肝脏部分切除术、胰腺癌切除术可以短程静脉应用质子泵抑制剂预防应激性溃疡。对于手术创伤小、手术时间短、没有基础疾病的围手术期患者不必预防使用质子泵抑制剂。该患者行鼻骨骨折复位术，无使用奥美拉唑预防应激性溃疡的指征。

建议：停用注射用奥美拉唑钠。

392.奥美拉唑——无指征用药

实例：患者女，60岁。临床诊断：皮疹。给予注射用奥美拉唑钠治疗。

 醋酸泼尼松片　10mg×10片

 sig：10mg　po　qd

 0.9%氯化钠注射液　100ml

 注射用奥美拉唑钠　40mg

 iv gtt　qd×10

分析：该患者长期使用糖皮质激素，给予质子泵抑制剂预防应激性溃疡，建议使用质子泵抑制剂口服制剂。一般在口服治疗效果不佳或不能口服时才采用静脉给药，因此，该患者使用注射用奥美拉唑钠为无指征用药。

建议：该患者不应选用注射用奥美拉唑钠进行治疗，建议更换为口服制剂。

393.泮托拉唑——脱髓鞘性脑病

实例：患者男，72岁。因"行走不稳"入院治疗，临床诊断：脱髓鞘性脑病。给予注射用泮托拉唑钠治疗。

处方：

 0.9%氯化钠注射液　100ml

 注射用泮托拉唑钠　40mg

 iv gtt　qd×7

分析：注射用泮托拉唑钠的适应证为"十二指肠溃疡；胃溃疡；中、重度反流性食管炎。十二指肠溃疡、胃溃疡、急性胃黏膜病变、复合型胃溃疡等引起的急性上消化道出血"。该患者使用注射用泮托拉唑钠为无适应证用药。

建议：该患者不应选用注射用泮托拉唑钠进行治疗。

394.兰索拉唑——用药剂量偏小

实例：患者男，32岁。因慢性胃炎，幽门螺旋杆菌感染入院治疗。给予兰索拉唑、枸橼酸铋钾、阿莫西林、克拉霉素抗幽门螺旋杆菌治疗。

处方：

 兰索拉唑肠溶片　15mg×28片

 sig：15mg　po　bid　餐前半小时口服

 枸橼酸铋钾颗粒　110mg×56袋

 sig：220mg　po　bid　餐前半小时口服

阿莫西林胶囊　500mg×56粒

sig: 1g　po　bid　餐后口服

克拉霉素片0.25g×56片

sig: 0.5g　po　bid　餐后口服

分析：根除Hp标准四联疗法，兰索拉唑肠溶片30mg，一日2次，餐前半小时口服；枸橼酸铋钾颗粒220mg，一日2次，餐前半小时口服；阿莫西林胶囊1g，一日2次，餐后口服；克拉霉素片0.5g，一日2次，餐后口服。疗程为10~14d。本例患者兰索拉唑肠溶片剂量小，抑酸作用弱，易导致根除Hp失败。故该患者兰索拉唑使用剂量偏小。

建议：更正兰索拉唑肠溶片剂量为30mg，po，bid。

395.兰索拉唑——溶媒选择错误

实例：患者女，45岁。因十二指肠溃疡出血入院治疗。给予兰索拉唑静滴治疗。

处方：

5%葡萄糖注射液　100ml

注射用兰索拉唑　30mg

iv gtt　qd×15

分析：注射用兰索拉唑适用于伴有出血的十二指肠溃疡。注射用兰索拉唑水溶液不稳定，在酸性溶液中可快速分解而出现聚合、变色，故要避免与酸性药物同用。静脉滴注适宜选用0.9%氯化钠注射液，避免使用5%葡萄糖注射液等偏酸性溶剂。注射用兰索拉唑说明书中指出：临用前将瓶中内容物用5ml灭菌注射用水溶解，再用100ml 0.9%氯化钠注射液稀释供静脉滴注，静滴时间不少于30min。

建议：更正注射用兰索拉唑溶媒为0.9%氯化钠注射液100ml。

396.兰索拉唑——用法用量

实例：患者女，55岁。因"上腹部疼痛"来院就诊，临床诊断：十二指肠溃疡。给予注射用兰索拉唑治疗。

处方：

0.9%氯化钠注射液　250ml

注射用兰索拉唑　30mg

iv gtt　qd×3

分析：注射用兰索拉唑的药品说明书用法用量项明确指出："静脉滴注通常成年人一次30mg，用0.9%氯化钠注射液100ml溶解后，一日2次，推荐静滴时间30min。"因此，注射用兰索拉唑用0.9%氯化钠注射液250ml作溶媒，溶媒量偏大，会导致药物浓度偏低，从而影响药物的治疗作用，另外，一日1次也是错误的，应为一日2次。

建议：

0.9%氯化钠注射液　100ml

注射用兰索拉唑　30mg

iv gtt　bid×3

397.艾普拉唑——无指征用药

实例：患者男，46岁。因左足软组织损伤入院治疗。给予艾普拉唑静滴治疗。

处方：

    0.9%氯化钠注射液　100ml

    注射用艾普拉唑钠　10mg

    iv gtt　qd×5

分析：注射用艾普拉唑钠用于消化性溃疡出血。本例为软组织损伤，无预防性应用质子泵抑制剂指征。故该患者使用艾普拉唑静滴治疗属于无指征用药。

建议：不宜应用质子泵抑制剂。

（四）胃黏膜保护剂不合理用药

398.枸橼酸铋钾——雷尼替丁

实例：患者男，27岁。因"胃痛、反酸、烧心"入院治疗，临床诊断为：胃溃疡。给予枸橼酸铋钾片、雷尼替丁胶囊口服治疗。

处方：

    枸橼酸铋钾颗粒　110mg×56袋

    sig：110mg　po　qid

    盐酸雷尼替丁胶囊　0.15g×30粒

    sig：0.15g　po　bid

分析：枸橼酸铋钾的作用在于既不中和胃酸也不抑制胃酸分泌，而是在胃液pH条件下，在溃疡表面或溃疡基底肉芽组织形成一种坚固的氧化铋胶体沉淀，成为保护性薄膜，从而隔绝胃酸、酶及食物对溃疡黏膜的侵蚀作用，并能刺激内源性前列腺素释放，促进溃疡组织的修复和愈合。抗酸剂雷尼替丁作为一种选择性的H_2受体拮抗剂，能减少胃酸分泌，因此不宜与枸橼酸铋钾同时服用。

建议：如确需联合用药，应在服用枸橼酸铋钾前半小时或服后1h，给予雷尼替丁胶囊。

399.米索前列醇——剂量偏大

实例：患者男，52岁。因非甾体抗炎药物引起出血性消化道溃疡入院。入院后，使用米索前列醇为其治疗，每次0.4mg，每日2次。治疗后，患者出现腹泻、腹痛症状，且有加重趋势。

处方：

    米索前列醇片　0.2mg×24片

    sig：0.4mg　po　bid

分析：该患者的出血性消化道溃疡，为使用非甾体抗炎药物引起，使用米索前列醇可以取得理想疗效。但是该药物在治疗消化性溃疡时，使用的最佳剂量为每次0.2mg，每日2~3次。这是防治胃及十二指肠溃疡的最佳剂量。该药可以引起腹痛、腹泻，高剂量使用更会加重。

建议：此病例应该降低用药剂量。

400.硫糖铝——多酶片

实例：患者男，71岁。经常出现胃部疼痛和有饱胀感，同时常伴有嗳气、反酸、烧心、恶心、呕吐等症状。胃镜检查显示为慢性胃炎。目前用硫糖铝和多酶片治疗。

处方：

  硫糖铝片 0.25g×100 片

  sig: 1g po qid

  多酶片 100 片

  sig: 3 片 po tid 饭前服用

分析：该患者在有消化不良、胃炎等疾病下，使用这两种药物，都有适应证，但是这两种药物存在相互作用，硫糖铝与多酶片合用时，两者疗效都会降低。这是由于硫糖铝可以与多酶片中的胃蛋白酶络合，降低多酶片的疗效，且多酶片中所含的消化酶，特别是胃蛋白酶可以影响硫糖铝的疗效。

建议：两者不宜合用。

二、胃肠解痉药不合理用药

401.山莨菪碱——颅内压升高患者

实例：患者男，42 岁。因胃肠道绞痛前来就诊。医生给予山莨菪碱治疗。患者使用后，出现头痛、头晕症状，最后确诊为颅内压升高。追问病史发现，患者曾有颅内压升高史。

处方：

  山莨菪碱片 10mg×21 片

  sig: 10mg po tid

分析：医生在为该患者开具山莨菪碱时，没有严格把握其适应证。该患者曾有颅内压升高病史，而山莨菪碱一般是禁用于颅内压升高的患者，此类患者使用时比较危险。

建议：该患者可以使用其他不升高颅内压的类似药物，如丁溴东莨菪碱等。

402.间苯三酚——氯化钠

实例：患者女，59 岁。因"肾绞痛"来院就诊，临床诊断：左肾积水。给予注射用间苯三酚治疗。

处方：

  0.9% 氯化钠注射液 250ml

  注射用间苯三酚 80mg

  iv gtt qd×7

分析：注射用间苯三酚的药品说明书用法用量项明确指出："静脉滴注，每日剂量可达 5 支（200mg），稀释于 5% 或 10% 葡萄糖注射液中静脉滴注。"因此，注射用间苯三酚用 0.9% 氯化钠注射液做溶媒是错误的。

建议：

  5% 葡萄糖注射液 250ml

  注射用间苯三酚 80mg

  iv gtt qd×7

三、助消化药不合理用药

403.胃蛋白酶合剂——三七

实例：患者女，46岁。近1周出现上腹部不适、饱胀、烧心、嗳气等症状，被诊断为消化不良。同时因为患者脚踝扭伤，医生给其使用胃蛋白酶合剂和三七片治疗。

处方：

胃蛋白酶合剂　100ml

sig: 10ml　po　tid　饭前服

三七片　100片

sig: 3片　po　bid

分析：该患者在用药中，既有西药，又有中药，其中三七片中含有苷类成分，与胃蛋白酶合剂联用后，可以导致胃蛋白酶分解失效，所以在此联合使用是不当的。此类含苷的中药还有桂枝、白芥子、杏仁、远志等。

建议：本病例两药不能联合使用。

四、促胃动力药不合理用药

404.甲氧氯普胺——藿香正气丸

实例：患者男，45岁。近段时间常有胸骨后烧灼感或烧灼痛、泛酸、吞咽困难等症状。经检查诊断为反流性食管炎，同时患者伴有头晕症状。医生给予甲氧氯普胺20mg，加入到10%葡萄糖注射液中静脉滴注，每日1次，5d后减量为10mg，10d为1疗程；同时使用藿香正气丸，每次6g，每日2次。

处方：

10%葡萄糖注射液　250ml

盐酸甲氧氯普胺注射液　20mg

iv gtt　qd×5

藿香正气丸　0.6g×200丸

sig: 6g　po　bid

分析：该患者使用的中药藿香正气丸与西药甲氧氯普胺可以发生相互作用，导致甲氧氯普胺的疗效降低。因为藿香正气丸对抗肠痉挛作用与阿托品相似，与甲氧氯普胺联用会产生药理性拮抗作用，两者药效都会减弱。

建议：两药不宜合用。

405.甲氧氯普胺——单次剂量偏大

实例：患儿女，7岁。因恶心、呕吐来院就诊。医生用甲氧氯普胺治疗。

处方：

甲氧氯普胺片　5mg×24片

sig: 5mg　po　tid

分析：该患儿为一名7岁儿童，在使用甲氧氯普胺时，必须按照儿童体重进行换算使用。6~14岁儿童使用剂量为2.5~5mg，每日剂量不宜超过0.5mg/kg。该患者体重

20kg，每日用量不超过10mg，而该患者一次使用5mg，每日3次，剂量太大。

建议：该患者应该减少剂量，否则容易引起锥体外系反应。

406.多潘立酮——反流性食管炎

实例：患者男，45岁。因患反流性食管炎前来就诊。给予多潘立酮治疗。使用2周后，症状改善不明显。

处方：

多潘立酮片　10mg×30片

sig：10mg　po　qid　饭前口服

分析：多潘立酮主要对反流性胃炎效果满意，而对反流性食管炎效果并不理想，所以是不宜使用的。

建议：如果治疗反流性食管炎，可以使用质子泵抑制剂，效果较好，如奥美拉唑、泮托拉唑等。

407.多潘立酮——雷尼替丁

实例：患者女，66岁。因十二指肠溃疡及消化不良就诊。用多潘立酮片每次20mg，每天3次；盐酸雷尼替丁胶囊，每次150mg，每天早晚各服用1次。

处方：

多潘立酮片　10mg×42片

sig：20mg　po　tid

盐酸雷尼替丁胶囊　150mg×30粒

sig：150mg　po　bid

分析：该患者使用的两种消化类药物存在相互作用。由于盐酸雷尼替丁属于H_2受体拮抗剂，它可以改变胃内pH值，从而减少多潘立酮在胃肠道的吸收，导致其疗效降低。

建议：这两者是不宜联合使用的。

408.莫沙必利——颠茄合剂

实例：患者女，32岁。上周出现胃部灼热、嗳气、恶心、呕吐、上腹胀等症状，有时伴有疼痛。用莫沙必利治疗。因为腹痛，后加用颠茄合剂，疼痛时服用。

处方：

莫沙必利片　5mg×42片

sig：5mg　po　tid　饭前服用

颠茄合剂　100ml

sig：10ml　po　疼痛时服用

分析：莫沙必利属于治疗功能性消化不良的胃肠动力药，而颠茄合剂是属于缓解胃肠道疼痛的胃肠解痉药，此患者使用这两药，都有适应证。但是这两种药物同时使用时存在相互作用，会导致药物疗效降低，原因是莫沙必利是通过促进肠壁肌层节后神经释放乙酰胆碱而发挥胃肠道动力作用的，胃肠解痉药颠茄合剂会降低其疗效。

建议：两者不宜联合使用。

五、泻药不合理用药

409.硫酸镁——牛黄消炎丸

实例：患者男，52岁。长期便秘，同时咽喉红肿、发炎，使用硫酸镁和牛黄消炎丸治疗。

处方：

硫酸镁   200g

sig: 5g   po   qd   空腹，用200ml水服用

牛黄消炎丸   0.5g×100丸

sig: 3g   po   tid

分析：该患者因为便秘，使用硫酸镁口服治疗，同时口服大量的水，这样是可以达到导泻的效果。但是，硫酸镁属于碱性药物，它会分解产生微量硫酸，与牛黄消炎丸合用时，可以使牛黄消炎丸中的雄黄中所含的硫化砷氧化，使其毒性增加，所以两者合用是错误的。

建议：两药不宜合用。

六、肝胆疾病辅助用药不合理用药

（一）治疗肝性脑病药不合理用药

410.门冬氨酸鸟氨酸——溶媒剂量偏小

实例：患者男，56岁。因肝硬化失代偿期入院治疗，给予门冬氨酸鸟氨酸静滴治疗。

处方：

5%葡萄糖注射液   250ml

注射用门冬氨酸鸟氨酸   10g

iv gtt   qd×7

分析：注射用门冬氨酸鸟氨酸说明书中规定，药品稀释后最大浓度不应超过2%，该组医嘱配制后药液浓度达到了4%，超过规定浓度一倍。过高的浓度可能引起局部刺激，短时间内进入人体的药物过多过快也容易导致不良反应的发生，因此应严格按照说明书规定的浓度进行配置。

建议：

5%葡萄糖注射液   500ml

注射用门冬氨酸鸟氨酸   10g

iv gtt   qd×7

（二）治疗肝炎辅助用药不合理用药

411.门冬氨酸钾镁——用法用量错误

实例：患者男，34岁。诊断为：病毒性肝炎（乙型慢性重度）、慢性浅表性胃炎、胃窦小弯侧黏膜增生。入院后首次用10%葡萄糖注射液100ml加注射用门冬氨酸钾镁1支，静脉滴注5min后患者发生胸闷、心慌、大汗淋漓，心率98次/min，心音低钝，节

律明显不齐，呕血800ml。立即停药，并静脉推注地塞米松10mg，5%碳酸氢钠注射液125ml，经纠酸、扩容、止血等治疗，逐渐恢复至正常。

处方：

    10%葡萄糖注射液　100ml

    注射用门冬氨酸钾镁　1支

    iv gtt　qd×5

分析：患者入院后首次用药，静脉滴注5min后便产生严重的休克反应，说明其不良反应的发生与用药之间存在着因果关系。患者的症状与说明书叙述基本一致，后经查询证实，是患者自行调快了滴速。另外，药物的配制浓度过高，也是导致不良反应发生的因素之一。本品的使用说明书中所推荐的用法用量是："一次1瓶，加入5%葡萄糖注射液500ml中缓慢静脉滴注。"而该患者所输注药物的浓度比说明书所推荐的药物浓度已提高了5倍，加上滴注速度较快，因而导致了不良反应的发生。本品对胃肠道、血管有一定的刺激性，患者发生呕血可能是由于患者有慢性浅表性胃炎，受到高浓度的本品对胃及胃血管的刺激引起了血管破裂所致。

建议：严格按照说明书中所推荐的用法用量："一次1支，加入5%葡萄糖注射液500ml中缓慢静脉滴注。"用药期间密切观察，发现异常反应及时停药，并及时采取救治措施。

412.水飞蓟宾——白内障

实例：患者男，55岁。因慢性肝炎前来就诊，同时还伴有早期白内障。医生给予水飞蓟宾治疗。

处方：

    水飞蓟宾片　35mg×48片

    sig：70mg　po　tid

分析：水飞蓟宾可以治疗慢性肝炎，在此有其适应证。但是考虑到该患者同时有白内障，如果能有更好的药物，既可以治疗慢性肝炎，又可以治疗白内障，当然是更好。硫普罗宁就是这类药物，它不仅对急慢性肝炎有治疗效果，而且还可以对白内障有治疗作用。

建议：此例患者应该首选硫普罗宁。

413.异甘草酸镁——高血压

实例：患者男，54岁。因慢性乙型病毒性肝炎、高血压入院治疗，给予异甘草酸镁注射液静滴治疗。

处方：

    5%葡萄糖注射液　250ml

    异甘草酸镁注射液　0.1g

    iv gtt　qd×5

分析：甘草酸制剂具有假性醛固酮症，低血钾、高血压等副作用。该患者患有高血压，应谨慎使用异甘草酸镁。

建议：换用其他保肝药物。

414.多烯磷脂酰胆碱——溶媒选择不合理

实例：患者女，47岁。因"间断腹胀、恶心、食欲降低、乏力半年"入院治疗，临床诊断为：慢性肝炎。给予多烯磷脂酰胆碱注射液静滴保肝治疗。

处方：

　　0.9%氯化钠注射液　　100ml

　　多烯磷脂酰胆碱注射液　　465mg

　　iv gtt　　qd×7

分析：多烯磷脂酰胆碱注射液的主成分为亚油酸、亚麻酸和油酸，会与强电解质溶液如（氯化钠注射液、林格液）产生沉淀，破坏乳化剂，使脂肪凝聚进入血液，导致微血管栓塞，所以严禁用氯化钠注射液、林格液作为溶媒，只能用不含电解质的注射液如（5%或10%的葡萄糖注射液、5%木糖醇）来稀释，若用其他溶液配置，其混合液的pH值不应低于7.5，配置好的溶液在输液过程中应保持澄清。该病例中多烯磷脂酰胆碱注射液溶媒选择不适宜。

建议：

　　5%葡萄糖注射液　　100ml

　　多烯磷脂酰胆碱注射液　　465mg

　　iv gtt　　qd×7

415.多烯磷脂酰胆碱——胆汁淤积型肝病

实例：患者男，44岁。因"腹痛、恶心、全身黄染"来院就诊，临床诊断为：胆管结石，黄疸胆汁淤积。给予多烯磷脂酰胆碱胶囊治疗。

处方：

　　多烯磷脂酰胆碱胶囊　　228mg×36粒

　　sig：456mg　po　tid

分析：对于这一类患者应给予相应的治疗胆汁淤积型肝病的保肝药物治疗，才有具体疗效。

建议：

　　熊去氧胆酸片　　50mg×30片

　　sig：200mg（早），300mg（晚）　po　bid

416.药物性肝损伤——保肝药应用过多

实例：患者女，55岁。因伊曲康唑引起的药物性肝损伤、胆囊结石、肝功能不全入院治疗。入院查生化提示：血清总胆红素49μmol/L，ALT 116U/L，AST 128U/L，给予注射用还原型谷胱甘肽、注射用腺苷蛋氨酸静滴，熊去氧胆酸胶囊、甘草酸二铵肠溶胶囊口服治疗。

处方：

　　0.9%氯化钠注射液　　100ml

　　注射用还原型谷胱甘肽　　1.2g

　　iv gtt　　qd×21

　　0.9%氯化钠注射液　　100ml

注射用丁二磺酸腺苷蛋氨酸　1g

iv gtt　qd×14

熊去氧胆酸胶囊　0.25g×24 片

sig: 0.25g　po　qd

甘草酸二铵肠溶胶囊　50mg×63 粒

sig: 0.15g　po　tid

分析：大多数保肝药物在肝内生物转化，如果同时应用过多保肝药，会增加肝脏负担，使肝功能损伤进一步加重，也容易引起药物之间的相互作用。保肝药物不可滥用，宜少用为佳。目前认为药物性肝损伤的发生机制主要有2种，即直接肝毒性和不良的免疫反应。大多数情况下，药物性肝损伤由可能造成肝细胞损伤的药物直接作用或药物的活性代谢产物引起，活性代谢产物包括亲电子物质和自由基等。谷胱甘肽是机体赖以清除亲电子物质和自由基的关键成分，因此患者宜选用还原型谷胱甘肽；也可选甘草酸二铵，该药是中药甘草有效成分的第3代提取物，具有较强的抗炎、保护肝细胞膜及改善肝功能的作用。

建议：使用还原型谷胱甘肽和甘草酸二铵即可。

417.复方二氯醋酸二异丙胺——溶媒剂量偏大

实例：患者女，58岁。因"乏力、肝区隐痛"来院就诊，临床诊断：非酒精性脂肪肝。给予注射用复方二氯醋酸二异丙胺治疗。

处方：

0.9%氯化钠注射液　250ml

注射用复方二氯醋酸二异丙胺　80mg

iv gtt　qd×5

分析：注射用复方二氯醋酸二异丙胺的药品说明书用法用量项明确指出："静脉滴注时一次40~80mg（以二氯醋酸二异丙胺计），一日1~2次，用5%或10%葡萄糖溶液或0.9%氯化钠溶液溶解并稀释至适量（50~100ml），疗程请遵医嘱。"因此，注射用复方二氯醋酸二异丙胺用0.9%氯化钠注射液250ml作溶媒是错误的，溶媒量偏大，会导致药物浓度偏低，从而影响药物的治疗作用。

建议：

0.9%氯化钠注射液　100ml

注射用复方二氯醋酸二异丙胺　80mg

iv gtt　qd×5

第二十四章　中药注射剂不合理用药

418.丹红——丹参酮磷酸二钠、银杏叶片

实例：患者女，65 岁。因脑梗死、冠心病入院治疗。用丹红注射液、丹参酮磷酸二钠注射液静滴。临时医嘱为口服银杏叶片。

处方：

  0.9%氯化钠注射液　250ml

  丹红注射液　30ml

  iv gtt　qd×7

  0.9%氯化钠注射液　250ml

  丹参酮磷酸二钠注射液　20ml

  iv gtt　qd×7

  银杏叶片　28.8mg×21 片

  sig: 28.8mg　po　tid

分析：在该患者的用药中，长期医嘱使用了丹红注射液、丹参酮磷酸二钠注射液，这两种药物作用类似，成分相似，联合使用等于重复用药。临时医嘱又用银杏叶片口服，其作用与以上药物也有相似之处，临床上没有必要将这 3 种药物一起使用。

建议：选用其中的一种药物即可。

419.丹红——谷红

实例：患者女，67 岁。因冠状动脉粥样硬化性心脏病、主动脉粥样硬化、肺动脉高压、颈动脉斑块形成入院治疗。给予丹红注射液、谷红注射液静滴治疗。

处方：

  5%葡萄糖注射液　250ml

  谷红注射液　10ml

  iv gtt　qd×5

  5%葡萄糖注射液　250ml

  丹红注射液　20ml

  iv gtt　qd×5

分析：丹红注射液和谷红注射液中均含有红花提取物的成分，属于重复用药。

建议：选择两药中的一种即可。

420.丹参——维生素C、KCl

实例：患者女，47 岁。因冠心病、心绞痛入院。给予丹参注射液、维生素 C 注射液、KCl 注射液同瓶滴注。

处方：

　　5%葡萄糖注射液　250ml

　　丹参注射液　10ml

　　维生素C注射液　2g

　　氯化钾注射液　1.5g

　　iv gtt　qd×5

分析：丹参注射液说明书中指出：严禁混合配伍，谨慎联合用药。本品应单独使用，禁忌与其他药品混合配伍使用。如确需联合使用其他药品时，应谨慎考虑与本品的间隔时间以及药物相互作用等问题，输注两种药物之间须以适量稀释液对输液管道进行冲洗。有文献报道，丹参注射液与维生素C、KCl注射液配伍后会使丹参药液颜色加深、药效降低。

建议：丹参注射液与其他两种药物分开滴注。

421.丹香冠心——氯化钠

实例：患者女，53岁。因不稳定型心绞痛入院治疗。给予丹香冠心注射液静滴治疗。

处方：

　　0.9%氯化钠注射液　250ml

　　丹香冠心注射液　15ml

　　iv gtt　qd×8

分析：有文献报道，丹香冠心注射液与0.9%氯化钠配伍后，2h内溶液澄明，未见沉淀生成及变色，pH值略有变化，混合液中微粒呈上升趋势。因此，不宜与0.9%氯化钠注射液配伍。

建议：

　　5%葡萄糖注射液　250ml

　　丹香冠心注射液15ml

　　iv gtt　qd×8

422.丹香冠心——低分子右旋糖苷

实例：患者男，70岁。因变异型心绞痛入院治疗。给予丹香冠心注射液静滴治疗。

处方：

　　低分子右旋糖苷　250ml

　　丹香冠心注射液　15ml

　　iv gtt　qd×6

分析：有文献报道，丹香冠心注射液加入低分子右旋糖苷中可能导致过敏性休克。因此，丹香冠心注射液不应用低分子右旋糖苷为溶媒。

建议：

　　5%葡萄糖注射液　250ml

　　丹香冠心注射液　15ml

　　iv gtt　qd×6

423.复方丹参——右旋糖酐-40葡萄糖

实例：患者女，55岁。因脑梗死就诊，用复方丹参注射液和右旋糖酐-40葡萄糖注射液治疗。

处方：

　　右旋糖酐-40葡萄糖注射液　500ml

　　复方丹参注射液　12ml

　　iv gtt　qd×5

分析：这种配伍临床常见。有关此两药配伍的说法不一。按照以前的报道，两药配伍后在6h内溶液的pH值、颜色、澄明度、原儿茶醛和右旋糖酐-40的含量均无明显变化，然而近两年临床上却出现了因两者配伍使用所导致的不良反应发生率较高的问题，特别以过敏性休克对机体的危害为最大。右旋糖酐本身是一种强有力抗原，主要不良反应是过敏性休克，配伍后共同作用的结果就是导致过敏性休克或严重过敏症。故较新的资料建议尽可能不要配伍在一起混合静滴。原卫生部《关于进一步加强中药注射剂生产和临床使用管理的通知》（卫医政发〔2008〕71号）中明确规定，"中药注射剂严禁混合配伍，谨慎联合用药。"所以复方丹参注射液和右旋糖酐-40葡萄糖注射液混合静滴是不合理的。

建议：两药应单独使用。

424.复方苦参——葡萄糖

实例：患者女，63岁。因肺恶性肿瘤入院治疗，给予复方苦参注射液静脉滴注治疗。

处方：

　　5%葡萄糖注射液　250ml

　　复方苦参注射液　20ml

　　iv gtt　qd×7

分析：复方苦参注射液pH值属于偏碱性（7.5~8.5），而5%葡萄糖注射液的pH值是3.2~6.5，将其与复方苦参注射液混合会产生不溶性结合物，药物中不溶性微粒数目会随着细微晶体的形成而增加。因此该病例复方苦参注射液中溶媒选择不适宜。

建议：

　　0.9%氯化钠注射液　200ml

　　复方苦参注射液　20ml

　　iv gtt　qd×7

425.华蟾素——氯化钠

实例：患者男，54岁。因慢性乙型病毒性肝炎入院治疗，给予华蟾素静滴治疗。

处方：

　　0.9%氯化钠注射液　250ml

　　华蟾素注射液　20ml

　　iv gtt　qd×7

分析：华蟾素有效成分主要为吲哚类生物碱，易溶于偏酸性（pH4.0~6.0）溶液中，在水溶液或中性溶液中几乎不溶。氯化钠注射液近中性，易析出生物碱沉淀。因此该病例中华蟾素注射液溶媒选择不适宜。

建议：

　　5%葡萄糖注射液　500ml

　　华蟾素注射液　20ml

　　iv gtt　qd×7

426.参附——氯化钠

实例：患者女，67岁。因慢性胃炎、慢性支气管炎入院治疗。给予参附注射液静脉滴注治疗。

处方：

　　0.9%氯化钠注射液　250ml

　　参附注射液　30ml

　　iv gtt　qd×7

分析：有文献报道，参附注射液与0.9%氯化钠配伍后，2h内溶液澄明，未见沉淀生成及变色，pH值略有变化，混合液微粒呈下降又上升趋势。因此，不宜与0.9%氯化钠注射液配伍。

建议：

　　5%葡萄糖注射液　250ml

　　参附注射液　30ml

　　iv gtt　qd×7

427.生脉——氯化钾

实例：患者男，76岁。因"头晕、头痛"来院就诊，临床诊断：高血压病3级（极高危组）。给予生脉注射液治疗。

处方：

　　5%葡萄糖注射液　250ml

　　生脉注射液　40ml

　　15%氯化钾注射液　0.75g

　　iv gtt　qd×6

分析：生脉注射液说明书注意事项明确指出："本品严禁混合配伍，谨慎联合用药。本品应单独使用，禁忌与其他药品混合配伍使用。"该患者用药时将氯化钾注射液与生脉注射液混合输注，增加了患者用药的风险。

建议：将生脉注射液单独静脉滴注，如确实需要补钾治疗，建议单独补钾，并在两药输注之间冲管，以保证用药安全。

428.生脉——维生素K_1、KCl

实例：患者女，47岁。因心肌梗死入院。给予生脉注射液、维生素K_1注射液、KCl注射液同瓶滴注。

处方：

　　5%葡萄糖注射液　250ml

　　　生脉注射液　20ml

　　　维生素 K_1 注射液　10mg

　　　氯化钾注射液　1.5g

　　　iv gtt　qd×3

　　分析：生脉注射液说明书中指出：严禁混合配伍，谨慎联合用药。本品应单独使用，禁忌与其他药品混合配伍使用。如确需联合使用其他药品时，应谨慎考虑与本品的间隔时间以及药物相互作用等问题，输注两种药物之间须以适量稀释液对输液管道进行冲洗。有文献报道，生脉注射液与维生素 K_1、KCl 注射液配伍应用后可使血钾明显上升。

　　建议：生脉注射液与其他两种药物分开滴注。

　　429.痰热清——双黄连

　　实例：患者男，19岁。因"发热、咳嗽、咳痰、咽痛"入院治疗，临床诊断为：上呼吸道感染。给予双黄连、痰热清静滴治疗。

　　处方：

　　　0.9%氯化钠注射液　250ml

　　　双黄连注射液　50ml

　　　iv gtt　qd×5

　　　0.9%氯化钠注射液　250ml

　　　痰热清注射液　20ml

　　　iv gtt　qd×5

　　分析：痰热清注射液、双黄连注射液的成分均有黄芩、金银花、连翘，两药联用属于重复用药。

　　建议：两药选择一种即可。

　　430.血必净——溶媒剂量偏大

　　实例：患者男，61岁。因重症肺炎，感染性休克，呼吸衰竭入院治疗，给予血必净注射液静滴治疗。

　　处方：

　　　0.9%氯化钠注射液　250ml

　　　血必净注射液　50ml

　　　iv gtt　bid×3

　　分析：血必净注射液与溶媒联用后，微粒数会随着放置时间的增加而升高，若静脉输液中微粒含量过高会引起局部血管堵塞，最终导致患者出现静脉炎、水肿、过敏、肉芽肿等不良反应，过大的载体量溶剂会增加输注时间，因此该病例中血必净注射液溶媒用量偏大。

　　建议：

　　　0.9%氯化钠注射液　100ml

　　　血必净注射液　50ml

　　　iv gtt　bid×3

431.醒脑静——用药剂量偏大

实例：患者男，71岁。因脑梗死、高血压病3级（极高危）、心房颤动（心房纤颤）入院治疗，给予醒脑静静滴治疗。

处方：

　　0.9%氯化钠注射液　250ml

　　醒脑静注射液　30ml

　　iv gtt　qd×7

分析：醒脑静注射液说明书中指出：本品静脉滴注时，一次10~20ml，用5%~10%葡萄糖注射液或氯化钠注射液250~500ml稀释后滴注。此外，2015年CFDA根据醒脑静注射液不良反应评估结果下发通知，要求相关生产企业修订药品说明书，增加警示语："本品不良反应包括过敏性休克，应在有抢救条件的医疗机构使用。"通知另要求药品说明书注意事项应注明："禁止超功能主治用药；不得超剂量、过快滴注和长期连续用药。"因此，该病例中醒脑静用药剂量偏大。

建议：

　　0.9%氯化钠注射液　250ml

　　醒脑静注射液　20ml

　　iv gtt　qd×7

432.血栓通——红花

实例：患者男，86岁。因脑梗死入院治疗。用血栓通、红花注射液治疗。

处方：

　　0.9%氯化钠注射液　250ml

　　注射用血栓通　450mg

　　iv gtt　qd×7

　　0.9%氯化钠注射液　250ml

　　红花注射液　30ml

　　iv gtt　qd×7

分析：血栓通为临床常见的活血化瘀药物之一，主要是扩张血管、改善血液循环。红花也是活血化瘀类药物，也具有扩张血管、改善循环的作用。两者虽然成分有差别，但作用类似，没有必要将这两种药物联合使用，这样等于重复用药。

建议：选用其中的一种就可以。

433.血栓通——胰岛素、氯化钾

实例：患者男，69岁。因慢性心力衰竭、冠状动脉粥样硬化性心脏病、缺血性心肌病、心脏扩大入院治疗。给予血栓通静脉滴注治疗。

处方：

　　10%葡萄糖注射液　500ml

　　注射用血栓通　500mg

　　胰岛素注射液　8U

　　氯化钾注射液　10ml

　　　　iv gtt　　qd×7

　　分析：注射用血栓通为中药注射剂，按照《中药注射剂临床使用基本原则》规定，中药注射剂应单独使用，禁忌与其他药品混合配伍使用。因此，注射用血栓通与胰岛素、氯化钾存在配伍禁忌。

　　建议：注射用血栓通单独滴注，不与其他任何药物配伍。

第二十五章　其他不合理用药

434.辅酶A——氯化钾

实例：患者男，52岁。因脑梗死住院治疗，用三七皂苷注射液、辅酶A、10%氯化钾注射液等治疗。

处方：

5%葡萄糖注射液　250ml

三七皂苷注射液　0.6g

iv gtt　qd×3

5%葡萄糖注射液　250ml

注射用辅酶A　100U

10%氯化钾注射液　10ml

iv gtt　qd×3

分析：其中辅酶A为生物活性物质，应较快输入体内，而氯化钾则应控制输入速度，故两者同容器使用是不妥当的。

建议：辅酶A和氯化钾注射液不宜同瓶静滴。

435.氢氯噻嗪——痛风

实例：患者女，72岁。因"慢性心力衰竭、痛风"来院就诊，医师给予别嘌醇、氢氯噻嗪及地高辛治疗。

处方：

别嘌醇片　100mg×100片

sig: 100mg　po　tid

氢氯噻嗪片　25mg×100片

sig: 25mg　po　bid

地高辛片　0.25mg×28片

sig: 0.125mg　po　qd

分析：氢氯噻嗪属于排钾利尿药，几乎所有排钾利尿药都有抑制尿酸排泄作用，长时间应用都可能抑制尿酸排泄，导致血尿酸升高，促发或加重痛风。约20%高尿酸血症患者为利尿药所引起，绝大部分与噻嗪类利尿药有关。噻嗪类利尿药能干扰尿酸排出，使血尿酸水平升高，但通常不会导致尿酸蓄积，多无须治疗；已患痛风者为噻嗪类利尿药的应用禁忌证。该心力衰竭患者必须使用利尿药时建议优选非噻嗪类利尿剂。本处方属遴选药品不适宜。

建议：停用氢氯噻嗪片，改用其他非噻嗪类利尿剂。

436.呋塞米——葡萄糖

实例：患者男，47岁。因肾功能衰竭入院治疗。给予呋塞米静滴治疗。

处方：

> 5%葡萄糖注射液　100ml
>
> 呋塞米注射液　200mg
>
> iv gtt　qd×3

分析：呋塞米注射液用葡萄糖注射液作溶媒，葡萄糖注射液的pH值为3.2~5.5，而呋塞米注射液的pH值为8.5~9.5，是碱性的，两药合用降低呋塞米的疗效，利尿作用减弱。

建议：

> 0.9%氯化钠注射液　100ml
>
> 呋塞米注射液　200mg
>
> iv gtt　qd×3

437.表柔比星——氯化钠

实例：患者女，51岁。因"右乳癌术后3月余"入院治疗，临床诊断为：右侧乳腺癌术后。给予表柔比星治疗。

处方：

> 0.9%氯化钠注射液　50ml
>
> 注射用盐酸表柔比星　40mg
>
> 静脉注射　qd×1

分析：注射用表柔比星说明书中规定，静脉给药，用灭菌注射用水稀释，使其终浓度不超过2mg/ml。在早期的配置过程中，工作人员曾反映用氯化钠注射液溶解该药时常会见到颗粒状沉淀，但使用注射用水溶解则会得到澄清的溶液，因此严格按照说明书规定的溶媒进行溶解和使用。

建议：

> 灭菌注射用水　20ml
>
> 注射用盐酸表柔比星　40mg
>
> 静脉注射　qd×1

438.奥沙利铂——氯化钠

实例：患者女，43岁。因"脐下腹痛伴便血半年"入院治疗，临床诊断为：转移性结肠癌。给予奥沙利铂、亚叶酸钙、氟尿嘧啶治疗。

处方：

> 0.9%氯化钠注射液　500ml
>
> 注射用奥沙利铂　150mg
>
> iv gtt　qd×1

分析：注射用奥沙利铂属于草酸铂，草酸铂与任何含氯的溶液混合时，氯离子均会发生取代反应，同时进行水合反应，生成二氨二氯铂及水化后的杂质，从而使疗效降低，不良反应增加，因此奥沙利铂只能用5%葡萄糖注射液稀释。该病例中奥沙利铂溶媒选择不适宜。

建议：

5%葡萄糖注射液 500ml

注射用奥沙利铂 150mg

iv gtt qd×1

439.核黄素磷酸钠——给药途径不合理

实例：患者女，32岁。因带状疱疹、口角炎入院治疗。给予核黄素磷酸钠注射液静脉滴注。

处方：

0.9%氯化钠注射液 250ml

核黄素磷酸钠注射液 30mg

iv gtt qd×8

分析：核黄素磷酸钠注射液说明书中要求其用法为皮下注射、肌内注射或静脉注射，并未提及静脉滴注。该药物对光照极不稳定，配置好的药液若采用长时间滴注的给药方法，其含量将随着时间推移而逐渐下降，药效减弱。因此，该病例中核黄素磷酸钠给药途径不合理。

建议：在使用该药物的时候尽量选择静脉推注或肌内注射的给药方法，确保药品质量和疗效。

440.山莨菪碱、维生素B_6、维生素C、维生素K_1、肌苷——肾结石

实例：患者男，82岁。肾结石，有前列腺增生病史20年。医嘱给予山莨菪碱10mg、维生素B_6、维生素C、维生素K_1、肌苷0.4g治疗。3d后患者腰痛症状无明显好转，且出现急性尿潴留，排尿困难，体温升高。

处方：

5%葡萄糖注射液 500ml

山莨菪碱注射液 10mg

维生素B_6注射液 0.2g

iv gtt bid×3

5%葡萄糖注射液 500ml

维生素C注射液 2.0g

维生素K_1注射液 30mg

iv gtt qd×3

5%葡萄糖氯化钠注射液 500ml

维生素C注射液 2.0g

肌苷注射液 0.4g

iv gtt qd×3

分析：这是药物配伍不当引起。①患者为老年男性前列腺增生患者（有前列腺增生病史20年），且年老体虚，山莨菪碱应慎用。山莨菪碱用药后易致前列腺充血导致急性尿潴留，引起排尿困难。②夏季气候炎热，出汗多，山莨菪碱因抑制汗腺分泌，引起闭汗，可使患者体温升高。③维生素B_6与盐酸山莨菪碱同用产生药理拮抗，属配伍禁忌。④维生素K_1具有氧化性不能与具有还原性稀醇结构的维生素C配伍，合用会产生氧化还原反应，使两者疗效减弱或消失。⑤维生素C具有酸性，肌苷为碱性物质，与酸性维生素C直接混合易产生变色、浑浊、降效，两药不宜联用。⑥大量维生素C可引起尿酸盐、半胱氨酸盐或草酸盐结石，对肾结石患者维生素C应慎用。

建议：立即停用山莨菪碱、维生素B_6、维生素C等配伍禁忌药，同时肌注新斯的明1mg。

441. 维生素C——维生素B_2

实例：患者女，33岁。处方未注明诊断，口服维生素C和维生素B_2。

处方：

  维生素C片 0.1g×100片

  sig: 0.2g po tid

  维生素B_2片 5mg×100片

  sig: 10mg po tid

分析：维生素C具有还原性，最适宜的pH值为5~6，维生素B_2为两性物质，其氧化性大于还原性，当两者配伍混合口服时，会由于发生氧化还原反应而失去应有疗效。

建议：两药不宜配伍使用。

442. 维生素C——胰岛素

实例：患者女，43岁。因外伤所致骨折入院治疗。给予维生素C注射液、胰岛素注射液同瓶滴注。

处方：

  5%葡萄糖注射液 500ml

  维生素C注射液 3.0g

  维生素B_6注射液 0.2g

  胰岛素注射液 4u

  iv gtt qd×3

分析：维生素C与胰岛素配伍会影响胰岛素的活性，甚至使胰岛素失效。因此，两药同瓶配伍是不合理的。

建议：两药分开滴注。

443. 维生素C——胞磷胆碱钠

实例：患者女，37岁。因脑外伤、肋骨骨折入院治疗。给予维生素C注射液、胞磷胆碱钠注射液同瓶滴注。

处方：

  5%葡萄糖注射液 250ml

  维生素C注射液 2g

  胞磷胆碱钠注射液 0.25g

  iv gtt qd×6

分析：维生素C注射液显酸性，其说明书规定不能与碱性药物配伍，因此，维生素

C与胞磷胆碱钠注射液存在配伍禁忌。

建议：两药应分瓶滴注。

444.维生素E——葡萄糖酸钙

实例：患者女，28岁。因先兆流产用维生素E治疗，又因缺钙服葡萄糖酸钙锌口服溶液。

处方：

葡萄糖酸钙口服溶液　10ml×10支

sig: 10ml　po　tid

维生素E胶丸　100mg×30粒

sig: 100mg　po　tid

分析：维生素E用于习惯性流产，先兆流产，能促进人体新陈代谢，促进血液循环，防止动脉硬化，减少组织衰退。维生素E分子结构中的羟基能与钙离子结合，生成维生素E-钙的结合物，使维生素E肠道吸收减少，从而降低疗效。

建议：维生素E和葡萄糖酸钙相互拮抗，不宜联合使用。

445.鲑降钙素、唑来膦酸、雷洛昔芬——重度骨质疏松症

实例：患者女，64岁。绝经年龄52岁，因重度骨质疏松症、肝功能不全入院治疗。入院行骨密度提示腰椎T值-3.0、股骨颈T值-2.7，ALT 107U/L，AST 99U/L。给予注射用鲑降钙素皮下注射，唑来膦酸注射液静滴，雷洛昔芬片口服治疗。

处方：

0.9%氯化钠注射液　1.5ml

注射用鲑降钙素　50U

ih　qd×7

唑来膦酸注射液　5mg

iv gtt　qd×1

盐酸雷洛昔芬片　60mg×14片

sig: 60mg　po　qd

分析：依据《原发性骨质疏松症治疗指南》（2017年），不建议联合应用相同机制的药物。个别情况为防止快速骨丢失，可考虑两种骨吸收抑制剂短期联合使用，如绝经后妇女短期使用小剂量雌/孕激素替代雷洛昔芬，降钙素与双膦酸盐短期联合使用。且依据雷洛昔芬说明书，绝经后的前10年内骨丢失明显加快，雷洛昔芬预防骨质疏松症适用于绝经10年以内的妇女。

建议：综合考虑，建议停用雷洛昔芬片，联用鲑降钙素及唑来膦酸即可。

446.鹿瓜多肽——用法用量错误

实例：患者男，28岁。因"双膝关节红肿热痛"来院就诊，临床诊断：类风湿性关节炎。给予注射用鹿瓜多肽治疗。

处方：

5%葡萄糖注射液　250ml

注射用鹿瓜多肽　8mg

iv gtt　qd×5

分析：注射用鹿瓜多肽的药品说明书用法用量项明确指出："一日16~24mg，用5%葡萄糖注射液或0.9%氯化钠注射液250~500ml溶解稀释后静脉滴注，一般10~15d为1疗程。"因此，注射用鹿瓜多肽单次用药剂量偏小，会导致药物达不到药效，从而影响药物的治疗作用。

建议：

　　5%葡萄糖注射液　250ml

　　注射用鹿瓜多肽　16mg

　　iv gtt　qd×5

447. 前列地尔——溶媒剂量偏大

实例：患者男，41岁。因"下肢疼痛10d"入院治疗，临床诊断为：血栓闭塞性脉管炎。给予前列地尔静脉滴注治疗。

处方：

　　0.9%氯化钠注射液　250ml

　　前列地尔注射液　10μg

　　iv gtt　qd×10

分析：前列地尔注射液载体为脂微球，在脂微球的包裹下前列腺素不易失去活性，且具有靶向特性。上述给药方案会因前列地尔被过度稀释引起脂微球受损，进而失去靶向特性，影响临床疗效，同时因前列腺素的释放刺激患者血管，使患者注射部位出现刺痛、血管出现红线、面部出现潮红等不良现象。因此，该病例中前列地尔的溶媒量偏大。

建议：

　　0.9%氯化钠注射液　10ml

　　前列地尔注射液　10μg

　　缓慢静注　qd×10

448. 托特罗定——索利那新

实例：患者男，36岁。因"尿频、尿急"入院治疗，临床诊断为：膀胱过度活动症。给予托特罗定、索利那新口服治疗。

处方：

　　酒石酸托特罗定片　2mg×14片

　　sig: 2mg　po　bid

　　琥珀酸索利那新片　5mg×20片

　　sig: 5mg　po　qd

分析：该患者同时使用托特罗定和索利那新，二者作用机制相同，均是通过作用于膀胱，阻断乙酰胆碱与介导逼尿肌收缩的M受体结合，控制逼尿肌不自主收缩，从而改善膀胱储尿功能。差别在于前者为非选择性M受体拮抗剂而后者为选择性M_3受体拮抗剂，二者价格也相差很多。因此，该病例属于重复用药。

建议：此种情况可结合患者病情及经济状况选用一种即可，或联合其他作用机制不同的药物。

449.缩宫素——葡萄糖

实例：患者女，24岁。因"腹部疼痛"来院就诊，临床诊断：孕40周。给予缩宫素注射液治疗。

处方：

　　5%葡萄糖注射液　500ml

　　缩宫素注射液　5U

　　iv gtt　qd×5

分析：缩宫素注射液的药品说明书用法用量项明确指出："引产或催产时静脉滴注，一次2.5~5U，用氯化钠注射液稀释至每1ml中含有0.01U。"因此，缩宫素注射液用5%葡萄糖注射液做溶媒是不适宜的。

建议：

　　0.9%氯化钠注射液　500ml

　　缩宫素注射液　5U

　　iv gtt　qd×5

450.曲妥珠单抗——葡萄糖

实例：患者女，55岁。因"发现左乳肿物3月余"入院治疗，临床诊断为：左乳恶性肿瘤，免疫组化：HER-2（+++）。给予注射用曲妥珠单抗治疗。

处方：

　　5%葡萄糖注射液　250ml

　　注射用曲妥珠单抗　440mg

　　iv gtt　qd×1

分析：注射用曲妥珠单抗说明书指出每瓶注射用曲妥珠单抗应由同时配送的稀释液稀释。对苯甲醇过敏的患者，曲妥珠单抗必须使用无菌注射用水配制。所需的溶液量从小瓶中吸出后加入250ml 0.9%氯化钠输液袋中。不能使用5%葡萄糖注溶液稀释，因其可使蛋白聚集。

建议：

　　0.9%氯化钠注射液　250ml

　　注射用曲妥珠单抗　440mg

　　iv gtt　qd×1

参考文献

[1] 中华人民共和国卫生部令第53号.处方管理办法（2007版）[S].2007.

[2] 郭永福.临床不合理用药实例分析 [M].兰州：甘肃科学技术出版社，2010.

[3] 《中国国家处方集编委会》编委会.中国国家处方集.化学药品与生物制品卷 [M].北京：人民军医出版社，2012.

[4] 中华人民共和国卫生部令第81号.药品不良反应报告和监测管理办法 [S].2011.

[5] 国家药品不良反应检测中心.药品不良反应报告和监测工作手册 [S].2005

[6] 卫生部，国家食品药品监督管理局，国家中医药管理局.关于进一步加强中药注射剂生产和临床使用管理的通知 [S].2011.

[7] 高磊，肖永红.颁布实施《抗菌药物临床应用指导原则》的背景与意义 [J].中国医院，2004，8（8）：7-9.

[8] 国家食品药品监督管理局.国家食品药品监督管理局关于加强零售药店抗菌药物销售监管促进合理用药的通知 [S].2003.

[9] 卫生部，国家中医药管理局，总后卫生部.抗菌药物临床应用指导原则 [S].2004.

[10] 卫生部，国家中医药管理局和总后卫生部.关于建立抗菌药物临床应用及细菌耐药监测网的通知 [S].2005.

[11] 卫生部.关于进一步加强抗菌药物临床应用管理的通知 [S].2008.

[12] 卫生部.关于抗菌药物临床应用管理有关问题的通知 [S].2009.

[13] 卫生部.国家食品药品监督管理局，工业和信息化部，等.全国抗菌药物联合整治工作方案 [S].2010.

[14] 卫生部.三级综合医院医疗质量管理与控制指标（2011版）[S].2011.

[15] 卫生部.关于做好全国抗菌药物临床应用专项整治活动的通知 [S].2011.

[16] 卫生部.关于做好全国抗菌药物临床应用专项整治活动的通知 [S].2011.

[17] 卫生部.抗菌药物临床应用管理办法 [S].2012.

[18] 国家卫生计生委.关于做好2014年抗菌药物临床应用管理工作的通知 [S].2014.

[19] 国家卫生计生委，国家中医药管理局，解放军总后勤部卫生部.抗菌药物临床应用指导原则 [S].2015.

[20] 国家卫生计生委，国家中医药管理局.关于进一步加强抗菌药物临床应用管理工作的通知 [S].2015.

[21] 国家卫生计生委.关于提高二级以上综合医院细菌真菌感染诊疗能力的通知 [S].2016.

[22] 国家卫生计生委.关于进一步加强抗菌药物临床应用管理遏制细菌耐药的通知 [S].2017.

［23］国家卫生健康委.关于持续做好抗菌药物临床应用管理有关工作的通知［S］.2018.

［24］国家卫生健康委.关于印发碳青霉烯类抗菌药物临床应用专家共识等3个技术文件的通知［S］.2018.

［25］国家卫生健康委.关于持续做好抗菌药物临床应用管理工作的通知［S］.2019.

［26］国家卫生健康委.关于持续做好抗菌药物临床应用管理工作的通知［S］.2020.